陶山医案

一名老中医毕生的临证精华

程绍欣　王书成◎编著

程贤铎　程贤铭　程贤华
程谟源　程谟轩　程谟巍
卢文莉　杨东芳◎整理

中医古籍出版社
Publishing House of Ancient Chinese Medical Books

U0314783

图书在版编目（CIP）数据

陶山医案：一名老中医毕生的临证精华 / 程绍欣，王书成编著；
程贤铎等整理 . —北京：中医古籍出版社，2020.11
ISBN 978-7-5152-1824-3

Ⅰ . ①陶… Ⅱ . ①程… ②王… ③程… Ⅲ . ①医案—汇编—
中国—现代 Ⅳ . ① R249.7

中国版本图书馆 CIP 数据核字（2018）第 241783 号

陶山医案

一名老中医毕生的临证精华

程绍欣 王书成 编著 程贤铎等 整理

责任编辑	刘 婷	
责任校对	于 佳	
封面设计	韩博玥	
出版发行	中医古籍出版社	
社 址	北京东直门内南小街 16 号（100700）	
电 话	010-64089446（总编室）010-64002949（发行部）	
网 址	www.zhongyiguji.com.cn	
印 刷	廊坊市鸿煊印刷有限公司	
开 本	710mm×1000mm 1/16	
印 张	30.75	
字 数	380 千字	
版 次	2020 年 11 月第 1 版 2020 年 11 月第 1 次印刷	
书 号	ISBN 978-7-5152-1824-3	
定 价	98.00 元	

出版说明

　　本书是作者 50 余年临床的部分记录，总计 483 种病症，970 例医案。为了方便查找病症，分为以下 6 个部分：头、面、颈、咽、五官部分，躯干部分，四肢部分，皮肤、外科部分，内科部分，妇科、儿科部分。记录了头痛、高热、昏迷、咳喘、身痛等症，以及各类急重症的中医急救方法，其中有些奇症、难症也有记载。

　　本书所录病例多为门诊患者，急症较多，适合农村卫生室、乡镇及社区卫生院、县中医院的全科医生，患者也可对号入座，查找与自己症状相同的病例，为更好认识自身疾病做参考。

　　对中医工作者而言，可以从病案中找出用药规律及辨证施治的有效方剂，如大黄甘草汤因用量的改变而效果有所不同，又如胶泥与伏龙肝对呕吐的治疗作用有所区别等，这些对中医临床研究或许能起到抛砖引玉之效。

　　医案中记录比较简单，在整理过程中还是按当时的记录未做修改，因门诊患者较多，记录难免有误，敬请同道斧正。

　　因笔者年老多疾，书稿的整理历经 2 年才完成，在编写中得到中医古籍出版社副总编郑蓉同志的大力支持和热情指导，在策划组稿过程中约请了了解我的文化学者河北省作家协会会员刘清月同志作序，并得到其大力帮助，在此一并表示衷心的感谢！

作者 2018 年春

于河北馆陶故里

从"大医精诚"说起

（代序）

　　作为一个崇尚、研究中华优秀传统文化的文史学者，从接受中医名家程绍欣的约请，到写下序言的题目，心中一直忐忑和不自信，因为我不是一个医务工作者，为名中医、为一本从理论到实践造诣都很深的医学专著作序，实在是底气不足。但很久以来，我在学习、研究、宣传中华优秀传统文化中，对儒、道、释诸家广泛涉猎时，作为参照，也读了不少古代典籍医书。其中道教关于"天人合一"之说，以及"易医不分家"从古至今的传承，令我印象深刻。而儒学中的儒而知医，其门人中吟医说药、摄生防病、传养生之识，更是与中医文化交融渗透，史不绝书。虽然这些学习不成系统，但也使我了解了些中医药学的知识，我知道了它有数千年造福人类的历史，是中华优秀传统文化的重要一支和初始血脉，无私地滋养了中华大地，使之延嗣、宁国，而成为对世界文明的伟大贡献之一。为此书作序，也是源于多年前的机缘，使我比较了解程绍欣、王书成夫妇，大医精诚，医者仁心。为此书作序，也是我学习的绝好机会。因此，我放下重负，应承了程绍欣之请。

　　第一次走近中医程绍欣、王书成夫妇的人生，是在二十多年前。

　　"以铜为镜，可以正衣冠；以古为镜，可以知兴替；以人为镜，可以明得失"。这是唐太宗李世民留下的传颂千古的、赞扬初唐名相、馆陶乡贤魏征的名言。因有乡贤魏征，为大唐盛世和中华民族"以人为本"治国理政的千秋金鉴的缘由，为继承和弘扬中华优秀传统文化，树立人生的楷模和学习榜样，建设精神和物质文明的和谐县域，我和县纪委书记韩吉祥共同主编了地方文化丛书《陶山人物》。在初始策划阶段，即决定分门别类地全面介绍鲁西、冀南大运河两岸及县域内的古今优秀人物、社会精英。医疗、卫生行业是书中的重要组成部分，因此除选载部分古代御医、名医的同时，选一批近现代在当地卫生、医疗行业享有盛名，做出了贡献的人物。经群众推荐，多方征求意见，编委会最终确定，把时任县人民医院院长、20世纪60年代毕业于山东医科院校、科班出身的名中医，并在改革开放中，在知识分子成堆、不易管理的医院行管方面走出一条新路的专家型人才、省劳模程绍欣列入首选，同时把同为县医院妇科名中医、其夫人王书成一并列入。经多次采访、调查，我写出了长文"第二故乡的奉献"选载于书中，在当地引起了很大的反响。

其实，因为我们同居古城，我和我的家人、亲朋，作为病患者无数次求医于他俩，与他们夫妇相识已久。人生短暂，而病灾与人生虽不似佛教所示：人生在世诸般苦难，是一世人生的题中之意。但人是自然之子，日食五谷膻腥果腹，年受四时风寒之侵，病疾灾疫如影随形，亦步亦趋地伴随着人生，这是任谁也躲避不了的自然属性。而从古至今的医者，则是人类病苦的延缓及终结者，被人称为"白衣天使"而受人尊敬，而历代的古贤哲，更是把治国和医民并列，以"不为良相，即成名医"作为人生的追求目标，历代出现了不少大有成就者。我的体质一般，我和家人也时不时地被病苦所忧扰，因此几十年来不时求医于程、王夫妇，经他们一番"望闻问切"的热情诊治，效果明显。

今年初春的一天，在古城大街上偶遇程绍欣兄，相熟的我俩互致问候。我见他精神矍铄，但黑瘦的脸庞、佝偻的双肩，少有了往日的风采。他手中拿着一沓打印的稿纸，我问他稿纸打印的是什么，他说因为自己不会打字，是叫人打印的书稿，准备出几本医学书籍，把自己几十年的医学实践经验总结出来贡献给医者和新时代，他还说他了解我的爱好和这些年所从事的工作，由于他不熟悉出版、印刷行业的流程，正准备找我，想请我帮助他联系书籍的出版事宜，听取我对出版书籍的意见，但街边风景不是相商的所在，他盛邀我去他家一叙。

我俩相识已有些年头了，他是我敬重的兄长和名医，对他的要求我欣然同意。在他家里，他介绍了自己要出几本中医学书籍的初衷，并让我翻看了他打印好的书稿及刚翻找出来的草稿。而我详细地向他介绍了当前出版、印刷行业的现状，谈了对书稿编排的看法。虽然我俩的谈话不时被上门求医的远路乡亲父老所打断，但我大概了解了他退休后的生活和尽快出书的原因。

总结一下风雨人生和几十年对中医事业的执着追求，出版几部他和夫人王书成从事中医方面的书籍，是他们夫妇早有的计划。在职时因忙于医病救人和医院的行政事务，无暇顾及此事。年届退休后，又由于医术高明被返聘，再加上年老体弱，几次将旧书稿拿起又放下，几经反复终未成书。如今程绍欣自己觉得年近八旬，恶疾忽来，而夫人王书成又因病已于去年 8 月去世，使他更感到了时间的急迫。出几册中医书籍，即他的宏愿，也觉得是对祖国中医药学的贡献，更是完成夫人王书成的临终嘱托和遗愿。他说趁着如今思维清晰，决心在有生之年，把自己求学时在院校里学习的，以及在基层医院实习时名中医所赐教及托付的古籍善本，还有将他们夫妇两人半个多世纪在基层中医工作的临床实践，辑印成册，以一个共产党员为人民服务的初心，一个毕生从事中医事业的追求者，"医者仁也"，疗民之疾苦，传医之仁心，把所学及实践经验献给祖国的中医事业，献给基层医务工作者和广大民众。

了解了程绍欣的初衷，我被他的执着和决心深深地感动了。20 年前出版《陶山人物》采访时，我就了解他俩，他们是 20 世纪 60 年代初山东省中医学校培养科班出身的同学，是 1959 届山东中医学校（校址在烟台市）四年学习毕业的尖子生。他们籍贯是山东半岛东部烟台栖霞县人，在校时在黄县（今龙口市）实习，由一代名中医王品九老师临床传带。名师出高徒，有了扎实的中医学理论功底，又从前辈名医中看到了做人和从医的"仁心"，由此他俩以中医学作为毕生职业。1963 年毕业后，他俩响应党的号召，和一群同学到祖国最需要的地方去，坐船来到了遭受水灾的偏僻的鲁西冀南，60 多年扎根在基层，把馆陶和大运河两岸的热土当作第二故乡。在此期间，当年的很多同学离开基层，但他们夫妇不忘初心，以自己所学服务于患者，成了当地中医学界硕果仅存的模范夫妇，深受当地群众的信赖和尊敬，这使我想到了"大医精诚""医者仁心"的诸多贤哲的感人故事。

但是我翻看打印稿，发现此稿到成书还有相当的距离。作为信赖的朋友，在我向他详细介绍了出版、印刷的流程后，多方托人寻找最佳的出版社，最终联系到了北京"中医古籍出版社"副总编郑蓉同志。了解情况后，郑蓉同志觉得此书的题目和内容有些脱节，且内容不够丰富。我和程绍欣商讨，增加了不少内容，初步定书名为《陶山医案》。

受人之托，忠人之事。几个月来，从封面设计、篇目章节安排，到内容的编排，文字图片的布局，一件件我们和出版社相商，事情终于有了眉目，但后来程绍欣兄又约请我作序，开始我不敢答应，因为对于博大精深的中医药，我是个外行，为他所撰的从理论到实践均有很深造诣的中医书籍作序，虽粗略读了，但恐怕言不由衷，心中着实忐忑。但是我也知道，医学家是揭示生命疗疫诊病的，文学家是展示记录人生真善美的，盛情难却，因此斗胆应承下来。天地之间人是根本，"以人为镜，可以明得失"，而我比较了解程、王在中医学领域的建树，了解他俩为人为医的精诚和仁心，虽然此序言没有详细介绍医书的内容，但介绍了程、王的人生和敬业以及成书的过程，希望读者诸君精读内文，以便了解祖国医学的博大与精深。

在和程兄及出版社商讨此稿成书的过程中，我也更多地学习、收获了祖国优秀传统文化中大量的中医知识。我年近七旬，身体也出现了人生进入老年的一些病状，但更主要的是我生在偏僻的农村，从小崇尚、受益于中医药的维护和滋养治疗。前些年曾学习过毛主席"把医疗卫生工作的重点放到农村去"的6·26指示，同时也学习老人家"中国医药学是一个伟大的宝库，应当努力发掘，加以提高""对中医问题，不只是给几个人看好病的问题，而是文化遗产的问题，要把中医提高到对全世界有贡献的问题"等教导。特别是今年的7月1日，国家对中医药立法，对中医药学要增强文化自信。如今我的书架上增添了更多的中医书籍，使我更加了解了中华民族五千年文明史，是和中医药学紧密相连的。自神农尝百草，以"天人合一"之理，创"望闻问切"之法，集"药草针石"之功，修"辨证施治"之术，行"悬壶济世"之道，疗沉疴，斗恶疫，强体格，祛顽疾而正嗣、宁国，实在是大医精诚，杏林春暖，这便是我走近程绍欣兄长的中医世界、览读一些医书所得到的收获。

顺便说一下，程绍欣兄在医院行政工作及诊治病患之余，也是一位书法爱好和书写者，是县书协副主席。他的"舒（同）体"书法作品，在鲁西、冀南的大运河两岸大有名气，其书法作品曾参加过市展，并获得了好评。也曾有机会调至国家书协部门，但他为了他挚爱的中医事业，无怨无悔一直坚持在基层工作，深受当地百姓和患者的尊敬。

是为序。

刘清月

（文史学者，河北省作家协会会员，河北馆陶魏徵研究会会长）

2017年8月盛夏于蟾贤斋

目　录

一、头、面、颈、咽、五官疾病案

二、躯干疾病案

三、四肢疾病案

四、皮肤、外科疾病案

五、内科疾病案

六、妇科、儿科疾病案

附一：王书成医师对呃逆症的治疗经验

附二：常见妇科病临证情况简介

附三：阳痿治肝临床一得

一、头、面、颈、咽、五官疾病案

定时性头晕案

初诊： 1988 年 5 月 24 日来诊。王某，女，43 岁，河寨乡孩寨村人。

晨起，早 7—10 点头晕，如坐舟车，午后逐渐减轻，晚上如常人，发作时感头热，此症状已持续月余。舌淡红、苔白，脉弦。处方：辛夷、苍耳子各 10g，薄荷 4g，金银花 15g，连翘、黄芩、白芷、蔓荆子、防风、荆芥各 10g，川芎 15g，菊花 30g，蒲公英 15g，3 剂。

二诊： 5 月 27 日，症同前，效不大。上方加石膏 20g，藁本 10g，蒺藜子 10g，桑叶 10g，3 剂。

三诊： 5 月 30 日，症状基本消失。继服 3 剂。痊愈。

定时性头昏头痛案

初诊： 1985 年 2 月 24 日来诊。张某，男，36 岁，冠县义村人。

每天早饭后，头昏头痛，头不清亮，必须睡一觉才能缓解，伴有腰痛，心悸，口干，乏力，胃脘胀满，已两月余。舌质红、苔白厚，脉象平和。处方：蒲公英 10g，金银花 30g，连翘、辛夷、苍耳子、羌活、藁本、黄芩、白芷、天花粉、苍术各 10g，甘草 3g，川芎、防风各 10g，3 剂。

二诊： 5 月 14 日，患者自诉按原方共服 9 剂而愈，特来告之。

定时性头痛案

初诊：1993 年 9 月 25 日来诊。王某，男，48 岁，东堡村人。

午后定时性头痛，晚上症状加剧，头痛欲裂，痛时感头热，口渴欲饮，伴大便干，已 10 天，注射青霉素症状未减轻。舌质红、苔薄黄，脉细数。处方：石膏 30g，知母、天花粉各 10g，菊花 30g，荆芥 10g，薄荷 5g，辛夷、苍耳子各 10g，金银花 30g，连翘 10g，川芎 30g，全蝎 3g，白芷、蔓荆子各 10g，甘草 3g，5 剂。

二诊：9 月 29 日，痛轻，有时上午头稍痛，视物不清，眼底正常，舌质红。上方加生地黄 20g，黄连 6g，决明子 10g，3 剂。

三诊：10 月 1 日，基本痊愈。继服上方 3 剂。以巩固疗效。

头晕耳鸣案

初诊：1970 年 7 月 18 日来诊。郭某某，男，48 岁，山东人。

头眩晕且有沉重感，耳鸣，恶心欲吐，倦怠乏力，遇热加重，均为夏天发作，第 1 次发作 1 年半才治愈。这次发作已四个半月，不能劳动，胸闷，口干不渴，面色萎黄，失眠，纳呆，舌质红、苔薄黄，脉缓。此暑湿之邪作祟，处方：石膏 40g，藿香、竹茹、知母、陈皮各 15g，扁豆 20g，清半夏 10g，黄芩、茯苓各 15g，薏苡仁、滑石各 20g，甘草 5g，连服 6 剂。愈。

头晕（眩晕）案

初诊：2000 年 8 月 6 日来诊。赵某，女，52 岁，花园村人。

眩晕头蒙已四五年，经常复发，重则天翻地覆，不能睁眼，恶心、呕吐，经治疗虽没再大发作，但仍头蒙、肩沉，劳累、生气加重，舌质红、苔白，脉弦。处方：旋覆花 10g，代赭石 20g，柴胡、黄芩各 12g，白芍 15g，牡蛎 20g，钩藤 12g，天麻 6g，决明子 15g，半夏 10g，泽泻 30g，茯苓 10g，熟地黄 20g，五味子 10g，薄荷 6g，蒺藜子 10g，甘草 3g，连服 5 剂。

二诊： 8 月 10 日，诸症愈，恐复发继服 3 剂。

上午头痛（右侧巅顶痛）案

初诊： 1993 年 6 月 20 日来诊。轩某，男，51 岁，冠县弓曹村人。

上午定时性右侧巅顶痛，下午不痛，已一月余。头痛时伴有恶心、呕吐，右眼流泪、眼睑震颤两三个小时，头痛感觉发热，触头痛甚，口渴，舌红、苔白，脉弦。处方：辛夷 10g，苍耳子 12g，菊花 30g，羌活、白芷、蔓荆子、荆芥各 10g，黄芩 12g，川芎、石膏各 30g，知母、防风各 10g，柴胡 5g，栀子 6g，生地黄 12g，全蝎（冲服）5g，2 剂。

二诊： 6 月 23 日，头痛未减轻，痛连项，舌红、苔黄厚，便溏。处方：菊花、川芎、石膏各 30g，葛根 20g，白芷、蔓荆子、黄芩各 10g，金银花 20g，连翘、防风、羌活各 10g，全蝎 5g，甘草 3g，2 剂。

三诊： 6 月 28 日，痛减，舌薄白，脉沉。上方加白芍 12g，3 剂。

四诊： 7 月 2 日，诸症悉除。

午后头痛连颈项案

初诊： 1991 年 12 月 17 日来诊。刘某，女，60 岁，社里堡村人。

午后头痛连颈项酸楚麻胀，晚上 6—7 点最重，到夜 12 点轻，早晨如常人，服谷维素、复合维生素已两月，症状略轻。检查：胃镜显示为浅表性胃炎，耳闷如虫爬，四肢无力，纳呆，大便时溏时难、时日四五次，舌红、苔白，脉弱滑。处方：菊花 20g，葛根 15g，羌活 12g，黄芩 10g，金银花 15g，连翘 10g，薄荷 5g，川芎 15g，蒲公英、当归各 10g，全蝎 3g，甘草 5g，2 剂。

二诊： 12 月 19 日，服药痛减，便溏止，饮食增，上方 3 剂。

三诊： 12 月 21 日，头项痛除，饮食香，大便正常，继服上方 2 剂。

巅顶胀痛案

初诊：1989 年 5 月 16 日来诊。牛某，女，35 岁，卫东镇人。

巅顶胀痛，按之如棉，跳痛连两太阳穴，视物不清，伴有呃逆太息，失眠，头痛且热。此为肝阳上亢头痛，处方：菊花 25g，钩藤、青皮、陈皮各 15g，枳壳 10g，酸枣仁 20g，远志 15g，代赭石 25g，栀子 15g，香附 10g，竹茹 15g，石决明 20g，半夏 10g，3 剂。痊愈。

头 蒙 案

初诊：2016 年 10 月 11 日来诊。贾某，女，33 岁，山东冠县人。

头晕、头沉，时感头热，按压太阳穴症状缓解，上午 10 点至下午 2—3 点较重，已 2 年多。面赤，口干欲饮，腰痛、背沉腿痛，多梦，白带多、质黏稠、外阴瘙痒，月经前两乳及胁胀，月经量少，经来 2 天即止。舌质红、苔白，脉弦。拍 CT 后诊为副鼻窦炎。处方：菊花 30g，川芎 15g，苍耳子、辛夷、白芷、蔓荆子、羌活各 10g，金银花 20g，连翘、防风各 10g，石膏 20g，皂角刺 10g，僵蚕 5g，黄芩 10g，薄荷 5g，全蝎 2g（冲服），甘草 3g，3 剂。

二诊：10 月 17 日，头蒙好转，为巩固疗效，继服上方 3 剂。

三诊：10 月 19 日，治白带。处方：①内服：白术 20g，乌贼骨 30g，车前子、金樱子各 15g，甘草 5g，茯苓 15g，3 剂。②外洗：白芷 15g，川椒 30g，苦参 50g，石榴皮 30g，枯矾、防风各 15g，2 剂。

头不清亮、头沉案

初诊：2013 年 6 月 11 日来诊。郝某，女，50 岁，邱县香城固村人。

头沉、不清亮，全身乏力，四肢疲倦，白天重，晚上轻，已 1 年。他医诊为神经衰弱，治疗效果不佳，近四五天加重，舌质红、苔白。余诊为副鼻窦炎，拍 CT 后显示为副鼻窦炎。处方：菊花、川芎各 15g，防风、荆芥、蔓荆子各 10g，金银花 12g，连翘 10g，蒲公英 15g，白芷、辛夷、苍耳子、黄芩、皂角刺各 10g，甘草 3g，3 剂。

二诊：6 月 15 日，症轻。上方加僵蚕 6g，5 剂。病愈。

低热头沉案

初诊：2000 年 7 月 9 日来诊。郭某，女，26 岁，泽庄。

低热，头蒙，头沉，心慌，心跳，四肢乏力，不能行走，但能食，已住院治疗两三个月，诊为伤寒，治愈。出院又复发，发热不退，恶心，时而恶寒，发热，舌淡、苔白微黄。处方：柴胡、黄芩、半夏、藿香、佩兰各 10g，草果、槟榔各 5g，知母、厚朴各 10g，3 剂。寒热退，诸症消失。

眉棱骨痛（三叉神经痛）案

初诊：2000 年 1 月 28 日来诊。李某，女，40 岁，南拐渠村人。

右眉棱骨痛，上午重，伴有视物模糊，10 年前发作过 1 次，服中药痛止。今又发作，舌红、苔白。处方：黄芩、柴胡各 10g，羌活、蔓荆子各 15g，白芷、当归、菊花各 10g，全蝎 3g（冲服），甘草 3g，3 剂。

二诊：1 月 31 日，痛止。又服 3 剂。

三诊：7 月 17 日，又发作，上方 3 剂。

四诊：7 月 23 日，痛止。上方加防风、栀子各 10g，石膏 30g，藿香 10g，大黄 6g，3 剂。

五诊：7 月 30 日，以防反复发作继服 3 剂。

巅顶如蚂蚁爬案

初诊：2004 年 8 月 19 日来诊。谢某，女，58 岁，后姚庄村人。

巅顶如蚂蚁爬之状，似痛非痛，似痒非痒，重时左眼视物不清。某医院眼科诊为眼底出血，治疗后症状无缓解。后至邢台眼科医院诊为糖尿病并发眼病，没有很好的治疗办法，服西药症状稍微减轻，故至余处寻诊。除上症外，别无其他不适，颈部 CT 正常，余诊为鼻窦炎。拍 CT 显示：双侧上颌窦炎。遂开鼻炎灵 1 号 6 剂，症退。

巅顶跳痛案

初诊：1969 年 11 月 19 日来诊。王某，女，20 岁，宁曹村人。

巅顶跳痛，胸痛，胁胀，月经先后无定期，治疗两个月无效，来院治疗。诊见舌质红、苔润，脉弦。处方：川芎、瓜蒌、白芍各 40g，藁本、白芷、蔓荆子、羌活、红花、香附、枳壳各 15g，桔梗 10g，甘草 5g，6 剂。服 2 剂后症状大为减轻。继服 4 剂，后头跳痛止，诸症皆除。又服逍遥丸，月经恢复正常。

巅顶头皮痛案

初诊：2001 年 3 月 7 日来诊。杨某妻，女，53 岁，南辛庄村人。

巅顶头皮痛，按之痛重，双下肢冷，躺下头皮不痛，立之则痛，休息痛减，症状持续 1 年余，多方治疗无明显效果。至余处寻诊，诊见舌质红、苔白，脉弦。拍 CT 显示：双侧上颌窦炎。处方：①天舒胶囊 1 盒；②鼻炎灵滴剂 2 瓶；③鼻炎灵 2 号 3 剂。

二诊：3 月 25 日，症轻，继用上法。痊愈。

巅顶冷痛案

初诊：2001 年 8 月 24 日来诊。宁某，女，51 岁，肥乡县北屯庄村人。

巅顶冷痛，恶风恶寒，遇冷痛重，有时流涕，累及两太阳穴痛，已 10 余年。口服感冒药，汗出痛减，舌红、苔少，脉细。头部 CT 正常，鼻窦部 CT 显示：鼻窦炎。处方：鼻炎灵 1 号，加细辛，共服 14 剂。痊愈。

巅顶痛案

初诊：1998年2月8日来诊。张某，女，54岁，张高庄村人。

头晕病初，经服降压药头晕止，巅顶痛两个月，时伴头热，心慌。头部CT提示：脑内多发性钙化灶。鼻窦片检查正常，肝功能检查正常。舌红、苔白、少苔，脉细。处方：瓜蒌、益母草各15g，石决明20g，天麻6g，藁本10g，白蒺藜子20g，全蝎2g（冲服），蜈蚣1条，菊花15g，桃仁6g，甘草3g，2剂。

二诊：2月13日，症状略轻，头痛伴有发热，舌象无变化。处方：石膏、菊花各30g，藁本10g，柴胡15g，荆芥10g，牡蛎20g，白芍12g，生地黄15g，代赭石20g，白蒺藜子15g，甘草3g，3剂。

三诊：2月17日，时痛时止。继服上方3剂。

四诊：2月20日，头仍痛但不觉热，继服上方3剂。

五诊：2月26日，舌象无变化，上方加沙参5g，天花粉10g，玄参、石斛、生地黄各15g，15剂。

六诊：3月14日，头未痛，继服上方9剂后停药。

巅顶痛（气郁）案

初诊：1965年5月15日来诊。张某妻，女，44岁，东王才村人。

初病因生气而致，巅顶痛，头晕，恶心，吐涎沫，胸闷纳呆，时太息，便干溲黄，身乏力，口臭，咽中如物梗阻，吐之不出，咽之不下。舌淡红、苔微黄而腻，脉沉弦。处方：柴胡15g，白芍25g，栀子10g，半夏15g，茯苓20g，橘红15g，白术20g，乌药、香附、代赭石各15g，甘草5g，2剂。

二诊：5月17日，巅顶痛减。处方：①上方加厚朴、枳壳各15g，2剂；②针刺：内关、丰隆、阳陵泉穴。

三诊：5月19日，诸症基本恢复正常，因经济原因而停服中药，继续针刺，5次而愈。

右侧头痛案

初诊： 1993 年 2 月 27 日来诊。郭某，女，61 岁，冠县古城镇人。

右侧头痛，痛连颈项，持续全天，伴有头晕，且面部发热，只有下午 5 点痛稍轻。舌质红、苔中黄，脉弦。处方：金银花 20g，蒲公英 15g，辛夷、苍耳子、白芷、蔓荆子、荆芥各 10g，菊花 30g，石膏 20g，黄芩 5g，生地黄 20g，赤芍 12g，川芎 30g，桃仁、红花各 10g，全蝎 5g，2 剂。

二诊： 2 月 28 日，痛减。上方加石膏 10g，3 剂。

三诊： 3 月 3 日，痛去大半。继服上方 4 剂，嘱其不痛停药。痊愈。

左侧头痛案

初诊： 1973 年 5 月 4 日来诊。马某，女，64 岁，陶北村人。

左侧头痛已半年，痛从左眉攒竹穴开始至左侧头跳痛、阵痛，生气加重，痛时目酸流泪。左舌边有一紫血块如豆瓣大，苔正常，脉象平和。处方：天南星 5g，钩藤 15g，川芎 12g，柴胡 6g，当归、菊花、白芷各 12g，白蒺藜子、白芍各 15g，全蝎 6g，甘草 3g，2 剂。

二诊： 5 月 9 日，服药痛轻。上方加羌活 10g，3 剂。

三诊： 5 月 15 日，基本痛止，继服上方 3 剂。

按： 本例似是三叉神经痛。

偏 头 痛 案

初诊： 2002 年 1 月 15 日来诊。刘某，女，20 岁，正黄莹村人。

右侧阵发性头痛，其痛如死，痛时汗出，已 20 余天。二便正常，舌淡、苔白。鼻窦部检查 CT 正常。处方：全蝎 5g，蜈蚣 2 条，天南星 5g，白芷、防风、栀子各 10g，石膏 20g，大黄、藿香、荆芥各 10g，柴胡、甘草各 5g，2 剂。

二诊： 1 月 18 日，痛减，发热，白细胞 1.4 万。上方加金银花 15g，2 剂。

三诊：1月21日，痛减，发作次数少，体温37℃，汗出。上方加生地黄15g，3剂。

四诊：1月25日，后头痛。上方加葛根15g，僵蚕10g，2剂。

五诊：1月28日，失眠，其他症状均轻。处方：全蝎5g，蜈蚣2条，天南星5g，白芷、防风、荆芥各10g，川芎30g，大黄、栀子各10g，石膏20g，金银花、葛根各15g，僵蚕5g，黄芩12g，酸枣仁15g，甘草3g，3剂。

六诊：2月1日，头痛3天未发作。上方加柴胡10g，3剂，以巩固疗效。

初诊：1964年5月25日来诊。杜某，女，48岁，东苏村人。

左侧头痛18年余，右侧痛轻，痛时不辨冷热，泪出合目，不欲睁眼，昼轻夜重，心烦不寐，纳呆，精神抑郁不爽，不欲言，甚则恶心欲吐。发作重时服索密痛，针刺症状暂缓。舌淡、苔白，脉弦。处方：荆芥10g，防风、细辛各5g，白芷10g，蔓荆子15g，柴胡、白芍各10g，赤芍2.5g，红花5g，当归、藁本各10g，吴茱萸2.5g，甘草5g，2剂。

二诊：5月27日，服药后病不好转，祛风活血药无效，是为肝阳上亢，治宜平肝潜阳。处方：钩藤10g，石决明15g，桑寄生20g，牛膝、益母草各15g，白芍25g，何首乌15g，柴胡5g，川楝子15g，磁珠丸一包（冲服），1剂。

三诊：5月28日，头痛止，仍头重，项强。舌淡、苔白，脉微弦。上方加当归10g，玄参15g，1剂。

四诊：5月59日，项强。上方加羌活2.5g，葛根、红花各10g，1剂。痊愈。

偏头痛（风寒袭入少阳）案

初诊：1963年10月15日来诊。孟某妻，女，47岁，西苏村人。

左侧头痛，并连及项、左肩、臂部，不分昼夜，已月余，饮食、二便均正常，面色晦暗。今左侧头痛如拔发之状，舌淡、苔薄黄，脉沉细涩。诊为风寒袭入少阳气血，阻滞脉络不通而致，治宜疏风通络，活血止痛。处方：①防风

5g，柴胡 25g，栀子 3g，红花、白芷、羌活各 10g，丹参 15g，川芎 3g，甘草 5g，2 剂。②针刺：完骨、角孙、足临泣。

二诊： 10 月 17 日，针药并用，痛减。舌淡、苔薄白，脉沉细涩。处方：①桑叶 10g，防风 5g，柴胡 2.5g，红花、白芷、羌活、丹参各 10g，川芎 3g，菊花 15g，桑叶 10g，甘草 5g，2 剂。②针刺：完骨、角孙、足临泣。痊愈。

头 跳 痛 案

初诊： 1970 年 7 月 12 日来诊。魏某，女，38 岁，大名高庄固村人。

初病巅顶跳痛，日渐头两侧不定时跳痛，痛时自感头发热，症状加重已 1 年。服诸药不效。便干，苔中薄黄。处方：柴胡、黄芩各 15g，白芍 40g，钩藤 15g，天南星 3g，全蝎 10g，生地黄 25g，郁李仁 15g，菊花 30g，川芎 25g，白芷 15g，羌活、防风各 10g，知母 15g，2 剂。痛止。

全 头 痛 案

初诊： 1970 年 2 月 26 日来诊。韩某，女，20 岁，韩高庄村人。

初病前额痛，后两侧痛，至全头，已 10 余年，今年加重，服药均无效。余诊：舌红、苔薄黄。处方：菊花 15g，川芎 20g，白芷 15g，升麻、细辛各 5g，辛夷 15g，防风 9g，当归 20g，全蝎 25g，龙骨、牡蛎各 15g，1 剂。

二诊： 症轻，继服上方 6 剂。痊愈。

初诊： 1970 年 7 月 17 日来诊。童某，女，36 岁，陶南村人。

初病感冒，鼻不闻香臭，经治疗虽愈，但又见全头痛、头沉、头蒙，目酸，服诸药无效，已 1 个月，且伴有心悸，恶心。处方：竹茹 20g，代赭石、菊花各 25g，川芎 40g，远志 15g，酸枣仁 25g，陈皮 20g，枳壳 10g，半夏 15g，甘草 5g，2 剂。

二诊： 7 月 19 日，头痛好转，他症略减。上方加白蒺藜子 15g，天南星 3g，全蝎 10g，2 剂。

三诊：症状均减轻。继服上方，2剂，痛止，诸症皆除。

初诊：1970年10月18日来诊。张某，女，成人。

全头痛，时轻时重，已1年余，痛重时头热。舌质红、苔白，脉弦。处方：菊花30g，川芎40g，生地黄、石膏各25g，蔓荆子10g，羌活、白芷各15g，细辛2.5g，荆芥15g，当归20g，连服4剂。痛止。

初诊：1973年6月4日来诊。王某，女，24岁，马固寨村人。

常感忽冷忽热，因汗出受风以致全头痛，颈项强，纳呆，半月余。舌质红、苔白，脉浮弦。处方：川芎30g，菊花40g，当归20g，荆芥、防风、羌活、白芷各15g，细辛、甘草各5g，2剂。

二诊：6月6日，痛减，续上方4剂。痊愈。

头痛（上颌窦炎）案

初诊：2017年9月19日来诊。蒋某，女，13岁，前罗头村人。

头痛头热，头痛在午时较重，晚上痛减，已半年多。咽痛，低热（37℃～37.5℃）。CT显示为上颌窦炎。舌红、苔白。处方：金银花20g，连翘10g，菊花30g，川芎15g，防风、荆芥、苍耳子、白芷、辛夷、蔓荆子各10g，石膏20g，僵蚕5g，山豆根15g，桔梗10g，甘草3g，3剂。

二诊：9月21日，头痛减，舌红、苔薄黄。上方加皂角刺12g，全蝎2g（冲服），黄芩10g，3剂。

三诊：9月25日，下午3点头阵痛约2分钟，咽不痛。上方加蒲公英20g，3剂。

四诊：9月29日，头不痛，咽微痛。苔白厚。处方：山豆根15g，桔梗10g，黄芩15g，石膏30g，知母、藿香各10g，甘草3g，3剂。

五诊：10月2日，咳嗽，口腔内痛。苔中黄。上方去石膏，加金银花12g，连翘、青果、防风、栀子各10g，3剂。痊愈。

初诊：2017 年 9 月 19 日来诊。陈卢氏，女，64 岁，卫东人。

头热痛，太阳穴尤痛，前额有沉重感，身热，失眠，心烦，全身酸软无力，不能劳动，昼轻夜重。舌红、苔薄白，脉弦。CT 显示为上颌窦炎。处方：菊花、川芎各 30g，白芷、蔓荆子、黄芩、荆芥、防风、辛夷、苍耳子各 10g，石膏 30g，僵蚕、栀子各 5g，牡丹皮 10g，1 剂。

二诊：9 月 20 日，症轻。上方加金银花 15g，蒲公英 15g，2 剂。

三诊：9 月 22 日，略有咳嗽。上方加杏仁 10g，桑白皮 10g。

四诊：诸症皆除，自感全身轻松，睡眠、饮食均正常。

头痛（阳明经热）案

初诊：1965 年 8 月 12 日来诊。陈某，男，32 岁，南陶完小学教师。

体质本虚，时发感冒。因用脑过度，自感前额头痛，一夜后又颈痛，后发腿痛、全身痛。无力，恶心，呕吐 4 次，纳呆。入院，疑为脑膜炎，经化验，排除脑膜炎，诊为神经性头痛，但治疗后症状未有好转，遂出院。至余处就诊。患者自述前额痛连及太阳穴，头晕，不能抬头及远视，失眠，口干不欲饮，纳呆，恶心，呕吐白沫，大便时溏，溲黄。诊见面色㿠白，口臭。舌尖深红、苔薄白，脉弦数且无力。处方：石膏 25g，知母 10g，生地黄 25g，升麻 5g，白芷 15g，牛膝 20g，薄荷 3g，1 剂。

二诊：8 月 13 日，头痛轻，口臭减，诸症大退，舌、脉同上，续上方 1 剂。

三诊：8 月 14 日，食欲大增，舌尖红、边有红点，脉同上。上方加生地黄 25g，竹叶 3g，菊花 15g，1 剂。

四诊：8 月 15 日，唯有头沉，舌质深红。处方：生地黄 20g，赤芍 15g，牡丹皮 3g，菊花 10g，大青叶 15g，竹叶 3g，天冬 15g，2 剂。痊愈。

见太阳则头痛案

初诊：1973 年 5 月 26 日来诊。王某，女，成人，刘村人。

见太阳即头痛，已持续六七年，屡治无效。此气血虚所致。处方：黄芪20g，当归15g，白芍20g，川芎10g，何首乌15g，生地黄25g，牡丹皮15g，菊花25g，甘草、白芷各5g，3剂。

二诊：5月29日，症状大大减轻，继服上方3剂。

三诊：6月1日，头未痛，原方继服3剂。

头痛沉重案

初诊：1970年8月19日来诊。朱某，女，成人。

头痛伴有沉重感，头痛重时自感发热，体温不高，已两三年，屡治无效。余处方：薄荷10g，菊花20g，川芎25g，防风10g，羌活15g，独活10g，白芷、苍术、钩藤各15g，甘草5g，6剂。痊愈。

头痛头晕案

初诊：1965年8月24日来诊。郭某母，女，59岁，西堡村人。

头痛头晕20余年，今年5月加重，两侧太阳穴及前额痛如针刺状，连及两目及牙、咽喉痛，颈项运动不灵活，有时全身窜痛，口干、口臭、口苦，恶心、纳差、心悸、心烦，尿黄，便干。舌质红、苔薄黄，脉沉弦细。处方：代赭石25g，牛膝15g，黄芩、半夏、连翘各10g，生白芍15g，石膏20g，知母15g，黄连5g，吴茱萸2.5g，钩藤、竹茹各10g，茯苓、栀子各15g，2剂。配服青宁丸10g。

二诊：8月26日，诸症减轻，牙痛如故。苔黄，脉细。处方：生地黄、牛膝各25g，玄参、知母各10g，石膏40g，黄芩10g，升麻5g，白芷10g，大黄25g，2剂。

三诊：8月28日，症去八九，唯牙痛，苔黄。上方去石膏，加半夏10g，黄连5g，龙胆草、柴胡各15g，泽泻10g，栀子10g，木通5g，2剂。痊愈。

头痛（结核性脑膜炎后遗症）案

初诊：1972 年 12 月 5 日来诊。罗某，女，21 岁。

1971 年患结核性脑膜炎住院，经中西医结合治疗好转后出院。出院后只服抗痨药，常感头痛绵绵。1972 年 12 月又来诊。头痛加重，口干渴，失眠，心悸，纳差。面色萎黄，体温 37℃。脉沉细微数。处方：石膏 40g，知母 15g，菊花、生地黄、党参各 25g，麦冬、天花粉、地骨皮、牡蛎各 20g，黄芩、川芎、藁本各 15g，薄荷 3g，牡丹皮、槟榔各 10g，神曲 15g，10 剂。

二诊：12 月 15 日，头痛大减，仍有失眠、纳呆。上方加酸枣仁 25g，丹参 10g，石斛 15g，10 剂。

三诊：12 月 25 日，头痛基本消失，食欲大增，体重增加，面有红色。上方加黄精、沙参、当归各 20g，10 剂。

四诊：1973 年 1 月 3 日，偶尔头微痛。上方加全蝎 3g，白芍 25g。研细末为蜜丸，每丸重约 10g，日 3 丸。连服两个月而愈。

1973 年 6 月，随访未复发，可正常进行劳动。

头痛（双颌窦炎）案

初诊：1998 年 10 月 11 日来诊。朱某，女，50 岁，卫东沿寨。

头痛 30 余年，初病因惊恐而致，以后劳累、思虑过度均发作，头两侧窜痛，连及两肩痛、巅顶痛，20 天前睡中痛醒，抽搐，住院做 CT、脑电图无异常。邢台、石家庄市某医院均诊为神经性头痛。至余处诊，患者自述痛则汗出，头感凉。诊见面色萎黄，舌红少苔，脉沉细。拍鼻窦片显示为双颌窦炎，处方：菊花 20g，白芷、蔓荆子各 10g，细辛 4g，荆芥 10g，川芎 30g，羌活、防风各 10g，蒲公英、金银花各 15g，薄荷 3g，辛夷 10g，皂角刺 15g，黄芪 20g，全蝎 3g（冲服），3 剂。

二诊：10 月 14 日，痛减。上方加藁本 10g，7 剂。

三诊：10 月 22 日，痛减，继服上方 7 剂。

四诊： 10 月 30 日，劳累即发病。处方：菊花 30g，蔓荆子 20g，白芷 10g，细辛 5g，荆芥 10g，川芎 30g，羌活、防风各 10g，金银花、蒲公英各 30g，辛夷、皂角刺各 10g，黄芩 15g，石膏 30g，全蝎 3g（冲服），甘草 3g，5 剂。痛止。

头痛（肝气郁）案

初诊： 1965 年 6 月 3 日来诊。崔某，女，31 岁，北董固村人。

忧愁劳累过度后感头重，且两太阳穴痛，目涩，困倦，口苦，咽干，纳呆，夜卧不宁，善太息，时有心悸、心烦，已三年余。初病轻，近半月加重，头沉痛，纳呆，心悸时吐痰，恶心。经冠县医院诊为心气虚。余诊见面色少华，舌质红、苔中厚黄、舌根糜烂状，脉弦。处方：柴胡 10g，白芍 20g，栀子 15g，天花粉、枳壳各 10g，神曲 15g，香附、钩藤、青皮各 10g，菊花、半夏、茯苓各 15g，木香 3g，当归 10g，代赭石 20g，竹茹、厚朴各 10g，2 剂。

二诊： 6 月 6 日，服药后头痛大减，心悸消失，饮食大增，恶心轻，舌苔退。上方加川芎 3g，2 剂。痊愈。

头 胀 痛 案

初诊： 1968 年 7 月来诊。鲁某，女，成人，山东省栖霞县注流村人。

产后受风致全头痛 20 余年，头痛且晕，且热，并伴有木胀感，甚则目不能睁，视物不清。脉弦微数。处方：菊花、玄参各 30g，白芍 40g，生地黄、川芎各 20g，钩藤、当归、蔓荆子各 15g，柴胡 3g，2 剂。

二诊： 病情大为好转。处方：菊花、川芎、川羌、栀子、防风、蔓荆子、青皮、柴胡各 15g，代赭石、石决明、龙胆草、天花粉、连翘、竹茹、茺蔚子各 10g，3 剂。

三诊： 微有便干。上方加郁李仁、生地黄、泽泻各 15g，3 剂。痊愈。

头痛（肝阳上亢）案

初诊： 1968 年 6 月 9 日来诊。林某，女，55 岁，山东省栖霞县刘各庄人。

巅顶胀痛、跳痛、热痛，按之如棉，痛连两太阳穴，视物不清。呃逆，太息，失眠。处方：菊花 25g，钩藤、青皮、陈皮各 15g，枳壳 10g，酸枣仁 3g，远志 40g，代赭石 25g，栀子 15g，香附、竹茹各 10g，石决明 20g，半夏 10g，3 剂。痊愈。

头痛（风火相扇）案

初诊： 1994 年 9 月 27 日住院。张某，女，20 岁，山东省馆陶县卫东镇人。

患者头痛 5 天，抽搐 1 个小时后入院。入院查体：抽搐状，神志不清。双瞳孔散大，左大于右，颈项无抵抗，四肢肌张力增强，双侧巴氏征阳性。诊为抽搐，原因待查，后诊断为中枢神经系统感染，入院给予吸氧、降颅内压、抗病毒等对症治疗方法。病情日渐好转，于 10 月 5 日出院。10 月 31 日来诊。自述出院后每日中午前后，被太阳晒则头痛、头晕，时剧痛。舌质淡红、苔黄厚腻，脉弦稍数。此为内热炽盛、风火交加、湿邪郁积之证。处方：菊花 15g，栀子、连翘、桑叶、蝉蜕、蔓荆子、茯苓、石菖蒲各 10g，藿香 7g，薏苡仁 12g，甘草 3g，5 剂。

二诊： 11 月 5 日，诸症愈，唯舌质红、苔黄腻。上方继服 5 剂，善其后。

头痛（立则痛，卧则愈）案

初诊： 1978 年 8 月 2 日来诊。王某某，男，30 岁，张官寨村人。

走路时突然脑后及项痛，此后每天中午、下午痛，早晚如常人，近六七天加重，坐立则头胀痛，抱头难忍，卧则如常人，纳差，口干，腰痛，大便干，小便频。在卫生所用了去痛片、维生素 B₁ 等药物治疗无效。舌红、苔白，脉弦。处方：当归 15g，白芍 25g，牡蛎 21g，天南星 3g，川芎 40g，白芷 15g，僵蚕 10g，蜈蚣 1 条，钩藤 20g，2 剂。

二诊：8 月 3 日，症略减，脑后沉重，舌脉同前。处方：葛根、川芎各 30g，白芍 25g，甘草 10g，白芷、荆芥各 15g，菊花 25g，僵蚕 10g，天南星 3g，防风 15g，2 剂。

三诊：8 月 5 日，头痛去大半，但坐立时仍颈项酸楚，二便正常。舌红、苔白，脉弦。处方：葛根 30g，川芎 40g，白芍 25g，甘草 10g，威灵仙、羌活、防风、白芷、当归、独活各 15g，桂枝 10g，僵蚕 3g，3 剂。

四诊：8 月 8 日，能下床走路活动，但不如过去那样有力，继服上方 3 剂。

五诊：8 月 11 日，纳差，舌淡。上方加陈皮、焦三仙各 15g，白术 20g，3 剂。

六诊：9 月 25 日，诸症皆除，能正常劳动。

头沉（上颌窦炎）案

初诊：2001 年 9 月 2 日来诊。李某，女，22 岁，古城李庄村人。

头沉，目昏花，耳聋，健忘，失眠已七八天，他医诊为神经衰弱，治疗后症状未有好转。余诊为鼻窦炎，拍鼻片显示为上颌窦炎。处方：鼻炎灵 1 号 3 剂。

二诊：症轻。处方：苍术 10g，菊花 30g，防风、荆芥各 10g，薄荷 6g，辛夷、白芷各 10g，金银花 12g，羌活 10g，川芎 15g，藁本 10g，全蝎 2g（冲服），3 剂。痊愈。

头皮紧（上颌窦炎）案

初诊：2001 年 9 月 15 日来诊。吴某，女，45 岁，小屯村人。

汗出当风，致头皮紧，头沉、头蒙，遇冷加重，常感冒，舌质红、苔白，脉细。鼻窦片显示为上颌窦炎。处方：鼻炎灵 1 号 3 剂。

二诊：症轻。上方加黄芪 15g，3 剂。痊愈。

肝气郁结化火案

初诊：1998 年 4 月 12 日来诊。魏某，女，27 岁，冠县营固人。

目珠烧，目涩、目痛，头晕、头痛，小腹发烧如气串，咽干、咽中有痰吐不出，全身乏力，来经前 2 天腿痛，拍 CT 鼻窦正常，其他正常，舌质红、舌中干无苔、两侧舌根苔黄。处方：菊花 30g，桑叶 10g，生地黄 30g，玄参 15g，麦冬、天冬、天花粉各 10g，石斛 15g，沙参 10g，白蒺藜子 15g，知母 10g，石膏 25g，枳壳、牡丹皮、栀子、龙胆草各 10g，酸枣仁 15g，夜交藤 15g，3 剂。

二诊：4 月 15 日，服药后，病情大为好转。上方加柴胡 10g，5 剂。痊愈。

泪囊炎案

初诊：1999 年 3 月 13 日来诊。张某，女，37 岁，广平县南韩乡李庄人。

每年春天牙痛，头痛，目沉，口干，困倦乏力，纳呆。夏天晨起目不能睁，眼屎多，到秋天不治自愈。平常自感阵发性发热，但体温不高。处方：①石膏 20g，知母 10g，天花粉 15g，麦冬、天冬、大黄、甘草各 10g，4 剂，代茶饮。②龙胆泻肝丸 10 包。

二诊：3 月 25 日，诸症减轻，舌微红、苔微黄。上方加玄参、生地黄各 10g。5 剂，代茶饮。丸药继服。

三诊：5 月 15 日，自述上次病愈，今又发作，牙痛，头痛，口干，便干，多梦。上方 4 剂，代茶饮。

四诊：5 月 26 日，诸症愈，唯眼屎多，且目痒。处方：黄芩 15g，柴胡 10g，龙胆草 20g，栀子 10g，菊花 30g，夏枯草 10g，玄参 15g，连翘 10g，生地黄、车前子各 15g，泽泻 10g，木通 6g，当归、防风、决明子、白芷各 10g，3 剂。

五诊：5 月 30 日，眼屎量少，上方加蝉蜕 10g，5 剂。

六诊：6 月 8 日，眼部分泌物正常，但微有不适，继服上方 3 剂。

颈肩酸沉（双颌窦炎）案

初诊：2001 年 9 月 27 日来诊。王某，女，68 岁，东堡村人。

颈项酸沉，不欲抬头，肩背沉，不愿抬肩，咽干，病因不明，昼重夜轻，已 1 年。他医诊为颈椎病，治疗后，症状无缓解。CT 显示为双颌窦炎。处方：鼻炎灵 1 号，3 剂。

二诊：9 月 30 日，症轻，效不速，上方加葛根 30g，3 剂。

三诊：10 月 4 日，病情大为好转，精神也好转。上方加羌活，4 剂。痊愈。

耳聋（双颌窦炎）案

初诊：2001 年 8 月 11 日来诊。牛某，女，60 岁，曲州依庄人。

耳聋两个月，初病因感冒引起咳嗽、痰多，后逐渐耳聋，有时头蒙，别无其他症状，苔黄厚。拍 CT 后诊为：双颌窦炎。处方：鼻炎灵 2 号，20 剂。症消。

耳聋耳鸣（双颌窦炎）案

初诊：2001 年 5 月 23 日来诊。王某，女，31 岁，南董庄人。

右耳鸣重，左耳鸣、轻度耳聋，原因不明，已半年，咽中时有黏痰，不易吐出，身热。舌质红、苔白微薄黄。患者曾到五官科，被诊为中耳炎。至余处诊：鼻窦部拍 CT，显示为双颌窦炎。处方：鼻炎灵 2 号，6 剂。痊愈。

头蒙耳鸣（双颌窦炎）案

初诊：2017 年 10 月 16 日来诊。高某，女，54 岁，花园村人。

头蒙、头热，耳鸣，目干，视物模糊，口干、口涩，纳呆，全身痛痒，右胁下痛。四处奔波治疗无果。延余诊，CT 显示为双颌窦炎。处方：金银花

30g，连翘10g，菊花、川芎各30g，白芷、辛夷、防风、蔓荆子各10g，黄芩12g，石膏30g，栀子10g，皂角刺12g，僵蚕5g，全蝎3g，蒲公英15g，甘草3g，3剂。

二诊： 10月22日，诸症减轻。上方加牡丹皮10g，苍耳子10g，3剂。

三诊： 11月2日，他症皆愈，唯全身痛。①上方加羌活10g，3剂。②柴胡舒肝丸10丸，每日2丸。一周后电诉痊愈。

视物不清（上颌窦炎）案

初诊： 2001年9月18日来诊。胡某，女，36岁，王桥村人。

视物不清，四肢乏力时有颤动，头蒙，心悸，已半月，上午重，午后轻。舌红、苔白，鼻窦片显示为上颌窦炎。处方：鼻炎灵1号，3剂。

二诊： 9月21日，症状无改善，改鼻炎灵2号，加川芎15g，延胡索6g，3剂。

三诊： 9月24日，病情大为好转，继服上方4剂。诸症消退。

长期鼻塞流涕（上颌窦炎）案

初诊： 2017年10月22日来诊。蒋某，男，15岁，前罗头村人。

经常鼻塞流涕，咽哑，痰多。自认为是感冒，经常服感冒药，今咽哑加重。处方：桔梗、甘草、青果、胖大海、麦冬、山豆根各10g，5剂。

二诊： 11月5日，唯鼻塞流涕，其他皆愈。CT显示为右侧上颌窦炎。处方：辛夷、苍耳子、白芷、防风各10g，牡蛎、龙骨各20g，诃子10g，菊花30g，川芎、半夏各10g，甘草3g，连服5剂。

三诊： 11月7日，诸症愈。继服上方3剂，以防复发。

三叉神经痛案

初诊： 1971年2月1日来诊。潘某，女，30岁，馆陶县人。

患者左侧阵发性牙痛,久治不愈,连左侧头部痛已有三个多月。他医诊为偏头痛,胃有虚火迁延日久所致牙痛,但治疗不效。余以泻黄散加减治疗,处方:大黄、菊花、生地黄、知母、玄参、白芷、藿香各15g,甘草5g,栀子15g,全蝎10g,蜈蚣1条,升麻5g,防风15g,石膏40g,青皮10g,4剂。痊愈。

初诊:1973年3月12日来诊。陈某,女,成人,城镇。

阵发性闪电式右侧第一、二、三支神经痛已两个月,多位中西医治疗无效。余诊见舌红、苔薄黄,脉弦,为胃火所致。泻黄散加减主之。处方:生地黄、玄参、石膏各40g,知母、防风各15g,白芷20g,大黄、藿香各15g,升麻5g,川芎10g,僵蚕3g,甘草5g,服用3剂。

二诊:症状减轻,继服上方6剂。

三诊:症状大为减轻,续上方9剂,痛止。随访半年未发作。

初诊:2001年2月23日来诊。潘某,女,57岁,西马兰村人。

右侧上牙阵发性疼痛,痛连面部,头部间歇式疼痛,已半年余,每天发作十余次,甚则头发根也痛。舌红、苔薄黄,脉弦。处方:甘草5g,防风、栀子各10g,玄参12g,石膏30g,藿香10g,生地黄15g,升麻5g,柴胡6g,白芷10g,全蝎5g,3剂。

二诊:2月26日,症略轻。上方加细辛3g,川芎15g,5剂。

三诊:3月2日,触碰中右侧皮肤即发头痛、面痛。处方:川芎30g,白芷、升麻各10g,全蝎5g,细辛3g,菊花30g,防风10g,白芍15g,甘草3g,2剂。

四诊:3月4日,上方加蜈蚣1条,川芎3g,1剂。

五诊:3月5日,继服上方2剂。

六诊:3月7日,按四白穴痛重,继服上方3剂。

七诊:3月11日,痛轻,上方加桃仁、红花、地龙各10g,天南星6g,丹参30g,5剂。

八诊:3月23日,基本不痛,继服上方,4剂。未再痛。

初诊：2001 年 6 月 1 日来诊。张某，女，60 岁，二轻局。

面神经痛，邯郸市一院诊为三叉神经痛，治疗效果不好，来我院治疗。余诊见舌红、苔白。处方：甘草、防风、栀子各 10g，石膏 30g，藿香 10g，生地黄、玄参各 15g，厚朴、枳实各 10g，细辛、全蝎各 3g，蜈蚣 1 条，柴胡 5g，升麻 3g，3 剂。

二诊：6 月 4 日，痛减。继服上方 12 剂。痊愈。

初诊：2001 年 1 月 26 日来诊。李某，男，57 岁，东芦里村人。

2 年前左侧耳前下颌骨关节处触之即痛，经服卡马西平，症状减轻。现右侧耳前、太阳穴、下颌骨以及项下触之阵发性闪电式疼痛，遇凉气痛减，吸凉痛减，抚摸皮肤痛稍减，痛感日夜不停。吃泻火药痛缓。余诊见舌红、苔白。处方：甘草 3g，防风、栀子各 10g，石膏 30g，藿香 10g，生地黄 15g，玄参 20g，全蝎 3g，白芷、大黄各 10g，菊花 15g，升麻、荆芥各 5g，柴胡 10g，3 剂。

二诊：服药痛轻。上方加天南星 3g，4 剂。

三诊：基本不痛，有时痛感轻微，一闪而过。继服上方 5 剂。

脱 发 案

初诊：2001 年 2 月 6 日来诊。白某，女，22 岁，呇村人。

脱发三四年，洗头、梳头头发掉一团，枕巾上也掉一层头发，所脱之发黏如油剂，头发明显稀少，头皮微痒，无其他症状。舌淡红、苔白。处方：①菊花 20g，桑叶、防风、蝉蜕、荆芥各 10g，生地黄 20g，当归、白芍、黄芩、苍术各 10g，甘草 3g，3 剂。②苦参 30g，雄黄、白芷各 10g，蛇床子 20g，黄柏、苍耳子各 15g，2 剂（外洗）。

二诊：2 月 9 日，症减，续上方内服、外洗，各 15 剂。

三诊：8 月 3 日，症减，内服方加川芎 10g。

四诊：8 月 12 日，脱发止，上法续用 10 剂。

唇舌糜烂案

初诊：1999 年 10 月 5 日来诊。李某，女，60 岁，前宁堡村人。

口唇糜烂、舌上生疮，如米粒状，重舌、肿大，2 年余，多医治疗，其痛影响饮食，牙龈略肿。舌苔黄厚。此胃火所致无疑，方用泻黄散加味。处方：防风 10g，栀子 15g，石膏 50g，藿香、知母各 10g，生地黄、玄参各 15g，大黄 10g，黄连 5g，白芷 10g，甘草 3g，5 剂。

二诊：10 月 11 日，病去大半，继服上方。

三诊：10 月 17 日，舌苔已下，诸症将愈。上方加牛膝 10g，茵陈 15g，黄芩 10g，5 剂。

舌 謇 案

初诊：1984 年 3 月 23 日来诊。王某，女，27 岁，东古城村人。

舌謇严重，语言不利，已 10 月余，此病发生在怀孕前，现小孩已 3 个月，经服中药及输液症状略轻，咳嗽，口干，无其他不适。余诊见舌紫有瘀点，此血瘀而致，方用桃仁四物汤加减。处方：桃仁 12g，红花、当归、川芎各 10g，白芍 15g，郁金、石菖蒲各 10g，连翘 7g，香附 10g，甘草 3g，3 剂。

二诊：3 月 30 日，舌謇减轻，瘀点色浅。继服上方。

三诊：4 月 6 日，仍有口干。上方加玄参、天花粉各 15g，3 剂。

四诊：4 月 18 日，语言基本流畅，舌苔白，瘀点色浅，口干已去。血府逐瘀汤加味服之。处方：桃仁、红花各 10g，生地黄 12g，当归、川芎各 10g，白芍 12g，枳壳 6g，桔梗 5g，牛膝 10g，柴胡 5g，甘草 3g，石菖蒲 10g，4 剂。

舌謇（中风）案

初诊：1966 年 9 月 30 日来诊。廖某，男，64 岁，宁曹村人。

有头晕病史，今因劳累突发头晕目眩，神志恍惚，继则语言不利，下肢沉重，酸楚无力。心悸，痰多色白，黏稠微黄，口苦，溲黄，体质肥胖，舌苔中黄、厚腻，脉弦滑，走路正常，唯言语謇涩。处方：①茯苓 15g，白术 20g，陈皮 15g，甘草 5g，龙胆草、枳实各 15g，竹茹 10g，天南星 3g，2 剂。②针刺：丰隆、哑门、廉泉穴。

二诊：语言不利及痰多减轻，舌苔退半，脉同上。上方加牛膝 15g，6 剂。

三诊：痰去，语言基本正常，但自觉不够灵活，血压偏高，四肢乏力，脉弦。处方：牛膝 20g，牡蛎、龙骨各 25g，代赭石 20g，玄参 25g，紫苏子 10g，茯苓、川楝子、麦芽、龙胆草各 15g，甘草 5g，5 剂。痊愈。

失音（中风）案

初诊：1999 年 11 月 15 日来诊。魏某，女，50 岁，市庄村人。

脑血栓半年后失音，他医诊为脑血栓后遗症，输液及服用活血通络之药不效，失音已 2 年多，有高血压病史，大便不净。余诊见舌苔正常，脉沉细弦。处方：六味地黄丸 10 丸，补中益气丸 10 丸。日 2 次，早晚各 1 丸。

二诊：服药后，病情大为好转，能有低声。继服上方各 30 丸。日 2 次，早晚各 1 丸，服半月即愈。

脑中风后呃逆案

初诊：1992 年住院。赵某，女，成人。

患者大面积脑出血昏迷 3 天，醒后 4 天，呃逆 2 天，体瘦如柴，腹软而凹，不痛，7 天未便、未食，气弱，呃声低，舌淡、苔白，脉细弱，治宜补气通便。处方：人参 6g，当归 15g，甘草 5g，番泻叶 20g（后下），1 剂。

二诊：服药大便通，但仍有呃逆。处方：丁香 6g，柿蒂 30g，陈皮、半夏各 10g，1 剂。

三诊：服 1 剂，呃止，大便畅，进流食，未服药。

醒后头大汗（盗汗）案

初诊：1999 年 6 月 27 日来诊。张某，女，41 岁，城建局员工。

每天早晨醒后，先从背部发热，随即头汗出如水洗，其他时间正常，病已半年余，有高血压病史 5 年，有风湿病史，现服降压片、脉通。舌淡红、苔白，脉沉细。处方：金樱子、黄芪各 15g，桑叶 10g，红花 6g，茵陈 10g，3 剂。

二诊：6 月 30 日，继服上方服 2 剂，症状即轻，服第 3 剂，病去其半。

三诊：盗汗止。以防复发，继服上方 2 剂。

牙肿痛案

初诊：1966 年 6 月 2 日来诊。李某妻，女，30 岁，西苏堡村人。

初病咽痛，右侧白齿痛，泻火药无效，病势加重，四天未眠，不论冷热均牙痛。余诊见其右腮肿起，色红而皮亮，痛势较重，便干。舌淡、苔白厚，脉弦有力。方用玉女煎加味，处方：石膏 30g，知母 10g，玄参 30g，大黄 10g，芒硝 6g，黄芩 10g，升麻 3g，白芷 10g，薄荷 3g，牛膝 12g，甘草 3g，3 剂。

二诊：6 月 5 日，服药后，肿势不减，化脓为痛。处方改用活命饮：金银花 15g，连翘、蒲公英各 12g，白芷、当归、陈皮各 10g，甘草 3g，天花粉、皂角刺、黄芩、牛膝、栀子、大黄各 10g，3 剂。

三诊：6 月 8 日，肿势消退，牙痛止，诸症消，继服上方 2 剂，以善其后。

初诊：1964 年 5 月 15 日来诊。宋某，女，成年，银行职员。

半夜急发右上牙痛不可忍，两三个小时后肿起，经服止痛药无效，日渐右面部及下颌骨肿硬，眼睑肿如水泡，张口困难，大便正常，小便黄赤，舌淡红、苔薄白微黄，脉弦弱。处方：石膏 40g，知母 15g，金银花 25g，牛膝 15g，防风 10g，连翘、赤芍各 15g，生地黄 20g，石斛 15g，天冬 10g，葛根 15g，薄荷、桔梗各 3g，黄芩 15g，竹叶 10g，甘草 5g，2 剂。

二诊：5月17日，牙痛止，肿明显消退。上方去桔梗，加天麻3g，大黄15g，芒硝10g，2剂。肿消，痊愈。

牙　痛　案

初诊：1966年5月15日来诊。郭某，女，31岁，西苏堡村人。

患牙痛半月余，先是右侧一颗牙痛，现右侧牙齿都痛，阵痛似针刺状，遇冷热均痛，其他正常。舌苔微黄，脉弦。处方：石膏15g，知母、牛膝、大黄、白芷各10g，薄荷、川芎各3g，细辛2g，代赭石12g，2剂。

二诊：5月17日，服药后牙痛轻，大便次数增多，溲黄，苔微黄，脉弦。上方去大黄，加黄芩10g，2剂。牙痛止，一切正常。

牙痛（昼痛夜不痛）案

初诊：1969年3月27日来诊。郑某，女，46岁，临清县潘庄村人。

上门齿及臼齿痛十余年，长年累月不愈，今右上牙痛，从门牙中组数至右侧第二牙痛已十余天，动则痛，遇冷热牙痛加重，牙痛欲甚，气短欲甚，自觉吸气后胸舒畅，下午重，夜卧半小时后牙即不痛，但右腹作痛，睡中时而痛醒，醒后口干而苦。伴有腰痛，尿清、尿频、尿少、腹冷、白带多，服药无效。诊见苔薄少，脉沉细。此肾阴不足，虚火上浮，上火下寒。处方：熟地黄20g，生地黄、玄参各30g，附子0.9g，肉桂1.5g，1剂。

二诊：3月28日，痛止，诸症皆除。恐其复发，继服1剂。

牙痛（昼不痛夜痛）案

初诊：1999年4月14日来诊。王某，女，42岁，邱县县城人。

晚上牙痛，白天不痛，但头痛，已半月，多位医生按牙痛治疗无效，牙龈不红不肿，无龋齿。处方：生地黄、玄参各30g，牛膝12g，白芷10g，细辛3g，2剂。

二诊： 4 月 16 日，症减，继服上方 4 剂。症除。

牙肿痛（胃火牙痛）案

初诊： 1964 年 5 月 5 日来诊。吴某，男，40 岁，柴堡东街人。

有牙痛病史，昨天夜间突然左腮及牙龈肿胀痛，大便正常，小便色黄，左额肿微热，舌质红、苔薄黄，脉数。宜清热泻火消肿。处方：①石膏 25g，金银花、连翘各 15g，大黄 3g，黄芩 10g，栀子 7.5g，牛膝 20g，甘草 5g，2 剂。②针刺：合谷、内庭、下关，1 次，治愈。

牙痛（躺着痛，活动不痛）案

初诊： 1996 年 9 月 3 日来诊。陈某，男，44 岁，申寨村人。

无牙痛病史，现在右上后数第二颗牙痛，已 8 天，白天有时阵痛轻，晚上睡觉痛重，不能卧，卧则痛，不能眠，活动时不痛或痛轻，牙龈不肿、不红，无龋齿，二便正常，服西药无效，舌质红、苔中黄，脉弦。处方：生地黄、玄参各 30g，牛膝 12g，细辛 3g，白芷 10g，3 剂。

二诊： 二天未痛，继服 2 剂。随访未复发。

目酸不能睁案

初诊： 1965 年 5 月 10 日来诊。郭某，女，44 岁，东苏堡村人。

患眼疾已四年有余，发作时眼球发酸，目不能睁，伴有呕吐。平时头晕，腹满，善太息，有时胸闷胁痛，生气后发作频次增多。纳呆，便干，身窜痛，手麻木，腰痛。诊见舌红、苔右侧黄腻，脉沉弦。此肝郁气逆所致。处方：①柴胡 15g，白芍 25g，当归、白术各 15g，香附 10g，钩藤 15g，菊花 10g，生地黄、川楝子各 15g，甘草 5g，2 剂。②针刺：行间、光明、足三里。

二诊： 5 月 13 日，服药后略有好转。苔薄白，脉沉弦。①上方加龙胆草 10g，5 剂。②针刺：行间、光明、足三里、内关。

三诊：5月18日，服药后症状好转，手指麻木较轻、时有发痒，饮食正常，眼正常，未复发。舌淡、脉弦。处方：①柴胡15g，白芍25g，当归、白术各15g，香附10g，钩藤、菊花、生地黄、熟地黄、川楝子、龙胆草各15g，甘草5g，3剂。②针刺：行间、光明、足三里、内关。

四诊：5月21日，诸症皆除，但舌质红、苔白微黄。上方加黄芩3g，栀子3g，3剂。痊愈。

舌肿满口案

初诊：1988年9月12日凌晨急诊。韩某，女，57岁，药材公司会计。

其丈夫代诉称患者突感语謇，症状持续约一小时，继而舌肿胀至满口，不能说话，唾涎频频，呼吸有碍，头晕头痛。诊见舌胖色鲜红，脉沉弦，余认为此为心脾郁热而致气血上涌之故。治宜泻心胃之火，佐以散血。先以三棱针点刺舌体放血，再针刺梁丘、阴郄，以救其急。处方：生地黄15g，木通5g，竹叶5g，黄连、大黄各10g，石膏20g，栀子10g，甘草5g，2剂。

二诊：9月14日，舌体消肿，能说话。继服上方2剂。痊愈。

颌骨关节炎案

初诊：1966年5月17日来诊。张某妻，女，49岁，齐堡村人。

晨起牙关紧闭，口不能张，伴有语言障碍，左侧面部麻木微痛、微胀，大便干，症状已持续6天。苔黄，脉滑而无力。无其他不适。处方：石膏25g，大黄10g，芒硝、全蝎、知母各5g，黄芩、清半夏、牛膝各10g，2剂。

服2剂大便下，诸症好转，恢复正常，无须继续服药。

下颌骨颤动（肝风内动）案

初诊：1969年10月来诊。吴某母，75岁，馆陶县东盘村人。

突感下颌骨上下颤动，日夜不停，导致失眠、饮食困难，别无他症，诊见脉弦无力。辨证为肝风内动，治宜养血祛风。处方：钩藤 20g，全蝎 15g，蜈蚣 3 条，防风 5g，当归 50g，白芍、酸枣仁各 30g，柴胡、甘草各 5g，2 剂。

二诊：服药后症状大为减轻，偶有颤动，睡眠正常，继服上方 2 剂。

三诊：症状基本消失。继服上方 2 剂，以防复发。

慢性扁桃体炎案

初诊：1965 年 10 月 5 日来诊。张某，女，20 岁，前刘堡人。

咽喉痛已有两年多，时轻时重，咽唾、说话时均感咽痛。他医用六神丸及汤药治疗两个月，虽痛有好转，但咽喉中两侧扁桃体肿块仍不消。邯郸某医院建议手术治疗，家属不同意，延余医治。患者自述咽喉部闷而不舒，月经量少、色淡，心悸气短。诊见扁桃体肿大如蚕蛾，不甚红，面色淡黄，不润。舌质淡、苔白，脉沉细无力。处方：黄芪 15g，党参 12g，白术、茯苓各 10g，陈皮 4g，甘草 3g，当归 12g，柴胡、升麻各 3g，桔梗 6g，生地黄 12g，山豆根 10g，4 剂。

二诊：10 月 14 日，服药后心悸气短减轻，咽痛略减，其他未变，仍以上方加减。处方：黄芪 15g，党参 12g，白术、茯苓各 10g，桔梗 4g，当归 12g，陈皮 6g，升麻、柴胡、甘草各 3g，山豆根 10g，玄参 15g，6 剂。

三诊：10 月 28 日，痛消除八九成，肿块退有一半，经来量多、色深，面红润。舌质红，脉有力，仍以扶正祛邪之法治之。上方加薄荷 3g，蝉衣 10g，6 剂。

四诊：11 月 10 日，其父告知痊愈，肿块完全消退，身有力，饮食大增。

鼻　衄　案

初诊：1965 年 7 月 16 日来诊。侯某，女，24 岁，一中教师。

自述头晕、头痛、失眠，某医生诊为神经衰弱，常服眠尔通、五味子糖浆，近几天因工作繁忙，上症加重，未治，延误。7 月 16 日晨起忽然鼻孔出血不止，先为左鼻孔出血，继则右鼻孔也出血，堵住鼻孔后血流入口内而吐血约一碗，急来本院治疗。诊见面微黄，口舌满血，脉浮无力。急以艾条灸其涌泉，以引火归元，15分钟后血暂止，继服凉血止血中药。处方：生地黄30g，牡丹皮、金银花炭各10g，牛膝25g，当归15g，茜草（炒）、荆芥（炒）各3g，仙鹤草15g，2剂。

二诊：7月18日，鼻孔未再出血，但仍头晕，全身酸楚、不适，纳差，尿黄。舌淡，脉弱。余遵王太仆之法，治以凉血补血。处方：生地黄25g，当归、白芍（炒）各15g，川芎1g，党参、白术各15g，龙眼肉25g，牡丹皮、牛膝各15g，2剂。另开归脾丸20丸。

三诊：身感轻松，诸症已除八九。舌淡、苔薄白，脉弦无力。治以补血活血，佐以凉血。处方：生地黄、当归、白药、龙眼肉各15g，酸枣仁25g，柏子仁15g，党参20g，黄芪15g，牛膝20g，甘草5g，2剂。

腹胀衄血案

初诊：1969年10月6日来诊。任某，女，25岁，南陶完小学教师。

腹胀七八个月，昼轻夜重，入夜不得卧，晚饭纳呆，背沉，腰酸软，四肢乏力，身体消瘦，近日又增鼻衄，日2～3次，头晕眼花。他医诊为脾胃虚弱，治以补脾胃之药，诸症增剧。余诊其脉浮弦无力，腹中雷鸣，腹胀大如鼓，叩之有鼓音。苔白微黄。《黄帝内经·素问·至真要大论》曰："诸胀腹大，皆属于热。"本病乃气火交济而热甚，气有余便是火也，火性炎上，便发衄血，气滞于中则胀。当健脾开胃，理气下行。处方：党参12g，白术15g，陈皮12g，木香10g，香附12g，黄芩、知母、紫菀各10g，乌药12g，焦三仙各10g，泽泻、牛膝各12g，丹参、青皮各10g，2剂。

二诊：10月8日，腹胀去之八九，衄止，身爽，欲食。以善其后，续上方2剂。

胁痛齿衄案

初诊：1969年2月26日来诊。魏某，女，成人，临清县潘庄村人。

左胁痛如刺状，已四五年，痛甚时翻滚欲死。今又发齿龋但齿不痛，已五六天，纳呆。诊见苔白、舌红暗，脉弦。此为瘀血所致。处方：桃仁15g，红花10g，赤芍15g，丹参20g，大黄10g，生地黄25g，枳壳10g，焦三仙、郁金、白术、牛膝各15g，柴胡10g，当归20g，栀子3g，4剂。

二诊：3月2日，胁不痛，齿龋止，饮食增。继服上方3剂，以巩固治疗。

落 枕 案

初诊：1963年11月2日来诊。闫某妻，女，42岁，南陶街人。

二月份忽发颈项强痛，不能转侧。经卫生所治疗50余天无效，加重，故来本院诊治。二便正常，饮食可。诊见颈项部不红不肿，舌淡胖而无苔，脉濡缓。此属风湿袭入太阴、少阳经脉，瘀滞血脉，以致筋脉失去润养而致。治当舒筋活络，疏风祛湿。处方：①葛根15g，防风10g，羌活15g，秦艽15g，柴胡10g，甘草5g，2剂。②配以针刺悬钟，留针20分钟，诸症悉除。

面神经麻痹案

初诊：1970年10月8日来诊。张某，女，成人。

左侧面神经麻痹已6天，原因不明。诊见舌红、苔白。此外风袭入经络所致。处方：①蝉蜕20g，荆芥、防风各15g，柴胡10g，升麻5g，菊花20g，当归40g，钩藤15g，全蝎10g，甘草5g，10剂。②针刺：地仓、下关、太阳、合谷、巨骨、阳白。共10次，每日1次。

面肌痉挛案

初诊：2001年9月14日来诊。么某妻，女，69岁，古城镇人。

右侧面肌痉挛不止，已两个月余，他医治疗未好转，至我院来诊。诊见舌质红、苔白，脉弦。处方：丹参30g，赤芍15g，川芎、延胡索各10g，车前子15g，泽泻、玉竹、防己、白芷、决明子各10g，钩藤20g，3剂。

二诊：9 月 17 日，病情大为好转。上方钩藤增至 30g，3 剂。

三诊：9 月 20 日，痊愈，继服上方 2 剂，以巩固治疗。

初诊：1978 年 6 月 16 日来诊。刘某，女，38 岁，杨庄村人。

面肌不明原因痉挛 10 天，心情不舒时症状加重，且伴有头痛、头晕，无其他不适。处方：川芎、菊花各 30g，白芷、防风、荆芥各 10g，白蒺藜子 12g，当归 10g，僵蚕 3g，天南星、白附子各 10g，甘草 3g，3 剂。

二诊：6 月 19 日，症状大为减轻，继服上方 3 剂。痊愈。

初诊：1988 年 7 月 10 日来诊。陈某，女，38 岁，南董固。

右下眼睑、右颧部和右嘴角抽搐已半年多，近 5 个月加重，每天不时发作，注射维生素 B_{12}、维生素 B_1、654-2 后症状未减轻。至我院就诊，诊见舌红、苔白，脉弦。处方：白芍 50g，甘草 3g，防风、白芷各 10g，全蝎、胆南星各 5g，木瓜、钩藤各 10g，5 剂。

二诊：7 月 15 日，发作次数减少。处方：白芍 100g，甘草、知母、葛根、蝉蜕各 15g，胆南星 5g，钩藤、当归各 10g，全蝎 5g，3 剂。

三诊：7 月 20 日，症状大为减轻。

四诊：8 月 1 日，1 天有时发作 1 次，发作时间短，抽动一下即止。处方：白芍 50g，甘草 3g，防风、木瓜、白芷各 10g，胆南星、全蝎各 5g，钩藤 10g，桃仁 6g，3 剂。

五诊：诸症皆除。继服上方 5 剂。痊愈。

初诊：1985 年 4 月 25 日来诊。范某，女，45 岁，西元村人。

嗜睡半年后开始左侧面肌痉挛，左眼、左口角及左面部上提已三年，近 1 年症状加重，跳动不止，紧张时加重，无法说话，左眼抽搐，不能睁眼，自感头晕，时困倦无力，舌质红、苔白微黄，脉弦。处方：白芍 50g，知母 10g，葛根 15g，蝉蜕 10g，钩藤、甘草各 15g，柴胡 3g，3 剂。

二诊：4 月 30 日，自觉乏力症状减轻，嗜睡少，痉挛发作次数减少，持续时间短。处方：白芍 30g，甘草 3g，蝉蜕 10g，石决明 30g，龙骨、牡蛎、菊花各 20g，连服 5 剂。痊愈。

初诊：1989 年 11 月 12 日来诊。蒋某，女，35 岁，陶北村人。

左面肌痉挛四五年，时发时止，每遇情绪不快则症状加重，抽搐不停，口干眼干，头沉，耳鸣，心悸，失眠。诊见舌红、苔白，脉弦。处方：白芍 100g，甘草 3g，蝉蜕 10g，钩藤 15g，葛根 20g，香附 10g，柴胡 5g，3 剂。

二诊：11 月 15 日，口干、目干症状减轻。处方：白芍 100g，蝉蜕 10g，葛根、知母各 15g，香附 10g，玄参、天花粉、甘草各 15g，郁金 10g，朱砂 1g（冲服），全蝎 3g，3 剂。

三诊：11 月 18 日，经期痉挛加重，失眠、心悸大为好转。处方：熟地黄 15g，当归、川芎各 10g，白芍 12g，黄芪 30g，白附子 10g，玄参 12g，3 剂。

四诊：11 月 21 日，上方加香附 10g，柴胡 6g，钩藤 12g，全蝎 3g，葛根 15g，8 剂。未再复发。

两眼睑下垂案

初诊：2012 年 8 月 12 日来诊。温某，女，60 岁，冠县后辛庄人。

两眼睑下垂已 1 年，影响视力但无药可治，有糖尿病、高血压、心脏供血不足病史，体胖，他医诊为糖尿病并发症。余诊见舌淡苔薄。胖人少气，当先补气。处方：黄芪 30g，白术 15g，当归、陈皮各 10g，升麻、柴胡各 5g，枳壳 10g，甘草 3g，4 剂。补中益气丸 1 瓶，日 3 次，每次 10 粒。

二诊：症状减轻。继服上方 5 剂。

三诊：病去大半，眼睛变大。上方加党参 10g，连服半月，痊愈。

时咬舌（脑梗死）案

初诊：2012 年 7 月 16 日来诊。李某，女，73 岁，本院职工家属。

经常咬舌及腮，头紧，牙关紧、不灵活，症状持续 1 年半，严重影响正常生活，语言正常，四肢正常，二便正常。CT 显示为间隙性脑梗死，血压大致正常。多方治疗后症状未有好转。余认为此为气虚血瘀于脑，阻碍上窍而致。处方：黄芪 50g，桃仁、红花、当归、赤芍各 12g，地龙 10g，川芎 12g，甘草 5g，5 剂。

二诊：7 月 24 日，服药后，病情大为好转，上方加水蛭 4g（冲服），蜈蚣 1 条（冲服），全蝎 3g（冲服），5 剂。

三诊：8 月 2 日，服药 1 剂后微汗，1 天有时咬舌 1 次，其他无反映。上方加龙骨、牡蛎各 20g，5 剂。

四诊：8 月 15 日，近 5 天未发，嘱将 2 剂药研细末装胶囊服用，日 2 次，每次 5 粒。

口 臭 案

初诊：1995 年 7 月 29 日来诊。李某，女，49 岁，贾庄村人。

初病牙痛，牙龈肿胀，后出现口臭，口中出热气，臭气难闻，口唇肿，口腔生白腐溃疡 3 个月余，时有呃逆。舌质红、苔微黄，脉沉弦。此胃经有热。处方：防风、大黄各 10g，黄连 6g，黄芩 12g，藿香 10g，栀子 12g，石膏 30g，生地黄 15g，茵陈 12g，灯心草 5g，甘草 3g，3 剂。

二诊：8 月 1 日，病去大半，效不更方，继服上方 3 剂。痊愈。

鼻 渊 案

初诊：1968 年 4 月 14 日来诊。郝某，女，62 岁，山东栖霞县唐山头村人。

鼻流清涕，重则黄浊如脓，前头痛，鼻内痒而热，患病十余年，医院拍 CT 诊为鼻窦炎，服药无效，后到莱阳中心医院治疗亦未见好转。苔薄白，脉弦数。此虚中夹实。处方：诃子 3g，桔梗 10g，荆芥、辛夷各 3g，柴胡 5g，栀子 3g，大力参 2.5g，甘草 5g，龙骨、牡蛎各 21g，菊花 30g，3 剂。

二诊：4 月 17 日，涕止。继服上方 6 剂，随访未复发。

鼻 炎 案

初诊：2002 年 2 月 3 日来诊。柴某，女，13 岁，北陶街人。

头蒙，流清涕，纳呆，困倦。服鼻炎灵 1 号、2 号。

二诊：均无效。改服下方：菊花 30g，川芎、半夏、陈皮、辛夷、白芷各 10g，龙骨、牡蛎各 20g，苍耳子、防风各 10g，诃子 3g，柴胡、栀子各 5g，3 剂。

三诊：流涕少，但仍头沉。上方加金银花 12g，僵蚕 6g，薄荷 5g，5 剂。症状皆除，停药。

闻异味胸闷气短案

初诊：2012 年 12 月 17 日来诊。路某，女，49 岁，冠县平村人。

2011 年起闻异味（如汽油、柴油、燃煤、炒菜油烟味等）则胸闷气短，两肩沉重、乏力，出长气后感觉舒服。经常头晕，腰痛，B 超、心电图正常，有医生按神经官能症治疗无效，北京专家按过敏治疗也无效。余诊见舌质红、苔白少。治以血府逐瘀汤。处方：生地黄 15g，当归、川芎、桃仁、红花各 10g，瓜蒌 30g，桔梗、枳壳、牛膝、柴胡各 10g，3 剂。

二诊：12 月 24 日，服药症状未减轻。脉沉细。温胆汤治之。处方：半夏、陈皮、茯苓各 10g，甘草 5g，竹茹 30g，瓜蒌、胆南星各 10g，远志 5g，4 剂。

三诊：12 月 29 日，服药后，病情大为好转，但夜间口干苦。舌红、苔白。上方加天花粉 10g，4 剂。

四诊：2013 年 1 月 3 日，病愈。患者恐复发，继服上方 3 剂。

异 味 症 案

初诊：1998 年 10 月 19 日来诊。李某，女，42 岁，本院职工。

鼻闻气如油炒葱之香辣浓香味，即恶心，每至秋天变冷时发作，春夏自愈，此次发作已 7 至 8 天，口淡无味且干，面色萎黄。舌红、苔中黄，脉沉细。处方：石膏 20g，知母、陈皮、半夏、茯苓各 10g，佩兰、扁豆、黄芩各 15g，麻黄 10g，杏仁、沙参各 15g，桑叶 10g，甘草 3g，7 剂。

二诊：10 月 20 日，服药后失眠。上方加酸枣仁 15g，夜交藤 30g，2 剂。

三诊：10 月 30 日，服 2 剂后症状减轻。继服上方 2 剂，代茶饮，服完后异味消除。

后头痛（气滞）案

初诊：1977 年 12 月 16 日来诊。刘某，男，38 岁，木业社人。

因情志不畅而致后头痛、项痛、背痛、心烦、失眠、纳差，善太息，胃脘不舒已 3 天。舌质红、苔白少，脉弦滑。处方：乌药 20g，瓜蒌 40g，菊花、决明子各 25g，枳壳 15g，香附 25g，降香 15g，2 剂。

二诊：12 月 24 日，诸症大减，有时头痛、背痛，其他正常。舌红、苔白，脉小弦。处方：乌药 15g，瓜蒌 30g，菊花 25g，决明子 20g，香附、沉香各 15g，甘草 5g，2 剂。

三诊：12 月 26 日，诸症未发作，上方加路路通 15g，2 剂。

过敏性鼻炎案

初诊：2012 年 8 月 22 日来诊。郭某，男，24 岁，马窝头村人。

阵发性咳嗽，打喷嚏，流鼻涕，鼻塞，咽痒，牙痛，已 3 年，久治不愈，曾服止咳消炎、抗过敏类药，多家医院都诊为过敏性鼻炎，但治疗无效，遂至余处诊。处方：菊花 30g，金银花 15g，辛夷、苍耳子、白芷、防风各 10g，地肤子 20g，黄芩、白前、川芎、乌梅各 10g，甘草 3g，杏仁 10g，3 剂。

二诊：8 月 26 日，服药后，病情大为好转，继服上方 10 剂。

三诊：9 月 28 日，未再发作。

攒竹穴跳痛案

初诊：1967 年 7 月 11 日来诊。么某，男，19 岁，北么庄村人。

左攒竹穴跳痛四五天，上午痛重，下午痛轻，局部不红、不肿，其他正常。舌质淡、苔薄白，脉浮紧似弦。此风寒侵袭膀胱经，法当疏散风寒。处方：麻黄、荆芥、防风各 10g，桂枝 3g，甘草 5g，2 剂。

二诊：7 月 13 日，跳痛减轻。舌脉同前。上方去麻黄、荆芥，加何首乌 12g，白芷 5g。

三诊：眼跳痛已止。舌正常，脉弦，继服上方 1 剂。

发 颐 症 案

初诊：1966 年 4 月 27 日来诊。徐某，男，30 岁，刘村人。

患者四五天前，自感咽痛，颈项也痛，西医治疗不效，但也未继续加重，延至今日上午突然左耳下（翳风穴）痛，痛连耳内，日渐左下颌骨肿痛，压之痛重，伴有恶寒，发热，吞咽困难，吞咽时耳下痛重，言语障碍。舌苔黄，脉数。处方：金银花 30g，连翘 12g，防风、白芷、柴胡、黄芩、天花粉、栀子各 10g，蒲公英 30g，玄参 15g，薄荷 3g，大黄 10g，竹叶 3g，乳香、当归各 10g，甘草 3g，2 剂。

二诊：4 月 29 日，不恶寒，不发热，其他未变。上方加牛蒡子、黄柏各 10g，石膏 15g，2 剂。

三诊：5 月 1 日，吞咽正常，咽痛，颈项不甚痛，但仍肿，日大便 1 次。上方加桔梗 5g。连服 5 剂。肿消，恢复正常。

咽 炎 案

初诊：1999 年 2 月 22 日来诊。古某，男，45 岁，古高庄人。

咽中梗阻已半年，屡治不愈，舌质红、苔白，其他正常。处方：蝉蜕

10g，山豆根 30g，板蓝根 20g，半枝莲 30g，旋覆花 10g，代赭石 30g，半夏、黄药子、厚朴、陈皮、当归各 10g，麦冬 12g，桔梗 10g，甘草 3g，3 剂。

二诊：2 月 25 日，症同前。处方：金银花 20g，生地黄 30g，赤芍、玄参各 15g，薄荷、桔梗、麦冬、黄药子各 10g，山豆根 25g，半枝莲 15g，甘草 5g，3 剂。

三诊：2 月 28 日，症状减轻，舌淡红、苔白。上方加蝉蜕、川芎各 10g，10 剂，症除。

咽 痛 案

初诊：1966 年 2 月 14 日来诊。徐某，男，30 岁，刘村人。

去年 12 月份因高热、扁桃体肿大、吞咽困难，住院，病轻出院。今因过劳续发扁桃体肿大，不能进食，只能喝一点水。发热、恶寒，溲黄。舌质红、苔薄黄，脉数。此为风热壅结，先以冰硼散吹喉，以缓其急。再服用下方：金银花 30g，连翘 10g，山豆根 12g，玄参 30g，薄荷 3g，牛蒡子、射干、蝉蜕、大黄、赤芍、桔梗各 10g，甘草 3g，1 剂。

二诊：2 月 15 日，症轻。续上方 2 剂。痊愈。

初诊：1966 年 12 月 2 日来诊。徐某某妻，女，30 岁，刘村人。

患者发热、恶寒，咽痛，扁桃体肿大，吞咽困难，已 2 天。舌红、苔白微黄，脉数。处方：金银花 30g，连翘、天冬、山豆根、蝉蜕各 10g，玄参 15g，薄荷 4g，赤芍、当归、桔梗各 10g，甘草 3g，2 剂。

二诊：12 月 4 日，痛止，症除。

初诊：1966 年 2 月 23 日来诊。张某，女，9 岁，前刘堡村人。

咽痛六七天，扁桃体肿大，语言障碍，吞咽痛，只能喝一点稀粥，口干，溲黄。舌淡红，少苔。先以冰硼散吹喉，以缓其急，再服用下方：玄参 15g，山豆根 10g，金银花 15g，连翘 10g，薄荷 3g，桔梗 10g，射干、大黄、赤芍、当归各 6g，甘草 3g，1 剂。

二诊：2月24日，症减。继服上方2剂。痊愈。

初诊：1966年3月13日来诊。吴某妻，女，46岁，齐堡村人。

初病咽痛、头痛、全身痛，发热、恶寒，后咽喉痛甚，吞咽困难，伴有恶心，纳差，口干不欲饮，经常牙痛，溲黄，近两天加重，扁桃体肿大，骨节痛，夜不能寐。脉数。处方：金银花15g，玄参30g，大黄12g，黄芩、桔梗各10g，芒硝6g，连翘、栀子、藿香各10g，石膏20g，滑石12g，荆芥、牛蒡子各10g，1剂。

二诊：3月14日，热退，服药期间，大便下二次，继服上方3剂。

三诊：3月17日，痛止。继服上方4剂。痊愈。

初诊：1966年3月10日来诊。张某，男，15岁，西孔堡村人。

咽喉痛、扁桃体红肿已3天，吞咽困难，不能进食，喝稀粥也咽痛，头痛，身热，口干欲饮，溲黄。苔中黄，脉数。处方：生地黄10g，玄参30g，金银花15g，连翘、牛蒡子、山豆根各10g，薄荷3g，蝉蜕10g，大黄、桔梗、赤芍、射干、黄芩各10g，甘草3g。冰硼散1管吹喉，4剂。痊愈。

初诊：1966年3月12日来诊。吴某，男，34岁，肖寨村人。

发热、恶寒，咽喉肿痛，扁桃体肿大，吞咽困难，语言障碍，只能喝几口稀粥，口渴欲饮。苔薄黄。处方：冰硼散1管，吹喉。玄参15g，金银花30g，连翘10g，山豆根12g，蝉蜕、赤芍、当归、桔梗、大黄各10g，竹叶3g，黄芩6g，牛蒡子、射干各10g，甘草3g，4剂。痊愈。

初诊：1966年3月12日来诊。李某，男，30岁，刘村人。

扁桃体肿大1月余，咽痛、头痛、发热、恶心已3天。苔中黄，脉数。处方：玄参、金银花各30g，牛蒡子、连翘各10g，石膏24g，山豆根10g，薄荷3g，知母10g，清半夏6g，黄芩10g，2剂。冰硼散1管吹喉。

二诊：3月14日，病情大为好转，继服上方4剂。诸症消除。

蝶窦炎案

初诊：2017 年 1 月 30 日来诊。孙某，男，38 岁，卫东草厂村人。

鼻炎三四年，CT 显示为蝶窦炎，经治疗好转，今又发作月余，打喷嚏、流涕、鼻塞，躺卧鼻塞重，治疗无效。延余诊。处方：菊花 30g，川芎 15g，防风、白芷各 10g，薄荷 5g，辛夷、苍耳子各 10g，金银花 15g，连翘 10g，蒲公英 15g，皂角刺 10g，僵蚕 5g，荆芥 10g，甘草 3g，3 剂。

二诊：2017 年 3 月 6 日，服药期间，症同前，没变化，药服毕，停药。但自服完药后，症状逐渐减轻，现已痊愈。

颈椎骨质增生案

初诊：2000 年 4 月 11 日来诊。陈某某，女，68 岁，古高庄人。

阵发性头晕，头重脚轻，伴头痛，CT 显示为颈椎骨质增生，颈项活动有响声，夜晚症状加剧，口干。舌质红、左边苔黄，脉弦。处方：葛根、天花粉、石决明、磁石各 30g，白芍 15g，桃仁、红花、羌活、威灵仙、半夏、白芷各 10g，蔓荆子 12g，薄荷 5g，甘草 3g，3 剂。

二诊：4 月 15 日，头晕、头痛轻。上方加丝瓜络 30g，川芎 10g，3 剂。

三诊：4 月 19 日，头晕减轻，继服上方 5 剂。

四诊：4 月 25 日，头重脚轻消除，继服上方 5 剂。

初诊：1992 年 7 月 10 日来诊。郭某某，女，48 岁，前姚庄村人。

低头时从颈椎以下全身麻木，抬头即止，已两个月余，CT 显示第 4～6 颈椎骨质增生，其他正常。舌质红、苔白，脉弦滑。处方：石决明 15g，当归、怀牛膝各 10g，赤芍 12g，羌活 15g，白蒺藜子 12g，淫羊藿、巴戟天各 15g，熟地黄 20g，川芎、川续断各 10g，细辛 3g，白芍、狗脊各 10g，3 剂。

二诊：7 月 15 日，症状略轻，上方加熟地黄 10g，5 剂。

三诊：7 月 22 日，症状基本消失，上方 2 剂。

初诊：1993 年 4 月 9 日来诊。张某某，男，55 岁，刘堡村人。

左上肢阵发性麻木，右肩酸痛无力，颈项沉，并伴有阵发性腰酸痛，已三四个月，CT 显示为第 4、6、7 颈椎骨质增生。舌质红、苔薄黄，脉沉细。处方：石决明 20g，秦艽、当归、巴戟天、淫羊藿各 10g，葛根 15g，忍冬藤 30g，细辛 3g，川芎 10g，僵蚕、栀子各 5g，甘草 3g，2 剂。

二诊：4 月 11 日，上肢麻木减轻，腰仍酸痛。上方加川续断 12g，枸杞子 10g，2 剂。

三诊：4 月 13 日，病去大半，继服上方 3 剂。

四诊：4 月 18 日，肩背痛，左上肢白天不麻，晚上醒后略有麻感。舌质红、苔薄黄，脉沉。继服上方 3 剂，再配服骨仙片。

五诊：4 月 22 日，仍肩背痛。上方加鸡血藤 30g，桂枝 10g，5 剂。

目 暴 痛 案

初诊：1964 年 10 月 12 日夜急诊。吴某某，男，35 岁，童庄村人。

当晚 7 点多钟，忽感两目昏蒙，继则目红暴痛，泪如雨下，擦之不及，前额微痛，不敢睁眼，睁眼则痛剧，无其他不适。舌红、苔白，脉浮数。

此风火上炎所致也，风邪善行而数变，伤人最速；火性炎上，袭目而痛，风动火炎，风火相扇，迫液上输，故泪如雨下。急针刺合谷以去头面风火，再补其足太阳膀胱经之睛明，留针 10 分钟，泪水即止，目能睁且不痛，恢复正常。

头 汗 出 案

初诊：2013 年 11 月 14 日来诊。张某，男，33 岁，邯郸市人。

头汗出，急躁、饮水后、饭后汗出多，时盗汗，二便正常，已两年余，胸闷、劳累后腰酸痛。舌淡红、苔白厚，脉弦细。处方：龙骨、牡蛎、白芍各 30g，茵陈 20g，石膏、浮小麦各 30g，麻黄根 10g，柴胡 5g，知母 10g，甘草 3g，3 剂。

二诊：11 月 17 日，经检查证实有糖尿病，汗出轻。上方加黄芪 20g，党参 15g，3 剂。

三诊：11 月 20 日，头汗偶尔出现，继服上方 4 剂。

口唇干裂案

初诊：2017 年 10 月 22 日来诊。张某，女，11 岁，前罗头村人，学生。

口唇干裂、发红，不痛不痒，冬天发病，夏天则愈，已两年，曾涂抹外用药无效，现上、下唇明显突起，口唇已变形。舌淡红、苔白。服附子理中丸，10 丸，每日 2 丸。

二诊：10 月 29 日，症状减轻，舌象同上。继服上药。痊愈。

鼻　塞　案

初诊：2017 年 7 月 23 日来诊。耿某某，女，10 岁，后佛头人。

鼻塞，用鼻呼吸困难，只能用口呼吸，受风易感冒，病加重，已半年。医用滴鼻净、多种鼻炎滴剂及口服药治疗无效。舌质红、苔白。CT 显示为鼻窦炎。处方：菊花 15g，川芎、防风、白芷各 6g，连翘、苍耳子各 10g，羌活 6g，蔓荆子 10g，金银花 15g，皂角刺 10g，僵蚕 5g，蝉蜕、辛夷各 10g，甘草 3g，7 剂。

二诊：7 月 30 日，鼻通气，不用口呼吸。继服上方 3 剂，以防复发。

食 道 炎 案

初诊：1970 年 7 月 27 日来诊。韩某某，男，48 岁，韩高庄人。

吞咽食物时食管刺热痛，已四五个月，治疗不愈。苔中薄黄，脉小弦。处方：旋覆花 15g，代赭石 20g，香附、木香各 10g，山豆根 15g，生地黄 20g，天花粉 15g，麦冬 10g，枳壳 5g，桔梗各 15g，生蒲黄 20g，甘草 3g，2 剂。

二诊：7 月 29 日，症减。继服上方 4 剂。痊愈。

干 燥 症 案

初诊：2001 年 10 月 24 日来诊。邢某某，女，57 岁，社里堡人。

口、鼻、眼、唇、舌、牙燥痛，皮肤也燥痛，下午加重，已两年，面色萎黄，吃饭需水送，食不知味，西医诊为舍格伦综合征。舌淡红、苔薄黄，脉细。处方：石斛 15g，沙参 12g，麦冬、天冬各 10g，玄参 15g，桔梗 10g，党参 15g，火麻仁 10g，石膏 30g，杏仁、天花粉各 10g，甘草 3g，柴胡 5g，3 剂。

二诊：10 月 27 日，症状未减轻，拍 CT 诊为双颌窦炎。鼻炎灵 1 号加天花粉 30g，3 剂。

三诊：11 月 9 日，症状未减轻。上方加黄芩 10g，生地黄 15g，防风 10g，知母 15g，玄参 20g，石膏 30g，4 剂。

四诊：11 月 13 日，症减，继服上方 4 剂。

五诊：11 月 17 日，继服上方 5 剂。

六诊：11 月 22 日，上方加石斛 30g，14 剂。痊愈。

多发性面疖案

初诊：2001 年 1 月 21 日来诊。许某某，女，20 岁，邱县辛庄人。

两颧及印堂多发脓疱疮，大者如花生米，小者如豆粒，已 1 年余。曾用抗生素、消炎药治疗，无效。处方：黄芪、蒲公英、菊花、金银花各 30g，紫花地丁 20g，皂角刺 15g，白术 12g，甘草 5g，5 剂。

二诊：（半个月后）面疖消退、结痂，继服上方 3 剂。

头 摇 案

初诊：1984 年 12 月 14 日来诊。杨某某，女，9 岁，杨庄村人。

不由自主地摇头，脑后微痛，呈阵发性，每日发作几十次，发病月余，精神萎靡不振，无其他不适。舌质红、苔白微黄。此肝风内动。处方：白蒺藜子 10g，龙骨、牡蛎、白芍各 12g，钩藤 10g，石决明 15g，全蝎、甘草各 3g，3 剂。

二诊：12 月 17 日，症状大为好转，脑后不痛。继服上方 3 剂。痊愈。

初诊：1998 年 7 月 6 日来诊。任某，男，10 岁，郑村人。

头痛四五年，近 20 多天以来颈项酸、目酸，摇头，他医诊为肝风内动，治疗后，症状无缓解。处方：羌活、当归各 10g，防风 6g，浮萍 5g，石菖蒲 1.6g，密蒙花、藿香各 5g，秦艽 10g，陈皮 6g，白芍 15g，桂枝 6g，3 剂。

二诊：7 月 13 日，症状大为好转，但仍有头痛。上方加川芎、白芷、蔓荆子各 10g，3 剂。

三诊：症状基本消失。因患病时间长，继服上方 2 剂，以防复发。

初诊：1988 年 2 月 25 日来诊。张某，男，8 个月，后刘街人。

其母代诉患儿不分昼夜摇头 3 个月，时作时止，出牙一个，夜间哭闹，脑电图显示正常。服脑乐静 1 瓶，日 3 次，每次 1 勺。

二诊：服两瓶后摇头止。

眼球震颤案

初诊：1988 年 4 月 23 日来诊。张某某，男，6 个月，冠县后辛庄人。

其母发现其两眼球左右震颤，5 个月大时偶角弓反张，经多医诊说，长大即愈，未开药，舌淡、苔白，时有黄痰吐出。处方：天麻 3g，钩藤、白芍、生地黄、当归各 10g，龙骨、牡蛎各 15g，菊花 6g，全蝎 1.5g，3 剂，频服痊愈。

齿 衄 案

初诊：1984 年 5 月 10 日来诊。王某某，女，54 岁，山东乜村人。

牙龈出血 1 年，初期不痛，现胀痛，牙松动，其他正常。舌质红、苔厚微黄，脉沉数。处方：①生地黄30g，牡丹皮、赤芍各10g，玄参30g，茜草（炒）15g，花蕊石、牛膝各10g，3剂。②小蓟煎水漱口，日3次。③白茅根、地锦草各等分，代茶饮。

二诊：（两个月后）诸症皆除。

面神经麻痹案

初诊：1984年7月19日来诊。崔某某，女，41岁，马店村人。

初病头痛、头晕，后不明原因左侧口眼歪斜，目不能合，已10余天。舌质红、苔薄黄，脉小弦。处方：防风、蝉蜕、荆芥、川芎、当归、赤芍各10g，熟地黄15g，黄芩10g，全蝎5g，蜈蚣1条，僵蚕6g，细辛3g，红花、白附子各10g，甘草3g，3剂。

二诊：7月22日，症稍好转。上方加黄芪15g，3剂。

三诊：7月30日，症状基本消除，不笑看不出口眼歪斜，继服上方3剂。

四诊：8月3日，诸症消除。继服上方3剂，防止复发。

初诊：1984年4月11日来诊。张某某，男，27岁，陶西大队人。

1976年7月汗出后用冷水洗脸，致面部神经麻痹，经医治而愈。今又不明原因突然右侧口眼歪斜，目合一半。舌红、苔黄，脉弦。处方：石膏15g，细辛3g，黄芩、防风、荆芥、苍术、全蝎各10g，僵蚕6g，白附子、蝉蜕各10g，蜈蚣2条，羌活10g，黄芪15g，秦艽10g，甘草3g，3剂。

二诊：7月14日，效果不大。上方加赤芍15g，当归、红花、川芎各10g，5剂。

三诊：7月19日，病情大为好转，不笑看不出口眼歪斜，继服上方4剂。

四诊：7月23日，完全恢复正常。继服上方3剂。痊愈。

初诊：1984年7月22日来诊。李某某，女，48岁，南童庄人。

不明原因头痛，右侧口眼歪斜，目不能合紧，已7天。舌红、苔薄黄。处方：黄芪15g，黄芩10g，生地黄15g，当归、赤芍、川芎、秦艽、防风、荆芥、藁本、白附子各 10g，全蝎 6g，蜈蚣 1 条，僵蚕 6g，石膏 20g，羌活 10g，3 剂。

二诊： 7 月 25 日，病同前。以补血活血、祛风通络为主。处方：防风、蝉蜕、荆芥、川芎、当归、赤芍、红花、白附子各 10g，细辛 3g，全蝎 6g，蜈蚣 1 条，僵蚕 5g，熟地黄 15g，黄芩 6g，甘草 3g，1 剂。

三诊： 8 月 1 日，病去之八九。继服上方 5 剂，分两次温服。

四诊： 8 月 10 日，基本正常。上方加黄芪 15g，5 剂。

初诊： 1984 年 10 月 17 日来诊。李某某，女，28 岁，李桥人。

因外伤头部，复加生气，以致正虚，风邪袭入络脉，右侧面部神经麻痹，口眼向左侧歪斜。治疗半月效不大，来院。延余诊，舌质红、苔白、脉弦。处方：黄芪 30g，当归、赤芍、川芎、生地黄、桃仁、红花、陈皮各 10g，细辛 3g，僵蚕 5g，秦艽、白附子各 10g，全蝎 5g，蜈蚣 1 条，3 剂。

二诊： 10 月 20 日，服药后症减，自行又服 3 剂。

三诊： 10 月 27 日，眼正常，口角略歪，继服上方 3 剂。

四诊： 11 月 3 日，诸症基本消除，仍有余邪。继服上方 4 剂。痊愈。

左侧头自汗案

初诊： 1986 年 3 月 31 日来诊。刘某某，男，29 岁，沿寨村人。

初病痢疾致体虚乏力，每天左侧头部汗出如洗，已八九天，别无他症。舌淡、苔白、脉数。处方：黄芪 100g，金樱子 15g，白术 10g，党参 15g，牡蛎（炒）30g，白芍 10g，甘草 6g，3 剂。

二诊： 4 月 1 日，汗出减轻，脉沉数。上方加白芍 20g，桂枝 5g，麻黄根 10g，金樱子 30g，5 剂。痊愈。

频频流涎案

初诊： 1990 年 4 月 3 日来诊。闫某某，女，47 岁，南董固村人。

频频流涎，洗脸时，唾涎也会不由自主流出，夜晚不流，已两个月余。时而头痛，下肢浮肿，胃脘不适，饮食正常，二便正常。舌淡红、苔白，脉沉细。处方：白术 15g，苍术 20g，茯苓、半夏、陈皮各 10g，甘草 3g。

二诊： 4月6日，流涎减轻，胃胀满。上方加泽泻 10g，7剂。

三诊： 4月13日，胸部不适。处方：党参、白术各 10g，茯苓 30g，半夏、陈皮、枳壳各 10g，丹参 20g，甘草 3g，3剂。

四诊： 4月16日，基本不流涎。处方：茯苓 30g，桂枝 10g，白术 20g，甘草 5g，3剂。痊愈。

口　甜　案

初诊： 1974年6月30日来诊。郑某，女，30岁，南孙店人。

闭经3个月，而后口干、口渴欲饮，白带甚多，继则口甜如饴，纳呆，四肢乏力。舌质红、苔薄白。处方：石膏、防风、藿香、连翘各 15g，天花粉 20g，3剂。

二诊： 7月3日，口渴轻，口甜好转，饮食转佳，继服上方5剂，诸症消除。

初诊： 1974年7月2日来诊。张某某，女，28岁，庄固村人。

不明原因口甜半年，最初怀疑是糖尿病，后化验血糖正常。纳差，左胸隐痛，指甲凹陷。苔薄白，脉沉。处方：石膏 40g，防风 15g，瓜蒌 40g，藿香、连翘各 15g，大黄 3g，6剂。

二诊： 7月8日，口甜病去，胸痛除，饮食增，但指甲仍凹陷。嘱服益母草膏3个月，指甲恢复正常。

初诊： 1985年5月14日来诊。郭某某，女，49岁，安桃园村人。

自觉吸气入口是甜味，平素口甜，已月余，但吃东西时不觉口甜，二便正常。舌红、苔中黄腻，脉沉弦。此胃中积热所致。处方：黄芩 15g，栀子 10g，石膏 20g，藿香、防风各 10g，竹茹 30g，佩兰 10g，大黄 6g，甘草 5g，

3 剂。

二诊：5 月 30 日，服上药 6 剂后口甜止，近 2 天又口酸。苔中黄。处方：黄芩 15g，栀子 10g，石膏 20g，藿香、防风各 10g，竹茹 20g，甘草 5g，佩兰、知母各 10g，大黄 5g，瓜蒌 10g，3 剂，诸症愈。

舌 痛 案

初诊：1985 年 5 月 2 日来诊。闫某某，女，55 岁，物资局人。

舌干裂痛 1 年，口干欲饮，白带黏稠量多，阵发性汗出已 3 年，咽痒、咳嗽 10 余天。舌质红，无苔而光，脉大数。此阴虚火旺。处方：生地黄、玄参各 30g，麦冬 10g，黄连 5g，地骨皮 15g，牡丹皮 10g，天花粉 15g，灯心草 3g，海螵蛸 30g，牡蛎（炒）、龙骨（炒）各 20g，甘草 3g，3 剂。

二诊：5 月 5 日，白带量明显减少，舌脉同前。上方加党参 12g，石膏 15g，3 剂。

三诊：5 月 8 日，带下正常，但仍舌痛，汗出。舌有瘀点，此血瘀所致。处方：生地黄 15g，当归、赤芍、川芎各 10g，桃仁 12g，红花、牡丹皮、枳壳、桔梗、牛膝各 10g，柴胡、阿胶（冲服）各 5g，玄参 15g，没药 6g，天花粉 10g，甘草 3g，3 剂。

四诊：5 月 15 日，舌痛减轻。嘱服六味地黄丸、血府逐瘀丸，每日各 2 丸（1 个月后）病愈。

舌 衄 案

初诊：1985 年 12 月 5 日来诊。崔某某，男，50 岁，县工会工作。

舌上出血三四年，时轻时重，但不痛，近两个月加重，伴有牙龈肿痛，有时后头痛，有时心区跳痛，口唇时干，舌尖有紫点。舌红、苔少，脉沉细。处方：生地黄炭、茜草炭各 15g，蒲黄炭、大黄炭各 5g，地骨皮 10g，仙鹤草 30g，黄连、甘草各 3g，连服 5 剂。

二诊：12 月 10 日，舌衄止，牙龈肿消，嘱服六味地黄丸以善后。

双耳紫红案

初诊：1983 年 4 月 22 日来诊。王某，男，5 岁，南马固村人。

下午 2 点至 5 点两耳色紫红，定时发作，右耳症较重，有时单发，已 15 天。舌质红、苔白，脉小弦。处方：柴胡、黄芩各 10g，栀子 5g，生地黄 12g，半夏 3g，竹茹 10g，甘草 2g，3 剂，症状完全消失。

口 香 案

初诊：1985 年 12 月 30 日来诊。吴某某，女，28 岁，经委会干部。

患者体胖，无重大病史，唯有鼻炎病史，月经正常，孕二产二。1 个月前患感冒，咳嗽吐白痰，鼻塞、声重，头沉背酸，皮肤瘙痒，曾口服四环素、新诺明、咳必清、红霉素，咳嗽减轻，近四天，突然感觉口香，本以为食油腻之故，近 3 天未吃油腻物，饮食清淡，口香更甚，香得恶心，但吃饭时未感口香，伴有腰背及右侧胁肋隐痛，卧则轻，坐则加重，唇干，便干，溲黄。自购香砂养胃丸、舒肝健胃丸服用，病不退。延余诊，舌红、苔薄白，脉沉弦。此肺胃之火过盛，痰饮作祟。因肺为贮痰之器，脾胃为生痰之源，痰火犯肺胃，气机失常，故闻之异矣。处方：黄芩 15g，连翘 10g，知母 15g，大黄 5g，杏仁 10g，麻黄 3g，枳壳、半夏各 6g，茯苓、陈皮各 10g，甘草 3g，2 剂。

二诊：1986 年 1 月 1 日，背胁痛减轻，口香减轻，不能闭口，闭则香味冲鼻难忍，口干。处方：天花粉、黄芩各 12g，枳壳 10g，知母 15g，杏仁 10g，麻黄 5g，半夏、陈皮各 6g，甘草 3g，2 剂。

三诊：1 月 5 日，背胁痛止，略有胸闷，脘满，阵发性口香，且症状减轻，每日发作四五次，短则几分钟，长则半小时。舌红、苔薄白，脉数。处方：麻黄 6g，杏仁 10g，黄芩 15g，半夏、茯苓、陈皮各 10g，甘草 3g，知母 10g，枳壳 6g，竹茹 15g，2 剂。

四诊：1 月 8 日，偶有口香，日发一二次，几秒钟即止。继服上方 3 剂。口香止，未复发。

二、躯干疾病案

低热（气虚证）案

初诊：1989 年 3 月 6 日来诊。么某某，女，40 岁，杨庄村人。

中午至下午 3 点不明原因定时发热，他医诊为感冒，口服银翘片、板蓝根，症状未缓解，曾服小柴胡冲剂 1 盒亦无效，发热在 37.5℃～38℃之间，无其他不适。舌淡、苔白，脉大无力。处方：补中益气丸 10 丸，每日 2 丸；小柴胡冲剂 10 包，每日 2 包。

二诊：服药 5 天，体温 37℃。继服上方 5 天，体温恢复正常。

低热不退案

初诊：2013 年 3 月 15 日来诊。朱某某孙女，15 岁，本院职工家属。

电话诉低热已两个月，初病感冒发高烧，输液后烧退，但体温仍在 37.2℃～38℃之间，乏力，尿黄，别无其他症状。多方治疗症状未好转，不能上学。头部 CT 正常，尿常规正常。吾嘱其拍鼻窦片，显示为额窦炎。处方：菊花 20g，金银花 15g，连翘、蔓荆子、辛夷、苍耳子、白芷、防风、荆芥各 10g，川芎 15g，黄芩 10g，石膏 20g，僵蚕 5g，皂角刺 10g，甘草 3g，2 剂。

二诊：服药后病情大为好转，体温 37℃～37.5℃。嘱继服上方 2 剂。

三诊：体温正常，已上学。

长期低热案

初诊： 2001 年 1 月 16 日来诊。张某某，女，18 岁，卫东西村人。

低热两个月，在 37.2℃～37.8℃之间，头微痛，心烦，右耳后不适，影响听课。血常规正常，输液症状未减轻。延余诊，拍鼻窦片显示为：双颌窦炎。舌红、苔白，脉略数。处方：鼻炎灵 2 号，3 剂。

二诊： 症略好转，体温 37℃～37.4℃之间，继服上方 5 剂。

三诊： 体温恢复正常，诸症消除。

低　热　案

初诊： 2001 年 5 月 25 日来诊。陈某某，女，36 岁，韩庄人。

低热，在 37.3℃～37.8℃之间，头沉，四肢酸。各项化验指标均正常，全身不舒服，颈酸，失眠，已 3 个月。延余诊，CT 显示为双颌窦炎。处方：鼻炎灵 2 号，3 剂。

二诊： 症减。续上方 6 剂。痊愈。

初诊： 2001 年 10 月 13 日来诊。曹某某，女，15 岁，赵官寨人。

低热 40 余天，面色萎黄，头痛，四肢酸，胃脘不适，左胁下窜痛，大便干，其他正常。CT 显示鼻正常。舌质红、苔中黄。处方：枳实 15g，大黄、黄芩、柴胡各 10g，板蓝根 30g，连翘 10g，石膏 30g，知母 10g，僵蚕 5g，栀子 10g，甘草 3g，2 剂。

二诊： 症减。续上方 2 剂。痊愈。

高热（寒热往来）案

初诊： 1971 年 10 月 24 日来诊。张某某，女，成人，武范庄人。

初病寒热往来无定时，胸胁胀满不适，两胁作痛，纳呆，心烦，恶心，口渴欲饮，目眩、口苦、咽干。体温 40℃，苔薄白，脉弦数。处方：柴胡、黄芩各 40g，石膏 6g，知母 20g，天花粉 15g，半夏 10g，甘草 5g，2 剂。

二诊：10 月 25 日，寒热去，诸症减轻，但仍纳呆。苔薄黄，脉沉。上方加神曲 15g，2 剂。

三诊：10 月 27 日，面色无华，纳差，其他正常。舌淡，脉弱。上方加人参 10g，白术 20g，石膏、知母、天花粉各 10g，1 剂。

四诊：11 月 1 日，服药后目搐，全身无力，左上腹部胀，口渴欲饮、纳差。处方：大力参 3g，白术 25g，陈皮、焦三仙、麦冬各 15g，天花粉 25g，天冬 10g，玄参 20g，牡蛎 25g，甘草 5g，2 剂。

五诊：11 月 7 日，仍有目搐、胁胀。此肝阴虚。处方：生地黄、白芍、枸杞子各 25g，当归 20g，天花粉 25g，竹茹 15g，柴胡 10g，甘草 5g，3 剂。痊愈。

高热（少阳、阳明并病）案

初诊：1975 年 8 月 21 日来诊。李某某，女，18 岁，农修厂工人。

初病感冒 10 几天，间隔治疗，症轻。在 8 月 11 日晚恶寒发热，未测体温，8 月 14 日中午再次恶寒发热，体温 39.5℃，高烧 5 个小时后来诊。血常规显示白细胞 12400，其他正常，未发现疟原虫，注射青链霉素 3 个小时后，体温不降。舌红、苔白，脉数。处方：柴胡 25g，藿香 10g，甘草 5g，黄芩 25g，石膏 90g，知母 25g，青蒿 15g，1 剂。

二诊：服药 2 个小时后，体温降至 37.7℃。处方：柴胡 15g，黄芩 25g，青蒿 15g，石膏 30g，知母 15g，藿香 7.5g，甘草 5g，1 剂。

三诊：体温正常，苔黄。处方：黄芩、知母各 15g，石膏 30g，连翘 10g，甘草 5g，1 剂。

按：治少阳阳明高热，夏发加藿香，冬发加肉桂或附子少许，热退速。

初诊：1975 年 10 月 17 日来诊。平某某，女，45 岁，罗庄村人。

昨日微恶寒、高热，口渴欲饮。服 APC 每日 3 次，每次 2 片，泼尼松每日 3 次，每次 2 片，热不退。刻下身灼热，略有头痛，体温 39.6℃。舌红、苔白，脉数。处方：石膏 60g，知母 10g，白茅根 15g，芦根 15g，1 剂。

二诊：10 月 18 日，高热不退，反先寒后热，口不渴，高热仍在 39～40℃之间，输液（盐水、葡萄糖各 500g，四环素 1g，VC10 支），体温不降。舌红、苔白，脉数。处方：柴胡 25g，黄芩 25g，青蒿 30g，1 剂。

三诊：10 月 19 日，微恶寒，发热轻，微渴欲饮，舌脉同上。上方改青蒿 15g，另加石膏 25g，1 剂，热退，停药。

高热（少阳病）案

初诊：2000 年 4 月 7 日来诊。史某某，女，40 岁，南陶棉厂职工。

寒热往来，汗出热退，已两个月余，时轻时重，无其他异常，住院 1 个多月。刻下体温 40℃，喜冷饮。舌淡、苔白，脉数。处方：柴胡 15g，黄芩 15g，人参 10g，黄芪 30g，石膏 50g，当归 6g，白芍 10g，槟榔 5g，草果 3g，厚朴 5g，甘草 3g，3 剂。

二诊：4 月 10 日，症同前。处方：柴胡 15g，黄芩 15g，青蒿 60g，半夏 10g，天花粉 12g，陈皮 10g，甘草 3g，2 剂。

三诊：4 月 12 日，症同前，无好转，更方。①上午服方：厚朴、草果、槟榔、知母、白芍各 10g，黄芩 15g，大黄 10g，甘草 3g。②下午服方：黄芩、柴胡各 30g，石膏、青蒿各 60g，大黄 10g，虎杖 30g，半夏 10g，甘草 3g，肉桂 5g，1 剂。

四诊：4 月 13 日，体温 38.7℃。苔中黄。继服上方 1 剂。

五诊：4 月 14 日，昨日最高体温 38℃。继服上方 1 剂。

六诊：4 月 16 日，已不发烧，津津汗出，乏力。舌苔正常。三诊方加人参 6g，黄芪 10g，继服 2 剂。体温正常，停药。

初诊：1964 年 6 月 23 日来诊。赵某某，女，28 岁，郑村人。

寒热往来，热多寒少，间日发，先战栗，半小时后发热，已发四次。汗出后热缓解，乏力，纳呆，口干渴，面赤，尿黄。舌质红、苔薄白，脉弦数。处方：①柴胡 40g，黄芩 20g，半夏 10g，天花粉 15g，玄参、知母各 10g，川贝

3g，茯苓 10g，2 剂。②针刺：内关、后溪。

二诊： 6 月 25 日，未发热，口渴好转。上方加人参 3g，当归 10g，2 剂。

三诊： 6 月 27 日，一切正常。①上方加草果、常山各 3g，2 剂，以防复发。②早晨针刺：内关、足三里。一切正常，停药。

初诊： 1984 年 8 月 31 日来诊。李某某，男，37 岁，冠县北陶公社东宋庄人。

寒热往来，先寒后热，寒少热多，汗出热退，隔日发作 1 次，若活动则每日发作 1 次，某医生诊为疟疾，连服止疟药 9 天未发作，10 日后又作，寒热如故，已 3 个月，面色黧黑，乏力，每晚 7 点发作，1 点左右停止，体温在 38℃～40℃之间，别无其他症状。舌红、苔白，脉数。处方：柴胡、黄芩各 30g，青蒿 50g，半夏 5g，知母 10g，地骨皮 15g，生地黄 20g，甘草 6g，2 剂。

二诊： 9 月 3 日，2 天未发，唯今日出现阵寒，体温 37.7℃，舌红、苔白。上方加羚羊角 0.5g（冲），金银花 15g，3 剂。

三诊： 9 月 7 日，3 天未作，继服上方 3 剂。

四诊： 9 月 15 日，寒热未作，停药。

初诊： 1977 年 8 月 23 日入院。崔某某，女，63 岁，柴庄公社人。

①风湿性心脏病；②亚急性细菌性心内膜炎；③胆系感染。

住院记录：恶寒发热、心慌已 7 天，体温高时达 39.5℃，小便频数，大便尚无异常，纳呆，发病无规律，曾按疟疾治疗无效。有心慌病史多年，病情时轻时重，曾在邯郸某医院诊治，诊为风湿性心脏病、亚急性细菌性心膜炎、胆囊感染。8 月 25 日输液中，突然全身发冷，即刻心跳停止、呼吸停止，立即进行人工呼吸，肌注可拉明，心跳、呼吸恢复。8 月 30 日上午 7 点 10 分，患者突然寒战，紫绀，心律 100 次 / 分，体温 37.1℃，静推合霉素 0.25mg，50% 葡萄糖 40CC。今日下午请中医会诊，现症为寒热往来，寒少热多，发无定时，汗出热退，口苦、口干，溲黄，纳呆，食则呕吐苦水。舌淡红、舌体胖大、苔中黄，脉弦弱。此邪入少阳。处方：柴胡、黄芩各 25g，大力参 3g，半夏 15g，甘草 5g，1 剂。

二诊：8月31日，症同前，体温41℃。处方：柴胡5g，青蒿30g，黄芩40g，竹茹25g，陈皮、党参各15g，甘草5g，2剂。

三诊：9月1日下午，仍高热，勿冷轻。处方：柴胡、黄芩各25g，陈皮10g，半夏3g，石膏45g，甘草5g，肉桂3g，2剂。

四诊：9月3日，热退，寒热往来发作次数少。上方加党参15g，4剂。

五诊：9月6日，两天未发烧，体温正常，停药，隔天出院。

高热（温邪入气分）案

初诊：1984年10月11日来诊。殷某某，女，24岁，西苏村人。

寒热往来已10余天，自汗，头痛，便秘，小便正常，纳呆，胃胀满，用青霉素治疗无效。刻下体温39.3℃，舌红、苔薄黄，脉浮数。处方：柴胡20g，黄芩80g，金银花30g，蒲公英20g，石膏30g，桂枝10g，菊花15g，甘草3g，3剂。

二诊：10月15日，体温38℃，余症皆除。上方去桂枝，继服2剂。

三诊：10月17日，体温正常，头痛去，大便下，饮食增，停药。

高热（痢疾）案

初诊：1978年9月6日来诊。王某某，女，26岁，邯郸市轴承厂职工。

怀孕7个月，高热不退，下午重，赤痢如西瓜瓣，里急后重，腹痛，已5天。用庆大霉素、安痛定治疗无效。体温39℃。舌质红、苔薄白黄，脉滑数。处方：白头翁60g，金银花30g，黄连、黄芩、黄柏各15g，牡丹皮12g，木香、罂粟壳、陈皮、乌梅各10g，甘草3g，1剂。

二诊：9月8日，发热退，赤痢退，仍有腹痛，且有坠感，腹冷，舌红、苔薄白微黄，脉滑。为防早产，应标本兼治。处方：白术25g，黄芩、木香、黄连各10g，党参、白头翁、金银花各15g，陈皮6g，甘草3g，3剂。

三诊：9月11日，痢止，但纳差。处方：健脾丸10丸，每日2次，每次1丸；酵母片100片，每日3次，每次5片。

高热（三阳并病）案

初诊：1984 年 10 月 19 日来诊。韩某某，女，22 岁，东苏村人。

发热恶寒、无汗，先发冷后发热，热多寒少，昼轻夜重，面色如常，伴头痛，少腹酸痛，腰痛，全身酸痛，四天未大便，尿黄，口干欲饮。体温 39.3℃。舌质红、苔中白黄，脉浮数。处方：金银花 30g，连翘 20g，蒲公英 15g，牛蒡子、蝉蜕、浮萍各 10g，麻黄 6g，石膏 30g，栀子 10g，黄芩、柴胡各 15g，甘草 10g，3 剂。

二诊：10 月 20 日，体温降至 37.5℃。上方加荆芥 10g，桂枝 6g，3 剂。

三诊：10 月 23 日，乏力，余症皆除。石膏 15g，竹叶 3g，天花粉 10g，金银花、蒲公英各 15g，甘草 3g，2 剂。

高热（晨起发热）案

初诊：1984 年 6 月 12 日来诊。郭某某，女，22 岁，南童庄村人。

产后 3 个月夜晚发烧，乳少，咳嗽，左胁痛，经用青链霉素好转，但不定时晨起高热，热后汗出，汗出热退，但仍咳嗽，左胁痛，已月余。舌质红、苔黄，口干苦。处方：柴胡、黄芩各 15g，半夏 10g，青蒿 15g，金银花 20g，紫菀 10g，石膏 30g，桑白皮 15g，沙参 12g，杏仁 15g，火麻仁 6g，天冬 10g，甘草 3g，3 剂。

二诊：6 月 15 日，高热止，咳嗽减轻，深呼吸及咳嗽时仍左胁痛。舌质红、苔薄黄，脉数。处方：上方加桑白皮 15g，枳壳 10g，麻黄 6g，3 剂。高热未作，咳嗽、胁痛基本症除。

高热（少阳病，肝痈）案

初诊：1975 年 6 月 27 日早晨来诊。王某某，女，63 岁，西苏堡村人。

6 月 22 日突发寒热往来，昼轻夜重，胸闷，胁满腹胀。次日到医院就诊。

他医诊为食积，服泻下药1剂，腹胀轻，但高热不退，体温达40℃，伴有头痛、头晕、纳呆，右胁剧痛，口苦、口渴，咽干。又有他医诊为疟疾，口服止疟药及退热药仍无效。至我院就诊，早晨体温38.4℃，夜晚又发高烧，右胁下拒按。舌质红、苔白，脉弦数。余诊为肝痛。处方：黄芩、柴胡各24g，赤芍、连翘各12g，甘草6g，生地黄30g，知母、红花各10g，牛蒡子15g，天花粉12g，金银花30g，川楝子10g，石膏24g，2剂。

二诊： 6月28日，胁痛轻，刻下体温37.5℃。上方药量减半，2剂。

三诊： 6月29日，体温正常，痛止，食欲增加。处方：陈皮10g，生地黄、玄参各15g，沙参10g，石斛12g，连翘、龙胆草、竹茹各10g，甘草3g，3剂，以善其后。

高热（兼淋证）案

初诊： 1975年4月15日来诊。王某某之母，女，55岁，冠县东王庄人。

尿频、尿急、尿痛已5天，未治疗。近2天，寒热往来，寒少热重，先寒后热，汗出热退，面色萎黄，恶心呕吐，甚则呕吐黄水，纳呆，口干、口苦，刻下体温39.6℃。舌淡红、苔白微黄，脉沉数。此病在少阳，八正散加减。处方：黄柏12g，木通10g，车前子、萹蓄各12g，瞿麦10g，滑石12g，生地黄、金银花、麦冬各12g，天花粉、知母各10g，黄芩12g，竹茹10g，代赭石12g，大黄10g，甘草5g，2剂。

二诊： 4月17日，淋证大有好转，但发热加重，刻下体温40℃，无汗，大便日行2次，纳呆，呕吐痰涎，腰酸痛，口干、口苦。舌红、苔中黄厚，脉数。处方：柴胡、黄芩各25g，石膏60g，知母15g，苍术12g，金银花30g，黄柏10g，竹茹25g，甘草3g，2剂。

三诊： 诸症好转，高热未作，淋证基本消除，唯有纳呆，胸脘满闷。处方：柴胡、黄芩10g，石膏12g，知母6g，苍术、金银花、黄柏、竹茹、麦芽各10g，甘草3g，2剂。

四诊： 4月20日，纳呆，胃脘满闷嘈杂，嗳气，腰痛，恶心，口干、口苦。舌红、苔黄厚，脉弦数。处方：黄芩15g，石膏30g，知母、茯苓、竹茹、枳壳各 12g，厚朴、瓜蒌各 10g，麦芽 15g，连翘 12g，槟榔、大黄各 10g，3 剂。

五诊：4 月 25 日，大便下，诸症皆除，上方减至大黄 5g，3 剂。痊愈。

高热胁痛（胆囊炎）案

初诊：1972 年 3 月 16 日来诊。张某某，女，40 岁，大名龙华村人。

寒热往来，先寒后热，热多寒少，汗出热减，周而复始，已 10 天，经用青霉素治疗，症状略轻。素体消瘦，但热不寒，咳嗽，胁痛拒按，深呼吸时痛加重，口渴不欲饮。舌红、苔中黄，脉数。有小便不利病史。处方：赤芍 12g，青蒿、黄芩各 15g，石膏 60g，牡丹皮 10g，冬瓜子、金银花各 30g，知母 15g，蒲公英、紫花地丁各 30g，连翘 10g，甘草 3g，3 剂。

二诊：3 月 19 日，热退，胁痛轻，右上腹压痛。处方：青蒿 10g，黄芩 15g，黄柏 12g，金银花 15g，连翘、蒲公英各 12g，冬瓜子 15g，紫花地丁、知母各 12g，大黄 10g，龙胆草 12g，车前子 10g，石膏 15g，瞿麦 12g，川楝子 10g，3 剂。

三诊：3 月 22 日，热退，胁痛止，稍有右上腹压痛。继服上方 5 剂，以善其后。

发热、大便难案

初诊：1992 年 1 月 11 日来诊。巩某某，女，39 岁，北馆陶王屯村人。

大便欲便而不下，大便难病史 8 年，贫血 1 年，反复低热，体温在 37.3℃～38℃之间，39.4℃以上高热月发三四次，久治不愈，阵发性头痛、心悸，乏力。舌红、苔有裂纹，脉弦无力。处方：黄芪 60g，当归 10g，肉苁蓉 20g，郁李仁 15g，天冬、天花粉各 12g，麦冬 10g，生地黄 15g，玄参 10g，甘草 3g，3 剂。

二诊：1 月 14 日，大便正常，仍腹胀。处方：党参 15g，黄芪 30g，当归、陈皮、沙参、杏仁、白术各 10g，升麻、柴胡各 5g，麦冬 10g，甘草 3g，2 剂。

三诊：1 月 17 日，体温正常，大便正常，纳谷不香，脉弱。继服上方 3

剂，另服人参健脾丸 10 丸。

四诊： 1 月 23 日，全身酸楚不适。处方：党参 20g，白术、茯苓各 10g，沙参、麦冬各 12g，天冬 10g，黄芪 20g，玄参、生地黄、天花粉、杏仁、陈皮各 10g，升麻、甘草各 3g，3 剂。继服人参健脾丸 20 丸，归脾丸 10 丸，以巩固疗效。

高热全身痛案

初诊： 1995 年 6 月 6 日来诊。刘某某，女，38 岁，中马固村人。

早晨高烧 39.4℃，恶寒无汗，全身痛，腰痛，痛不能卧，咽痛，恶心，口干欲饮，纳呆，腹胀，四五天未大便。舌红、苔黄厚，脉数。处方：生地黄 50g，牡丹皮、赤芍、葛根各 20g，薄荷、大黄、芒硝、厚朴各 10g，甘草 3g，竹茹 15g，1 剂。

二诊： 6 月 7 日，体温 38℃，服药后汗出，其间大便 5 次，热退，身痛除，精神转佳。处方：生地黄 50g，牡丹皮、赤芍各 20g，连翘 15g，黄连 10g，石膏 50g，焦三仙、知母、半夏各 10g，竹茹 20g，2 剂。

三诊： 6 月 8 日，体温 35.5℃，苔白厚。处方：焦三仙 10g，竹茹 15g，黄连 5g，沙参、麦冬、鸡内金、连翘各 10g，枳壳 5g，甘草 3g，2 剂。服药毕痊愈出院。

高热（气营两燔）案

初诊： 1966 年 8 月 23 日来诊。许某某，女，20 岁，匡庄人。

产后 8 个月，乳汁少，服药无效，今又患感冒，发热、恶寒战栗已 20 余天，时发时止，发无定时，状如疟疾，服汤药及注射针剂而愈。两天后又发腹泻（水泻），暴注下迫，1 天后恶寒、恶风，发热，汗少，气粗。注射奎宁、口服中药无效，病情日重，面色少华，大便前少腹作痛，便后痛减，尿黄，时而谵语，半昏迷，口干、口苦，恶心。刻下体温 40℃。舌红、苔中黄，脉数。处方：牛蒡、葛根各 12g，黄芩 10g，木香 6g，车前子、柴胡各 12g，荆芥、扁豆、藿香各 10g，竹叶 3g，石膏 25g，知母 10g，1 剂。

二诊：8 月 24 日，服药后泻止，恶心轻，但发热不退，背恶寒，口渴欲饮，耳聋，谵语。服 APC 高热止，1 小时后又发高热。处方：石膏 60g，知母、黄芩、柴胡各 12g，玄参 30g，清半夏、代赭石各 10g，1 剂。

三诊：8 月 25 日，服药热不退，刻下体温 40.5℃，谵语，循衣摸床。舌薄红、苔少，脉数。处方：犀角 6g，牡丹皮 10g，生地黄、石膏各 15g，黄连 3g，栀子 10g，玄参 30g，金银花、连翘各 10g，竹叶 3g，1 剂，送服安宫牛黄丸 1 丸。

四诊：8 月 26 日，高热退，刻下体温 38℃～39℃，其他症状也减轻。上方加朱砂（冲服）0.5g，琥珀、石菖蒲各 6g，1 剂。送服安宫牛黄丸 1 丸。

五诊：热退，刻下体温 37℃～38℃，诸症基本消失。上方药量减半，2 剂。

六诊：热退，舌干，以增液汤加减治疗。痊愈。

寒热往来（少阳病）案

初诊：1965 年 11 月来诊。焦某某，女，58 岁，广平焦庄人。

发热恶寒，先寒后热，寒多热少，4—7 天发作 1 次，反复发作已 1 个月，近 10 天，二三天发作 1 次，发无定时，晚间发作较多，面黄，胸闷胁痛，纳呆，尿黄，口干。苔白微黄，脉弦滑无力。腿痛病史五六年。处方：柴胡 25g，黄芩、半夏、党参、当归、赤芍各 15g，生地黄 20g，甘草 5g，2 剂。

二诊：往来寒热已止，呼气困难，吸气爽，全身酸痛，背沉，纳差。此气血虚。处方：党参、白术、当归各 15g，黄芪 25g，陈皮 15g，木瓜 3g，2 剂。痊愈。

初诊：1964 年 1 月 15 日来诊。李某某，女，39 岁，徐万仓村人。

寒热往来，先寒后热，发无定时，汗出热退，身爽病轻，头痛，面色潮红，恶心，全身乏力，口干不渴，尿微黄，已三四天。舌苔白厚而腻，脉细数。处方：柴胡 25g，黄芩 15g，半夏 10g，党参 3g，茯苓 15g，甘草 5g，2 剂。

二诊：1 月 17 日，寒热往来未作，但纳呆。苔黄厚而腻，脉弦数。上方加厚朴 10g，代赭石 25g，神曲 15g，鸡内金 10g，1 剂。

三诊：1 月 18 日，寒热往来未作，仍纳呆，夜晚略咳嗽。处方：石斛20g，沙参 15g，天冬 10g，厚朴、茯苓、神曲各 15g，苍术 20g，槟榔 15g，黄连 3g，2 剂。饮食增，诸症皆除。

寒热往来兼咳嗽下痢案

初诊：1965 年 8 月 29 日来诊。王某某，女，42 岁，后刘街村人。

半月前感冒，恶寒发热，频打喷嚏，咳嗽，晨起症状较重，经服平热散冷热均退，但两天后又发热恶寒，他医诊为疟疾，服止疟药恶寒发热加重，自觉外寒内热，日发数次，下痢色白如涕，尿黄，干呕，纳呆，口干不欲饮，咳嗽，咯白稠痰。舌红、苔薄白，脉沉弦数。处方：葛根、黄芩、杏仁、柴胡各15g，玄参 20g，半夏 15g，常山 10g，车前子 20g，陈皮 15g，2 剂。

二诊：8 月 31 日，服药后症状减轻，饮食增加，寒热往来未作，下痢止，小便正常，但咳嗽、痰多，胃脘隐痛。苔白，脉沉。上方药量减半，1 剂。

三诊：病愈，今因生气，食后不消化，胀满，服舒肝和胃散 1 包。

高 热 案

初诊：1965 年 8 月 4 日来诊。郭某某，女，23 岁，冠县千集人。

高热如火炙，头痛如劈，面赤耳赤，鼻微塞，昼轻夜重，症状持续已 4天，当地医院按疟疾治疗无效。舌红、苔薄黄，脉浮弦而数。今发病于夏末秋初，气候变更之时，而受外邪，病在卫气之地，当以清气透表。处方：石膏120g，菊花 30g，知母 20g，栀子 15g，金银花 20g，薄荷 3g，牛蒡子 15g，黄芩 10g，荆芥 15g，生地黄 20g，竹叶 3g，2 剂。

二诊：8 月 6 日，热退八九。继服上方 2 剂。基本痊愈。

初诊：1977 年 9 月 30 日来诊。何某某，女，成人，郑沿村人。

寒热往来，先冷后热，汗出热不退，头晕，四肢酸痛无力，口干欲饮，恶心，纳呆，经卫生所治疗后症状未有好转，转至本院。体温39.2℃，面色㿠白，大便溏，小便黄。舌红、苔白，脉弦数。此少阳、阳明二经合病。处方：忍冬藤30g，石膏90g，知母20g，生地黄30g，黑大芃20g，竹叶10g，黄芩20g，葛根30g，桂枝10g，柴胡25g，2剂。

二诊：10月1日，未好转。上方加羚羊角25g（冲），金银花30g，白芍25g，2剂。

三诊：10月3日，午后发热，体温高达39.8℃，到早晨7点左右热稍退，但仍低热，口干，纳呆。处方：柴胡、黄芩各30g，藿香15g，葛根30g，通草15g，生地黄25g，牡丹皮15g，黑大芃20g，2剂。

四诊：10月7日，热退，但乏力，纳差，口苦，舌红、苔白，脉微。处方：沙参、麦冬、天花粉、生地黄、柴胡、青蒿各25g，连翘15g，黄芩25g，黑大芃20g，桂枝15g，通草10g，甘草5g，2剂。

五诊：10月10日，未发热，体温保持正常。上方加焦三仙各15g，2剂。

按：汗出热不退，此邪入里，当清热凉血为主，方能有效。

产后高热伏暑案

初诊：1975年7月4日来诊。许某某，女，27岁，柴庄村人。

产后20天暴怒而致胸闷气短，喘促，心悸，又患感冒，寒热往来，先寒后热，发无定时，日发五六次，服中药不效。后又大汗出，面色潮红，腰痛，四肢乏力，腹泻日作三四次，尿黄，口渴欲饮，口苦恶心，口臭，纳呆。体温39.5℃。舌红、苔黄，脉弦数。此气滞又因伏暑高热，此少阳、阳明合病。处方：柴胡、黄芩各24g，石膏90g，知母、青蒿、滑石各12g，甘草3g，1剂。上午服。

二诊：（当日下午）服药1剂热不退。处方：银柴胡、黄芩各15g，石膏、滑石各10g，金银花60g，瓜蒌12g，青蒿30g，竹茹12g，天花粉15g，1剂，下午服。

三诊：7月5日，症状减轻，寒热未作，能进食，但腹泻不减。刻下体温

37.3℃，胸片显示心肺膈未见异常，舌红、苔黄，脉弦。处方：柴胡、黄芩各15g，青蒿、金银花、石膏各30g，滑石20g，苍术12g，扁豆30g，陈皮6g，甘草3g，2剂。

四诊：7月6日，服第1剂，发冷一阵，出凉汗。舌红、苔薄黄，脉弦无力。此产后气虚。上方加党参10g，黄芪15g，1剂。

五诊：7月7日，体温正常，但头痛，纳差，此邪由里透表之佳兆。处方：菊花15g，薄荷6g，陈皮、白芷各10g，生地黄、玄参各15g，甘草3g，2剂。

六诊：7月8日，病愈，但纳差。苔薄黄，脉弦。处方：连翘、青皮各10g，金银花12g，生地黄15g，蒲公英10g，黄芩6g，莱菔子、陈皮各10g，菊花12g，茯苓、白术各10g，甘草3g，3剂，以善其后。

高热（温邪袭表）案

初诊：1966年6月4日晚来诊。许某某，男，13岁，马庄人。

初病发热、恶寒，头痛，腰痛，发病半月。治疗后症状减轻，但食量减半，从昨天开始病情加重，今日下午高热，抚之烫手，恶寒，阵阵汗出，头痛，咽痛，腰痛，脚痛，溲黄，口干，纳呆。苔中薄黄，脉数。处方：牛蒡子12g，桂枝6g，威灵仙10g，石膏15g，防风6g，秦艽、牛膝、当归各10g，玄参15g，薄荷3g，2剂。

二诊：6月7日，痛轻，发热已退，饮食仍少，舌苔略黄，脉缓和。处方：牛蒡子6g，桂枝3g，威灵仙5g，石膏10g，防风3g，秦艽、牛膝、当归各5g，玄参10g，薄荷3g，陈皮10g，2剂。病愈。

高热如疟案

初诊：1966年5月2日来诊。武某某，男，45岁，齐堡村人。

因心情不舒，气郁胸中，悲伤落泪，心烦意乱，突然先恶寒战栗，后发热如疟，头痛，腿酸，面色赤红，肌肤灼手，舌中干燥无津，脉弦数而浮，溲略黄。处方：柴胡12g，黄芩10g，龙胆草12g，栀子10g，牛蒡子12g，金银花、连翘各 10g，生地黄 12g，赤芍、当归各 10g，川芎、枳壳各 6g，青皮 10g，瓜蒌 12g，3 剂。

二诊：5 月 5 日，寒热退，头痛轻，胁痛，肠鸣，仍腿酸，咳嗽较甚，吐黄痰。苔转白，脉弦数。上方加知母、贝母各 10g，3 剂。

三诊：5 月 8 日，诸症减轻。继服上方 2 剂，以善其后。

高热肝脾肿大案

初诊：1991 年 8 月 19 日来诊。崔某某，男，55 岁，前草堡教师。

但发热不恶寒，发无定时，体温在 37.5℃～39.5℃之间，面色萎黄，晦暗，肝脾肿大，大便正常，小便微黄，口干，纳呆，这次发热已持续 4 个月，且病情加重，反复发热病已两年。舌淡红、苔黄厚腻，脉弦数。处方：柴胡、黄芩各 12g，石膏 50g，知母 10g，青蒿 30g，鳖甲 15g，地骨皮、当归各 10g，甘草 3g，3 剂。

二诊：8 月 21 日，发热微恶寒，其他同前。上方加黄芪 15g，牛蒡子 10g，2 剂。

三诊：8 月 23 日，阵发性寒热往来，舌淡红，苔中黄。处方：石膏 50g，白术 15g，黄芪 30g，党参、柴胡、黄芩各 15g，天花粉 20g，连翘、栀子、陈皮各 10g，甘草 3g，2 剂。

四诊：8 月 25 日，每晚 3 点左右定时发烧，体温 39℃左右。上方去栀子，加牛蒡子、鳖甲各 10g，青蒿 30g，牡丹皮、地骨皮各 10g，2 剂。

五诊：8 月 27 日，症同前，发热时间未变。处方：羚羊角 1g（冲），生地黄 13g，栀子 10g，石膏 50g，知母、地骨皮、牡丹皮各 10g，槟榔 5g，枳实 10g，厚朴、石菖蒲各 5g，2 剂。

六诊：8 月 29 日，服药后，病情大为好转，2 天发烧 1 次，最高体温 38℃，发烧时间短。上方加板蓝根 30g，2 剂。

七诊：8 月 30 日，下午定时发烧，体温 38℃，发烧时间短。上方加柴胡、黄芩各 15g，2 剂。

八诊：9 月 1 日，下午定时发烧，体温 37.5℃，发烧时间短。继服上方

3剂。

九诊：9月4日，体温正常，未发热，但肝脾仍肿大。处方：丹参50g，鳖甲30g，龟板3g，枳壳、赤芍各15g，研末冲服3个月。

高热（三阳合病）案

初诊：1978年12月2日来诊。刘某某，男，25岁，工人，大留庄人。

恶寒发热，恶寒重，发热轻，无汗，头痛，口干欲饮。刻下体温38.6℃。舌红、苔薄黄，脉数。处方：石膏30g，知母5g，葛根30g，甘草6g，2剂。

二诊：12月4日，服药后仍恶寒发热，持续发热到中午，晚上12点加重，体温达到40℃。舌深红、苔黄，脉数。处方：金银花30g，连翘25g，柴胡15g，黄芩30g，石膏120g，知母、生地黄各15g，牡丹皮10g，竹叶3g，麻黄6g，附子2g，2剂。

三诊：12月8日，一切正常，停药。

初诊：1976年4月15日来诊。霍某某，女，1岁2个月。

其母代诉，患者突然高热无汗，请医治疗，诊为感冒，给予安痛定2支，用后体温稍降，但两三个小时后，高烧40℃以上，又注射安痛定2支，体温暂缓解，但过后体温仍持续在39℃以上。第2天，他医诊为感冒，注射"201"3支，体温仍不降。第3天他医诊为流脑，给服磺胺嘧啶，日4次，每次4mg，体温不降，白天仍在39℃以上，夜间在40℃以上，第4天又改用青霉素，日4次，每次20万单位，昼夜体温在39℃～40℃之间。遂来我院诊治，上午10点体温在39℃，皮肤灼手，口唇干，舌深红。此三阳合病。处方：牛蒡子20g，金银花30g，生地黄25g，荆芥、连翘各15g，薄荷3g，葛根25g，柴胡10g，黄芩15g，石膏24g，1剂。

二诊：体温正常，但咳嗽。此肺热所致。处方：麻黄3g，杏仁15g，石膏25g，甘草5g，金银花25g，麦冬、生地黄、大青叶各20g，2剂。痊愈。

高热（暑温挟湿）案

初诊：1965 年 8 月 11 日来诊。张某某，男，13 岁，寿山寺村人。

热天吃冷饮，初病咽痛，继则高热 40℃，呕吐，他医诊为上呼吸道感染，注射青霉素等药以退热，两天不效，高热更甚，面赤，神昏谵语，气喘，溲黄，口渴欲饮。舌深红、苔黄腻，脉数。处方：石膏 90g，知母 10g，玄参 25g，葛根、牛蒡子各 15g，竹叶 3g，2 剂。

二诊：8 月 13 日，症如前。处方：石膏 40g，知母 15g，天花粉 20g，黄芩 15g，半夏 10g，牛蒡子、葛根各 15g，竹叶 3g，甘草 5g，2 剂。

三诊：8 月 15 日，热稍退，舌深红、苔黄腻，脉缓。处方：苍术 20g，滑石 25g，薏苡仁 30g，知母、半夏、黄芩各 10g，葛根 15g，竹叶 3g，瓜蒌 20g，2 剂。

四诊：8 月 17 日，热退，但苔仍黄厚。处方：苍术、滑石各 20g，薏苡仁 30g，石膏 25g，黄芩、半夏、竹茹各 10g，竹叶 3g，神曲、连翘各 15g，2 剂。

五诊：8 月 19 日，自述诸症消退，唯有乏力，舌苔薄白、微黄。继服上方 2 剂，诸症皆除，停药，饮食调养。

高热（阳明病）案

初诊：1964 年 12 月 19 日来诊。李某某，男，42 岁，农业局干部。

1964 年 12 月 15 日劳动汗出受风，当即夜晚恶寒，五六个小时后恶寒自行消失，但乏力，隔日下午 2 点又发作，先恶寒后发热，寒多热少，汗出热退。经内科化验找到疟原虫，口服伯氨喹，注射奎宁，夜间忽口斜，身体右侧麻木，全身发风疹，痒甚。19 日麻木未治自退，但恶寒、头晕、精神萎靡。处方：何首乌 15g，柴胡、黄芩 5g，半夏 20g，党参 15g，草果 3g，知母 6g，槟榔、常山 5g，生石膏 30g，甘草 10g，1 剂。

二诊：服药 1 小时后，自感内热烦躁，目花，时而神志不清，言语错乱，手足微黄而不温。面微红，溲黄，口干、口渴、欲饮。舌中无津，查之有刺，脉数大。处方：石膏 150g，2 剂。煎汤频服。

三诊： 2 天未发寒热，神志清醒如常人，腹微胀，溲微黄，饮食可，口不渴。苔薄白，脉弦无力。此中虚，余热未除。处方：石膏 40g，神曲 15g，石斛 10g，党参 20g，竹叶 3g，2 剂，病愈。

高热头痛案

初诊： 1978 年 4 月 21 日来诊。赵某某，男 25 岁，王桥乡赵庄人。

午后开始先恶寒后发热，发热重恶寒轻，汗出，头痛剧烈，且下午重早晨轻，口干、口渴、欲饮，纳呆，四肢酸痛乏力。在卫生所用退热止痛药无效，故来诊。体温 39.7℃。处方：柴胡、黄芩、金银花、石膏、葛根各 30g，桂枝 10g，2 剂。

二诊： 4 月 23 日，高热减退，苔白质淡。处方：柴胡、黄芩各 12g，金银花 21g，桂枝 6g，葛根 12g，防风 6g，荆芥 9g，2 剂。

三诊： 4 月 25 日，热退，头痛重。处方：菊花、川芎、石膏各 30g，白芷 15g，金银花 30g，半夏、竹茹各 15g，威灵仙 20g，黄芩 15g，桂枝 10g，2 剂。

四诊： 4 月 27 日，头痛止，但又发热。处方：金银花、蒲公英、枸杞子各 15g，紫花地丁 25g，黄柏 15g，大黄 10g，黄芩 15g，藿香 10g，威灵仙、青蒿各 15g，甘草 5g，2 剂。痛止，热退。

初诊： 1974 年 11 月 23 日来诊。任某某，男，28 岁，东苏村人。

恶寒，高热，从下午开始先恶寒后发热，每晚 12 点左右加重，头痛，晚 12 点时体温在 39℃～40℃之间，已 10 天整，曾服三黄片、退热剂、抗生素效差，遂来我院诊治。口干、口渴欲饮，溲黄。苔薄白，脉滑数。处方：菊花 30g，黄芩、柴胡各 25g，石膏 90g，知母、天花粉各 15g，荆芥 10g，白芷 15g，川芎 25g，甘草 5g，2 剂。

二诊： 痊愈，为防其复发，上方药量减半，2 剂。

高热（泌尿系感染）案

初诊： 1975 年 8 月 16 日来诊。孙某某，男，35 岁，孙庄人。

先恶寒后发热，寒轻热重，发有定时，一日一发，每到中午 12 点钟以后发热，需服退热药方能热退，发病 7 天，平时左胁痛，发热时左胁痛剧，恶心欲吐，口干，8 天前曾患泌尿系感染，经用合霉素治愈。舌红、苔薄黄，脉弦数。处方：石膏 30g，天花粉 15g，银柴胡、黄芩、竹茹各 25g，陈皮 15g，白术 25g，木香 10g，藿香 15g，2 剂。

二诊： 8 月 20 日，寒热已退，但纳差，胃脘满闷，呃逆，时而右胁痛。脉细。处方：陈皮、麦芽各 15g，竹茹 20g，天花粉 15g，莱菔子 10g，麦冬、石斛、山药各 15g，石膏 25g，甘草 5g，2 剂。病愈。

初诊： 1977 年 9 月 30 日来诊。陈某某，女，60 岁，西苏村人。

每天午后恶寒发热，体温 40.5℃左右，汗出热不退，面色晦暗，恶心、呕吐，尿频、尿痛、尿黄，纳呆，精神不振。舌苔薄黄，脉弦数。处方：金银花 6g，连翘 25g，蒲公英 20g，黄芩 40g，瞿麦 2.1g，生地黄 25g，车前子、大黄各 20g，甘草 10g，柴胡 25g，2 剂。

二诊： 10 月 1 日，症状未减轻。处方：金银花 6g，连翘 25g，蒲公英 30g，黄芩 40g，瞿麦、大黄各 20g，甘草 10g，柴胡、紫花地丁各 25g，石膏 30g，知母 15g，车前子 20g，1 剂。

三诊： 10 月 2 日，上午体温 39.2℃，下午体温 37℃。处方：青蒿 20g，黄芩 25g，茯苓 20g，紫花地丁 25g，柴胡 15g，甘草 10g，金银花 6g，石膏 25g，知母 20g，瞿麦 15g，竹茹 15g，2 剂。

四诊： 10 月 4 日，热退，小便正常。继服上方 2 剂。痊愈。

高热（哮喘腹泻）案

初诊： 1973 年 12 月 5 日来诊。宋某某，男，1 岁，铁货堡村人。

素有气管炎，时轻时重，今又因感冒咳喘加重，气促不得以息，抬肩气急，面色发青，每日腹泻数十次，无里急后重，体温 39.2℃，用抗生素治疗无效。至余诊，诊见患者咳喘、高热、腹泻，三症急迫，以喘当急。处方：麻黄15g，杏仁 20g，石膏 30g，甘草 5g，桑白皮 20g，葶苈子、款冬花、紫菀各15g，甘草 5g，2 剂。

二诊： 12 月 7 日，精神好转，咳嗽好转，体温下降，腹泻不减。处方：麻黄 15g，杏仁、石膏各 20g，甘草 5g，诃子 10g，神曲、麦芽各 15g，黄连3g，陈皮 10g，葛根 15g，黄芩 10g，2 剂。

三诊： 12 月 9 日，腹泻减轻，咳嗽止，热退，食欲增，继服上方 2 剂。

四诊： 12 月 11 日，腹泻止，体温正常，咳嗽止。上方去诃子，加沙参15g，3 剂。

伤暑壮热案

初诊： 1975 年 7 月 22 日来诊。王某某，男，8 岁，东堡村人。

壮热无汗，腹胀痛，纳呆，已两天，经西药治疗高热不退，体温一般在39℃～40℃之间，最高时 40.8℃。舌红、苔白。处方：藿香、浮萍、葛根各15g，牛蒡子 20g，荆芥 15g，薄荷 3g，槟榔、陈皮各 15g，甘草 5g，2 剂。

二诊： 服药后汗出，热渐退，体温 39℃。上方加清热之品。处方：金银花 6g，连翘 15g，薄荷、竹叶各 10g，牛蒡子 20g，荆芥 15g，槟榔 10g，藿香15g，甘草 5g，2 剂。

三诊： 体温正常，二便正常，食欲增加，停药。

高热（食积）案

初诊： 1975 年 8 月 26 日来诊。田某某，男，5 岁，西苏村人。

体温在 38℃～39.5℃之间，腹胀上午轻、下午重，有时腹痛、恶心、呕吐，已 5 天，经卫生所用消炎药、退热药、感冒药治疗高烧仍不退。延余诊，但热不寒，腹胀，恶心，面无华，舌质红、苔白厚腻。此食积而致。处方：石膏 40g，陈皮、槟榔、麦芽、连翘、黄芩、莱菔子各 15g，大黄 10g，甘草 5g，2 剂。热退，腹胀消，食欲增进。嘱服保和丸以善后。

高热（中气虚）案

初诊：1975 年 2 月 16 日来诊。张某某，男，4 岁，安静村人。

初病腹泻 2 天，经治疗泻止，但腹胀下坠，日大便四五次，不干不稀，阵发性高热，体温 39℃以上，某医院内科医生怀疑为肝脓肿，经服驱虫药泻下蛔虫 23 条，但高热仍不退。延余诊，面色萎黄，二便、饮食正常，舌淡、苔薄黄。处方：黄芪 25g，党参、白术各 15g，当归 10g，柴胡 5g，升麻 2.5g，陈皮 3g，生地黄 15g，牛蒡子 10g，甘草 5g，2 剂。

二诊：上方加麦冬 10g，2 剂。

三诊：2 天未发热。处方：党参、白术各 15g，黄芪 25g，山药 15g，当归、麦冬各 10g，甘草 5g，3 剂。

四诊：2 月 24 日，一切正常，十全大补丸 5 丸。

高热（猩红热）案

初诊：1973 年 5 月 30 日来诊。王某某，男，10 岁，太平庄村人。

但热不寒，壮热不退，刻下体温 39.3℃，全身起斑疹，咽喉肿痛，口干渴欲饮，唇干裂，溲黄便干，四肢酸麻，不能站立，已八九天。舌深红、无苔，脉弦数。处方：生地黄 6g，牡丹皮 25g，栀子 15g，连翘 20g，金银花、玄参各 30g，黄连 15g，石膏 30g，秦艽 15g，竹叶 3g，1 剂。

二诊：5 月 31 日，体温 38.2℃，上肢麻木轻，舌脉同上。处方：生地黄 30g，石膏 90g，牡丹皮 20g，知母 15g，天花粉 20g，金银花 6g，玄参 25g，黄连、黄芩各 10g，1 剂。

三诊：6 月 1 日，体温 37℃，上肢麻木症退，咽喉不痛，肿消，口干减轻。上方药量减半，加牛蒡子 15g，地龙 10g，2 剂。

四诊：6 月 4 日，诸症消退。服下方以善其后。处方：石膏 25g，石斛

20g，玄参、麦冬、金银花、甘草各 15g，3 剂。

产褥热案

初诊：1978 年 4 月 24 日来诊。谭某某，女，25 岁，房寨村人。

于 5 天前顺产一男婴，产时出血不多，恶露不多，产后第 3 天高烧、寒战，体温达 42℃，谵语，曾在家注射青霉素、安痛定治疗不效，后来院治疗。

体温 42℃，心率 160 次 / 分，血压 110/70mmHg。精神恍惚，烦躁不安，谵语，诊为产褥感染。入院后注射抗生素、解热药、激素，物理降温，体温不降。于 4 月 24 日下午延余诊。无汗，面赤，溲黄，大便溏，渴欲饮冷。舌质红、苔白，脉数。处方：石膏 90g，知母 25g，金银花 6g，生地黄 25g，玄参、柴胡、黄芩各 30g，浮萍 25g，牡丹皮、桂枝各 15g，2 剂。

二诊：4 月 26 日，高热不退，无汗，鼻衄。舌红，脉数。处方：犀角 15g，牡丹皮 25g，生地黄、石膏、金银花、蒲公英各 30g，麻黄 15g（包），玄参 25g，浮萍、桃仁、当归各 15g，赤芍 20g，2 剂。

三诊：4 月 27 日，体温 38.5℃，汗出不多，能少量进食。

四诊：4 月 28 日，体温 38.5℃。上方去麻黄、浮萍，加羚羊角 10g，枳实 25g，1 剂。

五诊：4 月 29 日，体温 39℃，精神萎靡，与家属交代转院，但家属不愿转院。

六诊：4 月 30 日，体温仍高，38.4℃，面赤，面目浮肿，口欲饮，脉数。处方：麻黄 15g，杏仁 20g，石膏 6g，甘草 10g，牛蒡子 20g，大力参 10g，白术、麦冬、天花粉各 25g，桂枝 15g，金银花 30g，2 剂。

七诊：5 月 1 日，服 1 剂后，微汗，体温略降低，服第 2 剂后，汗出透。舌淡红、苔白。上方加连翘 15g，2 剂。

八诊：5 月 3 日，体温 37℃，纳差。舌质红，脉无力。处方：焦三仙各 15g，白术 25g，麦冬、沙参各 20g，生地黄 25g，大力参 10g，金银花 20g，当归 15g，黄芪 20g，2 剂。

九诊：5 月 5 日，症减。上方 2 剂。

十诊：5月10日，5月9日的胸片显示肺炎性病变已吸收。体温正常，唯语言謇涩，舌淡、苔白。处方：生地黄、玄参各25g，黄连须15g，麦冬、蒲公英各20g，竹茹25g，黄芪20g，2剂，出院。

高热不退（肺结核）案

初诊：1975年6月10日来诊。赵某某，男，39岁，卫东西街人。

初病因情志不畅引起纳呆，胸闷气短，咳嗽吐泡沫痰，左胸时痛，恶寒发热，寒少热多，每次发热3～4个小时，体温在38℃～40℃之间，已反复发热7个月，有肺结核病史。口不干、不苦、不渴，不出汗，时心烦不寐，头晕恶心，纳呆，倦怠乏力，四肢酸软无力，大便时干时溏，溲黄，卫生院使用青链霉素等治疗热不退。6月4日住柴堡卫生院，按肺结核治疗，无效。转至本院，触之皮肤发热，X光片显示肺结核。舌红、苔黄腻，脉弦数。以达原饮加减治之。处方：青蒿30g，竹茹15g，滑石20g，甘草10g，黄芩30g，清半夏15g，槟榔10g，草果3g，知母10g，白芍15g，4剂。

二诊：6月11日，服2剂后高热一阵。服第4剂后未高热，体温38℃。继服上方2剂。

三诊：6月13日，高热未作，但下午仍发低热37℃左右，乏力。舌红、苔中薄黄厚，脉虚数。上方去白芍，加柴胡、佩兰、党参各15g，2剂。

四诊：6月15日，上方加茵陈15g，2剂。

五诊：6月17日，体温保持在36℃～37℃之间。继服上方2剂。出院。

高热（术后）案

初诊：1977年4月11日来诊。杨某某，男，68岁，前姚庄村人。

消化道出血10天，加重1天，入本院内科，入院后便血更甚，血色素3.8g/L，血压60/40mmHg，神志恍惚，于4月14日做胃切除手术，术后血色素增到7.5g/L。患者5月7日突然高热39℃，纳呆，注射氨基比林、对半液、葡萄糖，又口服止血定、维生素K、安洛血。5月8日体温高达40℃，大便色黑，往来寒热，热多寒少，认为内出血并发感染，用青霉素、链霉素、云南白药、对半液、葡萄糖、四环素静滴。下午化验发现疟原虫，故又用甲氟喹、复方奎宁注射液等治疗。血常规显示：白细胞 $1.86×10^{12}$；中性粒细胞 86%；红细胞 190 万。5 月 10 日血常规显示：红细胞 201 万，白细胞 $1.97×10^{12}$，中性粒细胞 92% 。病情无好转，仍高热 39℃以上，上腹部撑胀痛，呕吐 1 次，注射对半液、葡萄糖、维生素 C，发热不退，病情危重。请余会诊，寒热往来，先寒后热，热多寒少，在上午 8～9 点钟发作，体温在 39℃～40℃之间，汗出热渐退，口干，欲饮。舌淡、苔白、干而无津，脉数。此少阳病。处方：柴胡、黄芩各 30g，石膏 6g，玄参 30g，天花粉 20g，1 剂。

二诊：5 月 11 日，体温 38℃，胸透发现胸膜炎。舌淡、苔白、有津，脉数。处方：柴胡、黄芩各 40g，玄参 25g，金银花 30g，天花粉 15g，黄芪 25g，当归 15g，麦冬 25g，甘草 5g，1 剂。中西医药并用，注射青链霉素，口服中药。

三诊：5 月 12 日，体温恢复正常。舌淡润有津，脉弱细。上方药量减半，1 剂。

四诊：5 月 13 日，体温正常，食欲增加，但仍贫血。处方：黄芪 40g，人参 3g，白术 20g，当归 10g，陈皮、麦冬各 15g，葶苈子、金银花各 25g，甘草 5g，5 剂。出院，嘱服归脾丸 1 个月。

高热（胸膜炎）案

初诊：1977 年 10 月 30 日下午来诊。李某某，男，56 岁，东留庄人。

患者 10 月 29 日晚自感发冷，心烦。10 月 30 日恶寒无汗，口干不欲饮，溲黄不利，胃胀满，呃逆，气短，纳呆。胸片显示为支气管炎，右胸膜炎。体温 40.7℃。舌质红、苔白，脉数。处方：柴胡、金银花各 30g，麻黄 10g，黄芩 30g，竹叶 3g，石膏 90g，甘草 5g，1 剂。

二诊：10 月 31 日中午，服药后便溏，未发冷，口干欲饮，体温 37℃。舌红、苔薄白，脉弦细。上方加桂枝 10g，陈皮 15g，2 剂，5 天后病愈。

初诊：1975 年 4 月 14 日来诊。刘某某，女，26 岁，大刘庄人。

发热 20 天，左侧胸痛，气短，自汗，全身无力，咳嗽，痰黄且黏，二便可，纳差，口渴欲饮，左肺呼吸音低弱。西医诊为胸膜炎并胸腔积液，用青链霉素、强的松、雷米丰、甘草片治疗，体温 39.6℃。4 月 16 日体温 39℃，效不显。4 月 17 日请中医会诊，诊见舌质红、苔光而无苔，脉滑数无力。处方：生地黄 25g，金银花、连翘各 20g，瓜蒌、黄芪各 25g，黄芩 20g，桔梗 15g，冬瓜子 30g，白茅根 25g，鲜苇茎 150g，红花 15g，甘草 5g，2 剂。

二诊：4 月 20 日，咳嗽减轻。舌淡、无苔，脉同上。上方加天花粉 20g，石斛 25g，知母 15g，2 剂。

三诊：4 月 22 日，痰量减少，痰色变白，胸痛减轻，但仍口渴欲饮，乏力，下肢酸软，动则心悸、头晕。舌淡、无苔，脉滑数无力。上方加玄参 25g，白术 20g，2 剂。

四诊：4 月 25 日，胸痛去之八九，痰少白稀，热退，饮食增。舌淡、苔薄白，脉缓和。上方加天花粉 25g，蒲公英 20g，2 剂。

五诊：4 月 29 日，基本痊愈，今日出院。继服上方 5 剂。以巩固疗效。

高热（腮腺炎）案

初诊：1975 年 8 月 20 日来诊。冀某某，男，20 岁，冀浅村人。

患腮腺炎四天，左侧颈部肿痛，体温 39.1℃，寒热往来，寒战，头痛，纳呆。舌红、苔薄白，脉弦紧。处方：板蓝根、连翘、蒲公英、金银花、玄参各 30g，黄芩 15g，牛蒡子 25g，防风 15g，荆芥 10g，赤芍 15g，升麻、甘草各 5g，2 剂。

二诊：8 月 23 日，体温 37.2℃，左侧腮部痛减轻，现右侧腮部又微痛、略肿，继服上方 2 剂。

三诊：体温 37℃，右侧腮肿消，两腮不痛。上方药量减半，继服 5 剂，随访痊愈。

初诊：1974 年 8 月 14 日入院。田某某，男，8 岁，西苏村人。

入院记录：患儿于 7 天前开始发烧，左颈部痛，伴腹痛，频矢气，二便可，入院体温 39.2℃～40.2℃之间，神清，双耳下部肿胀，左侧压痛，双颈下肿大，颈软，心率快。全腹压痛，未触及包块，肠鸣音存在，初诊为脑膜炎，给予青霉素混悬剂 40 万 U、林格 500CC、卡那霉素 1.0g，盐水、糖液体、维生素 C、氢化可的松、安痛定、对半液等。热不退，改服中药。处方：板蓝根 30g，柴胡 20g，葛根 15g，石膏 25g，金银花、蒲公英各 20g，甘草 5g，2 剂。

二诊：8 月 15 日，注射安痛定 1 支、鲁米那 50g、冬眠灵 1 支、阿托品 0.25mg。

三诊：8 月 16 日，高热 40.2℃，皮肤有散布红疹，腮腺肿大，有汗，烦躁。胸透无异常。处方：金银花、板蓝根各 25g，柴胡 10g，葛根 15g，石膏、知母各 25g，生地黄 15g，2 剂。同时用酒精擦皮肤进行物理降温，注射安痛定 1 支、对半液 1000CC、四环素 0.5g，氢化可的松 1 支、青霉素 40 万 U、链霉素 0.1g，每 6 小时 1 次。

四诊：8 月 17 日，患儿仍高烧 40℃以上，右髋关节及左颈剧痛，疑有风湿热或败血症。请外科会诊，外科医生不能确诊，建议加大抗生素及激素用量。

五诊：8 月 18 日，热不退，病不改善，请中医会诊。体温 40.3℃，身热如炭，微恶寒，颈项肿痛剧烈，右侧腹股沟处痛甚，口干渴，稍有恶心。舌质淡红、苔薄白，脉洪数。处方：柴胡、黄芩各 25g，石膏 90g，知母 2.5g，生地黄 25g，葛根 20g，桂枝 15g，藿香 20g，甘草 5g，2 剂，嘱停西药。

六诊：8 月 19 日，体温保持在 37℃～38.2℃之间，颈痛止，腹股沟痛去八九，食欲增加，能下床走动。处方：葛根 20g，桂枝 15g，石膏 40g，知母 15g，玄参 20g，生地黄 25g，陈皮 10g，甘草 5g，2 剂。

七诊：8 月 22 日，体温在 36.8℃～38℃之间，高热已退，但因外出受风而致全身荨麻疹。处方：生地黄、石膏各 30g，知母 15g，蝉蜕 20g，苦参 25g，地肤子 30g，白芷 15g，赤芍 20g，牡丹皮 15g，牛膝 20g，荆芥、防风、黄柏各 15g，甘草 5g，2 剂。

八诊：8 月 24 日，荨麻疹症轻，还有轻度发热。处方：生地黄 25g，石膏 30g，赤芍、蝉蜕各 20g，防风、荆芥各 15g，地肤子 25g，僵蚕、黄芩、黄柏各 15g，葛根 20g，陈皮 15g，2 剂。

九诊：8 月 26 日，荨麻疹已退，体温略高。上方加柴胡 15g，2 剂。

十诊：8 月 29 日，体温正常，出院。处方：竹叶 15g，石膏 25g，麦冬 10g，石斛 15g，甘草 5g，陈皮 15g，3 剂，以巩固疗效。

高热（急性肾炎）案

初诊：1978 年 2 月 27 日来诊。李某某，女，24 岁，本院职工。

发烧、腹痛五六天，大便日行五六次，今日发热甚重，呕吐、咳嗽，腹压痛，左侧重，双腰部痛。化验显示尿蛋白（+++），红细胞（+），脓细胞（+++）。3 月 2 日患者仍高热不退。延余诊，体温 40℃，无汗，脉数。处方：石膏、金银花各 30g，知母 10g，柴胡 15g，大黄、枳实、厚朴各 10g，甘草 3g，2 剂。

二诊：3 月 4 日，热退。上方加黄芩 15g，党参 10g，2 剂。

三诊：3 月 6 日，体温在 37℃～38℃之间。上方加天花粉 10g，3 剂。

四诊：化验显示白细胞 1.52×10^{12}，尿蛋白微量，脓细胞少许，体温正常，出院。

高热（热盛动风）案

初诊：1977 年 6 月 3 日入院。徐某某，男，10 岁，徐万仓人。

发烧 6 天，抽风 3 次，出疹 2 天，二便失禁，水样便，神志不清，口角抽动，两肺叩浊音，左手有少量红疹。刻下体温 41℃，神昏，抽风，喘促，鼻扇动，面部、胸前、四肢、腹部可见散在麻疹点，胸透显示支气管肺炎。此温病入营，热盛动风。治宜清热凉血，息风开窍。处方：羚羊角 3g（泡煎），钩藤、菊花各 25g，石膏 40g，连翘、栀子各 10g，生地黄 25g，玄参 20g，牡丹皮、大黄、石菖蒲、全蝎各 15g，蜈蚣 1 条，僵蚕 10g，甘草 5g，3 剂，水煎频服，送紫霉丹一管。

二诊：6 月 6 日，低热，面赤，神清，能少量进食，四肢活动自如。治宜养阴清热。处方：生地黄、玄参、麦冬、石斛各 25g，大黄 10g，沙参 25g，竹叶 3g，1 剂。

三诊：6 月 7 日，低热，乏力，能正常进食。舌红而干，脉虚数。处方：生地黄 20g，玄参 25g，沙参、麦冬各 20g，大青叶 25g，金银花 40g，石斛 15g，2 剂。

四诊：6 月 12 日，二便正常，饮食正常。舌淡、苔白，脉细。处方：大力参 3g，黄芪 25g，白术 20g，当归 10g，陈皮、沙参、山药各 15g，茯苓 10g，天花粉 15g，甘草 5g，3 剂。

高热（急性胆囊炎）案

初诊：1974 年 1 月 14 日来诊，入院内科。吴某某，女，42 岁，向阳三大队人。

右上腹痛八九天，住院四天，在内科曾用合霉素、普鲁本辛、乌洛托品、卡那霉素、青霉素，痛稍轻，但体温仍在 39℃～40℃之间，14 日突然高达 40.5℃，神昏，谵语，大汗出，恶心，烦躁，先寒后热，神志不清。舌红、苔薄黄。阳明经证，白虎汤加味。处方：石膏 6g，知母 25g，生地黄 30g，大黄 25g，犀角、甘草各 10g，2 剂。先煎犀角后煎其他药，7 点左右服第 1 剂。9 点 45 分后，体温降到 37℃，11 点为 36.8℃。

二诊：1 月 15 日，今日患者神志清，热退出汗，少脉缓和，口干，苔黄干，大便已下。改为清热养阴方：石膏 6g，知母 25g，生地黄、玄参各 30g，麦冬 25g，天花粉 18g，甘草 5g，1 剂。

三诊：1 月 16 日，中午测体温 37℃，出院。

恙虫病发热案

初诊：1992 年 8 月 18 日来诊。李某，男，3 岁，牛张屯人。

但热不寒，阵发性发热已半月，无汗出，经市医院诊为恙虫病造成支气管感染，肥达氏反应、外斐氏反应均呈阴性，尿检呈阴性。诊见舌红、苔白。处方：柴胡、黄芩各 10g，石膏 15g，知母 6g，牛蒡子 5g，槟榔 3g，何首乌 5g，2 剂。

二诊：8 月 21 日，未发热。上方加沙参 10g，甘草 2g，2 剂。

三诊：8 月 23 日，未发热，继服上方 2 剂。

高热（原因待查）案

初诊：1973 年 11 月 6 日来诊。刘某某，男，9 岁，建筑社家属。

患者寒热往来已 6 天，体温在 39℃～40℃之间，汗出后，稍感舒适，日发数次。查无疟原虫，便常规呈阴性，用抗疟药治疗无效。延余诊，患者高热微恶风，口渴不欲饮，腹胀满，纳差，大便腥臭。舌红、苔薄黄，脉滑数。病虽日久，但邪仍在气分，治当清气分之热，佐以消食之品。处方：石膏 30g，知母 10g，生地黄 15g，牡丹皮 10g，玄参 30g，神曲、藿香各 10g，扁豆、薏苡仁、滑石各 12g，槟榔 10g，木通 6g，陈皮 10g，甘草 3g，1 剂。

二诊：11 月 7 日，服药体温减轻，食欲增加，诸症大减。处方：党参 10g，石膏 12g，知母 10g，焦三仙各 6g，藿香、扁豆各 5g，滑石 10g，木通 3g，陈皮 10g，甘草 3g，1 剂。

三诊：11 月 8 日，发热后体虚。处方：天花粉、石斛各 10g，陈皮 5g，焦三仙、扁豆、生地黄、党参各 10g，甘草 3g，1 剂。

四诊：11 月 13 日，服药后仍纳差，口干。苔白，脉弱。处方：天花粉 10g，麦冬 12g，陈皮、神曲、党参各 10g，玉竹 5g，山药 10g，甘草 3g，4 剂。

高热（化脓性脑膜炎）案

初诊：1969 年 8 月 17 日住院，入内科。刘某某，男，15 岁，大刘庄村人。

患者发烧，头痛 4 天入院，入院后查体温 40℃，昏迷，瞳孔不对称、左侧大于右侧，双眼球震颤，对光反射迟钝，颈项强直，四肢肌肉痉挛、抽搐，抽搐每次持续 1～3 分钟，不能进食，8 月 20 日仍呈昏睡状态。8 月 30 日延中医会诊治疗。处方：钩藤 12g，生地黄 30g，玄参 12g，白芍 30g，当归

10g，牡蛎 20g，全蝎 3g，枸杞子 12g，蜈蚣 2 条，1 剂。

二诊：9 月 2 日，上方加阿胶 10g，龟板 12g，鳖甲 15g，沙参 12g，白芍 15g，7 剂。

三诊：9 月 9 日，上方加珍珠母 12g，天竹黄 6g，贝母 2g，天麻 3g，玳瑁 10g，4 剂。

四诊：9 月 13 日，党参 30g，代赭石 15g，半夏 6g，竹茹、茯苓各 10g，甘草 3g，7 剂。紫雪丹日一瓶，安宫牛黄丸日 1 丸。

五诊：9 月 23 日，石斛、沙参各 12g，钩藤、牡蛎各 15g，龙齿 10g，酸枣仁 12g，山药 30g，何首乌 12g，枸杞子、党参各 10g，龟板、鳖甲各 15g，阿胶 6g，3 剂。十全大补丸 10 丸，日 2 次，至宝丹日 2 丸。

六诊：9 月 27 日，病程好转，各种症状均减轻。处方：生地黄、白芍各 30g，麦冬 15g，阿胶 10g，火麻仁 12g，牡蛎 15g，鳖甲 25g，龟板 15g，太子参 20g，3 剂。

七诊：9 月 30 日，秦艽、白芍各 10g，生地黄、沙参各 30g，玄参 15g，当归 6g，桂枝 5g，赤芍 30g，太子参 10g，甘草 3g，7 剂。安宫牛黄丸继继服用。

八诊：10 月 6 日，病情继续好转，神志逐渐清醒，眼球颤动减轻。上方加沙参 30g，石斛 25g，10 剂。

九诊：10 月 18 日，神志清，能饮食，眼球不震颤，但时有头痛，舌少苔。处方：秦艽、赤芍各 10g，石膏 15g，知母 10g，生地黄、石斛各 30g，钩藤 12g，桂枝 10g，大力参 5g，玄参 30g，当归 12g，沙参 30g，白芷 5g，3 剂。

十诊：10 月 24 日，诸症皆除，能坐能立，但需要有人搀扶。上方连服 5 剂，隔日 1 剂。

十一诊：10 月 30 日，随访一切正常，未服药。

按：本例以三甲复脉汤加味，合安宫牛黄丸治疗，其在温病后期取效。余曾以安宫牛黄丸治愈一例眼球震颤患者。

高热（麻疹合并肺炎）案

初诊：1977年6月3日住院，入内科。乔某某，男，1.5岁，城镇人。

6月1日开始高热，喘促，哭闹，躁动不安，神志尚清，腹胀抽风1次，6月2日来院，胸透显示肺炎。6月3日手面有散在麻疹，未出透，诊见面黄，口唇干，鼻翼扇动，指纹紫红，大便黄灰白，溲黄，体温39℃。舌红、苔黄。处方：金银花30g，连翘15g，牛蒡子、葛根各20g，荆芥10g，黄芩20g，麦冬15g，石膏25g，知母15g，甘草5g，1剂。小儿回春丹1管。

二诊：6月4日，腹、背、手疹已出透，热退，喘轻，口干，舌红、苔黄。处方：石膏30g，麻黄3g，杏仁10g，沙参15g，金银花25g，牛蒡子、麦冬、知母、连翘、黄芩各15g，甘草5g，2剂。

三诊：6月7日，疹退，喘止，但口腔糜烂，咽肿，苔白。处方：麻黄2.5g，石膏25g，沙参15g，麦冬10g，金银花25g，知母15g，杏仁10g，板蓝根20g，连翘、黄芩各10g，玄参20g，2剂。

高热（胆系感染）案

初诊：1973年5月6日来诊。焦某某，女，27岁，西陶公社中学工作。

初病轻度发热，四肢酸软无力，头痛，纳呆，有时呕吐。他医诊为感冒，治疗三四天症状不减轻，高热，微恶寒，发无定时，体温在40℃～41℃之间，右腹痛，胁痛，胃痛，按之痛甚，口干、口苦，呕吐，纳呆，溲黄。舌红、苔薄黄，脉弦数。处方：柴胡40g，黄芩30g，石膏6g，天花粉25g，槟榔10g，草果、竹叶各3g，竹茹15g，僵蚕10g，甘草5g，1剂。

二诊：5月6日下午，烧心，呕吐减轻，体温39.2℃。继服上方1剂。

三诊：5月7日，服药后仍烧心，口干欲饮冷，脉洪大而数。处方：石膏120g，知母25g，金银花30g，栀子15g，连翘20g，生地黄、玄参各25g，藿香10g，竹茹40g，陈皮15g，黄连10g，代赭石、川楝子各15g，1剂。

四诊：5月8日，呕吐、烧心止，但口干欲饮，溲赤，体温早晨37.8℃，晚 38.6℃。苔黄，脉洪大。上方去代赭石，加黄芩、竹叶各 3g，2 剂。

五诊：5 月 9 日，口干，饮食增，体温在 37℃～ 37.5℃之间，苔薄黄。处方：石膏 120g，知母、天花粉各 15g，黄芩 20g，川楝子 15g，金银花、生地黄各 30g，枳壳 15g，黄连、栀子各 10g，玄参 20g，3 剂。

六诊：5 月 15 日，体温正常，四肢乏力，口干欲饮。此热病伤阴。处方：石膏 25g，天花粉 15g，石斛 20g，麦冬 25g，陈皮、神曲各 15g，大力参 3g，甘草 5g，3 剂。

高热（蛛网膜下腔出血）案

初诊：1975 年 10 月 16 日住院，入内科。李某某，男，42 岁，冠县古城人。

初病前额痛，继则项颈痛，发热，已六七天，住院后，内科诊为蛛网膜下腔出血。经用安络血、止血定、青霉素、杜冷丁，效果不理想。10 月 21 日延中医会诊，患者刻下高热 40℃，全身灼热，头痛剧烈，神志恍惚，呕吐，大便六七日未下，尿痛色红，脉弦数。处方：石膏 6g，葛根、板蓝根各 30g，菊花 25g，川羌 15g，黄芩、蝉蜕各 25g，白芷、浮萍、芒硝、大黄各 15g，甘草 5g，2 剂。

二诊：10 月 22 日，体温略降，大便仍未下。处方：大黄 25g，芒硝、枳实、厚朴各 15g，1 剂。

三诊：10 月 22 日，大便已下，体温 39.2℃。以退热为主。处方：羚羊角 1.5g（冲服），石膏 60g，黄芩 40g，柴胡 25g，板蓝根 30g，大黄、知母、菊花各 25g，葛根、生地黄各 30g，牡丹皮 20g，甘草 10g，1 剂。

四诊：10 月 23 日，患者仍神志不清，颈项强直，体温 39.2℃。舌质红、苔黄厚，脉弦数。处方：犀角 15g，生地黄、钩藤各 30g，菊花 25g，牡丹皮 20g，僵蚕、地龙各 15g，牡蛎 20g，石决明、黄芩、夏枯草、代赭石各 25g，川楝子、玄参各 20g，甘草 5g，1 剂。

五诊：10 月 24 日，高烧，昏愦，上午轻，下午重。舌干燥、舌根苔黄，脉洪数。处方：石膏 90g，知母 25g，生地黄、玄参、金银花各 30g，牡丹皮、栀子、黄连、连翘各 15g，麦冬 3g，犀角 10g（冲服），竹叶 3g，2 剂。至宝丹 3 丸。

六诊：10 月 25 日，大便三日未下。上方加大黄 20g，芒硝、厚朴、枳实各 15g，1 剂。

七诊：10 月 26 日，大便已下，但仍神志不清，体温 38.8℃，继服上方 2 剂。

八诊：10 月 28 日，体温降至 38℃，继服上方 2 剂。

九诊：10 月 30 日，体温 39℃，但神志尚清。处方：菊花 25g，生地黄、玄参各 18g，知母 15g，石膏 30g，牡丹皮 20g，栀子、竹叶各 15g，连翘、麦冬各 20g，天花粉 5g，桑叶 15g，板蓝根 30g，赤芍 20g，甘草 10g，2 剂。

十诊：11 月 1 日，体温 38℃，继服上方 2 剂。

十一诊：11 月 3 日，小便不利。上方加通草、木通各 10g，1 剂。

十二诊：11 月 4 日，体温 37℃。上方加大黄 15g，3 剂。

十三诊：11 月 7 日，小便不利。处方：生地黄 30g，木通 20g，通草 15g，黄柏、瞿麦、萹蓄各 20g，竹叶 10g，灯心草 15g，赤芍 10g，滑石 18g，栀子、连翘各 15g，甘草 5g，2 剂。

十四诊：11 月 9 日，头时痛，乏力，口干，二便正常，脉数。处方：菊花 15g，桑叶 20g，生地黄 30g，牡丹皮 25g，天花粉 30g，沙参、麦冬、连翘各 20g，玄参 30g，黄芩 25g，甘草 5g，3 剂。

十五诊：11 月 15 日，口干，乏力，四肢有时麻木。处方：大力参、麦冬各 3g，沙参 15g，生地黄 25g，牡丹皮 20g，甘草 5g，3 剂。

十六诊：11 月 21 日，诸症皆除，明日出院，继服上方 3 剂。

高热（急性胆囊炎、中毒性菌痢、昏迷）案

初诊：1975 年 12 月 6 日住院，入内科。白某某，男，9 岁，各村人。

患儿初起发热，2 天后，腹痛，呕吐，6 天后呈半昏迷状态，经治疗效果不好，转至我院时仍半昏迷，巩膜黄，小便黄，大便稀，上腹部不舒。舌淡黄，脉弦数。此邪热入营，宜清热开窍。处方：①牛黄安宫丸 2 丸、至宝丹 3 丸。②清夏 10g，薏苡仁、板蓝根、茵陈各 30g，石菖蒲 15g，郁金 10g，红

花、青皮各 15g，厚朴 10g，茯苓 15g，1 剂。

二诊：12 月 9 日，患者神志渐清晰，其他无变化。上方加生地黄 30g，玄参 25g，柴胡 5g，栀子 15g，1 剂。

三诊：12 月 10 日，神志较清。处方：板蓝根、茵陈各 30g，石菖蒲、郁金、红花各 15g，薏苡仁 30g，清半夏、青皮、厚朴、茯苓各 15g，生地黄、玄参各 25g，柴胡 5g，栀子 15g，甘草 5g，2 剂。

四诊：12 月 13 日，精神好转，但腹部坠痛，大便脓血样。继服上方 1 剂。

五诊：12 月 14 日，患者能下床走动，下痢未愈。处方：板蓝根、茵陈、薏苡仁各 30g，红花 15g，生地黄、车前子各 25g，通草、连翘各 15g，甘草 5g，3 剂。

六诊：12 月 17 日，右胁下痛重，苔白。处方：红花 15g，丹参 25g，柴胡 5g，板蓝根、茵陈、生地黄各 25g，党参 15g，黄连 10g，白芍 15g，3 剂。

七诊：12 月 29 日，感冒，继服上方 1 剂，外加口服感冒药。

八诊：1976 年 1 月 1 日，饮食正常，胁下痛止，二便正常，但食后腹胀。处方：焦三仙、鸡内金、茯苓各 15g，板蓝根 25g，陈皮、红花、白芍、党参各 15g，甘草 5g，3 剂，痊愈出院。

高热（剧烈头痛）案

初诊：1975 年 9 月 12 日住院，入内科。刘某某，男，42 岁，大刘庄村人。

患者初病头痛剧烈，高烧 40℃，全身灼热，曾用解热止痛剂 5 天，不效。转至我院内科治疗，诊为疟疾，用氯喹、伯氨喹啉、安乃近、奋乃静、无味氯霉素、氨基比林效果不佳，体温 39℃，9 月 19 日延中医治疗。高热，无汗，头痛，舌红、苔黄，脉洪大而数。处方：菊花、川芎、石膏各 25g，荆芥、白芷、防风各 15g，僵蚕 5g，藁本 15g，甘草 3g，2 剂。

二诊：9 月 18 日，体温仍 39.2℃，头痛，症状不见好转。处方：柴胡、黄芩各 40g，苍术 15g，石膏 6g，青蒿 20g，白芷 15g，僵蚕 10g，甘草 5g，3 剂。

三诊：9 月 21 日，头痛止，诸症皆除，体温 37℃，续上方 2 剂，出院。

发热（化脓性脑膜炎、脊髓炎、细菌性肝脓疡）案

初诊：1977 年 5 月 8 日住院，入内科。徐某某，男，12 岁，大名黄堤人。

内科记录：患者家属代诉 5 天前患儿自觉左侧腰痛，不盗汗，面不肿胀，小便正常，次日发热，先冷后热，随即全腹胀，卫生所用泻药、蓖麻油、肥皂水灌肠，腹胀不消，也无大便，注射青链霉素效不佳，偶有呕吐，于发病第 3 天双下肢出现轻度瘫痪，数小时后又能伸屈，但不能行走，意识障碍，谵语。布氏征（+），克氏征（+），巴氏征未引出。当时疑为脑膜炎、脊髓炎。治疗几天仍未确诊，症状不缓解，15 日请中医会诊。患者发烧 10 余天，体温 39.5℃，身热无汗，并伴有腰痛、腹胀，大便未行，双下肢行动不便，意识障碍，谵语，面色萎黄。舌淡红、苔薄白，脉弦滑。处方：石膏 30g，知母、天花粉各 25g，连翘 20g，葛根、玄参各 30g，麦冬 25g，1 剂。

二诊：5 月 16 日，精神好转，食欲略增。处方：金银花、蒲公英、紫花地丁各 30g，黄芩 25g，犀角 3g（冲服），天花粉 20g，连翘 15g，甘草 5g，1 剂。

三诊：5 月 17 日，体温 37℃。处方：柴胡、金银花各 30g，石膏 60g，知母 15g，黄芩 30g，2 剂。

四诊：5 月 18 日，体温正常，神清，饮食可，二便正常。中午西药加大剂量，病加重。又突发高烧 39.7℃，停服西药。急服柴胡、黄芩各 30g，石膏 90g，大力参 20g，知母 15g，甘草 10g，1 剂。

五诊：5 月 19 日，体温 38℃，精神好转，饮食增。处方：生地黄、玄参各 25g，石膏 30g，柴胡、麦冬、黄芩、党参各 25g，2 剂。

六诊：5 月 20 日，体温 39℃。处方：青蒿、黄芩、麦冬各 25g，黄芪 40g，党参、玄参各 25g，石膏 30g，1 剂。

七诊：5 月 21 日，体温 38.4℃，继服上方 1 剂。

八诊：5 月 22 日，体温 38℃，微汗出，精神良好。舌淡、苔白，脉弦数。处方：青蒿、黄芩、麦冬各 25g，黄芪 40g，党参、玄参各 15g，甘草 10g，石膏 25g，当归、阿胶各 15g，2 剂。

九诊：5 月 23 日，体温 38℃。处方：石膏 20g，砂仁 3g，党参、生地黄各 25g，麦冬、青蒿各 20g，阿胶 25g，陈皮 15g，沙参 20g，黄芩 15g，甘草 5g，2 剂。

十诊：5 月 24 日，体温 37℃。

十一诊：5 月 26 日，体温 37.2℃。处方：沙参、竹叶各 3g，石膏 20g，黄芪 25g，当归 15g，党参 25g，陈皮 15g，3 剂。

十二诊：5 月 29 日，体温 36.8℃，舌淡、苔白，脉沉细。处方：黄芪 25g，当归 15g，大力参 10g，陈皮、天花粉、沙参、麦冬各 15g，2 剂。归脾丸 10 丸。

十三诊：5 月 31 日病愈出院。处方：黄芪、党参、白术各 25g，茯苓、当归各 15g，甘草 5g，麦冬、知母、天花粉各 15g，5 剂。归脾丸两盒，每日 2 丸。巩固疗效。

高热（但热不寒，状如疟）案

初诊：1978 年 8 月 22 日来诊。徐某某，男，24 岁，县建筑社工人。

过劳饮酒后高热，初病关节酸痛，但四五天症状即减轻，每次高热前下肢伴有酸热感，继而发热，不恶寒，热后汗出，汗出热退，每天或一二天发作 1 次。曾用青霉素、链霉素、氯喹啉、伯氨喹啉、庆大霉素、红霉素、卡那霉素、氢化可的松等治疗多天症状未有好转，近 5 天胃脘部隐痛，左上腹时痛，病程已 25 天。舌红、苔薄黄，脉弦数。处方：青蒿 30g，黄芩、柴胡各 15g，厚朴 6g，石膏 15g，常山 3g，生地黄 15g，竹茹 12g，肉桂 1.5g，日 2 剂。

二诊：8 月 23 日，体温不降，其他症状同前。处方：柴胡、黄芩、金银花、瓜蒌各 30g，石膏 60g，桂枝 3g，日 2 剂。

三诊：8 月 24 日，体温略降，胃脘痛轻，上方加赤芍 10g，日 2 剂。

四诊：8 月 25 日，体温降至 37.5℃，胁痛减轻，舌质红、苔薄白黄，上方减量。处方：柴胡、黄芩各 15g，金银花、石膏各 30g，瓜蒌 15g，桂枝 3g，赤芍 12g，日 2 剂。

五诊：8 月 26 日，诸症减轻，食欲稍减。处方：柴胡、黄芩、金银花、石膏各 15g，桂枝 6g，赤芍 12g，陈皮 6g，2 剂。

六诊：8 月 28 日，体温正常，食欲稍减，舌红、苔薄黄。处方：生地黄 15g，柴胡、黄芩各 12g，石膏、金银花各 30g，陈皮 10g，甘草 3g，2 剂。

七诊：8 月 30 日，诸症皆除，一切正常，停药。

高热（夜晚发热，状如疟）案

初诊：1978 年 8 月 22 日来诊。崔某某，男，2 岁，陶北村人。

初病痢疾，发热、抽风，经治疗痢疾愈，但往来寒热，状如疟。心肺膈未见异常，未找到疟原虫。用青霉素、庆大霉素、百尔定、鲁米那、卡那霉素治疗不效转，每天发热一两次，每次四五个小时，体温在 39℃～40℃之间，已 3 天，发热时间初起大都在上午和晚上，最近大都在晚六七点或八九点开始发热，到早晨汗出，热自退，面色萎黄，纳差，腹胀，口渴欲饮水。舌淡、苔白，发热时脉数，热退脉缓。处方：柴胡、黄芩各 15g，石膏 25g，党参 15g，白术、当归各 10g，甘草 3g，1 剂。

二诊：8 月 23 日，热势轻，发热时间短，热后口干渴。上方去当归，加天花粉 10g，2 剂。

三诊：8 月 25 日，热未作，但腹部胀甚。处方：陈皮 10g，白术 15g，柴胡 12g，黄芩 10g，石膏 15g，党参 10g，甘草 3g，桂枝 6g，2 剂。

四诊：8 月 27 日，热未作，腹胀仍在。处方：党参 10g，白术 12g，山药、神曲各 10g，木香 3g，陈皮 10g，黄芩 6g，柴胡 10g，甘草 3g，2 剂。

五诊：8 月 29 日，仍腹胀。处方：党参 10g，白术 15g，干姜 5g，陈皮 15g，神曲 10g，茯苓 6g，山药 10g，红豆蔻 5g，3 剂。

六诊：9 月 2 日，一切正常，停药。

高热（少阳、阳明合病）案

初诊：1985 年 3 月 25 日来诊。郭某某，男，36 岁，馆陶马头村人。

患者于 3 月 19 日晚感觉全身乏力、酸楚，于次日中午发烧 38℃，注射安痛定后暂时热退，但两个小时后，又高烧至 41℃，至南陶卫生所住院治疗，注射氢化可的松、四环素、青链霉素、红霉素，给服中成药安宫牛黄丸 2 丸，仍高热不退，体温在 40℃～41℃之间，住院 4 天，病情不见好转。转我院治疗，体温 40℃，往来寒热，先寒后热，伴头痛，前额痛重，面赤黄，全身酸软无力，纳差，时恶心，口干不欲饮，有胃病史，嗜烟酒，拍 CT 显示正常。舌红、苔黄腻，脉数。此少阳、阳明合病。处方：柴胡、黄芩各 15g，石膏 50g，知母 10g，金银花 30g，连翘、生地黄各 15g，牛蒡子 10g，藿香 5g，大黄 6g，甘草 5g，日 2 剂，分两次温服。

二诊：3 月 26 日，诸症减轻，体温最高 39℃，其他同前。处方：柴胡、黄芩各 25g，石膏 50g，知母 10g，青蒿、竹茹各 30g，连翘 10g，金银花 30g，半夏、栀子各 10g，甘草 3g，日 2 剂，分两次温服。

三诊：3 月 27 日，体温降至 37.5℃，苔腻。处方：石膏 15g，知母、连翘各 10g，金银花 25g，天花粉、竹茹各 15g，竹叶 6g，栀子、黄芩、陈皮各 10g，扁豆 15g，甘草 3g，3 剂。

四诊：4 月 1 日，诸症皆除，饮食增，大便正常，舌苔退，停服中药。

初诊：1975 年 8 月 12 日来诊。张某某，男，12 岁，卫生局家属。

初病恶寒，高热无汗，先寒后热，上午重、下午轻，每 3 天 1 次，时间持续四五个小时，体温高时达 40.2℃，经用解热药及泼尼松体温不降，纳差，口干不渴。舌苔中黄，脉弦数。此少阳、阳明合病。处方：柴胡、黄芩各 25g，石膏 6g，知母 15g，藿香 10g，甘草 5g，2 剂。

二诊：体温降至正常，嘱停药 1 天观察，两天后又发往来寒热，无汗，嗜睡，纳呆。苔黄，脉数。邪仍在少阳、阳明，兼有湿邪。处方：青蒿 25g，黄芩 20g，石膏 6g，知母 15g，苍术、滑石各 20g，金银花 30g，连翘 15g，竹叶 3g，甘草 5g，2 剂。

三诊：体温正常，食欲增加。竹叶 3g，生地黄 20g，石膏 25g，麦冬、陈皮各 15g，3 剂。

四诊：服药 10 天未发病，停药。

高热（支气管感染）案

初诊：1985 年 3 月 30 日来诊。郎某某，男，57 岁，东古城镇人。

感冒，流涕，头痛，注射青链霉素不效，傍晚发冷，晚八九点钟开始发热，第 2 天早晨汗出热退，服感冒药及消炎药症状不减轻，寒热往来，发有定时，寒少热多，头晕，口干欲饮，口苦，恶心，纳呆。气管炎病史 3 年余，舌红、苔黄腻，脉弦数。处方：柴胡、黄芩、青蒿各 30g，天花粉 10g，金银花 25g，连翘 10g，石膏 20g，甘草 5g，3 剂。

二诊：3 月 31 日，诸症减轻，上方 3 剂。

三诊：热退，咳嗽痰多，口腻，苔黄。处方：麻黄 6g，杏仁 12g，桑白皮、款冬花、紫菀、黄芩各 10g，半夏 6g，白果 10g，葶苈子 12g，甘草 3g，3 剂。

四诊：咳嗽减轻，痰少。继服上方 3 剂，热退，咳止。

高热（伤暑壮热）案

初诊：1973 年 7 月 29 日来诊。李某某，男，成人。

伤暑壮热，头痛如裂，服解表剂症状不减轻。此为暑湿，夹有食积。苔白厚，脉数。处方：石膏 6g，知母 15g，黄芩 20g，葛根 25g，菊花 20g，薄荷 3g，扁豆 15g，藿香 20g，荆芥 15g，槟榔 20g，焦三仙各 15g，2 剂。

二诊：服药后微汗，热退八九，头痛止，进食一碗，但微头晕。上方量减半，2 剂。

高热（发无定时）案

初诊：1973 年 7 月 9 日来诊。乔某某，男，22 岁。

恶寒发热，无汗，发无定时，已 4 天，头痛且晕，四肢酸软而痛，不能站立，口干，纳呆，小便赤热，大便正常，身热如炭，体温 40℃～41℃之间。

舌淡红、苔白，脉数。其原因为汗出遇冷而致。处方：柴胡、黄芩各 30g，藿香、菊花各 20g，葛根 25g，荆芥、白芷各 15g，薄荷 10g，2 剂。

二诊： 7 月 10 日，汗出热退，诸症愈，上方量减半继服 2 剂。

按： 此太阳、少阳合病故用菊花、葛根、荆芥、白芷、薄荷辛凉解表，柴胡、黄芩和解少阳。

初诊： 1970 年 7 月 10 日来诊。代某某，男，成人。

寒热往来，先寒后热，发无定时，头痛，胸闷，口渴不欲饮，已半年，服治疟药、抗生素均不效，体温 41.3℃。此少阳、阳明合病。处方：柴胡、黄芩各 40g，石膏 30g，知母、桂枝各 15g，天花粉、葛根各 20g，2 剂。

二诊： 7 月 11 日，服药无效。继服上方 2 剂。

三诊： 热退，但仍胸闷，乏力，纳呆。处方：柴胡、黄芩各 20g，石膏 25g，知母、天花粉各 15g，葛根 10g，焦三仙各 15g，大力参 10g，甘草 5g，3 剂。随访痊愈。

高热（寒热往来）案

初诊： 2000 年 6 月 5 日来诊。王某某，女，53 岁，河寨王庄人。

每晚 12 点左右先寒后热，热后汗出，汗出热退，心悸怔忡已 9 天，头痛，口干、口苦，体温 40℃以上，高热不退。处方：①石膏 100g，柴胡、黄芩各 15g，栀子 10g，青蒿 50g，薏苡仁 12g，白豆蔻、槟榔各 5g，半夏、陈皮各 10g，甘草 3g，大枣 3 个，4 剂。②小柴胡冲剂每日 2 包。

二诊： 体温 38℃，舌中黄黑。处方：石膏 100g，半夏 10g，青蒿 60g，黄芩、柴胡各 15g，薏苡仁 10g，白豆蔻 5g，厚朴 10g，槟榔 5g，草果、甘草各 3g，3 剂，热退而愈。

持续高热案

初诊： 1973 年 5 月 2 日来诊。李某某，男，6 岁。

高热、腹胀 10 余天，服青霉素热不退，体温在 40℃左右。苔白，脉数。此太阳、阳明合病夹湿。处方：金银花 25g，荆芥、蝉蜕各 15g，石膏 30g，知母 15g，生地黄 30g，牡丹皮 10g，神曲、陈皮各 15g，槟榔 40g，瓜蒌 20g，甘草 5g，2 剂。水煎温服，一日服完。

二诊：高烧减轻，但未行大便。继服上方 2 剂，水煎温服，一日服完。

三诊：高烧已退，大便已下 2 次，唯饮食不多。苔白厚。处方：陈皮 20g，焦三仙各 15g，槟榔 10g，茯苓 15g，扁豆 20g，鸡内金 15g，石膏 20g，知母 15g，板蓝根 25g，藿香 15g，白术 20g，2 剂，随访痊愈。

高热（夜热早凉）案

初诊：1975 年 6 月 27 日来诊。王某某，男，63 岁，柴庄公社，西苏堡人。

从 6 月 22 日夜突然寒热往来，发无定时，一般下午发病，夜热早凉，胸胁苦满，腹胀。患者自认为饮食不节而致，服中药 1 剂腹胀稍轻，但热不退，体温在 40℃左右，且伴左胁下痛，头痛且晕，口干口苦，纳呆，又用治疟药治疗热不退。遂来我院诊治，体温 36℃，右胁拒按，化验显示：白细胞 1.96×10^{12}。舌红、苔白，脉弦。此少阳证，柴胡清肝饮加减。处方：柴胡、黄芩各 40g，赤芍、连翘各 20g，生地黄 30g，知母、红花各 15g，牛蒡子 25g，天花粉 20g，金银花 30g，川楝子 15g，石膏 24g，2 剂。

二诊：6 月 28 日，服药后病情大为好转，舌脉同上。上方药量减半，继服 2 剂。

三诊：6 月 29 日，诸症消除，体温正常，继服上方 1 剂。

四诊：6 月 30 日，寒热未发，诸症皆除。温病热伤阴，故服养阴之剂以善后。处方：生地黄、玄参各 25g，沙参 15g，石斛 20g，连翘 15g，龙胆草 25g，竹茹 15g，甘草 5g，3 剂。随访体温 36.5℃，痊愈。

初诊：1977 年 11 月 2 日来诊。平某某，男，成人，安庄人。

初病发热，恶寒，已 8 天，服中药、西药未愈，昨晚寒热往来，体温 39.5℃，口苦口干，胸胁胀满，纳呆，已 5 天，症状朝轻暮重。下午 2 点体温

39.6℃。舌深红、苔白厚，脉弦数。化验显示：未找到疟原虫。此少阳、阳明合病。处方：黄芩、柴胡各25g，半夏10g，石膏6g，桂枝10g，知母、生地黄各25g，2剂。

二诊：11月1日，发热重，恶寒轻，汗出热不退，口干欲饮。处方：石膏、金银花各90g，连翘25g，葛根30g，知母20g，黄芩15g，3剂。

三诊：11月5日，自觉发热、恶寒症轻，汗出，口干口苦，体温37.8℃，舌红、苔黄，脉弦数。处方：柴胡、黄芩各30g，半夏15g，天花粉、金银花各25g，党参15g，甘草5g，2剂。

四诊：11月7日，体温正常，睡眠好，饮食大增，舌苔退多半，脉缓。上方药量减半，继服2剂。随访痊愈，停药。

高热不退（昼轻夜重）案

初诊：1998年12月18日来诊。刘某某，男，60岁，刘街人。

高热40℃，2天仍不退，昼轻夜重，热后汗出，汗出热退，发无定时，伴有恶心，纳呆，腹胀，尿常规正常。此三阳合病。处方：柴胡、黄芩各30g，石膏200g，知母10g，金银花30g，浮萍、连翘各10g，板蓝根30g，甘草5g，3剂。随访汗出、热退、身爽，痊愈。

高热不退（阵发性高烧）案

初诊：2011年1月28日来诊。杨某某，男，14岁，曲州沿庄人。

初病全天都是39.8℃，后体温下降，但此后每天有阵发性高烧，恶心，目赤，患者自己未感觉发热，已两个月，血常规正常。此少阳病特点。处方：柴胡、黄芩各15g，半夏6g，板蓝根30g，青蒿、连翘、菊花各10g，2剂。小柴胡冲剂，每日服用3包。

二诊：体温37.2℃。上方加青蒿、金银花各15g，2剂。

三诊：体温在36℃～37.2℃之间，纳差，舌红、苔白。治以清热养阴，健胃之法，以善其后。处方：生地黄15g，麦冬、菊花、柴胡、黄芩、神曲、麦芽各 10g，栀子、白豆蔻各 5g，石膏 15g，竹叶 5g，甘草 3g，2 剂。

入夜高热（夜热早凉）案

初诊： 1978 年 8 月 22 日来诊。赵某，男，28 岁，大名县城人。

每晚 8 点左右开始腿发热，逐渐发展到全身热，不恶寒。发热后，四肢酸痛不欲动，头晕，体温在 38℃～39℃之间，持续发热，经注射安痛定，热暂退，短时间内又发热，大约两三个小时后自汗出，热渐退，口渴欲饮，第 2 天晚上六七点又开始发热，体温升到 39℃以上，次日早晨六七点热退，白天乏力、困倦，改用链霉素也无效，体温达 40℃，引发胸胁痛。遂至余处诊，胸闷，面色萎黄，饮食正常，未找到疟原虫，胸片无异常。舌红、苔白，脉弦数。处方：柴胡、黄芩各 15g，金银花、青蒿、石膏各 30g，桂枝 1g，陈皮 12g，甘草 3g，2 剂。

二诊： 8 月 24 日，服 4 剂后诸症减轻，胸胁痛消失，从晚上 11 点到次日早晨 3 点持续发热，期间最高体温 38℃。舌红、苔白，脉数。继服上方 2 剂。

三诊： 8 月 26 日，从晚 12 点到次日早晨 2 点持续发热，期间最高体温 37.8℃。继服上方 2 剂。

四诊： 8 月 27 日，从晚 12 点到次日早晨 2 点持续发热。舌红、苔薄黄。处方：生地黄 30g，石膏 60g，金银花 30g，黄芩 15g，厚朴、秦艽各 6g，甘草 3g，2 剂。

五诊： 8 月 28 日，今日未发热，体温 37℃。上方去石膏，2 剂。

六诊： 8 月 30 日，未发热，舌红、苔白，脉一息五至。上方加牡丹皮 12g，2 剂。

七诊： 9 月 1 日，诸症消。上方加陈皮 10g，2 剂。

梅核气案

初诊： 1973 年 2 月 14 日来诊。王某某，女，48 岁，广平张庄人。

梅核气月余，略有头晕。处方：旋覆花 15g，代赭石 25g，王不留行、路路通、香附各 15g，菊花 20g，瓜蒌 25g，柴胡 15g，白芍 20g，三棱 10g，槟榔、连翘各 15g，4 剂。

二诊：有时心悸。加朱砂 2.5g，白术 20g，4 剂。随访痊愈。

初诊：1969 年 9 月 30 日来诊。陈某某，男，39 岁。

患梅核气半年屡治不愈。余诊，处方：旋覆花 15g，代赭石 20g，半夏、陈皮、枳壳各 15g，郁金、栀子各 10g，柴胡、白芍、马兜铃、枇杷叶各 15g，远志 3g，10 剂。痊愈。

初诊：1970 年 10 月 21 日来诊。王克山，男，成人。

呃逆，胸胁胀满，咽中梗阻，面色无华，已两个月。此肝郁气逆日久，伤及脾胃。处方：旋覆花 10g，代赭石 25g，陈皮、茯苓各 10g，山药 12g，厚朴、枳壳各 5g，紫苏子、甘草各 3g，3 剂。

二诊：症轻。上方加沉香、乌药各 3g，4 剂。痊愈。

初诊：1966 年 4 月 25 日来诊。李某某，男，50 岁，齐堡村人。

患者 3 年前患病，入睡后，常感气从心窝上冲，上不来气而醒，时太息，胸闷不舒，心烦，乏力，咽中如物梗阻，吐之不出，咽之不下，吃饭时咽中无异常感觉，咽干，时吐黏痰不爽，纳呆，腹中满。舌质淡红、苔略黄，脉弦。此气郁化火生痰而致。处方：旋覆花 10g，代赭石、厚朴、枳实各 12g，紫苏叶 4g，丹参 30g，栀子 5g，清半夏、天花粉、香附各 10g，3 剂。

二诊：4 月 28 日，腹中饥，胸怀畅，神清气爽。上加栀子 9g，竹茹 10g，5 剂。随访痊愈。

初诊：1964 年 3 月 11 诊。么某某，女，41 岁，北么庄村人。

咽中梗阻，吐之不出，咽之不下，食欲无碍，心烦易怒，已 3 个月，曾服半夏厚朴汤、逍遥散不效，时感烧心，舌略红，脉弦涩。处方：旋覆花 15g，代赭石 20g，厚朴 3g，半夏 10g，莱菔子、青皮各 3g，山楂 20g，黄连 5g，栀子 3g，党参 15g，6 剂。

二诊：3 月 17 日，诸症皆除，仍有烧心，改服香砂六君丸，10 天后痊愈。

初诊：1966 年 5 月 1 日来诊。张某某，女，47 岁，齐堡村人。

生闷气后咽中有异物感，吐之不出，咽之不下，心窝气上冲，按之痛，推之腹鸣，胸闷，善太息，饭后时打嗝、烧心，咽干，纳呆，时发时止，已经 5 年，每遇生气即作，过去发作几天后自轻，今发作 1 个月，治疗不效。延余治，舌质红、苔中薄黄，脉小弦。此气郁化火，夹痰而作。处方：旋覆花 10g，代赭石 12g，天花粉、竹茹各 10g，枳实 12g，青皮 10g，栀子、清半夏各 6g，厚朴 10g，3 剂。

二诊：5 月 4 日，症略减。上方加香附 10g，丹参 30g，3 剂。

三诊：5 月 7 日，诸症消退，食欲增加，3 剂，以善其后。

初诊：1966 年 7 月 5 日来诊。张某某，女，28 岁，刘堡人。

产后 50 天因生闷气致咽中不利，自觉有物梗阻，如草如痰，吐之不出，咽之不下，生气加重，自觉脖子紧绷，全身酸楚无力。舌淡红、苔薄白，脉弦。处方：厚朴 6g，清半夏 4g，茯苓 6g，紫苏叶 3g，旋覆花 6g，代赭石、香附各 10g，山豆根 12g，3 剂。

二诊：7 月 8 日，服药诸症皆除，上方继服 3 剂。

初诊：1966 年 7 月 24 日来诊。许某某，女，31 岁，柴庄人。

梅核气经常发作已 6 年，平素痰多或吐涎，体胖，有时病状如噎食，口苦。舌质红、苔薄黄，脉寸滑。处方：竹茹 10g，陈皮 6g，半夏、泽泻、连翘各 10g，代赭石 12g，旋覆花 10g，胆南星 2g，紫苏叶 4g，枳壳 6g，山豆根 12g，天花粉 10g，3 剂。

二诊：7 月 27 日，症略减。处方：旋覆花 6g，代赭石 12g，竹茹 10g，紫苏叶 6g，山豆根 12g，胖大海 6g，厚朴 10g，清半夏、陈皮各 6g，甘草 3g，栀子 3g，3 剂。

三诊：7 月 30 日，服药后，病情大为好转。上方加王不留行 10g，3 剂。痊愈。

初诊： 1970 年 10 月 18 日来诊。王某某，女，成人。

梅核气久治不愈反复发作，已二三年，医用半夏厚朴汤、咽喉片、西瓜霜均无效。今加重，至余诊。处方：旋覆花 15g，代赭石 20g，厚朴、紫苏子各 15g，麦冬 20g，清半夏 15g，桔梗 10g，茯苓、天花粉各 15g，山豆根 20g，甘草 5g，15 剂。痊愈。

初诊： 1973 年 2 月 14 日。王某某，女，48 岁，张庄村人。

梅核气 1 个多月，略有头痛。处方：旋覆花 15g，代赭石 25g，王不留行、路路通、香附各 15g，瓜蒌 25g，柴胡 15g，白芍 20g，槟榔 10g，三棱 3g，菊花 20g，连翘 10g，2 剂。

二诊： 2 月 16 日，梅核气大为好转，有时心悸。上方加朱砂（冲服）1.5g，白术 20g，3 剂。痊愈。

初诊： 1999 年 5 月 12 日来诊。古某某，女，45 岁，古高庄村人。

咽中如物梗阻，吞之不下，吐之不出，伴腹胀，四肢酸软无力。舌红、苔中黄。处方：大腹皮 20g，陈皮、焦三仙、槟榔、连翘、栀子各 10g，竹茹、代赭石、枳实各 15g，莱菔子 10g，甘草 3g，3 剂。

二诊： 5 月 16 日，服药稍轻，但效力不大。处方：旋覆花 10g，代赭石 30g，半夏、茯苓、厚朴、陈皮各 10g，黄药子 15g，山豆根 10g，半枝莲 30g，竹茹 15g，连翘 10g，甘草 3g，3 剂。

三诊： 5 月 19 日，服药后，病情大为好转，效不更方，继服 5 剂。痊愈。

百合病案

初诊： 1999 年 5 月 28 日来诊。王某某，女，36 岁，柴庄村人。

头凉，头晕目眩，耳鸣，全身如虫行，欲食而食不下，欲行而不能行，四肢乏力，全身发凉发痒，窜痛，噫气，呃逆，时吐酸水。舌淡红、苔白。处方：陈皮、半夏、茯苓各 10g，甘草 3g。滑石 10g，百合 30g，牡蛎 20g，胆南星 6g，细辛 5g，瓜蒌 15，3 剂。

二诊：6月1日，诸症减轻，纳呆。处方：半夏、陈皮、茯苓各10g，甘草3g，远志5g，石菖蒲10g，白芥子5g，旋覆花10g，代赭石20g，槟榔5g，厚朴10g，胆南星5g，白矾2g，柴胡10g，3剂。

三诊：诸症好转，但纳差。上方加竹茹15g，神曲10g，3剂。

四诊：基本恢复正常，继服上方6剂。

奔豚气（胃部神经官能症）案

初诊：1999年8月4诊。朱某某，女，44岁，卫东镇本司寨村人。

心口阵发性跳动，气上冲至咽喉，四肢瘫痪，目闭，头昏，恶心，欲吐，乏力，汗出，其状如死，四肢厥冷，大约每次发作2小时左右，得病已1个月。舌淡红、苔白，脉沉。处方：半夏15g，陈皮、茯苓各10g，甘草3g，竹茹、瓜蒌、葛根各15g，当归10g，川芎12g，白芍15g，厚朴6g，枳壳10g，2剂。

二诊：8月6日，服药后半夜3点发病，汗出，心慌，四肢冷，余症同前，约2个小时，舌淡、苔白。处方：远志5g，朱砂1g（冲服），竹茹30g，陈皮、茯苓、胆南星、枳实、天竹黄各10g，白矾3g，石菖蒲10g，半夏12g，甘草3g，2剂。

三诊：8月8日，服药后头晕无力。上方加人参6g，菊花15g，2剂。

四诊：8月10日，服药后纳呆，乏力，动则加重。处方：党参15g，白术20g，茯苓10g，甘草3g，远志10g，石菖蒲12g，半夏10g，2剂。加服人参健脾丸，每日2丸。

五诊：8月12日，乏力，纳呆，头晕，四肢凉。治以补气，温阳，健脾。处方：党参、白术各30g，山药、桂枝、当归、半夏各10g，砂仁5g，陈皮10g，甘草3g，人参、干姜各5g，焦三仙各10g，3剂。

六诊：8月30日，仍纳差。处方：党参10g，白术30g，白豆蔻、槟榔各5g，甘草3g。半夏、神曲、麦芽各10g，枳壳5g，3剂。加服保和丸20丸，每日2丸，基本恢复正常。

奔 豚 气 案

初诊：1978 年 8 月 22 日来诊。李某某，男，40 岁，齐堡村人。

阵发性少腹痛，如豚上冲胃脘，痛甚剧，已两天，曾服驱虫剂不效，又服和霉素、癫痫片等药不效。来诊，舌质红、苔白，脉沉弦细。处方：甘草 40g，桂枝 20g，白芍 30g，2 剂。随访服药后痛止，恢复正常。

初诊：1999 年 2 月 6 日来诊。张某某，男，18 岁，寿山寺人。

发病 10 年，因惊恐而致，少腹如豚上冲胃脘，四肢酸软无力，如死之状，约 2 ～ 3 分钟自愈，日发三四次，舌红、苔白，脉弦细滑。处方：陈皮、半夏各 10g，茯苓 20g，甘草、胆南星各 5g，桂枝 6g，白芍 20，3 剂。

二诊：2 月 8 日，服药不效，此气上冲，气降痰自降。处方：旋覆花 10g，代赭石 20g，乌药 10g，紫苏子 6g，朱砂（冲服）1g，3 剂。

三诊：2 月 16 日，服药后发作次数减少，二三天发作 1 次。继服上方 5 剂。随访服完药后未发作。

多 寐 案

初诊：1970 年 1 月 1 日来诊。牛某某，女，成人。

疲困多寐，晨起不喊不醒，则坐入睡不醒，已两三个月。脉弱。此脾阳不振。处方：党参 20g，白术、茯苓各 15g，甘草 5g，附子 10g，香附 3g，2 剂。

二诊：1 月 3 日，症减，继服上方 4 剂。

灯笼病（更年期综合征）案

初诊：1999 年 8 月 4 日来诊。冯某某，女，50 岁，人大干部。

阵发性心胸部发热、汗出、心悸、口苦，日发一二次，甚则几分钟发作 1 次，胸内如辣椒水洗一样热，诸医均诊为更年期综合征。余诊见舌红、苔中黄、舌上有瘀点色紫红，实为瘀血而作案。血府逐瘀汤主之，处方：桃红12g，红花、当归、川芎各10g，生地黄、赤芍各12g，丹参10g，枳壳、桔梗各6g，柴胡5g，川牛膝10g，甘草3g，3剂。

二诊：8月7日，服药后，病情大为好转，有时失眠。上方加炒酸枣仁12g，3剂。随访患者诉病愈，后未再来诊。

初诊：1984年5月17日来诊。蔡某某，男，66岁，西庄固村人。

初病心烦，不寐，自觉胸中如火烤之状，闷热感，口干不渴，二便正常，已半年，就诊过的医生说法不一，有曰神经官能症，有曰心脏病，有曰胃病。余诊见舌红、苔白、脉沉。处方：生地黄15g，当归、赤芍、川芎各10g，桃仁12g，红花、枳壳、桔梗、川牛膝各10g，柴胡5g，甘草3g。石膏15g，知母、栀子各10g，天花粉15g，3剂。

二诊：5月26日，症轻，口不干。上方去石膏、知母，3剂。

三诊：5月31日，睡醒后出汗，咯黏痰。上方加桑白皮10g，金银花12，3剂。病愈。

全身青紫疼痛（气虚血瘀）案

初诊：1966年6月2日来诊。李某某，女，29岁，邱县人。

下午劳动后突然口唇青紫、心慌，无其他不适，此后每天下午唇紫，发作前背部洒洒恶寒，随即四肢发冷，指甲青紫，手心手背发紫，全身血管青紫，伴有心悸气短、全身酸痛、窜痛、痛处跳动、痛处青紫色较重，头晕且微痛，目酸，面色苍白，欲大便而便不出，纳差，口渴欲饮。舌淡、苔白，脉沉弦涩。处方：黄芪25g，当归、党参各15g，茯苓、远志各10g，炒酸枣仁15g，龙眼肉10g，木香3g，丹参15g，天花粉12g，生地黄10g，5剂。

二诊：6月8日，服药后未发作，今又发作。处方：黄芪15g，党参、白术各12g，茯苓10g，远志6g，炒酸枣仁12g，龙眼肉、天花粉、香附各10g，柴胡3g，陈皮10g，玄参12g，牡丹皮10g，木香3g，枸杞子10g，2剂。

三诊：6月10日，服药后症轻。上方去陈皮、牡丹皮，加白芥子、白芍各 10g，3 剂。

四诊：6 月 25 日，心悸、指甲色紫、全身血管青紫、身痛症消退，唯口唇有时略青，稍有气短，食欲增加。继服上方 3 剂，以防反复而作。

按：用归脾汤加减以补气，而未用活血去瘀药的原因是气行则血行，补气而瘀自去。

半身麻木案

初诊：1985 年 4 月 11 日来诊。郭某某，女，34 岁，范庄公社干部。

正月十五，因生气而致阵发性左半身麻木，右侧头痛，右侧面部麻木较重，时太息、胸闷、胁痛，右手汗出多于左侧，纳差，已 3 个月余。舌质红、苔白，脉弦。以逍遥丸早晚各 1 袋，连服半月诸症皆除。

肝郁气滞案

初诊：1973 年 5 月 19 日。柳某某，女，成人。

因肝气郁滞而致头晕、心悸、气短、全身窜痛、疲倦无力、纳呆、心烦口干。处方：柴胡 15g，白芍 25g，白术、槟榔各 20g，木香 10g，竹茹、麦冬各 15g，天花粉、钩藤各 20g，焦三仙、瓜蒌各 15g，3 剂。

二诊：5 月 22 日，症状减轻。上方加生地黄 25g，鸡内金、远志各 10g，代赭石 15g，连翘 10g，3 剂。10 天后患者诉病愈。

初诊：1969 年 6 月 18 日来诊。吕某某，女，成人。

患病二三年，心烦欲哭，胸闷，呃逆，时太息，纳呆，头痛且晕，困倦欲寐，心悸，恶心。舌红、少苔，脉弦细。此肝郁气滞。处方：白芍 25g，柴胡、香附各 15g，青皮、枳壳各 10g，代赭石 20g，旋覆花、清半夏、茯苓各 15g，竹茹 20g，陈皮 15g，栀子、郁金各 10g，乌药 15g，远志 10g，橘叶 15g，3 剂。

二诊：6 月 24 日，诸病好转，但不甚。柴胡 15g，白芍 25g，香附 15g，青皮、枳壳各 10g, 栀子 15g, 生酸枣仁 20g, 竹茹 15g, 代赭石 40g, 郁金 15g, 蔓荆子、天麻、白芷各 10g, 苏梗、枇杷叶、清半夏各 15g, 2 剂。

三诊: 诸病去之八九。继服上方 2 剂, 以善其后。

肝郁痰阻案

初诊: 1970 年 6 月 25 日来诊。张某某, 女, 40 岁, 邱县曲庄大队人。

头晕, 心悸, 胸闷气短, 胁胀, 善太息, 呃逆, 大便时稀, 小便短少, 时口吐白黏沫, 纳呆, 已 1 年。此为肝气郁、痰阻三焦、气化受阻所致。处方: 半夏、陈皮、茯苓各 15g, 甘草 5g, 白芥子 10g, 代赭石 18g, 旋覆花 15g, 瓜蒌 25g, 枳壳 10g, 厚朴花、乌药各 15g, 木香、香附、槟榔各 10g, 酸枣仁 20g, 远志 10g, 3 剂。

二诊: 服药后, 病情大为好转, 二便通调, 诸症大减, 续上方 3 剂。症消八九, 改服半个月逍遥丸。

郁证(神经官能症)案

初诊: 1999 年 3 月 11 日来诊。岳某某, 女, 30 岁, 广平县南韩乡潘寨村人。

纳呆, 食则胃痛、腰痛、乳房痛、少腹痛、胁胀痛, 阵发性头蒙, 全身皮肉紧, 活动后则肩背肉皮松, 面色萎黄, 手足冷, 口干不欲饮, 口淡无味, 纳呆, 烧心, 噫气, 恶心, 甚则呕吐, 便干, 大便二三天 1 次, 体温 37.4℃~37.8℃。舌淡红、苔白, 脉沉细。处方: 甘松、蒲公英各 10g, 槟榔 4g, 栀子 6g, 金银花、连翘、陈皮、竹茹各 10g, 代赭石 20g, 神曲、麦芽、枳实各 10g, 干姜、大黄各 5g, 白芍 10g, 白术 15g, 旋覆花 10g, 甘草 3g, 4 剂。

二诊: 3 月 19 日, 服药后病情大为好转。上方加白豆蔻 3g, 4 剂。

三诊: 3 月 24 日, 上症皆愈, 唯有眼干, 早晨自感面部发热。处方: 柴胡 10g, 白芍 12g, 黄芩、当归各 10g, 乌梅 5g, 何首乌 15g, 玄参 10g, 甘草

3g，3 剂。随访病愈，未服药。

按：此方为陈鉴明老中医经验方加减。

肝郁化火（神经官能症）案

初诊：1968 年 6 月 6 日来诊。冯某某，女，46 岁。

胸刺痛而非刺痛，食则，如食烟油之状（吸烟斗内之黑物）左鼻孔内如草搅之状，病苦难忍，直冲前额，还有头晕头昏，咽中有物梗阻，吐之不出咽之不下，体胖，舌淡红，脉弦。处方：柴胡 15g，白芍 25g，当归 15g，桃仁 10g，香附、白蒺藜子各 15g，栀子 10g，菊花 15g，石决明 20g，牡蛎 21g，乌药 15g，2 剂。

二诊：6 月 8 日，诸症去大半，唯有咽中有物，梗阻不减。上方加王不留行 10g，枇杷叶、橘叶各 15g，3 剂。痊愈。

肝郁肾虚案

初诊：1965 年 8 月 4 日来诊。范某某，男，29 岁，后许庄人。

患者性格刚强，平素头晕多梦，面色少华，脘闷腹胀，少腹酸痛胀，滑精，四肢乏力，腰痛，睾丸下垂，大便稀，大便难，小便色黄而频数，纳差，口淡无味，心烦少寐。今因生气病加重，他医曾用槟榔四消丸、补中益气丸、苏子降气汤、金匮肾气丸、左归饮、麻子仁丸、平胃散，皆无效。舌中微黄，脉弦数尺弱。处方：柴胡 5g，白芍 20g，当归 25g，香附 3g，白术 15g，紫苏叶 7.5g，山药 25g，川楝子 15g，郁金、厚朴、乌药各 10g，王不留行、路路通各 15g，甘草 5g，2 剂。

二诊：8 月 6 日，诸症大减，但腰痛如故。上方加何首乌 20g，杜仲、女贞子各 15g，玄参 20g，3 剂。

三诊：8 月 9 日，睾丸下坠症轻，腰痛止，胸胁宽畅，但大便不畅，饮食量少。上方加川芎 3g，砂仁 10g，3 剂。痊愈，未服药。

抑郁症案

初诊： 2011 年 9 月 2 日初诊。杜某某，男，25 岁，未婚，陶山市场人。

患者高中毕业，服兵役转业回乡，体壮，性格内向，2 年前开始心烦、失眠、焦虑，不愿出门，不愿与人交往，不愿说话，讨厌热闹场合，欲肃静，注意力不集中，别人交谈，认为他人在说自己。经医院全面检查，无阳性体征，他医有按精神分裂症治疗，有按焦虑症治疗，均无效。延余诊，舌淡红、苔薄白，脉小弦。此思虑过度，痰滞所致，治宜去痰，疏肝解郁，镇静安神。处方：柴胡 10g，白芍 15g，香附、枳壳各 10g，竹茹 30g，陈皮、茯苓、半夏各 10g，胆南星、远志各 10g，炒酸枣仁、龙骨、牡蛎各 20g，甘草 3g，6 剂。

二诊： 9 月 8 日，病情大为好转，能入睡。上方 10 剂。

三诊： 9 月 18 日，精神清爽。上方加丹参 15g，10 剂。

四诊： 9 月 28 日，症状完全消除，恐复发。继服上方 10 剂。汤药改散剂，装入胶囊，日 2 次，每次 6 粒，服 1 个月。2012 年 2 月 1 日来诉病愈，已订婚。

肝气郁（百病丛生）案

初诊： 1976 年 5 月 2 日来诊。王某某，男，46 岁，冠县郭安集人。

初病脘腹胀满，服四消丸后胸闷腹胀更甚，纳呆，呃逆，善太息，项酸软，时而寒热往来，但体温不高，时而头晕眼花、耳鸣、心烦、胁痛、少腹坠胀、肠鸣、失眠、多痰，阳痿，健忘，四肢酸软无力，口苦、口干，小便黄，大便时干时溏，大便时气体增多，时欲便而便不出，便难。病已 40 余天，多方治疗无效，曾服理气健脾药。余诊见舌红、苔白、舌体胖、有齿痕，此肝郁痰积所致。处方：柴胡 15g，白芍、白术各 25g，牡蛎 20g，龙骨 25g，白蒺藜子 20g，半夏、竹茹各 15g，厚朴、青皮各 10g，代赭石、山药各 15g，甘草 5g，3 剂。

二诊： 服药后诸症减轻，唯有饥饿感。上方加党参 20g，3 剂。

三诊：诸症继续减轻，上方加香附 15g。

四诊：唯右胁微痛，上方加郁金 15g。

五诊：诸症基本消退，右胁微胀，苔薄白，脉弦。处方：柴胡 10g，白芍 20g，香附、郁金、旋覆花各 15g，代赭石 20g，龙胆草 25g，青皮、厚朴、大腹皮各 15g，半夏 10g，甘草 5g，5 剂。

肝气郁案

初诊：1964 年 1 月 3 日来诊。吴某某，男，50 岁，八义庄人。

头晕、胸闷、心烦、失眠、精神萎靡、闷闷不乐月余，舌苔薄白，脉沉。处方：柴胡、白芍、白术、茯苓、丹参各 15g，薄荷 3g，香附 15g，厚朴 10g，2 剂。

二诊：1 月 5 日，症减，夜间头痛。上方加党参 15g，紫苏叶 10g，2 剂。

三诊：1 月 7 日，诉胸宽神爽，仍有头痛。脉小弦。上方加红花 7.5g，2 剂。痊愈。

肝气郁（心悸胸闷气短）案

初诊：1968 年 2 月 5 日来诊。张某某，女，40 岁，临清县曲庄村人。

头晕，心悸，胸闷气短，胁胀，呃逆，时太息，时吐涎沫，纳呆，大便稀，小便短少，已 1 年余，久治不愈。此气郁日久，气痰郁结而成。处方：瓜蒌 25g，枳壳、乌药、陈皮、远志、香附各 15g，槟榔 10g，炒酸枣仁 3g，木香 10g，代赭石 20g，厚朴花 15g，茯苓 10g，清半夏 15g，甘草 5g，旋覆花 15g，白芥子 3g，5 剂。痊愈。

脏　躁　案

初诊：1966 年 7 月 15 日来诊。王某某，女，26 岁，东苏村人。

患者形瘦，患脏躁症 6 年余，因生闷气而致，气逆上冲，头晕，耳痛，目涩，时吐涎沫，口干，心悸、心烦，失眠，神迷，哭笑无常，甚则四肢僵直，神清而不言，发病前四肢肘膝弯部发胀、全身窜痛、胸闷、胁胀、善太息，四五天发作1次，月经先后无定期。舌红、苔薄黄，脉滑无力。处方：竹茹24g，清半夏10g，胆南星、远志、石菖蒲各6g，炒酸枣仁12g，柏子仁15g，焦栀子6g，香附3g，代赭石、旋覆花各10g，甘草3g，7剂。

二诊：7月25日，病情大为好转，哭笑无常未发作，继服上方3剂。

三诊：诸症已去，未复发，舌苔薄微黄，脉小弦。上方减半，加甘草15g，4剂，随访痊愈。

初诊：1966年7月26日来诊。袁某某，女，35岁，宋马堡村人。

患病15年，产后生气而致，初病心悸、善惊易恐，面部浮肿，忽消忽胀，日渐加重，不能独居，产后已40余天，平常口苦、口干、痰多，全身跳痛，皮肤如虫行，头昏而响，巅顶如戴帽而沉痛，目涩，神志恍惚，胁胀胸闷，少腹坠胀，健忘，善太息，呃逆，纳呆，心烦欲哭，心里委屈。经多方治疗病稍减，发无定时，每日至少发作2～3次，发作前心跳加剧，继则胃部上冲，发作时哭笑无常，甚则四肢僵直，神志不清，口不能言，状如癫痫，但无口流涎沫之症，发作过程不自知。舌淡红、苔薄白，脉弦小。治以甘麦大枣汤主之。处方：甘草60g，小麦1把，大枣10个，30剂。每天2剂，分两次温服。

二诊：服半月各症状大减。嘱继服1个月，随访未发作。

初诊：1966年8月7日来诊。李某某，女，19岁，刘村人。

不明原因患脏躁症，近1年经常发作，今因惊吓加重，先笑后哭，已3天。舌淡红，脉濡软。处方：甘草3g，香附10g，朱砂（冲）0.5g，2剂。

二诊：8月23日，服药后哭笑止，停药后复发，伴四肢厥逆，腹中有水声。舌质淡、苔薄白，脉沉弦滑。处方：竹茹25g，清半夏6g，甘草3g，茯苓10g，桂枝6g，麦冬10g，1剂。

三诊：8月24日，药后症状未减，日发三次。处方：甘草60g，龙骨10g，生地黄12g，天冬15g，阿胶、枳壳各10g，鸡子黄1个，1剂。

四诊：8月25日，服药1剂未复发，精神轻松。苔薄白。上方加菊花

10g，3剂。电告：至今未发作。

初诊：1970年3月15日来诊。吴某某，女，成人。

心烦，先大哭，后又大笑，发无定时，日发三四次，已两个月余。医说纷纭，治法不一。处方：甘草25g，郁金15g，丹参20g，麦冬、远志各15g，香附10g，胡黄连2.5g，6剂。

更年期综合征案

初诊：2016年9月18日来诊。武某某，女，56岁，后刘街村人。

失眠，纳呆，恶心，口干，阵发性全身不适，坐卧不安，心烦意乱，时呃逆、吐白黏液，已4～5年，绝经1年。诸医诊为更年期综合征，服药不效。舌红、苔薄白、有裂纹。治以温胆汤加味。处方：竹茹30g，陈皮、茯苓、半夏各10g，胆南星5g，牡丹皮16g，栀子、天花粉、知母各10g，黄药子15g，白芍12g，柴胡、枳壳各10g，3剂。

二诊：9月20日，药后症状未减，反而加剧，改下方：陈皮、半夏、茯苓各10g，甘草3g，神曲、麦芽各10g，白豆蔻5g，旋覆花10g，代赭石、夜交藤、合欢花各20g，酸枣仁30g，2剂。

三诊：9月23日，药后诸症皆除有八九，霍然如常人，几年病缠身，2剂而去，恐其复发，续前方2剂。

按：旋覆代赭汤，出自《伤寒论》。主治：降逆化痰，益气和胃，治胃气虚弱，痰浊内阻，胃气上逆而致嗳气频作，胃脘痞硬，或反胃呕恶，或吐涎沫者。

按：此方加健胃醒脾之药，合以安神，养肝解郁，心君平，则诸症安宁。

全身麻木案

初诊：1994年5月5日来诊。吴某，男，15岁，卫生局家属。

全身麻木1个月余，初病乏力，左大腿麻木，逐渐发展到面部、四肢、背腹部，触之皮肤如隔衣感，曾服维生素 B、谷维素，伴有失眠，因患此病而休学。此血瘀而气虚，痰多作祟。处方：黄芪 120g，当归 10g，党参 15g，白术 12g，半夏 6g，茯苓 10g，白芥子 7g，陈皮 10g，柴胡、香附、郁金各 5g，鸡血藤 20g，桃仁、木瓜、防风各 10g，全蝎 3g，夜交藤 30g，炒酸枣仁 15g，甘草 3g，3 剂。

二诊：5 月 8 日，药后睡眠正常，身感轻松。上方去夜交藤、酸枣仁，5 剂。

三诊：5 月 13 日，全身麻木减轻，继服上方 10 剂。

四诊：5 月 23 日，全身麻木去之八九，继服上方 6 剂。

五诊：随访痊愈。改服下方，以防复发。处方：黄芪 100g，当归、半夏、茯苓各 10g，党参 15g，白术、陈皮各 10g，柴胡、郁金各 5g，鸡血藤 20g，白芥子、香附各 5g，防风、桃仁、木瓜各 10g，全蝎 3g，研末装胶囊服 1 个月。

全身酸痛案

初诊：1970 年 1 月 10 日来诊。吴某某，女，成人。

全身酸痛 1 个月余，服药不效，困倦乏力，不能劳动，面垢晦暗，恶心、纳呆，腹微痛。处方：羌活、威灵仙各 15g，小茴香、官桂各 3g，白术 25g，炮姜 3g，甘草 5g，怀牛膝、枳壳、焦三仙各 15g，代赭石 20g，清半夏 10g，6 剂。

二诊：1 月 16 日，全身轻松，食欲增加。继服上方 6 剂，能参加劳动，停药。

按：今不用身痛逐瘀汤是因酸重于痛，故治以暖肝、脾、肾，开胃祛痰之法。

自汗（肝气郁滞）案

初诊：1965 年 6 月 6 日来诊。闫某某，女，39 岁，前许庄村人。

患者体瘦，素有肝气郁之疾，又因小产体虚、劳累，10 余天后不定时恶寒发热，体温不高，自汗淋漓，汗退后热轻神爽，经卫生所治疗后症状稍减，时发时止。仍纳呆、遇生气加重，忧心忡忡，恶心，呕吐，口干口苦，胸闷、胁胀、太息、少寐、心悸，面色晦暗，尿略黄，舌淡、苔白微黄，脉弦无力稍数。处方：柴胡 15g，白芍 25g，香附、乌药各 15g，木香、陈皮各 10g，焦栀子 15g，生地黄、当归各 20g，天花粉 15g，玄参 25g，党参 20g，黄芪 25g，2 剂。

二诊：6 月 8 日，服药自汗止，口不干，饮食大增，恶心呕吐减大半，心胸畅爽，唯乏力。上方去天花粉，加茯苓 15g，厚朴 10g，白术 15g，2 剂。

按：今未用收涩药及麻黄根、浮小麦、龙骨、牡蛎之品而汗止，是其治本之法。

自 汗 案

初诊：1968 年 9 月诊。隋某某，女，47 岁，临清县八田村人。

生气致自汗 1 年，月经先后无定期，身痛、胸闷、时太息，动则汗出，盗汗。就医有认为气虚者，有认为阴虚者，久治不效。余诊见苔薄黄，脉细，此乃气郁化火，卫气不固。处方：柴胡 5g，白芍、桂枝各 25g，麦冬 20g，黄芩、连翘各 10g，栀子 15g，马尾连 7.5g，玄参、地骨皮各 25g，桑叶 10g，五味子 15g，2 剂。随访汗止，诸症皆除。

全身窜痛案

初诊：1968 年 7 月 20 日来诊。林某某，女，41 岁，栖霞县大柳家村人。

产后左半身痛重，继则全身窜痛，窜下焦二门发热，窜中焦肠鸣腹痛，窜上焦胸背肩痛，五官皆痛，晨起头昏，身重，起床活动后稍减轻，连治 3 年，症状无缓解。延至余诊，以身痛逐瘀汤加减治之。处方：黄芪 25g，白术、苍术各 20g，羌活、防风各 2.5g，五灵脂、桃仁、红花、当归各 20g，川芎 10g，菊花 15g，栀子 10g，2 剂。

二诊：病情大为好转。上方加半夏、地龙各 10g，4 剂。痊愈。

初诊：1969 年 8 月 23 日来诊。刘某某，女，成人。

头皮痛、胃痛、肩痛、脚底板痛、全身窜痛已 1 年，他医用身痛逐瘀汤、风湿类方治疗均不效。余以疏肝解郁、祛风通络治之。处方：柴胡 10g，白芍 25g，青皮、川楝子、香附、秦艽各 15g，藁本 10g，羌活 15g，钩藤 20g，薄荷 3g，当归 20g，甘草 5g，川芎 10g，10 剂。痊愈。

按：本案为肝郁气滞阻络。

痒风（皮肤瘙痒）案

初诊：1969 年 7 月 11 日来诊。林某某，女，78 岁，栖霞县辛家夼村人。

全身瘙痒已 2 年，昼夜不停，不青、不红、不肿，皮肤如常，整天以玉米棒摩擦，不得离手。舌淡红、苔少，脉大无力。处方：生地黄、当归各 25g，赤芍 15g，川芎 3g，麦冬、天冬、僵蚕各 15g，何首乌 21g，牡丹皮 10g，防风、白芷各 5g，荆芥 3g，桑枝 30g，3 剂。痊愈。

狂证（精神分裂症）案

初诊：1970 年 8 月 2 日来诊。刘某某，女，成人。

生气而致狂躁病，曾服安眠药不效。余治以破气，逐痰，安神。处方：竹茹 30g，陈皮、清半夏各 15g，瓜蒌 30g，天南星、大戟各 15g，青礞石 30g，三棱 15g，莪术、乌药各 10g，香附、枳实、栀子各 15g，酸枣仁 20g，远志 15g，3 剂。

二诊：8 月 5 日，症减，继服上方 2 剂。

三诊：8 月 7 日，能入睡，其间大便 1 次。继服上方 3 剂。

四诊：8 月 10 日，睡 1 天，未向外跑。继服上方 10 剂。痊愈。

初诊：1973 年 4 月 19 日来诊。王某某，男，21 岁，农业局职工。

曾有颈肌痉挛症，有时向左歪，有时向右歪，初犯时服安眠药即止，近1年已发作10余次，服安眠药不效，经某医院治疗，颈肌痉挛症痊愈。但自从服治疗颈肌痉挛药后，神志不清，状如痴呆，走路上肢不会摆动，走路下肢不会弯曲，心烦，大汗出，言语不清，头晕，心悸，胸闷，时吐痰，病情中午、晚上重，早晨轻，口干不欲饮，腰痛如折，失眠。舌红、苔薄白，脉弦稍数。处方：竹茹40g，陈皮20g，茯苓15g，天南星10g，枳实20g，清半夏15g，甘草5g，天竹黄3g，石菖蒲15g，郁金20g，远志15g，酸枣仁20g，栀子15g，胡黄连3g，3剂。

二诊：4月21日，诸症大减，精神爽，睡眠少，头沉重，舌脉如前。上方加石决明30g，3剂。

三诊：4月24日，精神爽，言语正常，走路正常，但仍头皮痛，左耳聋，口干，四肢酸。上方加全蝎3g，2剂。

四诊：4月26日，仍失眠，左耳聋，左胁痛，其他症状皆除。舌红，脉大弦数。龙胆泻肝丸，每日2丸。

五诊：4月28日，睡眠好转，唯有耳聋，龙胆泻肝丸服之。告愈。

初诊：1979年6月28日来诊。李瑞芳，女，成人，峇村人。

因生气而致精神失常，时而怒骂，不避亲疏，四肢蠕动，口眼时晃动，状如舞蹈，已20余天。舌质红、苔白，脉弦滑。处方：柴胡10g，白芍20g，牡蛎30g，石决明20g，胆南星10g，竹茹30g，茯苓、半夏各10g，远志6g，钩藤12g，白蒺藜子20g，朱砂（冲服）2g，2剂。

二诊：6月30日，四肢蠕动、口眼晃动停止，有时精神恍惚，少语。上方加白矾3g，2剂。

三诊：7月5日，痊愈。上方加陈皮10g，2剂，以善其后。

癫 证 案

初诊：1966年2月25日来诊。李某某，男，40岁，前口公社拐寨村人。

1953年12月因受精神刺激，气郁胸中，导致失眠、心悸、胆怯，不识亲疏，常大哭，撕扯衣服，白天点灯笼玩火，到处乱跑，经治疗 4 年才认人，但仍头痛，心烦。

今年春天又因情志不舒，病情加重。身瘦，面无华，头昏、失眠、心悸、健忘、心烦、发呆、不欲见人，见到喜欢的人滔滔不绝，见到厌恶的人疑神疑鬼，精神失常，担心有人给自己投毒，溲黄，口干、口臭，饮食可，阴器如虫行，时吐涎沫。舌根有疙瘩，苔薄黄，脉弦无力。处方：竹茹 25g，天南星 5g，清半夏、陈皮各 10g，枳实 5g，茯苓、远志、石菖蒲、代赭石各 10g，炒酸枣仁 30g，栀子 10g，朱砂（冲）0.3g，3 剂。

二诊： 2 月 28 日，药后诸症减，继服上方 3 剂。

三诊： 3 月 6 日，药后睡眠较好，言语不多，神志清爽，未感心烦，诸症减，但仍口干，健忘。处方：竹茹 25g，胆南星 6g，清半夏 10g，陈皮 10g，枳实 6g，茯苓 10g，炒酸枣仁 25g，远志 6g，石菖蒲、栀子各 10g，党参 12g，天花粉 10g，朱砂（冲）0.5g，3 剂。

四诊： 3 月 12 日，服药仍有头昏，健忘，溲浊，阴器如虫行，此肝经湿热。处方：竹茹 15g，胆南星 3g，清半夏 6g，陈皮 10g，枳实 6g，茯苓 10g，炒酸枣仁 15g，远志、石菖蒲、栀子、龙胆草、柴胡、黄芩各 10g，生地黄 12g，木通 5g，知母、党参、龙骨、牡蛎各 10g，生铁落 30g，甘草 3g，4 剂。

五诊： 3 月 18 日，服药后阴器如虫行症去，脑清亮，语言正常，基本如常人。上方加王不留行 10g，以通调气机，2 剂。

六诊： 3 月 31 日，无其他不适，苔薄黄，脉沉弦无力，恐复发以丸药善其后。处方：竹茹 30g，天南星 10g，清半夏 12g，陈皮 5g，枳实 12g，炒酸枣仁 30g，远志、石菖蒲各 10g，栀子 15g，龙胆草、柴胡、黄芩各 12g，生地黄 30g，木通 10g，知母 15g，党参、龙骨、牡蛎各 30g。研为细末，制成蜜丸，每丸 9g，早晚各 1 丸。

点头身摇手颤（肝风内动）案

初诊： 1970 年 3 月 11 日来诊。闫某某，女，成人，冠县温庄人。

聋哑人，其丈夫代诉，因生气致点头不止，身体左右前后不停摇摆，手颤动，头晕，腹胀满，已 10 余天。苔白，脉弦。此为气郁化火，风动痰阻。处方：钩藤、白芍各 30g，代赭石、白蒺藜子各 15g，枸杞子、当归各 20g，陈皮、枳壳、青皮各 15g，香附 30g，竹茹 10g，半夏 15g，天南星 10g，6 剂。

二诊：服 2 剂后诸症大为减轻，服 4 剂后诸症皆除。嘱继服上方 2 剂。1972 年 3 月来诉至今未发作。

眩晕身摇案

初诊：1970 年 6 月 12 日来诊。马某某，女，成人。

眩晕，轻则心悸，重则感身动，如风吹树摇之状，肌肉跳动，头晕、头隐痛，口干、口苦。脉弦微滑。此乃气郁生痰，痰迷心窍，且有郁怒伤肝，肝风内动，故身摇，眩晕肉跳。处方：牡蛎、龙骨各 21g，白蒺藜子、白芍各 20g，菊花 15g，当归 25g，香附、半夏各 15g，竹沥 60g，10 剂。痊愈。

神经官能症（噫气）案

初诊：1970 年 7 月 5 日来诊。贾某某，女，21 岁，冠县长洛村人。

少腹两侧及两胁上下痛胀，腰背沉，按其身上任何一处的肉即发出噫气声，太息，呃逆时欲哭，胸闷，胃满，纳呆，已 20 余天。处方：柴胡 10g，赤芍、桃仁、红花各 15g，丹参、生地黄各 20g，三棱 3g，莪术 10g，枳壳、郁金各 15g，桔梗 10g，怀牛膝 15g，白芥子 10g，2 剂。

二诊：7 月 7 日，症去大半。继服上方 6 剂。病愈。

按：此血府逐瘀汤加减治之。

神经官能症案

初诊：1970 年 7 月 25 日来诊。黄某某，女，59 岁。

时纳呆，时乏力，时心悸，时长太息，时头痛、时胁痛、时全身窜痛，时背沉，时目干、时鼻干、时手麻、时唇麻，时鼻塞、流清涕，时项强，时恶寒、时发热，脚底板忽冷忽热，大便时干时溏，便下时粗时细，已半年。舌红、苔白，脉弦。处方：半夏、陈皮、茯苓各 15g，甘草 5g，白芥子 3g，白蒺藜子 15g，龙骨、牡蛎各 3g，当归 20g，天花粉 15g，枳壳、黄芩各 10g，7 剂。

二诊：药后症减。上方加生地黄 20g，香附 15g，白芍 20g，竹茹 25g，代赭石 20g，上方加减调理 10 余天而愈。

初诊：1984 年 5 月 14 日来诊。吴某某妻，女，38 岁，吕庄人。

初病舌麻、脚底板麻，后遍及全身麻，两手震颤，自汗，头晕，头沉，面色赤润，小便频，大便干，腰痛且酸，不能坐，坐则乏力，两肩沉重、下垂已 1 个多月，心悸、心烦，失眠，纳呆，多梦。舌质红、苔白，脉大。处方：黄芪 30g，当归、威灵仙各 10g，党参 12g，熟地黄、白芍各 15g，柴胡 10g，青皮 3g，香附、厚朴各 6g，桂枝 10g，龙骨 15g，地龙 6g，麻黄根 10g，甘草 3g，2 剂。

二诊：5 月 16 日，药后症状未减。处方：半夏、陈皮、茯苓各 10g，白矾 6g，胆南星 5g，蒺藜子 10g，白芍 15g，龙骨、牡蛎各 20g，党参、黄芪各 15g，甘草 3g，3 剂。

三诊：诸症消退，唯手略有震颤、肩沉。继服上方 3 剂。加服十全大补丸，每日 2 丸。

四诊：5 月 23 日，两手震颤去之八九。继服上方 3 剂。加服小活络丹 10 丸，日 2 丸。病愈。

初诊：1979 年 11 月 13 日来诊。平某某，女，21 岁，房寨银行职工。

四五天前因与他人发生口角而致下腹部痛，阵发性加重，全身忽冷忽热，伴有恶心、呕吐，便溏，日行 2～3 次，近 2 天又无大便，在房寨医院住院输液等，治疗不见好转。转至我院治疗，体温 37.2℃，脉搏 80 次/分，血压 130/88mmHg，下腹部压痛，无反跳痛，尿常规、血常规均正常。他医诊为神经官能症，给予对症治疗，效不佳。请中医会诊，11 月 17 日来诊。项强，两目上吊，时弄舌，时舌謇不能语，时口眼歪斜，脉弦滑，苔白。处方：竹茹

15g，半夏、茯苓、陈皮各 10g，甘草 3g，牡蛎 20g，白矾 3g，胆南星、沉香各 5g，柴胡 10g，白芍 15g，2 剂。

二诊：11 月 20 日，症轻，黎明少腹痛。上方加川楝子 10g，3 剂。

三诊：11 月 24 日，诸症消除。柴胡 10g，白芍 15g，枳实 5g，竹茹 15g，陈皮、半夏各 10g，胆南星 5g，香附、川楝子各 10g，3 剂。病愈出院。

初诊：2001 年 7 月 6 日来诊。杨某某，女，53 岁，后郑町人。

时头颤动，心下满，口唇抽动，时太息，全身麻木，溲赤，时呃逆。舌红、苔白。处方：旋覆花 10g，代赭石 20g，白芍、蒺藜子各 15g，龙骨、牡蛎各 2g，胆南星、枳壳、半夏各 10g，钩藤 20g，茯苓 10g，甘草 3g，大枣 5个，3 剂。

二诊：7 月 9 日，上方加竹茹 30g，5 剂，诸症皆除。

初诊：1972 年 5 月 3 日来诊。常某某，女，34 岁，王齐固村人。

头晕，心悸，面色萎黄，困倦欲寐，笑则足软欲跌倒，全身乏力，四肢酸软无力，纳差。舌淡，苔薄白，脉细。此气虚内有痰饮。处方：大力参 3g，白术 25g，茯苓、陈皮各 15g，甘草 5g，附子 3g，天南星 7.5g，远志 20g，2 剂。

二诊：5 月 5 日，药后病情大为好转，继服上方 5 剂，后来诉病已愈。

初诊：1985 年 7 月 26 日来诊。张某某，女，37 岁，古高庄人。

初病为心情不畅而致，头痛且晕、头热，四肢麻木、凉，气短，太息胸闷，项强，耳闷，溲频气短，心烦坐立不安，欲哭或不语，口干鼻干，眼干，纳呆，失眠，乏力，欲卧床，发病时枕凉才感觉舒服，心窝欲敷凉毛巾，舌淡红、苔白微黄、中厚，此气郁化火。处方：柴胡 10g，白芍 20g，蒺藜子 12g，半夏 6g，牡蛎 20g，竹茹 30g，橘红、茯苓各 10g，白矾、胆南星、香附、栀子各 5g，龙胆草 10g，甘草 3g，5 剂。

二诊：7 月 31 日，病情大为好转，上方加连翘 10g，5 剂。痊愈。

大笑致全身瘫痪症案

初诊: 1999 年 2 月 20 日来诊。张某某,男,21 岁,河务处职工。

上午头晕、困倦,已 10 年余,大笑后,颈项软不能抬举,双眼睑下垂而目不能睁,四肢痿软无力,发作时两腿不能站立,两手不能持物,已 5 年余,9 岁头发开始变白,现已白至 60%,平时痰多,其他正常。拍 CT 显示上颌窦炎,曾去省、市医院全身体检,无阳性体征。诊见面色赤润,舌苔正常,脉弦。余考虑先治颌窦炎,看是否是颌窦炎引起的一系列症状。处方:蔓荆子 10g,辛夷 12g,苍耳子 10g,菊花、川芎各 30g,薄荷 5g,蒲公英 15g,金银花 20g,半夏 10g,全蝎 2g,防风 10g,皂角刺 12g,甲珠 5g,荆芥 10g,甘草 3g,2 剂。

二诊: 2 月 22 日,舌红,苔薄黄,他症同前。知与颌窦炎无关,故更方。处方:龙骨、牡蛎各 20g,竹茹 30g,半夏、陈皮各 10g,茯苓 15g,胆南星 10g,枳实 12g,天花粉 15g,天竹黄 10g,白矾 2g,远志、黄连各 5g,甘草 3g,3 剂。

三诊: 2 月 25 日,服药后项软愈,眼睑下垂及四肢无力好转,仍有头晕,舌红、苔白微黄。上方加贝母 5g,白芍 12g,丹参 15g,2 剂。

四诊: 2 月 27 日,无变化,腰痛。上方去白芍、丹参,加全蝎 2g,何首乌 20g,1 剂。

五诊: 2 月 28 日,未发作,继服上方。

六诊: 3 月 2 日,未发作,吃饭时仍头晕、困倦。上方加白术 12g,3 剂。

七诊: 3 月 7 日,眼睑仍下垂,余症大为好转,但太阳穴不适。处方:龙骨、牡蛎各 20g,竹茹 30g,陈皮、半夏、茯苓各 10g,胆南星 5g,枳实、天花粉、天竹黄各 10g,白矾 2g,远志、黄连、贝母各 5g,甘草 3g,熟地黄 15g,何首乌 10g,白术 15g,全蝎 2g,3 剂。

八诊: 3 月 9 日,未发作,继服上方 5 剂。

九诊: 6 月 14 日,一直未发作,有时阵发性头蒙。改服血府逐瘀汤善后。处方:桃仁、红花各 15g,生地黄 30g,当归、川芎各 10g,赤芍 12g,桔梗、枳壳各 10g，柴胡 6g，川牛膝 10g，胆南星 6g，半夏 10g，甘草 3g，6 剂。8 月 2 日电告，未发作。

悲 哭 案

初诊： 1972 年 5 月 27 日来诊。高某某，男，25 岁，高二寨村人。

患者自诉家族上二代由精神刺激或受惊恐而致抽搐不止，日 40～50 次，他医诊为羊癫疯，后死亡。今患者也是因生气所致哭啼，时作时止，3～4 日悲哭 1 次。苔少，脉细。余认为单欲哭为心血虚，治以补心为主，小佐香附解郁、天南星去痰。处方：高丽参 7.5g，附子 3g，甘草 40g，丹参、香附各 15g，天南星 7.5g，3 剂。

二诊： 6 月 8 日，服药 1 剂后第 2 天发作 1 次，症状减轻，今日未发作，继服上方 3 剂，随访至今未发作。

初诊： 1969 年 12 月 14 日来诊。石某某，女，成人。

心烦欲哭无休止，心悸，已 7～8 天，曾用安眠药等药治疗后症状未有好转。转至本院，舌质红，脉虚数。处方：甘草、麦冬各 30g，酸枣仁 20g，远志 15g，胡黄连、灯心草各 10g，丹参、栀子、香附各 15g，3 剂。

二诊： 12 月 17 日，服药后病情大为好转。继服上方 3 剂，诸症皆除。

半夜哭笑案

初诊： 1999 年 8 月 15 日来诊。宋某某之母，女，68 岁，冠县孙庄人。

每到半夜 12 点左右先放声大哭，后哈哈大笑，发作已 4 天，他人认为见鬼所致，烧香、拜神无效，细问因生气所致。诊见舌红、苔少。处方：黄连 6g，朱砂（冲）2g，灯心草 5g，麦冬、天冬各 15g，生地黄 20g，玄参 15g，远志 5g，炒酸枣仁 10g，甘草 3g，大枣 12 个，3 剂。

二诊： 服 3 剂后诸症消退，唯有乏力，嘱服朱砂安神丸 1 瓶。

蓄血证案

初诊：1985 年 12 月 30 日入急诊科。张某某，男，16 岁，学生。

患者跌伤胸部，当即面色萎黄、唇白、恶心、精神萎靡不振，约两个小时后少腹痛难忍、拒按、翻滚，速来急诊。小便自利、色黄，化验显示大便正常、尿常规正常，胸透无异常发现，只是胸部有少量气体，体温 37.5℃，血压 100/70mmHg，脉搏 80 次 / 分，经用阿托品、安痛定、抗生素，症状无缓解。余诊见舌红、苔白中微黄，脉沉细有力。此瘀血结于下焦，当属蓄血症，给予桃仁承气汤加减。处方：大黄、芒硝、桃仁各 10g，枳实 12g，水蛭 2g，1 剂。

二诊：大便下如黑漆，少腹痛减。继服上方 2 剂。

三诊：1986 年 1 月 2 日，大便下血块如鸭蛋大，诸症消除，食欲增加。另服保和丸。痊愈。

白细胞居高不下案

初诊：2001 年 5 月 25 日来诊。吴某某，女，29 岁，八义庄人。

初病全身乏力、头蒙、纳呆，自感体内热如火烤之状，口欲饮。化验显示白细胞 1.7 万，中性粒细胞 57%，经用抗生素而白细胞不降。诊见面赤润，苔中黄。处方：石膏 50g，知母 12g，人参 6g，金银花 30g，连翘 10g，甘草 3g，2 剂。

二诊：肥达氏反应 1∶160，下午 5 点体温 37℃。CT 显示右侧上颌窦炎，服鼻炎灵 2 号，3 剂。随访诸症皆除，白细胞正常。

梦 交 案

初诊：1974 年 10 月 12 日来诊。宋某某，女，22 岁，西河寨村人。

因气郁而致精神失常，合目则梦与男子性交，伴有失眠、头晕、心悸、纳呆，病情逐渐加重，精神抑郁，闷闷不乐，不愿说话、见人，已 1 月余。处方：柴胡 10g，白芍 25g，青皮、香附各 15g，沉香 3g，半夏、陈皮、茯苓各 15g，甘草 5g，黄芩 15g，川芎 10g，酸枣仁 25g，石菖蒲 15g，朱珀散 3g（冲服），3 剂。

二诊： 10 月 15 日，诸症减轻。上方加生地黄 15g，竹茹 25g，远志 15g，3 剂。

三诊： 上方服 6 剂后诸症皆除，精神基本正常，继服上方 5 剂。

四诊： 停服汤药。嘱服逍遥丸 10 天。

梦 游 症 案

初诊： 1988 年 7 月 25 日来诊。董某某，男，6 岁，北马固村人。

患儿半月来，前半夜及白天睡觉时，入睡半小时许突然两目直视、哭叫、到处游走、辗转不安，叫之不应，打之不觉，持续半小时左右清醒，呈惊恐状，问之说害怕，白天精神欠佳，饮食正常，大小便均调，面色少华。余追问病史，家属说不明原因。诊见舌淡红、苔中厚，脉沉细。证属心气不足、心失所养，治以养心安神，方以脑乐静服之（河北省邯郸市中药厂制），每次 10 毫升，每日 3 次，连服 5 日，诸症皆除，随访 3 个月未发作。

按： 心者，君主之官，神明出焉。平时心气素虚者，善惊易恐，心神不安。中医学认为正常睡眠是由于阴平阳秘，心神安定所致，阳气由动转静时，即为入睡；阳气由静转动时，即为清醒。《类证治裁·不寐论治》曰："阳气自动而之静，则寐；阴气自静而之动，则寤。"可见，人体正常睡眠的机理是阴阳之气自然而有规律的转化的结果。这种规律一旦被破坏，就会发生不寐。另外，脑乐静治疗小儿痫证效果良好。

舞 蹈 病 案

初诊： 1984 年 5 月 7 日来诊。李某某，女，11 岁，田马演村人。

因惊恐而致左上、下肢挥舞不停、头摇 3 天。诊见舌暗、苔白，脉小弦。处方：川牛膝、牡蛎各 10g，龙骨 15g，白芍 15g，胆南星 3g，半夏 5g，白蒺藜子 10g，朱砂（冲服）1g，茯苓 6g，甘草 3g，钩藤 10g，蜈蚣 1 条，全蝎 3g，2 剂。

二诊：5 月 9 日，症减。上方去朱砂，2 剂。

三诊：5 月 11 日，症同前，上方加天麻片 1 瓶。

四诊：症未减。处方：桂枝 10g，白芍 15g，甘草 5g，龙骨、牡蛎各 10g，钩藤 12g，全蝎 5g，2 剂。

五诊：症减，上方加当归、熟地黄各 6g，2 剂。

六诊：症减，手、口不晃动，继服上方 2 剂。

七诊：左上肢有时微动一下，舌红、苔白。上方加胆南星 3g，党参、竹茹各 10g，2 剂。

八诊：服药后左上下肢及口眼头均未晃动。上方研末，每次 4g，每日 3 次，服 1 个月。

初诊：2001 年 10 月 26 日来诊。李某某，男，11 岁，东浒演村人。

眼、口角、肩、手、腿不能控制地抖动，不分昼夜，已 2 年，面色萎黄，盗汗，胃脘不适，屡治不效。处方：麦冬、五味子各 10g，阿胶（冲服）6g，生地黄、龟板、鳖甲、龙骨、牡蛎、丹参、甘草、生白芍各 15g，3 剂。

二诊：10 月 29 日，药后症减，舌红、苔中白黄。上方加天南星 3g，3 剂。

三诊：11 月 5 日，唇干，眼、口唇时有抖动。上方加石斛 10g，天花粉 15g，3 剂。

四诊：11 月 22 日，舞蹈病相关症状完全消失，唯有口唇干，继服上方 3 剂。

初诊：2000 年 6 月 28 日来诊。张某某，女，14 岁，广平张涧人。

手舞蹈左侧重、右侧轻，头时晃动，下肢站不稳，不时晃动，已 10 余天。诊见舌红、苔白。处方：陈皮 10g，浮萍、桂枝、橘叶、藿香、莱菔子各 6g，女贞子、佩兰、防风、密蒙花、秦艽各 5g，干姜 3g，全蝎 2g，3 剂。

二诊：7 月 1 日，病无改变，改方：天南星 10g，龙骨、牡蛎各 20g，麦冬 10g，白芥子 6g，牛膝 12g，代赭石 10g，青皮 6g，青礞石 15g，半夏 10g，炒酸枣仁 15g，全蝎 2g，甘草 3g，3 剂。

三诊：7 月 4 日，症减，继服上方 3 剂。

四诊：7 月 7 日，症减，上方加钩藤 10g，白芍 12g，柴胡 10g，3 剂。

五诊：7 月 10 日，巩固疗效，继服上方 5 剂。

初诊：2000 年 5 月 3 日来诊。闫某某，女，12 岁，柴庄马堡人。

舞蹈病 1 年，全身性颤动，舌不能伸，站立不稳，经北京儿童医院诊为小儿舞蹈病，治疗后症状未有好转。诊见苔黄。处方：龙骨、牡蛎、代赭石各 20g，玄参 15g，龟板、茵陈、麦芽、钩藤各 10g，白芍 15g，天冬 10g，石决明 20g，川牛膝 10g，天竹黄 5g，5 剂。

二诊：5 月 8 日，症同前。上方加黄芪、丹参各 20g，3 剂。

三诊：5 月 12 日，药后症状未减，患者服首方症减，故改服首方，5 剂。

四诊：5 月 18 日，药后症减。上方加当归 10g，三七 3g，鳖甲 15g，炒甲珠 3g，4 剂。

五诊：5 月 22 日，病情大为好转，继服上方 10 剂。

六诊：基本正常，改服散剂，服 1 个月。

初诊：1999 年 10 月 18 日来诊。陈某，女，11 岁，古城人。

患舞蹈病 2 年，头摇、身动，多方治疗不愈。余治以养血息风去痰。处方：熟地黄 20g，当归、白芍各 10g，川芎 6g，龙骨、牡蛎各 15g，天竹黄 5g，丹参 10g，红花 5g，天麻 5g，钩藤 10g，全蝎 2g，甘草 3g，3 剂。

二诊：10 月 24 日，症减，改服散剂。

三诊：11 月 17 日，症减，加蒺藜子 10g，散剂。

四诊：12 月 20 日，病情大为好转。上方加僵蚕 6g，胆南星、地龙各 5g，散剂。痊愈。

初诊：1975 年 3 月 9 日来诊。张某某，女，1 岁 3 个月，冠县张金庄人。

初病壮热，经治疗热退，但热退后，腹胀、呕吐、四肢颤动，手不能拿物，腿不能坐立，头身摇动 10 余天，神志清晰，饮食正常，二便正常。处方：半夏、胆南星各 3g，白芍 20g，钩藤 10g，全蝎 3g，龙骨、牡蛎、白术各 15g，甘草 5g，6 剂。痊愈。

初诊：1988 年 1 月 19 日来诊。刘某某，女，12 岁，冠县古城镇刘庄村人。

初病发热，经治疗热退，但全身起丘疹，不痒，经村人医治疗疹退，但全身起一层麸皮样鳞屑，继则又发生全身关节痛，手足腕关节肿。他医又按风湿性关节炎治疗，痛止，肿消。今又突然出现右手颤动、头摇、眉毛处抖动、咧嘴、走路不稳，不能静坐、站立，已 20 余天。舌红、苔白，脉沉。处方：陈皮 10g，浮萍、桂枝各 6g，橘叶、藿香、石菖蒲各 5g，女贞子、佩兰各 6g，防风、密蒙花各 5g，防己 3g，秦艽 2g，黄芩 5g，2 剂。

二诊：1 月 21 日，症略减。处方：桂枝 10g，白芍 12g，牡蛎、龙骨各 20g，钩藤 10g，全蝎（冲服）1g，甘草 5g，5 剂。

三诊：1 月 26 日，病情大为好转。继服上方 10 剂。痊愈。

初诊：1985 年 4 月 17 日来诊。申某某，男，14 岁，市庄乡西庄村人。

初病走路突然停止，几秒钟后继续走，后发展到走路转圈，已 2 年余，后又发展为向右摆头，同时口中出"哈"声，轻则与呼吸同，重则大如喊杀之势，同时，目上吊，两肩上耸，两上肢耸动，状如舞蹈，口张舌伸，1～2 分钟 1 次，睡觉不发作，但睡时有声音。诊时见患者面色萎黄，目上吊如小儿痫证发作，令其立正站，发现患者头摇，目及口舌向左歪斜，两手翻转、挥舞，但下肢不动。舌红、苔黄厚，脉滑无力。此为痰作祟，处方：橘红、半夏、茯苓各 10g，甘草 3g，竹茹 20g，牡蛎、龙骨各 30g，白芍 15g，白矾 5g，胆南星 6g，3 剂。

二诊：4 月 22 日，患者去省二院诊为舞蹈病，治疗 1 个多月后症同前。

三诊：6 月 15 日，症同前。处方：石菖蒲 10g，竹茹 30g，郁金 10g，胆南星 6g，杏仁 10g，钩藤 12g，橘红 15g，甘松 20g，半夏、茯苓各 10g，蒺藜子 20g，蜈蚣 3 条，甘草 3g，3 剂。

四诊：6 月 18 日，发作次数及时间减少，能眠。上方加远志 6g，酸枣仁 12g，朱砂 0.1g（冲服），黄连 6g，3 剂。

五诊：6 月 22 日，发作次数减少，声音低微。处方：竹茹 25g，黄连 6g，生地黄 15g，甘松 20g，半夏、茯苓各 10g，合欢花 20g，朱砂 0.2g（冲服），栀子 10g，灯心草、胆南星各 3g，远志 5g，牡蛎 30g，龙骨 15g，甘草 3g，3 剂。

六诊：6 月 25 日，症减，但口舌生疮。上方加木通 6g，竹叶 5g，3 剂。另服牛黄清心丸，每日 2 丸。

七诊：6 月 28 日，舌红、苔黄。处方：栀子、连翘各 10g，石决明、竹茹各 20g，代赭石 15g，陈皮 10g，朱砂 1g（冲服），牡蛎、龙骨各 20g，甘草 3g，3 剂。

八诊：7 月 2 日，又发作 1 次。处方：竹茹 25g，黄连 6g，生地黄、甘松各 15g，半夏、茯苓各 10g，酸枣仁 12g，石菖蒲 10g，远志 6g，朱砂 0.5g（冲服），胆南星 5g，牡蛎 20g，龙骨 15g，橘红 10g，甘草 15g，7 剂。

九诊：7 月 10 日，未发作，守方服之，10 剂而愈。

初诊：1984 年 12 月 14 日来诊。白某某，男，5 岁，城关峇村人。

去年七月患咳喘，喘而烦躁不安，手足躁扰，两手搓擦，时叩齿、时哈欠、时笑、时哭、时揉眼搓鼻、时眨眼，神志清晰，每天晚上发病，持续两个小时左右，经治疗一个冬季也未愈，到春天自愈。

今年 10 月又发，不喘但气粗，症同前，面赤润，白天睡觉不发病，其他正常。苔中黄。处方：桂枝 10g，白芍、牡蛎、龙骨各 15g，胆南星、甘草各 3g，3 剂。

二诊：12 月 17 日，服药 2 剂后即入睡，服第 3 剂后，晚上喘轻，笑较多。处方：橘红、半夏各 6g，茯苓 10g，牡蛎、龙骨各 15g，胆南星 3g，朱砂 1g（冲服），白芍 12g，甘草 3g，石菖蒲 6g，白矾 3g，3 剂。

三诊：12 月 21 日，基本未发作。上方加天竹黄、郁金各 5g，3 剂。

四诊：12 月 30 日，近几天未发作，继服上方 3 剂。未再发作。

外伤睾丸诱发痫证案

初诊：1976 年 2 月 19 日来诊。王某某，男，36 岁，西庄固村人。

挤压睾丸后即昏倒不省人事 10 个小时，经治疗苏醒，四肢抽搐，头身摇晃时作，目沉、不欲言。苔白，脉小弦，已 3 个月。屡治不愈。处方：清半夏 15g，胆南星 10g，白蒺藜子 20g，龙骨、牡蛎、白芍各 25g，茯苓、陈皮各 15g，钩藤 20g，甘草 5g，3 剂。

二诊：2 月 22 日，服药症轻。上方加全蝎 3g，5 剂。随访未再发作。

坠房后诱发痫证案

初诊：1986 年 12 月 5 日来诊。孙某某，男，16 岁，张官寨村人。

11 月从房上坠下后，无外伤，后晚间看电视时发病，两目上吊、口张、全身抽风、手紧握、腿抽搐，几分钟后清醒。平素痰多，头时颤动，发呆、语言不利，发作后头晕、心悸，多晨起发作，已 3 年，初起半月或 1 个月 1 次，后 7～8 天 1 次，近 1 年看电视即发作。诊见舌红、苔白少。处方：桃仁 12g，红花、当归、赤芍、川芎各 10g，枳壳、郁金各 5g，石菖蒲 10g，胆南星 5g，半夏 10g，白薇、附子各 3g，茯苓 10g，远志 5g，天竹黄 6g，白矾 3g，陈皮、钩藤各 10g，全蝎 3g，3 剂。

二诊：12 月 8 日，未发作。继服上方 5 剂，前 3 剂水煎，余 2 剂研为药末，每次 3g，每日 2 次，服 1 个月。

痫 证 案

初诊：1998 年 8 月 10 日来诊。吴某，男，8 岁，北小寨村人。

患痫证 1 年，每晚约 9 点发作，每次 2～3 分钟或几秒钟，不吐涎沫，近 1 个月加重。处方：党参 10g，白术 15g，茯苓 10g，甘草、白薇、附子各 3g，远志 5g，石菖蒲 10g，半夏、陈皮各 6g，丹参 12g，全蝎 1g，朱砂 1g（冲服），

4 剂。

二诊：8 月 23 日，服药期间发作 1 次，症同前。上方加白矾 2g，天竹黄、红花各 5g，3 剂。

三诊：8 月 25 日，未发病。继服上方 5 剂。

四诊：9 月 4 日，未发病。继服上方 5 剂。

五诊：9 月 19 日，未发病。继服上方 5 剂。

六诊：9 月 28 日，未发病。上方改散剂。上方为细末装胶囊，每日 2 次，每次 4 粒，服 3 个月。

初诊：1998 年 5 月 10 日来诊。王某某，男，63 岁，南马固村人。

患痫证 1 年多，每半年发作 1 次，近半年发作 3 次，每次持续 10 分钟。处方：党参、白术各 15g，茯苓 10g，甘草 3g，石菖蒲 15g，半夏、陈皮各 10g，白矾、远志、附子各 5g，丹参 30g，白薇 5g，天竹黄 10g，全蝎（研末）2g（冲服），水蛭 5g，蜈蚣 2 条，共为细末装胶囊，每日 2 次，每次 5 粒，服两个月。

二诊：8 月 20 日，未发病，继服半年。

初诊：1998 年 3 月 14 日来诊。孙某，女，18 岁，陶北村人。

患痫证已 2 年，2 ～ 3 个月小发作 1 次，这次晨起大发作。处方：党参 10g，白术 15g，茯苓 10g，甘草、白薇各 3g，远志 5g，石菖蒲 10g，白矾 3g，天竹黄 6g，槟榔 3g，当归 10g，全蝎 3g，蜈蚣 2 条，水蛭 10g，黄芪 30g，3 剂。

二诊：3 月 31 日，未发病。继服上方 10 剂。后 5 剂改为隔日 1 剂，分两次温服。

初诊：1993 年 12 月 4 日来诊。吴兰英，女，20 岁，社里堡村人。

外伤 3 个月后出现抽风昏倒，不省人事，醒后如常人，到 1993 年 2 月又发作 1 次，此后经常发作，现已发作 3 次，精神不振，行动呆滞，呈癫证状态。舌红、苔白，脉弦。处方：党参 10g，白术 12g，茯苓 10g，甘草 3g，半夏 10g，胆南星、白矾各 5g，石菖蒲 10g，远志 5g，朱砂 2g（冲服），天竹黄 10g，全蝎 5g，钩藤 15g，白薇、附子各 3g，陈皮 10g，3 剂。

二诊：未发病。上方加神曲 10g，槟榔、代赭石各 5g，3 剂。

三诊：未发病。上方加丹参 30g，桃仁 12g，红花、当归、川芎各 10g，3 剂。

四诊：12 月 13 日，未发病，舌质红。上方加生地黄 15g，3 剂。

五诊：12 月 20 日，未发病，继服上方 4 剂。

六诊：12 月 29 日，未发病，继服上方 4 剂。

七诊：1994 年 1 月 24 日，未发病。继服上方 1 剂，研为细末装胶囊，每日 3 次，每次 5 粒。

初诊：1993 年 12 月 5 日。田某某，女，11 岁，审计局家属。

4 年前突发昏倒，不省人事，发作后左眼发红。后因惊吓而致睡中抽风，今年 5 月份发作 1 次，持续约 20 分钟，12 月 4 日又因惊吓发作 1 次，持续 2～3 分钟，口不吐沫，右侧抽搐重，发病前头痛。诊见舌质淡红。处方：党参、白术、茯苓各 10g，甘草 3g，石菖蒲 10g，远志 5g，胆南星、白矾各 3g，附子 1g，钩藤 10g，白薇 2g，全蝎 3g，天竹黄、桃仁、半夏、陈皮各 5g，3 剂。

二诊：12 月 8 日，未发作。上方加郁金 5g，1 剂。

三诊：12 月 13 日，发作 2 次，左侧手麻，1～2 分钟后即神志清晰。上方加丹参 10g，红花 5g，1 剂。另一剂研为细末，每日 3 次，每次 5g，服半个月。

四诊：1994 年 1 月 5 日，未发作，继服药末 1 个月。

初诊：1994 年 9 月 22 日来诊。王某某，男，6 岁，财政局家属。

患病 5 年，第 1 次与第 2 次发作间隔 1 年，而且伴发热、抽风，从 1993 年 1 月开始抽风、不发热，口流涎沫。1993 年 12 月 3 日又发作 1 次，不发热，体温 37.4℃，抽风 15 分钟左右，脑电图提示异常。处方：①脑乐静 1 瓶。②党参 5g，白术 6g，茯苓 5g，白薇 2g，白矾 1g，天竹黄、胆南星各 5g，远志、石菖蒲各 3g，全蝎 2g，龙骨、牡蛎各 10g，槟榔 2g，代赭石、半夏、陈皮各

5g，朱砂 1g（冲服），甘草 3g，3 剂。

二诊：2 月 23 日，未发作，入睡后时有手抽动。上方去槟榔，龙骨改为龙齿 10g，加琥珀 3g，丹参 30g，红花、赤芍各 10g，3 剂。

三诊：4 月 13 日，夜间发作 1 次，神志清，目斜。处方：代赭石 15g，胆南星 5g，龙骨、牡蛎各 15g，柴胡 10g，白芍 20g，远志、半夏各 10g，朱砂、琥珀各 5g，石菖蒲、茯苓各 10g，党参 15g，黄芪 30g，2 剂，研为细末，每日 3 次，每次 3g。

四诊：5 月 2 日，未发，继服散剂。

初诊：1975 年 4 月 16 日来诊。申某某，男，1 岁，申立村人。

某医生诊为贫血，注射 8 天维生素 B_{12} 后，两目上吊，舌颤动，左手抽搐，2 天后来诊。舌深红、苔白，此肝风类痫证。处方：僵蚕、全蝎各 3g，钩藤 15g，石菖蒲、半夏各 10g，天南星、灯心草各 3g，朱砂 1.8g，甘草 5g，6 剂。

二诊：4 月 22 日，抽搐止，但有咳喘。处方：麻黄 3g，杏仁 15g，石膏 25g，葶苈子 3g，桑白皮 10g，沙参 15g，甘草 5g，2 剂。

三诊：4 月 24 日，咳喘平，一切正常。

初诊：1999 年 2 月 20 日来诊。刘某，女，11 岁，广平张洞人。

1 个月前感冒、发热，输液 2 个小时后，突然腹痛，气上冲，号叫大哭，随即昏迷，不省人事，四肢抽搐，日发一二次，每次持续 2 ～ 3 分钟。刻下日发三四次，每次持续 30 ～ 40 分钟，自行苏醒，醒后如常。诊见舌红、苔白。处方：半夏 6g，陈皮、茯苓各 10g，甘草 3g，白矾、白薇、全蝎各 2g，石菖蒲 6g，远志、天竹黄各 3g，附子、干姜各 2g，白术 10g，朱砂（冲服）1g，4 剂。

二诊：2 月 24 日，症同前。处方：党参 10g，白术 15g，茯苓 10g，甘草 3g，半夏、陈皮各 6g，白矾 2g，附子 2g，胆南星 5g，石菖蒲 10g，白薇 2g，全蝎（冲服）3g，白芍 15g，天竹黄 5g，丹参 10g，木香 3g，2 剂。

三诊：2 月 26 日，症同前。上方加蒲黄、五灵脂各 5g，2 剂。

四诊：2月28日，服药期间发作4次，每次持续2～3分钟，半昏迷状态，不号叫，仍有腹痛。处方：僵蚕6g，白芍30g，天麻5g，钩藤15g，郁李仁10g，全蝎4g，胆南星5g，石菖蒲、天竹黄、益母草各10g，半夏6g，茯苓10g，甘草5g，2剂。

五诊：3月2日，服药后发作2次，每次持续1～2分钟，抽搐，不握拳，不叫嚷，腹痛轻，遗尿1次。上方加龙骨15g，4剂。

六诊：3月6日，药后未发，腹未痛。舌质淡、苔少。上方加党参、白术、黄芪各10g，4剂。

七诊：3月10日，服药前发作1次，持续约10分钟，至今已3天未发作。处方：钩藤15g，天麻5g，白芍30g，郁李仁10g，牵牛子、僵蚕各5g，全蝎（冲服）4g，胆南星5g，石菖蒲、天竹黄、益母草各10g，半夏6g，白矾2g，龙骨20g，青礞石10g，甘草3g，3剂。

八诊：3月13日，未发作，未腹痛，继服上方3剂。

九诊：3月16日，未发作。处方：白芍30g，天麻6g，钩藤15g，郁李仁10g，僵蚕5g，全蝎（冲服）4g，胆南星5g，石菖蒲、天竹黄、益母草各10g，半夏5g，茯苓10g，4剂。

十诊：在20日夜晚发作1次，症状很轻，继服上方4剂。

十一诊：3月24日，未发病。上方加红花、当归各5g，陈皮10g，4剂。

十二诊：3月28日，未发病，继服上方5剂。

十三诊：4月1日，未发病，继服上方5剂。

十四诊：4月6日，未发病，继服上方5剂。

十五诊：4月11日，未发病，汤剂改散剂，每日3次，每次4g，连服1个月。

初诊：1998年12月6日来诊。许某某，男，11岁，后姚庄村人。

痫证常于夜间8～9点左右发作，发作时不吐涎沫，患病两年，初起1个月1次，近半月发作3次，都在黎明发作。处方：党参、白术各10g，茯苓6g，甘草3g，远志、陈皮各5g，槟榔、白薇、附子各2g，半夏、天竹黄各6g，白矾、全蝎（冲服）各2g，朱砂（冲服）1g，3剂。

二诊：12月9日，苔中黄。上方加连翘6g，3剂。

三诊：12月12日，上方加丹参10g，3剂。

四诊：12月20日，未发病。

五诊：12月29日，时而抽动，原来晚上8点即睡，现在9点睡，早晨早起。上方加龙骨、牡蛎各10g，蜈蚣1条，3剂。

六诊：1999年1月8日，苔中黄厚。上方加知母10g，3剂。

七诊：1月24，症状减轻。上方改服药粉，每日2次，每次4粒。

八诊：2月8日，前一天晚间8点发作1次，晚11点又发作1次，舌红。上方加蜈蚣1条，茯苓10g，3剂。

九诊：2月12日，症状减轻。处方：天麻5g，钩藤15g，郁李仁10g，僵蚕5g，全蝎（冲服）3g，胆南星5g，石菖蒲、天竹黄、益母草各10g，龙骨、牡蛎各15g，茯苓10g，半夏6g，甘草3g，3剂。

十诊：2月23日，睡中手抖动。处方：党参、茯苓、白术各10g，甘草3g，胆南星、天麻各5g，蜈蚣2条，全蝎2g，天竹黄5g，白矾2g，半夏5g，丹参10g，红花5g，附子2g，陈皮5g，3剂。

十一诊：3月6日，睡中手抖动。处方：胆南星、天麻各5g，全蝎2g，青礞石10g，牵牛子5g，茯苓10g，人参3g，竹茹15g，远志5g，石菖蒲10g，龙骨、牡蛎各15g，甘草3g，3剂。

十二诊：3月10日，手未抖动，上方加白芍10g，3剂。

十三诊：3月22日，手未抖动，继服上方4剂。

十四诊：3月29日，上方中人参改为太子参15g，4剂。

十五诊：4月24日，上方加朱砂、琥珀各3g，4剂。

十六诊：5月9日，未发病。处方：党参、白术、柴胡各10g，白芍15g，香附20g，蜈蚣1条，全蝎2g，半夏5g，白矾2g，胆南星6g，丹参10g，龙骨、牡蛎各15g，白薇2g，甘草3g，4剂。

十七诊：7月18日，小发作1次。改服3月10日方，研为细末装入胶囊，每日3次，每次4粒，连服一个月。

初诊：1994年5月4日来诊。吴某，女，2岁，卫东丁圈人。

自 1993 年 5 月开始醒后呕吐，不自主点头，日发十余次，从 1994 年 4 月开始四肢抽搐、两目上吊、小便失禁，日发 2～3 次，面色萎黄，脑电图正常，B 超正常。处方：党参 5g，白术 8g，茯苓、陈皮各 5g，甘草 2g，半夏 5g，白矾、白薇、附子各 1g，石菖蒲、郁金各 5g，黄芪 10g，当归 2g，山药、神曲各 5g，全蝎 1g，3 剂。

二诊：5 月 19 日，发作次数减少，时吐涎沫。上方加朱砂 3g，丹参 10g，胆南星 3g，3 剂。

三诊：5 月 25 日，未发作。继服上方 5 剂，其中 1 剂研末装胶囊，每日 3 次，每次 3 粒，服 1 个月。

初诊：2000 年 10 月 18 日来诊。王某某，男，8 岁，花园人。

初病 1 个月发病 1 次，今口发作 2 次，每次发作 1～2 分钟，已半年。诊见舌尖红、苔白。处方：青礞石 30g，全蝎（冲服）3g，胆南星、半夏各 10g，党参 15g，丹参 30g，茯苓 10g，白术、钩藤各 15g，牵牛子 5g，甘草 3g，3 剂。

二诊：1 月 21 日，未发病。上方加石菖蒲 10g，白薇 5g，附子 12g，白术、金银花各 10g，5 剂。

三诊：1 月 26 日，未发病，继服上方 6 剂。

四诊：2 月 2 日，未发病，继服上方 6 剂。

初诊：2000 年 2 月 16 日来诊。李风改，女，37 岁，峇村人。

因外伤引起痫证，夜间发作，日 2～3 次，已 3 个月。治以血府逐瘀汤加味。处方：桃仁 12g，红花、当归、川芎各 10g，熟地黄 20g，枳壳、桔梗、川牛膝、柴胡各 10g，丹参 30g，赤芍 10g，3 剂。

二诊：3 月 18 日，服药期间一直未发作，嘱继服上方。

初诊：2017 年 9 月 13 日来诊。武某某，女，15 岁，社里堡人。

痫病发作半年，初病因母亲病故而致，突然昏倒，不省人事，口不流涎沫，不抽搐，醒后如常人，但有头痛，从今年 3 月至今已发作 3 次。舌红、苔白，脉弦。处方：竹茹 30g，陈皮、茯苓、半夏各 10g，白薇、附子各 1g，胆南星、天竹黄各 10g，全蝎 3g，远志 1g，香附、柴胡各 10g，白芍 15g，川芎 10g，白矾 2g，甘草 3g，5 剂。

二诊：9 月 17 日，发作 1 次（服药 2 剂后），今日做脑电图显示轻度异常。上方去柴胡、白芍、川芎、香附，加龙骨、牡蛎各 15g，珍珠母 20g，党参、白术各 10g，3 剂。

三诊：9 月 20 日，未发作，但有头痛。上方加川芎 10g，5 剂。

四诊：9 月 27 日，服药后阵发性头晕。处方：竹茹 30g，陈皮、半夏、茯苓、党参、白术各 10g，龙骨、牡蛎各 15g，珍珠母 20g，川芎 6g，天竹黄 10g，胆南星 5g，石菖蒲 10g，远志 5g，白矾 2g，白薇、附子各 3g，全蝎 2g，朱砂（冲服）1g，香附 5g，5 剂。

五诊：10 月 2 日，1 天头晕 2～3 次。上方加天麻 6g，5 剂。

六诊：10 月 8 日，腰酸。处方：当归 10g，川牛膝 12g，白芍 30g，鸡血藤 12g，甘草 3g，1 剂。

七诊：10 月 9 日，腰不酸。在 10 月 2 日方基础上加白芍 50g，鸡血藤 15g，5 剂。

八诊：11 月 1 日，一直未发病，无不适，有时急躁。上方加柴胡 10g，5 剂。

九诊：11 月 22 日，一直未发病。

十诊：12 月 1 日，上方为细末装胶囊。每日 3 次，每次 6 粒，服两个月。

十一诊：2018 年 3 月，未发病，继服上方。

初诊：2000 年 2 月 19 日来诊。王某某之女（珊珊），13 岁，广平东章孟人。

抽风，但神志清醒，随即头晕、恶心、呕吐，1～3 个月发作 1 次。处方：白术 20g，半夏、天麻各 10g，茯苓 15g，泽泻 20g，陈皮 10g，钩藤 15g，胆南星 5g，甘草 3g，5 剂。

二诊：3 月 10 日，未发病。继服上方，脑乐静 2 瓶。

三诊：3 月 23 日，未发病。上方加龙骨、牡蛎各 20g，5 剂。

四诊：4 月 11 日，未发病。汤剂改散剂。

五诊：5 月 14 日，未发病。

六诊：5 月 31 日，未发病。用 3 月 23 日方加白矾 3g，郁金 5g，远志 10g，5 剂。

七诊：2012 年 1 月 24 日，又发作 1 次，呕吐涎沫。处方：半夏、天麻、白术各 10g，茯苓 12g，陈皮、天竹黄、胆南星、代赭石各 10g，甘草 3g，5 剂。并嘱继服半年散剂。

初诊：2000 年 5 月 4 日来诊。李元山，男，22 岁，西富庄人。

1996 年因惊恐而发痫证，吐涎沫、四肢僵硬，突然昏倒，但神志尚清，牙关紧闭约 5 分钟左右即止，每次皆因惊恐、生气而作，自行缓解，过后 3～4 个小时不会说话。后几次发作，4 天不会说话，嗜睡 4 天后，住院治疗。从去年开始胸闷、咽痒、干咳、头晕、四肢乏力，上述症状出现后即发作。平时心烦、两胁痛，现 3～4 天发作 1 次。舌红、苔薄黄。处方：青礞石 30g，白芷 3g，天竹黄、半夏、茯苓、胆南星各 10g，石菖蒲 6g，远志、白薇各 5g，全蝎 3g，柴胡、黄芩各 10g，龙骨、牡蛎各 30g，天麻、枳实、白术各 10g，牵牛子 5g，3 剂。

二诊：5 月 7 日，3 天未发病，继服上方 5 剂。

三诊：5 月 15 日，未发病。上方加朱砂（冲服）2g，5 剂。

四诊：6 月 1 日，未发病，继服上方 5 剂。

初诊：1999 年 5 月 25 日来诊。杨某某，女，65 岁，路桥乡本司寨村人。

10 年前发作 1 次痫证，1996 年发病 1 次，1999 年正月发病 1 次，3 月初发病 1 次，以后四五天发病 1 次，昨天至今发病两次，突然昏倒，不省人事，口流涎沫，牙关紧闭，手紧握，约 7～8 分钟后清醒，醒后如常人。现头晕、头沉。舌红、苔白，脉弦。处方：党参 15g，茯苓 10g，白术 15g，陈皮、半夏、石菖蒲、远志、胆南星各 10g，附子、白矾各 3g，白薇 5g，甘草 3g，青礞石 20g，枳实 10g，牵牛子 5g，2 剂。

二诊：5 月 29 日，未服药，大发病，住院治疗，经西医抗痫药物治疗好转，但日发 10 余次。处方：牵牛子 6g，枳实、大黄各 10g，青礞石 30g，胆

南星 10g，蜈蚣 2 条，芒硝 10g，全蝎 2g，栀子 10g，连翘 20g，甘草 3g，
2 剂。

三诊：服 2 剂发病止。上方去芒硝 5g，5 剂。

四诊：6 月 6 日，未发作，但腹泻、乏力。上方牵牛子减至 3g，加半夏
10g，龙骨、牡蛎各 20g，5 剂。

五诊：6 月 11 日，服药后 4 天发病 7 次，发病前自己感觉有异味，即发
病，发病自己知道。上方加半夏 2g，天竹黄、茯苓各 10g，白矾 2g，5 剂。

六诊：6 月 18 日，未发病，继服上方 5 剂。

七诊：8 月 27 日，一直未发病，但头痛。血府逐瘀丸改为汤剂，加全蝎
2g，蔓荆子 10g，5 剂。

八诊：9 月 5 日，头不痛，痫证未发病。

九诊：6 月 6 日，方改为散剂，每日 3 次，每次 4g，服 1 个月。

初诊：1999 年 6 月 20 日来诊。赵某某，男，16 岁，邱县榆林人。

8 岁时患过脑膜炎，1998 年 10 月发作 1 次痫证，持续几分钟，已发作
7～8 次，近 4 天发病 8 次，纳呆，不发热。曾服癫痫片、维生素 B$_1$、脑复
康。诊时又发病。处方：陈皮、半夏、茯苓各 10g，甘草 3g，胆南星 6g，远
志 5g，石菖蒲 10g，白矾 2g，青礞石 15g，枳实 6g，槟榔、牵牛子、大黄各
5g，丹参 15g，3 剂。

二诊：6 月 23 日，未发病，但有时胃部气上冲。上方加天竹黄 10g，4 剂。

三诊：6 月 27 日，自感如常人。上方加香附 6g，4 剂。

四诊：7 月 1 日，未发病，但口苦。继服上方，4 剂。

五诊：7 月 4 日，昨日发病 1 次，症状很轻。上方加全蝎（冲服）3g，4 剂。

六诊：7 月 8 日，未发病，继服上方 5 剂。

七诊：7 月 18 日，发作 1 次。处方：党参 10g，白术 12g，茯苓 10g，甘
草 3g，远志 5g，石菖蒲 10g，白薇、附子各 3g，全蝎 2g，天竹黄 6g，白矾
2g，半夏 6g，胆南星 5g，5 剂。

八诊：7 月 28 日，未发作。上方加青礞石 10g，牵牛子 3g，丹参 10g。研
为细末，每日 3 次，每次 5g。

初诊：1999 年 7 月 20 日来诊。姚某某，男，29 岁，姚齐固人。

1998 年发病，阵发性眩晕，发无定时，晕时无知觉、神志不清。今年又发病，发作后均自愈。处方：天竹黄 10g，青礞石 30g，白矾 5g，胆南星、半夏各 10g，石菖蒲 30g，牵牛子 6g，桃仁 15g，红花 30g，当归 20g，丹参 30g，川芎 15g，三七、皂荚各 10g。研为细末，装入胶囊，每日 3 次，每次 5 粒，空腹服，服两个月。未再复发，继服。

初诊：1993 年 1 月 14 日来诊。路某，男，15 岁，安静村人。

抽搐、两目上吊、牙关紧闭，昏迷几分钟后即醒，从 11 月 20 日开始发作，日发四五次，经住院治疗症状未有好转。延余诊，处方：党参、白术、茯苓各 10g，胆南星 3g，半夏 5g，钩藤 10g，全蝎（冲服）3g，石菖蒲 5g，远志 3g，附子 1g，甘草 2g，朱砂（冲服）1g，5 剂。

二诊：3 月 7 日，服药期间发作 1 次。上方加神曲、天花粉各 5g，槟榔 3g。研为细末，装胶囊，每日 3 次，每次 5 粒，服 1 个月。

初诊：1991 年 8 月 15 日来诊。刘某某，男，20 岁，中马固村人。

患者半月至 1 个月发作 1 次痫证，每次发作约 5～6 分钟后才能醒过来，发作时咬舌，吐涎沫，两目上吊，过后头晕、乏力、记忆力差、脑鸣。发病前心忡忡 7～8 年，白天发作多，夜间发作少。细问受惊恐而致。诊见舌红、苔白。处方：党参 10g，白术 12g，茯苓 10g，甘草 3g，白薇、附子各 2g，胆南星 5g，白矾 0.5g，远志 5g，石菖蒲、半夏各 10g，全蝎 3g，朱砂（冲服）1.5g，5 剂。

二诊：9 月 7 日，每日发作 2 次，但很轻，近几天又感头痛易惊。上方加龙骨、牡蛎各 20g，5 剂。

三诊：10 月 13 日，未发病，继服上方 5 剂。

四诊：10 月 28 日，服药期间发作 1 次，持续约 2 分钟，易惊。上方加桃仁 12g，琥珀 3g，红花 6g，5 剂。

五诊：11 月 9 日，未发病。

六诊：12 月 21 日，未发病。处方：党参 10g，白术 15g，茯苓 10g，甘草 3g。龙骨、牡蛎各 20g，朱砂（冲服）2g，槟榔 5g，川芎、钩藤各 10g，胆南星 5g，半夏 10g，代赭石 15g，天竹黄、陈皮各 10g。研细末为丸，每丸 6g，日 3 丸。

七诊：1993 年 1 月 12 日，发病 1 次，7～8 秒即醒。上方加全蝎 6g，为丸，另加服血府逐瘀丸，每日 2 丸，嘱服两个月。

初诊：2011 年 10 月 19 日来诊。刘某某，男，18 岁，刘圈村人。

患者从 3 岁即患羊癫疯病，可能是惊吓而致，初病 1 年发作一二次，突然发病，两目上吊，口张气短，不省人事，1～2 分钟后即醒，醒后乏力、汗出，近几年 1 个月发作一二次，最近 2 年 1 个月发作十几次。从今年开始 1 天发作 2～3 次，常年服癫痫胺等抗癫痫药物，如药量增倍服，则发作频繁，每次发作时间更长。曾常年至北京市名医救治，但效果不好。延余诊，停服一切西药，每天 24 小时观察记录。处方：党参 12g，白术 15g，茯苓、陈皮、半夏、胆南星各 10g，白矾 3g，天竹黄、石菖蒲、远志各 10g，丹参 15g，白薇 5g，黑附子 3g，朱砂（冲服）0.5g，琥珀 1g，甘草 3g，5 剂。

二诊：连服 12 剂后症轻，日发作 1 次，持续时间短，抽风症状轻。上方加全蝎 10g，5 剂。

三诊：11 月 18 日，服 5 剂后，每晚发病 1 次，症状也轻，又服 5 剂，期间未发病，但夜醒后失眠。上方加酸枣仁 15g，5 剂。

四诊：12 月 9 日，服药 15 天，其间白天发病 1 次，持续时间短。上方去酸枣仁，加青礞石 10g，5 剂。

五诊：2012 年 1 月 12 日，服药 5 天，期间发作 3 次，不流涎沫，抽风、角弓反张。处方：钩藤 30g，天麻、半夏、茯苓、橘红、胆南星、石菖蒲、远志、全蝎、僵蚕各 10g，朱砂（冲服）、琥珀（冲服）各 1g，姜汁 10g，蜈蚣 3 条，3 剂。

六诊：1 月 15 日，未发作，继服上方 5 剂。

七诊：1 月 28 日，期间又发作 1 次，开下方：①生地黄 25g，桃仁、红花各 12g，川芎、赤芍各 10g，青礞石 15g，天竹黄、胆南星、半夏各 10g，白矾、白薇各 5g，僵蚕 10g，附子 3g，代赭石 15g，全蝎（冲服）5g，蜈蚣 2 条，甲珠（冲服）3g，水蛭（冲服）5g，甘草 3g，5 剂。②天竹黄 15g，沉香、天冬各 60g，白芍 70g，茯神 120g，甘草 18g，远志 5g，麦冬 60g，旋覆花 45g，紫苏子 30g，香附 90g，半夏 30g，皂荚（去黑皮去子炒）10g。共为细末，与山药粉合为丸，日 2 次，每次 9g，连服 7 日。

八诊：10 月 5 日，未发病。

九诊：11 月 18 日，期间发病 1 次，但症状很轻，继服药丸。处方：茯神 120g，远志 60g，麦冬、天冬、白芍各 90g，皂荚、半夏、旋覆花、天竹黄、紫苏子各 6g，香附 90g，沉香 6g。研为细末，与山药粉合为丸，绿豆大，朱砂 30g 为丸衣，日 2 次，每次 9g，鲜竹沥水送下，连服 7 日。

初诊：1988 年 3 月 27 日来诊。刘某某，女，4 岁，吉古安村人。

不明原因早饭后突然昏倒，不省人事，两目上吊，牙关紧闭，手足抽搐，发作半小时许即醒，到中午又发作 1 次，1 日发作 4 次。处方：党参 10g，白术 12g，茯苓 10g，甘草 2g，白薇、附子各 1g，石菖蒲 10g，胆南星 5g，天竹黄、半夏各 6g，白矾、全蝎各 2g，橘红 10g，龙骨 15g，朱砂（冲服）1g，3 剂。

二诊：服药期间发作 1 次，持续时间短。继服上方 1 剂，研为细末装入胶囊，日 3 次，每次 4 粒，服 1 个月。

初诊：1987 年 12 月 27 日来诊。古某某，男，6 岁，古高庄村人。

痫证初病高热抽风，第 2 年又高热抽风，1 年发作两次，今年 1 月不发热但抽风，不吐涎沫，近期发作不论昼夜，发作时点头，每天发作三四次。今天发作 1 次，抽风，昏仆，患病已 3 年。处方：党参 6g，白术、茯苓各 10g，甘草 3g，白薇 2g，附子 1g，胆南星、全蝎各 3g，钩藤 6g，半夏 5g，石菖蒲 10g，郁金 5g，白矾、朱砂（冲服）各 1g，龙骨、牡蛎各 10g，3 剂。

二诊：12 月 31 日，发作次数减少，持续时间缩短。上方加天竹黄 3g，5 剂。

三诊：5 天发作两次，持续时间缩短。上方改为散剂，连服 3 个月后复查。

腹痛型病证案

初诊：1991 年 5 月 18 日来诊。施某，女，8 岁，能源办公室家属。

4 月 17 日，中午睡眠时发病，口角动、口歪、唇紫，眼动、手凉、手紧握，第二次发病又流涎，至今发作 4 次，均为睡觉时发作，约半月 1 次，每次发作先腹痛随即发病。处方：①脑乐静 1 瓶。②党参 6g，茯苓、白术、甘草、石菖蒲各 5g，附子 0.5g，白薇 2g，当归 5g，胆南星 3g，钩藤、白芍各 10g，全蝎 3g，朱砂（冲服）1g，3 剂。

二诊：5 月 21 日，症同前，盗汗。上方加青蒿 10g，鳖甲 5g，10 剂。

三诊：6 月 2 日，腹痛后发病 1 次，面色萎黄，纳呆。处方：党参 5g，白术、焦三仙各 10g，陈皮、槟榔、莱菔子各 5g，甘草 2g，白芍 10g，半夏 3g，茯苓 5g，朱砂（冲服）1g，2 剂。

四诊：7 月 8 日，未发病，纳差，上方加天竹黄 5g，远志、白薇、石菖蒲各 3g。为细末，日 3 次，每次 3 克，服 1 个月。

五诊：10 月 6 日，服药未发病，舌质红、苔薄黄厚，上方加连翘 5g。

六诊：1992 年 1 月 5 日，未发病，舌红、苔白。继服上方，研为细末服两个月后，停药。改方：党参 10g，白术 20g，神曲、陈皮、半夏、茯苓、天竹黄各 10g，远志 5g，石菖蒲 10g，白薇、全蝎各 5g，甘草 3g。研为细末，日 2 次，服两个月。

三、四肢疾病案

四肢痛案

初诊：2010 年 4 月 20 日来诊。郎某某，女，43 岁，闫张庄人。

初病两脚指痛，逐渐发展到手指也痛，不能伸、曲、握，痛与冷热无关，晨起重，活动后稍轻，现在四肢、肩、胯以下都痛，不能上楼，患病 1 年余，服西药可暂时痛缓。处方：川乌、草乌各 6g，麻黄 10g，伸筋草 30g，鸡血藤 20g，地龙 10g，羌活 15g，独活、川牛膝、木瓜各 10g，乳香、没药各 10g，甘草 3g，2 剂。

二诊：4 月 26 日，症状稍轻。上方加活血药。处方：川乌、草乌、麻黄、白芷、防风各 10g，羌活 15g，桂枝、川牛膝、郁金、延胡索、木瓜、当归、独活各 10g，甘草 3g，3 剂。

三诊：4 月 30 日，服药后病情大为好转。上方加全蝎 3g，鸡血藤 10g，3 剂。

四诊：5 月 5 日，上方加黄芪 30g，5 剂。

五诊：5 月 14 日，病去大半。处方：川乌、草乌、麻黄、威灵仙、防风、羌活、独活、桂枝、郁金、当归各 10g，川牛膝 12g，木瓜 10g，伸筋草 15g，蚕沙 10g，乳香、没药各 10g，甘草 3g，5 剂。

六诊：5 月 18 日，基本正常。处方：川乌、草乌、麻黄各 10g，伸筋草 20g，地龙、羌活、独活、川牛膝、木瓜各 10g，黄芪 30g，当归、威灵仙、秦艽各 10g，甘草 5g，5 剂。

七诊：5 月 25 日，上方研末为蜜丸或装胶囊。日 3 次，每次 5 粒，连服半月，以防复发。

手 足 痛 案

初诊： 2001 年 12 月 23 日来诊。赵某，女，13 岁，柴堡人。

手足四肢窜痛，闪电式灼痛，持续 2～3 分钟痛消，身出微汗，遇冷加重，晚睡前发作 1 次，白天发作一两次，活动时痛轻，热水洗痛轻。舌淡、苔薄微黄，脉细。处方：桃仁、红花各 10g，没药 5g，秦艽 15g，天竹黄 5g，全蝎 2g（冲服），郁金、当归、川芎、桂枝各 10g，麻黄 6g，细辛 3g，川乌 5g，白术 10g，2 剂。

二诊： 12 月 25 日，发作 1 次，痛轻。上方加蜈蚣 1 条，3 剂。

三诊： 12 月 28 日，手足关节痛，热轻。上方加草乌、附子各 5g，3 剂。

四诊： 12 月 31 日，3 天发作 1 次，症状很轻。继服上方，3 剂。

五诊： 2002 年 1 月 3 日，10 天未发作。继服上方 3 剂。

四肢关节肿大痛案

初诊： 1966 年 6 月 6 日来诊。刘某某，男，16 岁，邱县梁二庄卢兴平堡村人。

初病 1964 年 10 月，两膝关节肿大微痛，四肢酸软乏力，发热、汗出、盗汗，日晡发冷，渐至不能走路，11 月份服祛风活血药症状减轻，后经医院静脉输液症状加重，两膝肿大，不能伸屈，形体消瘦，脚趾关节肿胀，痛剧。他医认为关节内有水，抽之则无；有医生说是风湿性关节炎、类风湿性关节炎、骨结核，说法不一。曾服巴腊丸，痛略减。刻下病情加剧，纳呆，痛不能眠，病情垂危，面色无华，骨瘦如柴。苔少色红，脉浮大而数。处方：黄芪 30g，当归 15g，苍术、川牛膝、黄柏各 10g，乳香、没药各 5g，甘草 3g，3 剂。

二诊： 服药后高热，全身不适，痛更重，舌红。处方：生地黄 30g，玄参、薏苡仁各 15g，石膏、知母各 10g，桂枝 5g，甘草 3g，2 剂。

三诊： 症状略轻，身热减轻，其他同前。处方：生地黄 15g，玄参 12g，山药 15g，乳香 4g，当归 10g，党参 15g，知母 6g，石斛 30g，陈皮 10g，天冬 12g，金银花 6g，连翘、黄柏各 3g，沙参、白芍、天花粉各 10g，黄芩 5g，甘草 3g，17 剂。

四诊：痛大为减轻，面红润，有生肌之势，右腿能伸屈一步，食欲增加。改方：生地黄、玄参各 12g，党参 15g，当归 10g，石斛 15g，川续断 10g，黄柏 4g，黄芩 1g，金银花、连翘各 6g，桂枝 5g，石膏 10g，甘草 3g，30 剂。

按：此方服 30 余剂后，面部、上肢肌肉丰满，上肢关节恢复正常，右腿伸屈不利，但能行走，下肢肌肉未完全恢复。汤剂改为丸剂，服 1 个月余。1969 年 10 月追访，已能参加体力劳动，活动如常人。

手足麻、眩晕案

初诊：1999 年 5 月 5 日来诊。么某某，女，56 岁，泽庄村人。

心慌气短，手足发麻、发凉，晨起手足发麻重，头晕、生气加重，胸胁胀痛，面赤润。舌红、苔薄白，脉数有力。拟为肝风内动，治以俞氏羚羊钩藤汤。处方：钩藤 12g，菊花、茯苓各 10g，生地黄 12g，白芍 15g，竹茹、白术各 10g，枳实 3g，牛膝 25g，代赭石 30g，天花粉 5g，石决明 12g，黄芩 5g，2 剂。

二诊：5 月 7 日，服药效不著。更方：黄芪 12g，柴胡 3g，青皮 5g，当归 10g，桃仁、红花各 5g，川芎 3g，地龙 5g，2 剂。

三诊：5 月 9 日，效果仍不明显。处方：当归 5g，牛膝、枳实各 10g，天花粉 5g，生地黄、牡蛎、龙骨各 15g，竹茹 5g，2 剂。

四诊：5 月 11 日，症状同前，改服清肝、平肝、补肝之剂。处方：钩藤、菊花各 10g，竹茹、柴胡各 5g，生地黄、石决明各 12g，栀子、知母各 5g，黄芩 10g，牛膝、天麻、五味子各 5g，川楝子 10g，玄参 15g，2 剂。

五诊：5 月 20 日，症状大减。上方去钩藤、菊花，加天花粉、白芍、枸杞子各 10g，2 剂。

六诊：5 月 22 日，症状基本消失。改服杞菊地黄丸 2 盒，早晚各 1 丸。

四肢搐搦案

初诊：1966 年 3 月 28 日来诊。陈某某，女，36 岁，柴庄公社肖寨村人。

14 年前因生气而致全身麻木，从腹股沟向少腹抽搐，如掌向上推之状，至心窝硬而痛，痛连胸部、心慌、恶心、心烦、失眠、头昏，手足搐搦。轻则能言，拇指内屈，余 4 指第 1 指节向内屈，3、4 指节伸直跳动；重则神清而口不能言，拇指向第 2、3 指节屈曲，小腿内收，不能吸气，生气即发。平素全身窜痛，有时背部如流水样，摸之则无，有时手携物，突然掉落，疾苦多端，一言难尽。今又患感冒，发热 40℃，头痛如裂，流涕、咽痛，经西医治疗近愈，又因母亲病危，四肢搐搦更重，且尿痛。苔薄黄，脉弦。处方：钩藤、旋覆花、乌药各 10g，木香 4g，代赭石 15g，清半夏、王不留行、路路通各 10g，沉香 3g，川芎 4g，厚朴、荆芥、菊花各 10g，薄荷 5g，甘草 3g，4 剂。

二诊：4 月 1 日，搐搦症消，唯有心窝不爽，时而恶心，动则心悸。处方：旋覆花 10g，代赭石 15g，柴胡 6g，乌药 10g，木香 4g，青皮、清半夏、王不留行、路路通、枳实、当归、厚朴、竹茹各 10g，栀子 4g，酸枣仁 12g，石菖蒲、香附各 10g，4 剂。痊愈。

全身关节痛案

初诊：1993 年 7 月 10 日来诊。刘某某，女，20 岁，后刘街人。

从 1993 年 3 月，夜不明原因，左肩痛，针刺后肩不痛，转手足关节痛，踝关节呈游走性肿胀痛，脚底骨痛，不能行走，手不能握物，活动后痛轻，晨起重，不论冷热、晴雨均痛，雨天加重。舌红、苔白，脉沉。处方：生地黄 15g，透骨草、伸筋草各 30g，羌活、独活、川牛膝、防己、秦艽各 10g，川续断 12g，熟地黄 15g，当归、川芎各 10g，黄芩、葛根 12g，桂枝 10g，甘草 3g，3 剂。

二诊：症同前，改服祛风渗湿、活血止痛之剂。处方：薏苡仁 30g，土鳖虫、地龙各 10g，苍术、独活、羌活各 15g，防风、当归、桂枝各 10g，细辛 5g，白芷、乳香、没药各 10g，生地黄 15g，川牛膝 10g，甘草 3g，3 剂。

三诊： 痛轻，继服上方。

四诊： 痛轻，继服上方。

五诊： 7 月 29 日，痛去大半，上方改散剂，3 剂。

六诊： 8 月 19 日，略痛，感热。上方加石膏、络石藤各 30g，3 剂。连服半月。痛愈。

全身骨节痛案

初诊： 2000 年 3 月 6 日来诊。杨某某，女，43 岁，邱县梁二庄人。

全身骨节痛，腰痛，不能劳动，已 1 年，上肢痛已 2 年，不论冬夏，昼夜都痛，不能伸屈。舌质淡红、苔白，脉细。处方：羌活 20g，独活、秦艽各 15g，鸡血藤 30g，杜仲 10g，川续断 15g，桂枝、川乌各 10g，木瓜 15g，麻黄 10g，川牛膝 15g，当归 10g，白术 15g，防风 10g，甘草 3g，6 剂。

二诊： 3 月 12 日，痛去八九，但走路还酸，CT 显示为腰椎骨质增生。上方加黄芪 50g，白芍 15g，5 剂。

三诊： 3 月 17 日，不痛，基本正常，继服上方 5 剂。

关 节 炎 案

初诊： 2002 年 5 月 15 日来诊。何某某，男，50 岁，陶西人。

全身关节肿大，不能行走，遇热轻，遇冷重，手足关节、踝关节肿甚，四肢关节肿痛。舌红、苔黄厚。处方：忍冬藤、络石藤、青风藤各 30g，鸡血藤、川牛膝、独活各 15g，黄柏 10g，木瓜 15g，川芎 12g，防己、防风、蚕沙各 10g，乳香、没药各 6g，5 剂。

二诊： 肿消一半，继服上方。

三诊： 症状继续减轻。上方加薏苡仁 30g，苍术 15g，5 剂。

四诊： 胀轻，痛不减。上方加甲珠 5g，延胡索、白芷各 10g，细辛 5g，地龙、乳香、没药各 10g，5 剂。

五诊： 痛减轻，劳累生气后痛重。上方加石膏 30g，知母、香附各 10g，5 剂。

六诊： 上方去防风，加黄柏 12g。服药月余。痊愈。

寒 湿 痹 案

初诊： 1963 年 11 月 9 日来诊。谭某某，女，19 岁，李桥村人。

右膝关节及腘内冷痛，已月余，行动不便，饮食、二便均正常，局部不红不肿，关节触之不热。舌淡、苔白，脉沉细。此寒湿侵入关节而阻滞气血而成。处方：①风湿丸，早晚各 1 丸。②针刺：鹤顶、阳关、内膝眼。

二诊： 痛略轻，但仍膝冷、酸胀。处方：①牛膝 15g，黄柏 10g，苍术 20g，薏苡仁 25g，2 剂。②针刺：鹤顶、内膝眼、阳陵泉、阳关。

三诊： 膝及腘不冷，酸轻，唯感胫骨部无力。处方：①上方加红花 10g，木瓜 25g，3 剂。②针刺：加委中、鹤顶、内膝眼、阳陵泉、阳关。随访，一切恢复正常。

热 痹 案

初诊： 1966 年 5 月 22 日来诊。王某某，女，18 岁，邢张屯村人。

不明原因右腿膝盖痛，渐至左膝盖亦痛，延至踝骨、跟骨、大椎、手腕均痛，按之痛重，阴天较剧，现不能走路，两膝微肿、但不红，痛重时局部发热。苔薄黄，脉弦滑。处方：防风 10g，防己、泽泻各 12g，黄柏 10g，苍术 25g，川牛膝 10g，丹参 12g，当归 10g，甘草 3g，6 剂。

二诊： 5 月 28 日，能走路，但按之仍痛。苔薄黄，脉弦。上方加黄芩 5g，桂枝、威灵仙各 10g，6 剂。

三诊： 6 月 2 日，舌苔薄黄，痛仍存。热邪不去，湿邪仍在。处方：石膏 15g，黄芩、知母、桂枝各 10g，薏苡仁 15g，防风、秦艽各 10g，麻黄 5g，当归 15g，苍术 10g，甘草 3g，8 剂。痊愈。

初诊：1972 年 8 月 25 日来诊。吴某某，女，48 岁，麻呼寨人。

全身关节红肿热痛已两个月。苔薄黄，脉微数。处方：石膏 25g，知母 15g，青风藤、川续断、生地黄各 25g，黄柏 20g，黄芩 15g，川牛膝、地骨皮、鸡血藤、没药各 20g，2 剂。

二诊：8 月 27 日，病情大为好转。上方加薏苡仁 25g，4 剂。

三诊：9 月 1 日，诸症基本消失。上方研细末为丸，服 1 个月。

初诊：1966 年 4 月 6 日来诊。杨某某，女，14 岁，刘村人。

初病脚跟痛，痛轻时不影响劳动，10 天后晨起脚跟痛甚，脚胀发热，不能行走，经某医用中药足浴治疗不效，又服汤药也不效，延至膝盖、四肢酸痛，不能伸屈，已有 10 天，加重 3 天，不寐，其关节不红、不肿，触之则痛，活动和咳嗽则痛更甚，汗出、发热、口干不欲饮、咽痛。舌红、苔薄黄，脉浮数。处方：防风、荆芥各 10g，石膏 25g，赤芍 6g，黄芩 10g，当归 15g，杏仁 6g，葛根 10g，秦艽 12g，麻黄 2g，桂枝 3g，威灵仙 5g，甘草 3g，2 剂。

二诊：上肢及左下肢痛消失，唯右下肢痛，不能活动，身微热。苔薄黄，脉缓。上方去荆芥，加生地黄 5g，牛膝、牛蒡子各 10g，通草 5g，2 剂。并服安乃近，日 3 次，每次 1 片，服 1 天即停。

三诊：症状继续减轻，但效果不大。盖因治风先治血，血行风自灭。上方加活血药。处方：防风、荆芥各 6g，石膏 15g，黄芩 10g，当归、丹参各 12g，乳香 6g，红花、郁金各 10g，桂枝 3g，赤芍 10g，杏仁 5g，秦艽 12g，麻黄 2g，威灵仙、羌活各 10g，柴胡 6g，甘草 3g，2 剂。

四诊：痛止，能下床走路，但仍关节酸楚。舌苔薄黄，脉小弦。以下方善其后。处方：当归 10g，防风 5g，知母 10g，石膏 12g，天花粉、秦艽各 10g，桂枝 5g，乳香、赤芍各 6g，葛根 10g，甘草 3g，2 剂。

血　痹　案

初诊：1984 年 7 月 12 日来诊。刘某某，女，72 岁，邱县杜中寨人。

不明原因而致左膝下肢肿胀，紫斑成片，状如跌打伤，抚之冰冷，其痛甚重，腨内不能按压。舌质淡红、苔白，脉沉细。处方：川乌 5g，附子、桂枝各 10g，桃仁 12g，川牛膝 15g，木瓜、当归、川芎、赤芍、乳香、独活、金银花各 10g，黄芪 30g，3 剂。

二诊：7 月 15 日，痛止，瘀斑色淡，腨内压之不痛，继服上方 3 剂。

三诊：7 月 18 日，痛止，紫斑退去大半，停药。

痛 痹 案

初诊：1984 年 7 月 1 日来诊。王某某，女，40 岁，芦里赵齐固人。

患者 6 天前不明原因突然右下肢痛，继则胀痛难忍，面色萎黄，两手发麻，右下肢发凉，经针刺放血后，痛稍轻，但仍不能行走，小腿肌肉触之痛重，口苦、口干欲饮，纳差。舌红、苔薄黄、脉弦细。处方：赤芍 30g，甘草 3g，丹参、乳香、没药各 10g，牛膝 15g，桃仁、红花各 10g，薄荷、五灵脂各 6g，附子 3g，2 剂。

二诊：7 月 3 日，痛重，口苦、口干欲饮，此为真热假寒。治以清热凉血、活血止痛。处方：金银花、生地黄各 15g，当归 20g，川芎 15g，鸡血藤 30g，牡丹皮 10g，赤芍 15g，红花、延胡索各 10g，丹参 30g，川牛膝 15g，木瓜 30g，防己 10g，白芍 30g，甘草 20g，2 剂。

三诊：7 月 5 日，症去大半，继服上方 3 剂。

鸡爪风案

初诊：1998 年 7 月 20 日来诊。宋某某，女，40 岁，南拐渠村人。

患鸡爪风 1 个月余，已影响劳动，纳差。舌红、苔白微黄。处方：柴胡 10g，白芍 50g，甘草、陈皮、半夏、茯苓各 10g，竹茹、白术各 15g，枳壳、神曲 10g，栀子 6g，龙胆草 10g，3 剂。

二诊：7 月 23 日，基本不抽搐，继服上方 3 剂。随访已愈，嘱其自行调节。

初诊：1998年8月20日来诊。岳某某，女，28岁，广平县南韩乡潘寨村人。

初病低热，经乡村医生输液治疗，热时轻时重，但腹胀，哈欠，头皮麻，时流泪，纳呆，烧心，头胀痛、头沉，两手时搐搦，日发数次。舌红、苔白，脉弦数无力。处方：旋覆花10g，代赭石30g，柴胡10g，白芍15g，大腹皮20g，半夏、茯苓、陈皮、厚朴、枳壳各10g，钩藤15g，牡蛎20g，香附15g，当归10g，甘草3g，3剂。

二诊：8月23日，诸症大减，仍头晕。处方：柴胡、白芍、当归、香附各10g，龙骨、牡蛎各20g，青皮、枳壳各10g，钩藤15g，半夏10g，竹茹30g，茯苓12g，陈皮10g，甘草3g，3剂。痊愈。

初诊：1989年2月17日来诊。闫某某，女，29岁，冠县古城北刘庄人。

产后5个月停经两个月，两手麻木，抽搐握拳，两脚麻木，已两天半，头痛，恶心，纳呆。舌红、苔白，脉弦。处方：桂枝10g，白芍30g，甘草10g，龙骨、牡蛎、竹茹各15g，半夏6g，茯苓、陈皮各10g，葛根15g，2剂。

二诊：2月19日，抽搐止，仍恶心，纳呆。上方加代赭石15g，麦芽10g，3剂。

初诊：1965年2月22日来诊。何某某，男，30岁，大名营阵村人。

因生气导致两手麻木、拘急不能伸，胸闷，心烦、心悸，自觉肌肉跳动，溲略黄，经卫生所用葡萄糖、中药人参、当归治疗，症反加重，面赤。舌红、舌边苔黄厚，脉弦。处方：当归12g，白芍30g，酸枣仁12g，柏子仁10g，乌药2g，柴胡5g，龙胆草6g，桂枝、牛膝各10g，石菖蒲3g，红花2g，3剂。

二诊：2月25日，拘急轻，但仍麻木。上方加橘络10g，3剂。

三诊：2月28日，拘急、心烦均减轻。上方去酸枣仁，3剂。

四诊：3月3日，症同前。上方加柴胡10g，3剂。

五诊：3月6日，手瞤动，舌红。上方加钩藤、菊花、枸杞子各10g，3剂。

六诊：3月9日，病去过半。上方加龙骨、牡蛎各20g。痊愈。

四肢酸软无力案

初诊：1999 年 3 月 12 日来诊。陈某，女，35 岁，电力局职工。

四肢酸软乏力，头昏，健忘，多梦，腰酸痛，纳差，其他正常。舌红、苔白。处方：菊花 30g，蒺藜子 15g，生地黄 20g，枸杞子 10g，薄荷 5g，陈皮、苍术各 10g，白术 12g，珍珠母 15g，茯苓 10g，枳壳 6g，竹茹 15g，半夏 6g，2 剂。

二诊：3 月 14 日，舌红、苔薄黄。上方加石决明 12g，牡蛎、龙骨各 20g，栀子、牡丹皮、龙胆草各 10g，2 剂。

三诊：3 月 16 日，症同前。此中气虚，气不达四肢而致乏力、头昏、健忘、多梦、腰酸痛。处方：人参 12g，茯苓 15g，白术 30g，甘草 3g，陈皮 10g，砂仁 5g，神曲、麦芽、菊花、枸杞子各 10g，3 剂。

四诊：3 月 19 日，饮食大增，全身有力，诸症消退。继服上方 3 剂，以巩固疗效。

双下肢抽筋案

初诊：2012 年 3 月 22 日来诊。赵某某，女，43 岁，馆陶县河寨村人。

患者中等身材，饮食正常，二便正常，能在地里干活，但到晚上双下肢抽筋，已 4～5 个月。自认为劳累而致，卫生院医生认为其缺钙，建议补钙，但无效。处方：桂枝 10g，白芍 50g，甘草 10g，当归 15g，川牛膝 10g，3 剂。

二诊：4 月 2 日，发作 1 次，继服上方 4 剂。

三诊：4 月 15 日，电话随访患者诉服药后抽筋未作。

按：此方药治疗多例抽筋患者，屡治屡验。

腓肠肌痉挛案

初诊：1999 年 3 月 1 日来诊。何某某，女，45 岁，广平李庄人。

腓长肌痉挛，昼轻夜重，伴有健忘、巅顶痛、乏力、困倦。舌质淡红、苔白。处方：甘草 10g，白芍 30g，当归 12g，川牛膝、鸡血藤各 15g，桑叶 10g，3 剂。

二诊：3 月 4 日，症状完全消失，有力。停药。

左膝以下及左手指麻木案

初诊：1999 年 4 月 16 日来诊。陈某某，女，30 岁，曲州县西张庄人。

不明原因左膝以下、左手食指尖麻木，已两个月，面赤润。舌尖深红、苔白少。曾服地巴唑片、维生素 B_1、腺苷辅酶维生素 B_{12}。处方：麻黄 6g，附子 3g，白芥子 5g，细辛、天南星各 3g，蔓荆子 15g，川芎 10g，牛膝 15g，甘草 3g，3 剂。

二诊：4 月 19 日，症状未减轻。上方加黄芪 30g，当归 10g，何首乌 15g，鸡血藤 15g，熟地黄 20g，地龙 10g，3 剂。

三诊：4 月 22 日，手指不麻，肘、臀麻。此为血虚。处方：黄芪 40g，当归、白芍、防风、地龙各 10g，鸡血藤 15g，川芎、木瓜、川牛膝各 10g，全蝎（冲服）2g，蜈蚣 1 条，3 剂。

四诊：4 月 28 日，两臀麻愈，唯膝以下有时还麻。上方加白芥子 2g，3 剂。

五诊：5 月 1 日，唯两脚有时麻。上方加何首乌 15g，3 剂。

六诊：6 月 1 日，站立时间长则左下肢时麻，有时放射到臀部。处方：熟地黄 20g，当归 10g，白芍 12g，川芎、川续断各 10g，川牛膝、巴戟天、淫羊藿各 15g，全蝎 3g，鸡血藤 15g，地龙 5g，3 剂。

七诊：6 月 4 日，服药后，病情大为好转。继服上方 5 剂，症状基本消失。

腹股沟痛案

初诊：1966 年 4 月 22 日来诊。陈某某，女，40 岁，浅口村人。

自 1965 年 11 月开始不明原因大腿内侧腹股沟及下方剧痛，卧则不痛，走路则痛得不能抬步，近两个月加重，巅顶沉重，眉部发紧，面色少华，胸部按之也痛，胁下胀痛。有胃病、癫证病、贫血史。舌质红，左边有瘀点、舌下处有青筋，脉弦滑尺弱。处方：川楝子 10g，牛膝 12g，杜仲 10g，当归、桑寄生各 12g，秦艽 10g，香附 6g，王不留行 10g，川芎 5g，党参 15g，黄芪 25g，知母、川续断、狗脊各 10g，生地黄 12g，白术 10g，甘草 3g，3 剂。

二诊：4 月 25 日，症状略轻。上方去秦艽，加青皮、路路通、枸杞子、白芥子、清半夏各 10g，3 剂。

三诊：4 月 28 日，胸部及两胁痛大减，腿痛也轻，现不用拐杖能走 4～5 步，又诉饥饿时痛重。处方：黄芪 30g，当归、党参各 15g，白术 12g，清半夏 10g，川芎 4g，青皮 5g，香附 3g，路路通、王不留行、川楝子各 10g，牛膝 12g，杜仲 10g，桑寄生 12g，知母、川续断各 10g，生地黄 12g，枸杞子、白芥子、白芍各 10g，甘草 3g，2 剂。

四诊：4 月 30 日，诸症已去，基本恢复正常，继服上方 2 剂，以善其后。

右腿腘窝痛案

初诊：2000 年 10 月 22 日来诊。王某某，女，42 岁，广平县西庄人。

右腿腘窝处跳动，连及周围痛，按之痛重，牵连下肢酸楚，不能走路，月经来时痛重，平素腿沉痛，自感腿冷，痛时觉股骨内侧肉皮麻木。舌淡红、苔薄黄，脉沉。处方：桃仁 12g，红花 10g，败酱草 30g，当归、川芎各 10g，益母草 30g，小茴香 6g，延胡索 10g，附子 6g，薏苡仁 30g，牡丹皮 10g，冬瓜子 30g，川牛膝 15g，3 剂。

二诊：10 月 25 日，症略轻，B 超显示盆腔有大量积液。处方：桃仁 15g，红花 10g，益母草 30g，当归、川芎、赤芍各 10g，乳香、没药各 5g，薏苡仁、泽泻、猪苓各 30g，川牛膝 10g，木瓜 15g，乌药 10g，木香 6g，3 剂。

三诊：10 月 30 日，症轻。上方加三棱 6g，3 剂。

四诊：11 月 10 日，痛继续减轻。上方加黄芪 30g，3 剂。

五诊：12 月 20 日，病去之八九，B 超显示积水消除。上方加黄柏 10g，3 剂。痊愈。

睡醒腿痛案

初诊：1999 年 6 月 26 日来诊。刘某某，女，21 岁，车疃村人。

左腿腘窝痛，甚则连及股外侧痛，发病很规律，每天睡醒即痛，活动后减轻。舌淡红、苔白，脉沉。处方：川乌、草乌、细辛各 5g，木瓜 15g，独活 20g，鸡血藤 30g，红花、川芎各 10g，白芍、甘草各 15g，3 剂。

二诊：7 月 3 日，病情大为好转。上方加川牛膝 15g，桃仁 10g，3 剂。

三诊：7 月 20 日，腿痛早愈。

两上肢震颤麻木酸痛案

初诊：1999 年 9 月 2 日来诊。刘某某，女，31 岁，庄固西人。

不明原因两手震颤麻木酸痛，甚则手心瘙痒，手握物不灵敏，自觉手似胀而非胀，遇冷则加重，如电扇吹风感，已月余。舌红、苔白微黄，脉沉细。处方：麻黄 6g，附子、细辛各 5g，桂枝、当归各 10g，白术 30g，羌活、独活各 10g，地龙 5g，甘草 3g，3 剂。

二诊：9 月 6 日，症轻，上方加威灵仙 6g，3 剂。

三诊：9 月 9 日，时有震颤。上方加白芍 15g，红花 10g，黄芪 50g，白芥子 3g，3 剂。加服大活络丹 2 盒。

四诊：10 月 24 日，震颤止，手仍酸痛。处方：①麻黄 6g，熟地黄 15g，当归、川芎各 10g，白芍 15g，附子 5g，桂枝、郁金、防风、地龙各 10g，3 剂。②小活络丹，每日 2 丸。

五诊：10 月 30 日，诸症基本消除，服用大、小活络丹，半月。

手足关节响声案

初诊：2004 年 10 月 16 日来诊。王某某，女，31 岁，王儿寨村人。

不明原因手足关节活动有响声，伸屈不灵敏、微痛，晨起重，受凉重，已

2年，他医按活血、祛风、散寒治疗不效。余诊见舌淡红、苔白，脉沉。处方：麻黄10g，附子6g，细辛5g，当归、白术、黄芪各15g，桂枝、蔓荆子、郁金各10g，甘草3g，5剂。

二诊：10月22日，症轻。上方加熟地黄15g，5剂。

三诊：11月30日，病去大半，嘱继服上方半月。

右上肢痉挛案

初诊：2001年10月4日来诊。王某某，女，67岁，庄克村人。

右上肢痉挛频作，已半月，CT显示右基底梗死，右甲状腺肿瘤，血压正常。舌红、苔中后白，脉沉弦。处方：白芍50g，甘草10g，龙骨、牡蛎各20g，龟板12g，丹参15g，桃仁12g，红花、水蛭、赤芍、川芎、当归各10g，桔梗6g，4剂。

二诊：10月8日，服药后，只发作两次，痉挛时间短、症状轻，右上肢肿胀，握物无力。上方加桂枝10g，3剂。

三诊：10月11日，未发作，继服上方5剂。

四诊：痉挛症除。甲状腺瘤治疗建议：①手术治疗。②服甲鱼汤半年，3～4日1只甲鱼。

双下肢关节肿胀痛案

初诊：2002年2月18日。孙某某，女，62岁，前许庄人。

双下肢关节胀痛已半年，髁关节胀痛较重，晨起更重。舌红、苔薄黄白。余认为肿胀者由湿热所致，痛者为血阻不通。处方：忍冬藤、络石藤、青风藤各30g，鸡血藤、川牛膝、独活、木瓜各15g，川芎12g，防风、防己、蚕沙各10g，甘草5g，10剂。

二诊：2月28日，关节肿胀消去一半。上方加薏苡仁30g，苍术15g，千年健10g，10剂。

三诊：3月10日，肿胀痛基本消除。上方药量减半，10剂。

按：风湿性关节炎、关节肿者属湿热为患，关节不肿者多寒湿为患，二者多兼风、兼瘀，日久多虚，治疗时应注意补气活血通络。

关节肿痛（膝关节炎）案

初诊：1991 年 9 月 15 日来诊。曹某某，男，59 岁，银行工作。

两膝关节痛 6 年余，活动后加重，1 年来两膝关节肿胀，活动受限，活动时关节有摩擦音，去年服西药和采用封闭疗法均无效，某医建议其手术治疗，患者不愿手术。余诊见：其两膝关节肿胀，按之软，如刺状物，左膝甚。舌淡红、苔薄白，脉弦缓。处方：牛膝 10g，防己 15g，制乳香、没药各 5g，细辛 3g，地龙 5g，木瓜 12g，白芥子 3g，薏苡仁 15g，红花 10g，甘草 3g，3 剂。

二诊：9 月 17 日，痛大减，肿胀基本消失，活动时稍痛，解大便能蹲下。上方加川芎、茯苓各 10g，3 剂。

三诊：9 月 20 日，肿胀消失，活动时痛稍减。按初诊方继服 3 剂。

四诊：9 月 24 日，近几日痛较重，两膝关节活动时有骨摩擦音。上方加黄芪 15g，12 剂。

五诊：10 月 10 日，症轻，上方加伸筋草 10g，3 剂。

六诊：10 月 18 日，右膝痊愈，左膝有感觉，继服上方 10 剂。

七诊：巩固疗效。处方：川牛膝 10g，熟地黄 12g，山药、伸筋草、茯苓、鸡血藤、黄芪各 15g，地龙 5g，枸杞子 10g，甘草 3g，3 剂。

双下肢肿胀（下肢静脉炎）案

初诊：1999 年 11 月 18 日来诊。王某某，女 58 岁，安庄村人。

双下肢从股骨以下肿胀，不青不红，下肢沉、微痛，他医诊为脾虚水肿、阳虚肾炎，治之不效。余细查，按之股静脉深处压痛、少腹痛，此下肢深部静脉炎。尿常规正常。处方：茯苓皮 30g，鸡血藤 20g，川牛膝 15g，桃仁 12g，红花、当归、川芎各 10g，通草 6g，泽泻、木瓜各 10g，甘草 3g，6 剂。

二诊：11 月 23 日，症同前，纳呆，厌油腻。上方加白术、赤芍各 15g，

3 剂。

三诊：11 月 27 日，仍纳呆、恶心、乏力。处方：陈皮 10g，白术 15g，焦三仙、枳壳、莱菔子、槟榔各 10g，竹茹 15g，栀子 10g，茵陈 12g，薏苡仁 30g，黄芩 10g，3 剂。

四诊：12 月 2 日，食欲增加，恶心轻，但皮肤干燥，下肢微肿。上方加桃仁、红花各 10g，鸡血藤 30g，牛膝 10g，防己 10g，3 剂。

五诊：12 月 6 日，下肢肿胀消退，但膝痛，行走困难，气短，胸透显示有胸膜炎。处方：木瓜 30g，川牛膝 15g，薏苡仁 20g，白术 30g，细辛 5g，川芎 10g，附子 5g，透骨草、伸筋草各 30g，独活 15g，麻黄 10g，甘草 5g，10 剂。另服木瓜丸 1 盒。

六诊：12 月 16 日，膝痛去八九，能行走，但下肢微痛，继服上方 4 剂。

足趾甲痛案

初诊：1999 年 3 月 12 日来诊。么某某，女，45 岁，古城马庄村人。

自诉右腿腹股沟痛，不能站立，右脚趾甲跳痛如割心，左脚大趾甲痛、色白如死骨，并右足背肿起，按之大趾痛麻重，连及第 2 趾甲痛，伴有脊背麻、腰膝痛，遇冷重，胃脘痛，全身不适。曾服抗风湿药、止痛药、消炎药，均无效。舌红、苔白，脉沉细。处方：麻黄 10g，附子 5g，桂枝 10g，白术 15g，川牛膝 15g，防风 10g，海风藤 15g，白芥子、天南星各 3g，地龙 10g，全蝎 3g，乳香 5g，没药 5g，甘草 3g，3 剂。

二诊：3 月 15 日，痛减半，已能走路，继服上方 3 剂。

三诊：3 月 19 日，生气而致全身窜痛，关节痛。上方加香附 10g，3 剂。

四诊：痛止，继服上方 5 剂。痊愈。

两手麻木案

初诊：1999 年 3 月 22 日来诊。王某某之妻，女，69 岁，西苏堡人。

两手麻木两个月，初起手尖麻，发展到手腕前部都麻木，遇热稍轻，腰不痛，但不能直立。舌红、苔薄白，脉沉弦。处方：麻黄 10g，附子、细辛各 5g，桂枝、郁金各 10g，蔓荆子 15g，黄芪 100g，当归、红花各 10g，地龙 5g，甘草 3g，14 剂。痊愈。

两上肢手腕前麻木案

初诊：2001 年 12 月 13 日来诊。崔某某，男，60 岁，机械厂工人。

不明原因两手腕前麻木两个月，手指尖麻木重。苔白，脉弦。处方：羌活、防风各 10g，何首乌 15g，当归、枸杞子各 10g，柏子仁 12g，蒺藜子 10g，生地黄 12g，甘草 3g，豨莶草 15g，蔓荆子 12g，郁金、钩藤各 10g，丹参 12g，3 剂。

二诊：12 月 16 日，症轻，继服上方 8 剂。

三诊：12 月 24 日，手尖时麻。上方加川芎、桂枝各 10g，10 剂。痊愈。

两手麻痛案

初诊：1984 年 12 月 14 日来诊。张某某，女，30 岁，酒厂工作。

劳动后睡觉，约 5 天后，即手心、手指麻痛难忍，左手重，发作时搓手也痛，甚则哭叫服止痛药，自感身冷、手热，舌质红、苔白。处方：赤芍、白芍各 12g，当归、川芎各 10g，乳香、没药各 5g，蜈蚣 1 条，秦艽、羌活、独活各 10g，荆芥 5g，地龙 6g，桂枝 10g，3 剂。

二诊：12 月 18 日，麻痛轻。继服上方 5 剂，

三诊：12 月 24 日，不痛不麻，但两手不够灵活，继服上方 3 剂。

右半身麻木案

初诊：1985 年 3 月 31 日来诊。陈某某，女，55 岁，临清县潘庄南街人。

汗出露风而致右半身及手足麻木 10 余天，手、面部为重。纳呆、背沉、腹胀、口干、烘汗 3 个月。脉沉弦。此气虚不能卫外，贼风袭入经络所致。处

方：黄芪 30g，当归、防风各 10g，地龙 5g，荆芥 6g，羌活、生地黄、川芎、桂枝、桃仁、赤芍各 10g，甘草 5g，3 剂。

二诊：4 月 3 日，麻木减轻，但后背、头部仍沉，失眠半年。上方加地龙、威灵仙各 10g，白术 15g，夜交藤 30g，3 剂。

三诊：4 月 6 日，诸症消除，唯肩胛骨沉，继服上方 3 剂。

初诊：2000 年 7 月 9 日来诊。王某某，女，50 岁，李桥人。

右半身麻木且怕冷，已 1 个月，头部 CT 显示正常，颈椎 CT 提示第 4～5 颈椎间孔进行性改变。舌红、苔薄黄。处方：黄芪 100g，麻黄、当归各 10g，蔓荆子 15g，细辛 2g，附子 5g，桂枝 10g，川牛膝 12g，木瓜 10g，全蝎 3g，甘草 3g，3 剂。

二诊：7 月 12 日，效果不大，上方去麻黄，加地龙、红花各 10g，3 剂。

三诊：7 月 20 日，症轻，继服上方 15 剂，诸症皆除。

右上肢麻木症案

初诊：2012 年 7 月 20 日来诊。梁某某，女，40 岁，孟良寨村人。

右上肢、肩及手指全部麻木，已 10 余年，经多名医生医治无效，颈椎 CT 显示正常。余诊见舌红、苔白少，脉大。此为风中络脉，治以补阳还五汤加减，处方：黄芪 50g，郁金、蔓荆子、川芎、当归、防风、地龙、桃仁、红花、赤芍、桂枝各 10g，甘草 3g，4 剂。

二诊：7 月 28 日，服药后，病情大为好转，微有皮肉痛感，上方加延胡索 10g，4 剂。

三诊：8 月 1 日，仍有麻木，至手腕肩肘以下痛轻微，上方加全蝎（冲服）3g，4 剂。

四诊：8 月 5 日，遇冷痛重。上方加川乌、草乌各 5g，4 剂。

五诊：8 月 13 日，手不凉，手指微麻，继服上方 5 剂。

六诊：8 月 10 日，基本愈。上方改散剂，用黄酒送服，服 1 个月，日 2 次，每次 6g。

右半身麻冷案

初诊： 1976 年 2 月 25 日来诊。高某某，男，36 岁，北陶村人。

右侧面神经麻痹六七年，并发右半身发凉麻木，经治疗面部麻痹愈，但半身仍麻凉，遇感冒加重，劳累后右半身发木。舌红、苔白、根黄，脉弦无力。处方：黄芪 50g，白芍 15g，桂枝 10g，地龙 6g，川芎、当归、怀牛膝各 10g，甘草 3g，5 剂。

二诊： 3 月 3 日，症轻。上方加全蝎 2g，胆南星 3g，5 剂，症消，停药。

右半身手足麻木案

初诊： 1989 年 4 月 30 日来诊。薛某某，女，42 岁，冠县宋庄村人。

右半身手足麻木，腿痛无力，已半年，痛甚时肌肉跳动，走下坡路腿软。苔白、苔中、根厚，此寒湿为患。处方：苍术 15g，薏苡仁 30g，独活 15g，木瓜 10g，透骨草 30g，川牛膝 15g，鸡血藤 20g，麻黄、附子各 6g，甘草 3g，5 剂。

二诊： 5 月 6 日，腿麻已愈，手麻去大半，唯腿还痛。上方加地龙 10g，乳香、没药各 5g，4 剂。

三诊： 5 月 10 日，基本愈，继服上方 3 剂。

手指不用案

初诊： 1966 年 7 月 27 日来诊。许某某之妻，女，52 岁，柴庄人。

患病干活后在院子里睡了约 10 分钟，醒后继续干活，左手指无力，只能半握拳，手指不能向上翘及左右摇动，不痛、不红、不肿、不麻木。今感微麻，手腕、肩部无碍。舌红、苔薄白，脉左滞涩濡小、右沉细，此为气血不足，湿邪侵袭所致。处方：黄芪 24g，当归 15g，柴胡、全蝎各 3g，桂枝 10g，蜈蚣 1 条，桃仁、红花各 10g，1 剂。

二诊：7月28日，手指能小幅度活动。脉左沉涩、右无力。处方：黄芪24g，赤芍、川芎各6g，当归15g，桃仁、红花各10g，桂枝6g，蜈蚣1条，3剂。

三诊：7月29日，病情大为好转。上方加全蝎、柴胡各3g，3剂。随访痊愈。

两脚趾甲脱落案

初诊：1999年11月18日来诊。张某某，女，31岁，齐堡村人。

两脚趾甲不痛不痒自动脱落，趾甲三分之二是空白，现双脚趾甲掉光，不长趾甲已2年，伴有头痛、心烦、面色素沉着。舌红、苔白，脉小弦。处方：逍遥丸20丸、归脾丸20丸，日2次，早晚各1丸。

二诊：11月28日，服药后身感轻松，嘱继服20天。

三诊：12月18日，开始长出新趾甲。嘱继服至趾甲长完整时停药。

按：今肝脾同治为标本兼顾之法。

左脚趾痛案

初诊：2000年1月5日来诊。霍某某，女，66岁，申街村人。

左脚大脚趾、第2、第3趾冷痛，趾甲发白发凉。舌红、苔薄黄，脉沉细。处方：麻黄6g，附子、细辛各5g，川牛膝15g，川乌、草乌各5g，当归10g，白芍、木瓜、蔓荆子各15g，甘草5g，3剂。

二诊：1月10日，痛轻。上方加乳香、没药各5g，3剂。

三诊：1月15日，左脚趾基本不痛，继服上方5剂。

两脚趾痛案

初诊：2000年12月7日来诊。赵某某，女，65岁，广平县西丁庄人。

两脚趾夜间游走性阵痛，痛如刀割，下肢酸沉、不肿胀，病已两个月。舌红、苔白微黄，脉沉。处方：黄芪 30g，木瓜 15g，五灵脂 10g，鸡血藤 30g，川芎、红花、当归、赤芍各 10g，地龙 6g，川牛膝 15g，甘草 5g，延胡索 10g，3 剂。

二诊：12 月 12 日，症同前，继服上方 3 剂。

三诊：12 月 14 日，症略轻。上方加麻黄 5g，细辛 3g，附子 10g，白芍 30g，甘草、当归各 10g，牛膝、独活各 15g，香附 5g，木瓜 12g，3 剂。

四诊：12 月 17 日，病情大为好转，基本痛止，唯两膝酸软。上方加透骨草 12g，千年健 10g，3 剂。

左上肢麻痛（颈椎骨质增生）案

初诊：2000 年 3 月 1 日来诊。陈某某，女，49 岁，玉林村人。

左上肢麻木痛，连肩胛骨处，颈项部痛、发凉，已 10 年，时轻时重，近 1 月余加重，CT 显示为颈椎骨质增生。处方：磁石、石决明、葛根、黄芪各 30g，蔓荆子 15g，郁金、桂枝、麻黄、当归各 10g，川乌、草乌、细辛、附子各 5g，26 剂。

二诊：3 月 27 日，基本症除，继服上方 5 剂。

四肢麻木案

初诊：2002 年 3 月 6 日来诊。郑某某，女，58 岁，杨草厂人。

四肢麻木两个月，初起手足尖麻木，发展到上、下肢麻木，遇热胀，遇冷手足尖痛，掐之手足皮肤无知觉，胃不适，少腹坠，头晕、失眠、口苦、口辣、口干、咽干、欲饮不多。舌红、苔白，脉沉。处方：当归 10g，人参 5g，川牛膝 12g，蔓荆子 15g，桂枝、防风、郁金各 10g，白芍 15g，地龙 10g，麻黄 6g，天花粉 10g，全蝎 3g，3 剂。

二诊：3 月 9 日，麻木轻，腿部汗出。上方加生地黄 15g，天南星 3g，川芎、当归各 10g，6 剂。

三诊：3 月 15 日，症状继续减轻。黄芪 50g，生地黄、白芍各 15g，桂枝、木瓜各 10g，蔓荆子、川牛膝各 15g，川芎 10g，白芥子、麻黄各 6g，全蝎（冲服）3g，4 剂。

四诊：3 月 25 日，手足尖仍麻木，继服上方 3 剂。另服小活络丹，早晚各 1 丸。

五诊：4 月 10 日，痊愈。服十全大补丸、小活络丹，以善后。

初诊：2001 年 8 月 25 日来诊。初某某，女，56 岁，王草厂村人。

四肢麻木不痛，麻至肘、膝以下，脚趾、手指尖、肩发凉，遇热、遇冷均加重，已 8 个月，全身关节动则有响声。处方：麻黄 10g，附子、细辛各 5g，黄芪 50g，党参 15g，当归 10g，白芍、蔓荆子、牛膝各 12g，桂枝 10g，全蝎（冲服）2g，甘草 3g，5 剂。

二诊：8 月 30 日，麻轻，继服上方 5 剂。

三诊：9 月 7 日，症状继续减轻，继服上方 5 剂。

四诊：9 月 12 日，只有手指、脚尖部麻木。上方加川乌、草乌各 5g，威灵仙、羌活、防风各 10g，熟地黄 15g，5 剂。

五诊：9 月 20 日，手足尖麻轻，上方加地龙 10g，调理半月而麻止。改服小活络丹 20 丸，早晚各 1 丸。

初诊：1998 年 10 月 19 日来诊。韩某某，女，58 岁，西董固村人。

不明原因四肢麻痛，上肢重下肢轻，冬发夏愈，持物加重，痛重于麻，已10 余年。舌淡红、苔白，脉沉细。处方：麻黄、附子各 10g，细辛 5g，干姜10g，白术 20g，当归 15g，桂枝 10g，3 剂。

二诊：10 月 22 日，症状减轻。上方加黄芪 30g，甘草 3g，3 剂。

三诊：10 月 25 日，症状继续减轻，但遇冷水仍麻痛。处方：麻黄 5g，附子 6g，干姜 10g，细辛 5g，白芍、白术、当归各 15g，桂枝 10g，黄芪 50g，甘草 3g，12 剂。症愈。

初诊：2001 年 12 月 31 日来诊。宋某某，男，38 岁，冠县宋庄人。

手指、脚趾麻木、微痛，活动后症轻，遇热麻重，已 3 个月。舌红、苔白，脉弦。处方：半夏10g，茯苓15g，枳壳12g，白芍15g，甘草5g，蔓荆子15g，3剂。

二诊：2002年1月4日，服药平和，无反应，上方加麻黄10g，石膏15g，生地黄20g，黄柏、桂枝各10g，川牛膝15g，3剂。

三诊：2002年1月8日，脚心肿轻。加独活、地龙各10g，全蝎（冲服）2g，3剂。

四诊：1月11日，遇热重，上方加石膏30g，鸡血藤15g，3剂。

五诊：1月14日，凉水浸泡手足麻轻，抬高腿麻轻。处方：麻黄10g，石膏30g，知母10g，生地黄30g，黄柏10g，川牛膝15g，桂枝、独活各10g，鸡血藤15g，牡丹皮、蔓荆子各10g，甘草3g，5剂。

六诊：服5剂后麻去三分之二。上方加地龙10g，10剂。痊愈。

初诊：1988年5月8日来诊。梁某某，男，25岁，何寨乡孟良寨村人。

45天前两膝至脚浸冷水中，当时1天未穿棉衣，坚持劳动，2天后脚心发凉，劳动时两手无力，持重物困难，脚踝逐渐无力，又发展到上肢及下肢无力、两手出汗，上肢麻如过电状，脚麻木发展到脸，经邯郸医院治疗略有效。舌质红、苔白少，脉弦数。处方：熟地黄30g，当归10g，白芍15g，川芎6g，黄芪30g，党参、川牛膝各15g，桂枝10g，伸筋草20g，白术10g，附子、地龙各5g，鸡血藤15g，3剂。

二诊：5月16日，自觉四肢有力，舌同前，脉变缓。上方加枳壳10g，5剂。

三诊：5月24日，自汗。上方加龙骨、牡蛎各20g，木瓜10g，5剂。

四诊：6月4日，自汗止，手麻轻，腿有力。继服上方15剂。症除。

初诊：1988年7月20日来诊。董某某，男，66岁，南留庄村人。

初病全身乏力，两脚麻木至股骨部，后由两手麻木逐渐向上，漫延至手腕部，手足如触棉花之状，已1年，有时心悸、汗出，自感内热。唇舌紫。处方：黄芪50g，当归10g，熟地黄15g，川芎、桂枝各10g，川牛膝12g，木瓜10g，郁金5g，红花10g，鸡血藤20g，地龙5g，赤芍10g，甘草3g，5剂。

二诊：8月10日，服药后症轻。上方加蜈蚣2条，川续断10g，5剂。

三诊：8月30日，两腿麻木减轻。上方加白术10g，附子3g，5剂。

四诊：9月8日，手足皮肤痛，麻木减轻。上方加郁金10g，天花粉15g，5剂。

五诊：9月25日，只剩手指脚趾尖麻木，自汗。上方加龙骨、牡蛎各20g，麻黄根10g，5剂。

六诊：10月8日，基本愈。另服小活络丹1盒，以善后。

腰腿痛（坐骨神经痛）案

初诊：1970年10月1日来诊。冀某某，女，30岁。

腰痛连及两腿麻木痛，遇冷重，遇热轻，全身酸痛及头，已三四个月，此风寒湿三气杂合所致。处方：独活、羌活、秦艽各15g，藁本10g，防风15g，当归25g，桃仁20g，鸡血藤25g，豨莶草21g，川续断20g，桂枝15g，3剂。

二诊：10月4日，痛减，舌淡红。上方加川乌、木瓜各20g，5剂。

三诊：10月9日，连服6剂后痛去之八九。继服上方3剂。加服木瓜丸，早晚各1丸。

腰 腿 痛 案

初诊：1984年5月18日来诊。李某某，男，27岁，刘村人。

初病腰痛，继则腿痛，不能弯腰，腿不能伸，伸则筋痛，病月余，面色晦暗。舌质红、苔白，脉沉细。处方：熟地黄20g，当归10g，白芍12g，川芎、巴戟天、狗脊、淫羊藿、川牛膝各10g，黄柏6g，甘草5g，3剂。

二诊：5月21日，痛略减。上方去黄柏，加川续断12g，细辛4g，土鳖虫6g，3剂。

三诊：6月1日，能劳动，唯腰酸、腿无力，继服上方9剂。

四诊：6月10日，基本恢复正常，为巩固疗效，继服上方3剂。

腰腿痛（坐骨痛）案

初诊： 1999 年 11 月 4 日来诊。刘某某，男，43 岁，潘寨人。

腰腿痛已两年，咳嗽、深呼吸痛重，弯腰也痛，后转右腿酸痛，劳动加重，久治不愈，舌淡红，苔薄白黄，痛重则膝下麻木。处方：熟地黄 20g，当归 10g，白芍 12g，川芎 10g，淫羊藿、巴戟天各 15g，狗脊 12g，土鳖虫、木瓜各 10g，川牛膝 15g，川续断 12g，细辛 3g，独活 12g，5 剂。

二诊： 11 月 9 日，痛减，自觉下肢肿胀。上方加伸筋草 30g，5 剂。

三诊： 11 月 14 日，肿胀去，腿痛去大半。继服上方 5 剂，此方 3 剂研为细末装胶囊，日 3 次，每次 7 粒。服 1 个月后痊愈。

腰痛（闪腰岔气）案

初诊： 1964 年 5 月 11 日来诊。王某某，男，39 岁，邮电局干部。

旧有腰痛史，5 月 10 日因劳动过度，以致坐起困难，转侧不能，静则轻，动则加重，局部不红不肿，肾俞穴压痛。舌质淡、苔薄，脉小弦。此闪腰挫气，治宜补肾和气血。处方：狗脊、杜仲、川续断、牛膝、独活各 15g，骨碎补、白芍各 10g，枸杞子 15g，熟地黄 25g，甘草 5g，2 剂。

二诊： 5 月 13 日，痛减，已能站立，脉缓。上方去熟地黄、枸杞子，加白术 25g，干姜、桂枝、茯苓各 15g，2 剂。

三诊： 5 月 16 日，能坐起、行走，仍腰痛，但痛轻。继服上方。

四诊： 5 月 18 日，基本活动自如，但腰沉。上方加菟丝子 15g，4 剂。

腿痛（风寒痹）案

初诊： 1963 年 10 月 31 日来诊。王某某，男，35 岁，王二厢公社马寨村人。

左腿痛 1 年余，咳嗽、劳累时加重。近两个月因卧湿地，淋水，痛加重，行走、坐起困难，臀部、腘窝、腨内均痛，口不渴，其他正常。苔白而腻，脉浮濡。治以疏风散寒祛湿。处方：①麻黄10g，薏苡仁30g，牛膝15g，防风10g，附子3g，秦艽15g，茯苓、苍术各25g，车前子、白术各15g，2剂。②服风湿丸6丸。③针刺：环跳、次髎、委中、昆仑、承扶、殷门、承山穴。

二诊：痛减轻。此湿重于寒。处方：羌活、防风、秦艽、威灵仙、乳香、没药各15g，苍术20g，怀牛膝10g，木香15g，丹参20g，独活10g，3剂，另服小活络丹8丸。

三诊：服药后两腿如虫行，尚有气血通调之象。上方加甲珠（炒）3g，1剂。另服风湿丸3丸。

四诊：痛轻，但腿酸软无力，苔白腻。上方加薏苡仁30g，黄芪20g，红花、乳香各10g，2剂。

五诊：行走自如，唯腿酸软。处方：大力参3g，黄芪15g，白术20g，橘络、木瓜、牛膝、桂枝各15g，桑枝、薏苡仁各30g，茯苓、五加皮各15g，4剂。痊愈。

左侧腰腿痛案

初诊：1964年4月27日来诊。王某某，男，71岁，柴堡村人。

半月前曾卧寒湿之地一夜，后自觉左侧腰痛，循膀胱经、胆经，痛至夜不能眠，坐立不安，经卫生所中药、针刺治疗痛不减，来本院诊治。患者遇冷及夜间痛重，咳嗽痛剧，其痛循经传到脚跟，不红不肿，不能行走，面色暗黄，苔薄黄，脉小弦。处方：①苍术25g，黄柏、牛膝、乳香、桂枝、白术各15g，薏苡仁、白芍各30g，红花10g，甘草5g，2剂。②针刺：肾俞、承扶、环跳、阴陵泉、昆仑穴。

二诊：4月29日，能行走，饮食、睡眠均正常，唯小腿外侧及臀部酸痛，活动后加重。处方：①上方加木瓜15g，2剂。②针刺：阿是穴。

初诊：1964年6月1日来诊。李某某，男，29岁，后邵村人。

去年因过劳伤腰部，经治疗好转，但今年腰酸痛复发，劳动后加重，逐渐迁延至左腿到脚跟酸痛，不能劳动，休息则轻，行走困难，纳差，二便正常。

苔薄白，脉大而弱。处方：麻黄、桂枝各 3g，赤芍 10g，牛膝、桑寄生、独活各 15g，羌活 10g，木瓜、乳香各 15g，防风 5g，秦艽 15g，细辛 5g，丹参 15g，1 剂。

二诊：6 月 2 日，饮食增，腿痛未减轻，其他如前。上方去麻黄，加狗脊 15g，附子 10g，1 剂。

三诊：6 月 6 日，小腿痛轻，腰胯仍痛。处方：苍术、白术、茯苓、羌活各 15g，泽泻 3g，陈皮 10g，防己 3g，薏苡仁 15g，3 剂。

四诊：6 月 14 日，腰痛麻木均轻，但腰下部如吹风，腨胀重，腿沉重。上方加川续断 10g，狗脊、秦艽各 15g，附子 10g，牛膝 15g，2 剂，另服壮腰健肾丸 4 丸。

五诊：6 月 18 日，痛、麻、酸均愈，能下地劳动，但因劳动过重全身酸软无力，两腰较重。处方：①上方加赤芍 10g，当归 20g，红花 10g，威灵仙 15g，3 剂。②针刺：肾俞、委中、承山、昆仑、阳陵泉、阳辅、次髎穴。

六诊：6 月 22 日，患者诉无不适，已能下地劳动。

初诊：1964 年 12 月 5 日来诊。王某某，男，39 岁，车町村人。

腰痛病史 10 余年，1963 年洪水泡过后感身酸，同年 11 月夜间受风，腰痛、腿痛，后因过劳、久卧湿地，以致腰痛不能蹲起、转侧、不能行走，夜间、阴雨天痛重不得眠，痛甚则放声大哭，已 20 余天，腿不红、不肿、不热，纳差，经西医用泼尼松或安乃近不效。中医诊见：舌淡红、苔少，脉弦紧。处方：①苍术 30g，黄柏 10g，牛膝、木瓜各 15g，白芍 25g，桂枝、狗脊各 15g，薏苡仁 30g，红花 10g，附子 15g，麻黄 3g，甘草 5g，3 剂。②针刺：左侧环跳、阳陵泉、昆仑、次髎、阿是穴。

二诊：12 月 8 日，痛轻，膀胱俞压痛，脉沉弦。继服上方 3 剂。针刺：委中、膀胱俞、肾俞穴。

三诊：12 月 11 日，行走自如，但小腿肚酸胀麻。上方加柴胡 3g，3 剂。痊愈。

右腿痛案

初诊：1964 年 5 月 23 日来诊。王某某，男，76 岁，后郑町人。

因受风而致右腿外侧痛，夜间痛甚，遇冷则痛剧，痛如风沙扑腿、如针刺皮肉，痛不可忍，自上臀到脚跟窜痛，行走困难，其他正常。舌淡、苔白，脉结代。处方：牛膝、黄柏各 15g，薏苡仁 30g，柴胡 5g，乳香 15g，防风、赤芍各 10g，丹参 25g，狗脊、独活各 15g，细辛、白芍各 2.5g，甘草 5g，3 剂。

二诊：5 月 31 日，痛已止，但仍有胀感。舌质红，脉同前。上方加桂枝、红花各 10g，3 剂。

三诊：6 月 6 日，痛已止，小腿外侧时有胀感，皮肤擦之则痛。上方加附子、威灵仙各 10g，3 剂。

四诊：肉皮痛减，唯有脚心麻木。处方：①继服上方 3 剂。②针刺：患侧环跳、阳陵泉、悬钟、昆仑、足三里、次髎，每日 1 次。

五诊：6 月 15 日，痊愈。

右肩震颤、抽搐案

初诊：1972 年 3 月 3 日来诊。程某某，女，19 岁，房寒村人。

患右肩震颤、抽搐已 3 个月，伴头晕，乏力，他医诊为癔症，治不效。舌质红、苔白，脉弦。此肝风内动。处方：钩藤、白芍、龙骨、牡蛎、白蒺藜子各 25g，半夏 15g，白矾、全蝎（冲服）各 3g，甘草 5g，3 剂。

二诊：3 月 6 日，症状大减，继服上方 3 剂。

三诊：3 月 9 日，震颤、抽搐已止。继服上方 2 剂，停药。

右半身震颤案

初诊：1999 年 6 月 20 日来诊。刘某某，女，72 岁，丁圈人。

因生气而致右半身震颤已 3 年，伴有胸闷、吐涎沫、纳呆。舌红，苔白。

处方：半夏、陈皮各10g，茯苓15g，甘草3g，天麻10g，白术15g，枳壳、厚朴各10g，瓜蒌20g，3剂。

二诊：8月6日，因生气而发作，震颤加重。处方：半夏10g，白芍12g，钩藤10g，全蝎（冲服）2g，龙骨、牡蛎各20g，胆南星、党参、当归各10g，甘草3g，柴胡10g，3剂。

三诊：9月13日，症轻，继服上方3剂。

四诊：12月4日，告知病愈，但有心悸。上方加枳壳10g，5剂。

五诊：2000年4月16日，心悸止，病愈。

初诊：1999年3月10日来诊。柳某某，男，54岁，路桥乡镇人。

因生气而致右半身连及上下肢震颤不停，阵发性双下肢无力，站立困难，右手不灵敏，走路抬不起脚，患病已六七个月，脑电图检查提示正常，血常规检查提示正常。舌红、苔薄黄，脉沉弦。处方：黄芪100g，地龙10g，白芍30g，天冬10g，川牛膝15g，川芎10g，龙骨、牡蛎、代赭石各30g，麦芽15g，香附、桃仁、红花各10g，胆南星5g，半夏10g，竹茹30g，甘草3g，3剂。

二诊：3月14日，震颤轻，发作次数减少，舌红、苔薄黄，脉弦。上方加茯苓10g，4剂。

三诊：3月18日，未发作。继服上方3剂。半月未发作。

初诊：1999年6月20日来诊。刘某某，女，72岁，丁圈人。

因生气而致右半身震颤已3年，伴胸闷，纳呆。舌红、苔白。处方：茯苓15g，半夏、陈皮各10g，甘草3g，天麻6g，白术15g，枳壳、厚朴各10g，瓜蒌20g，3剂。

二诊：8月6日，因生气又发作，震颤加重。处方：半夏10g，白芍12g，钩藤10g，全蝎2g（冲服），龙骨、牡蛎各20g，胆南星、党参、当归各10g，甘草3g，柴胡10g，3剂。

三诊：9月13日，症轻，继服上方。

四诊：12月4日，震颤止，但心悸。上方加枳壳10g，5剂。病愈。

鹤 膝 风 案

初诊：1970年5月10日来诊。王某某，女，20岁，工业局职业。

患右侧鹤膝风月余，经服激素、祛风湿药无效，局部不肿、不红、不热。舌红、苔白，脉沉。处方：①黄芪、薏苡仁各30g，苍术25g，防风、茯苓各15g，牛膝20g，麻黄7.5g，附子15g，3剂。②针刺：梁丘透血海、内外膝眼、足三里穴。

二诊：肿消一半。处方：①上方加甘草5g，3剂。②针刺：梁丘透血海、内外膝眼、足三里穴，每日1次。半月后来诊告愈。

初诊：1982年12月7日来诊。武某某，女，16岁，武张屯人。

初病右肩部痛，后转移到右膝部痛约6天，痛加重，3天左右膝肿起如鹤腿，经医院治疗不效，无其他不适。舌红、苔薄黄，脉沉。处方：防风、泽泻、防己、附子、麻黄各10g，牛膝15g，苍术、黄芪各20g，甘草3g，3剂。

二诊：12月10日，症减，膝部肿胀明显消退，舌质红、苔中黄腻，脉数，上方去黄芪，附子、防己减至5g，加知母10g，3剂。

三诊：12月13日，舌苔变白微黄。上方加薏苡仁30g，黄柏5g，3剂。

四诊：12月16日，膝肿消退，走路不痛，继服上方5剂。

初诊：2000年8月20日来诊。车丽，女，16岁，西浒演人。

左膝关节肿痛已月余，曾服滑膜炎冲剂，肿不消，面色苍白。处方：黄芪、薏苡仁各30g，防风10g，苍术15g，川牛膝10g，麻黄5g，茯苓10g，附子、当归各5g，6剂。

二诊：8月26日，肿消，继服上方2剂，以防复发。

初诊：1999年3月11日来诊。焦某某，女，35岁，陶北村人。

20天前发现右膝关节肿痛，四五天后膝关节肿胀明显，右膝关节粗于左膝，按之有水，两膝眼穴突出，服滑膜炎冲剂10余天肿不消。舌红、苔白，脉沉。处方：麻黄 6g，白术 30g，附子 5g，防己 10g，川牛膝 15g，薏苡仁、黄芪各 30g，甘草 3g，3 剂。

二诊：3 月 14 日，痛轻，肿胀消去一半，继服上方 3 剂。

三诊：3 月 19 日，膝连及股骨、臀部痛。上方加独活 10g，黄芪 50g，附子、薏苡仁各 10g，当归 6g，乳香、没药各 5g，4 剂。

四诊：4 月 9 日，肿消，不痛，能正常干活劳动。

初诊：2017 年 5 月 17 日来诊。王某某，男，30 岁，城镇人。

患膝关节痛 2 年，右膝关节肿胀、有水，服滑膜炎冲剂半月不消肿，关节积液抽出后肿渐轻，几天后双膝肿胀，其他正常。舌质红、苔白。处方：黄芪、薏苡仁各 30g，防风 10g，苍术 15g，牛膝 12g，麻黄、茯苓各 10g，附子 6g，甘草 3g，3 剂。

二诊：5 月 20 日，肿胀见消，继服上方 5 剂。

双大脚趾痛发红案

初诊：1993 年 2 月 10 日来诊。乔某某，男，30 岁，县银行工作。

去年 8 月口唇干裂起皮，久治不愈，反复发作，后不明原因大脚趾甲痛、发紫，自感两足发凉，走路痛甚，其他正常。舌尖深红、苔白，脉弦。处方：桃仁 12g，红花、赤芍、当归各 10g，益母草 30g，柴胡 5g，川牛膝、川芎各 10g，生地黄 20g，甘草 3g，6 剂。

二诊：2 月 19 日，两大脚趾痛止，趾甲根高起、色浅紫。上方加香附 5g，5 剂。

三诊：3 月 1 日，脚拇指甲根空，不影响走路。继服上方 3 剂，另加服 1 个月益母草冲剂。

胯骨痛案

初诊：2012 年 1 月 2 日来诊。张某某，男，25 岁，万庄人。

股骨头痛已 1 年余，走路受限，一瘸一拐，常服止痛药，CT 显示为股骨病变，结合临床痛象与冷热无关，不腰痛，下肢不痛。舌质淡红、苔白，脉沉细。此股骨痛因肾虚所致，又因不通则痛，故当治以补血活血、补肾通经止痛。处方：熟地黄 30g，当归 10g，白芍 12g，川芎 10g，鸡血藤 15g，川续断 10g，巴戟天、淫羊藿、川牛膝各 15g，桑寄生 12g，肉苁蓉、钻地风、千年健、独活各 10g，细辛 5g，4 剂。

二诊： 1 月 6 日，服药后，病情大为好转，继服上方 5 剂。

三诊： 1 月 11 日，基本不痛，走路如常人。为防复发，上方加黄芪 20g，5 剂。

四诊： 1 月 20 日，痊愈。

两足底、足趾麻木案

初诊： 1999 年 3 月 11 日来诊。郭某某，男，44 岁，东苏堡村人。

不明原因两脚底、脚跟、脚背前半部连及趾麻木，遇热重，已 1 个多月。自感脚凉，两手指尖似有麻木感，曾服天麻丸、夏天无、维生素 B_1、维生素 B_6、木瓜丸、英雄壮骨丸。舌红、苔白，脉沉。处方：人参 6g，黄芪 30g，陈皮、白芍各 10g，蔓荆子 15g，桂枝 10g，牛膝 15g，附子、细辛各 3g，麻黄 6g，4 剂。

二诊： 3 月 15 日，指尖麻消除，两脚凉减轻，舌根微黄。上方加地龙 6g，当归 10g，附子 5g，黄芪 100g，4 剂。

三诊： 3 月 20 日，趾尖麻，其他已愈。上方加川乌、草乌各 5g，4 剂。

四诊： 3 月 24 日，原有失眠。上方去川乌、草乌，加细辛 3g，4 剂。

五诊： 3 月 29 日，趾尖麻基本愈。上方加白术 15g，6 剂。

肩背臂酸沉痛案

初诊： 1970 年 7 月 2 日来诊。崔某某，女，40 岁，西河寨孟良寨村人。

患肩背臂酸沉痛已 1 年余，服抗风湿药不减轻。余诊认为血瘀夹湿。处方：羌活、独活、荆芥、郁金各 15g，柴胡 10g，白芍 25g，当归 20g，桃仁、红花、川芎、牛膝各 15g，桔梗 10g，瓜蒌 25g，桂枝 10g，枳壳 15g，甘草 5g，3 剂。

二诊：7 月 5 日，病情大为好转。继服上方 6 剂。病愈。

按：此血府逐瘀汤加祛风湿药，瓜蒌、桂枝以通阳，柴胡、白芍以疏肝，故取效。

双下肢麻木无力案

初诊：1999 年 9 月 6 日来诊。吕某某，男，28 岁，吕庄人。

双下肢无力、行走困难、抬腿困难，晨起重，已 4 天。舌红、苔中黄，脉沉。处方：薏苡仁、白术、茯苓各 30g，土鳖虫 10g，狗脊、秦艽、丹参各 15g，肉桂 5g，3 剂。

二诊：9 月 10 日，症减。上方白术改为 50g，薏苡仁改为 40g，加独活 12g，川牛膝 15g，3 剂。

三诊：9 月 20 日，恢复正常，继服上方 3 剂。

脚拇指甲发黑案

初诊：2000 年 3 月 13 日来诊。满某某，男，成人，北天平村人。

左脚大拇指指甲发黑已 2 年，右脚大拇指指甲发黑已两个月，重压脚趾甲微痛，右脚中指尖冷痛，遇冷痛重，右耳鸣。脉沉细。处方：逍遥丸 1 盒，益母膏 1 盒。

二诊：服上药 3 个月后症轻，长出新趾甲，嘱继继服药半年。

手足指甲紫黑案

初诊：2000 年 3 月 8 日来诊。张某，男，17 岁，匝庄人。

手脚指（趾）甲紫黑已 2 年，时口唇发紫，有时乏力。处方：桃仁 15g，红花 10g，赤芍 12g，川芎、当归、熟地黄、枳壳、桔梗、柴胡各 10g，牛膝 15g，丹参 30g，5 剂。

三诊：3 月 26 日，服药后无变化。上方加黄芪 30g，10 剂。

四诊：4 月 20 日，长出新鲜指甲。改服血府逐瘀丸，每日 2 丸，服 1 个月。

脉管炎案

初诊：1984 年 3 月 28 日来诊。刘某，男，63 岁，刘圈村人。

初病于 1983 年 8 月，右腿痛，走路加重，治疗后症状无缓解，右脚大脚趾及第二脚趾痛重，脚中趾、无名趾、小趾痛轻，逐渐发红、变黑，加重 20 余天，连及脚背、脚心痛，日夜不能寐，呼叫连声，脚背动脉不见，静脉青紫，按之不散。舌红、苔薄黄，脉弦。处方：①内服方：金银花 100g，玄参、川牛膝、当归各 30g，黄柏、知母各 15g，没药（炒）、乳香（炒）各 10g，3 剂。②外洗方：桃仁 15g，红花 30g，川椒、当归各 15g，金银花、川乌、赤芍各 30g，2 剂。

二诊：4 月 1 日，服药后未痛，但皮肤色由紫变红，自觉脚趾内热。舌红、苔黄、根厚，脉数，效不更方。

三诊：服药期间一直未痛。嘱上方法服之半月，症轻继继服至症愈。

初诊：2000 年 2 月 15 日来诊。宋某某，男，79 岁，南拐渠人。

右脚拇指、二拇指、中指黑红，遇凉痛不可忍，日夜号叫，已 20 天。脉沉。处方：麻黄、附子、细辛各 10g，生地黄、玄参、当归、牛膝、金银花各 30g，木瓜 15g，5 剂。

二诊：2 月 19 日，痛减轻。上方细辛减至 5g，5 剂。

三诊：2 月 25 日，痛轻，能忍耐。继服上方 20 剂。

四诊：痛去大半，上方去细辛服 1 个月。

血栓性脉管炎案

初诊：1970 年 3 月 13 日来诊。王某某之妻，女，成人，冠县城人。

原东北工人，患右半身不遂 1 年，后又患左下肢血栓性脉管炎，经沈阳医学院、哈医大等医院医生治疗后症状未有好转，建议手术治疗，患者不同意，故回老家治疗。胫骨中段以下至左下肢、脚趾呈紫黑色，二脚趾微溃烂，痛不可忍，日夜呼叫。处方：麻黄 2.5g，防己、桂枝各 3g，牛膝、石斛各 30g，玄参 6g，当归、生地黄、黄芪各 30g，甘草 25g，金银花 40g，白芷 10g，党参 20g，羌活、秦艽各 15g，70 剂。

上方服 60 余剂后，患者基本恢复正常。

左手腕、指不遂案

初诊：1999 年 12 月 4 日来诊。张某某，男，30 岁，西董固村人。

有高血压病史，病初起为睡醒后左手腕及手指不遂，不能弯曲，已 27 天，无其他不适。处方：麻黄、当归、地龙各 10g，全蝎（冲服）4g，蜈蚣 3 条，川乌、草乌各 5g，桂枝 10g，丹参、黄芪各 30g，蔓荆子 10g，甘草 3g，3 剂。

二诊：12 月 7 日，症轻，手能微动、伸屈，脉数，继服上方 5 剂。

三诊：12 月 10 日，基本症除。上方加白芍 15g，5 剂。

四诊：12 月 15 日，伸屈自主，但感无力。上方加黄芪 50g，5 剂。

右手腕不能抬（痿证）案

初诊：2001 年 9 月 28 日来诊。左某某，男，40 岁，广平张洞人。

早起后右手麻木，不能抬，无其他症状。舌红、苔白，脉细。处方：桂枝、防风、麻黄、白芷各 10g，羌活 15g，当归、地龙各 10g，川乌、草乌各 5g，黄芪 30g，附子 5g，甘草 3g，4 剂。

二诊：10 月 4 日，症轻。上方加白芍 12g，生地黄 15g，10 剂。

三诊： 10 月 18 日，手腕能抬但无力，继服上方 10 剂。

左肩不能抬举案

初诊： 1985 年 2 月 4 日来诊。师某某，女，26 岁，南小寨大队人。

阴历十二月初一上午左侧肩酸沉，两天后左上肢肩部不能抬举，但不痛，全身酸沉无力，头晕，手指活动正常，胃不适。舌红、苔白，脉小弦。处方：桂枝 10g，麻黄 5g，羌活 10g，独活、秦艽各 6g，白芍 12g，川芎、葛根各 10g，附子、甘草各 3g，3 剂。

二诊： 2 月 7 日，肩酸沉症减，但仍全身无力，左脚凉，恶心，苔根黄。上方加黄柏 10g，3 剂。

三诊： 2 月 16 日，肩能抬，但无力。苔薄黄，脉沉细。处方：麻黄 5g，桂枝、羌活各 10g，附子 5g，独活、苍术、秦艽各 10g，葛根 15g，杏仁、黄芩、威灵仙各 10g，3 剂。

四诊： 2 月 24 日，两肩基本能正常抬举，但左肩抬时没有右肩力大，继服上方 3 剂。

五诊： 3 月 1 日，左肩仍无力。处方：桂枝 10g，麻黄 5g，杏仁、羌活、秦艽、独活各 10g，黄芪 30g，生地黄 15g，甘草 3g，3 剂。

六诊： 3 月 7 日，劳动时左肩力量小。处方：当归、白芍、川芎各 10g，黄芪 30g，羌活、防风各 10g，桂枝 5g，甘草 3g，5 剂。

七诊： 4 月 5 日，一切正常。

关节痛（类风湿性关节炎）案

初诊： 1985 年 4 月 16 日来诊。孙某某，女，62 岁，前许庄村人。

初病手腕关节肿胀，渐至脚踝关节肿胀，走路受影响，手腕痛不灵敏，近几个月加重来诊，需别人扶着，行走关节肿胀不红，经地区医院诊为类风湿性关节，服药即痛轻，停药即重，逢阴、雨天痛。舌质红、苔白，脉沉。处方：忍冬藤、络石藤、青风藤各 30g，鸡血藤、川牛膝、独活各 15g，黄柏 10g，木瓜 15g，川芎 20g，防己 12g，防风、蚕沙各 10g，甘草、乳香、没药各 5g，4 剂。

二诊：4 月 20 日，痛轻，苔薄白微黄。处方：忍冬藤、海风藤、薏苡仁、络石藤各 30g，苍术 12g，蚕沙 10g，乳香 6g，川牛膝 12g，木瓜 15g，独活 12g，没药、钻地风、千年健、防己、羌活各 10g，鸡血藤 15g，甘草 3g，4 剂。

三诊：4 月 24 日，肿胀见消，仍痛。上方加地龙 10g，全蝎 2g（冲服），5 剂。

四诊：4 月 29 日，痛轻。继服上方 10 剂，其中 2 剂研为细末，日 3 次，每次 4g，服半月再诊。

初诊：1993 年 11 月 12 日来诊。吴某某，男，40 岁，馆陶县社里堡人。

手腕部、脚踝关节肿胀，走路困难，局部感热，已半年。舌质红、苔白，脉数。此热痹。处方：石膏 30g，知母 10g，络石藤 30g，青风藤 10g，海风藤、生地黄各 15g，薏苡仁 30g，苍术 15g，木瓜 10g，防己 12g，独活、代赭石各 10g，甘草 3g，4 剂。

二诊：11 月 16 日，药后痛轻。上方加土鳖虫 6g，乳香、没药各 5g，4 剂。

三诊：11 月 20 日，足底痛。上方加川牛膝 10g，3 剂。

四诊：11 月 23 日，痛轻，肿见消。上方 3 剂研为细末装胶囊，日 3 次，每次 6 粒，服半年，基本正常。

按：此案为热重于湿，如果湿重于热，关节肿胀，重用忍冬藤、络石藤各 30g，鸡血藤 15g，青风藤 30g，川牛膝、独活、木瓜各 15g，川芎 12g，防己、防风、蚕沙各 10g，薏苡仁 30g，苍术、千年健、黄柏各 10g，甘草 3g。

类风湿关节炎日久，可用杭州中医门诊部郭玉林方：人参 10g，川续断、追风伞各 12g，红花 10g（藏红花为佳），白花蛇 1 条，川牛膝、独活各 12g，白术 15g，黄柏 10g。

上半身自汗出案

初诊：1974 年 3 月 17 日来诊。杨某某，女，27 岁，浅口村人。

结婚 10 年未孕，月经先后无定期，上半身自汗出、头部为重，恶寒，遇热则汗出重，饮食后汗出重，已 1 年余。舌苔薄黄，脉弦，此胃有湿热。处方：茵陈 20g，苍术 15g，石膏 25g，茯苓、泽泻、车前子、滑石、陈皮、扁豆、桑叶各 15g，甘草 5g，3 剂。

二诊：3 月 20 日，服药后汗出减轻。上方加党参、金樱子各 20g，5 剂。

三诊：3 月 25 日，汗止。为防复发，继服上方 3 剂。

走路向左侧歪斜案

初诊：1986 年 1 月 23 日来诊。李某某，男，75 岁，齐堡村人。

1 个月前不明原因走路时身体向左侧歪斜，不能站立，几秒钟后诸症皆除，前四五天，走路向左侧歪斜五六分钟后，才恢复正常，平素也感觉身向左歪，发病在早饭、晚饭之间。平素无病，面赤，脉弦，其他正常。处方：牡蛎 20g，半夏、陈皮、茯苓各 10g，甘草 3g，胆南星 5g，竹茹 15g，白矾 3g，旋覆花、钩藤各 10g，泽泻 30g，代赭石 20g，6 剂。

二诊：1 月 29 日，症状消除。上方加熟地黄 15g，五味子 3g，3 剂。痊愈。

两手大拇指痛案

初诊：1985 年 1 月 31 日来诊。王某某，女，36 岁，大堡村人。

因外露受寒，致两手大拇指麻痛，如刺状，从拇指顶尖沿手太阴肺经呈放射性麻痛，不青、不红、不肿，关节活动自如，昼轻夜重，不能寐，已 20 天，口服强的松等西药不效，时有恶寒，其他正常。苔白、舌红，脉紧。此手太阴肺经受寒所致。处方：桂枝 12g，麻黄 6g，杏仁 10g，甘草 3g，2 剂。

二诊：2 月 1 日，痛去大半。继服上方 3 剂。痊愈。

两手震颤案

初诊：1999 年 8 月 27 日来诊。胡某某，男，62 岁，匣庄人。

两手震颤 1 年，初起右手指颤动，后左手也颤动，情绪激动颤动加重，现在双下肢走路笨拙。舌红、苔白，脉弦。处方：生白芍 20g，天冬 10g，怀牛膝 15g，代赭石 20g，玄参、龟板、麦芽各 10g，龙骨、牡蛎各 30g，钩藤 15g，胆南星 5g，全蝎 3g（冲服），蜈蚣 2 条，当归 10g，鸡血藤 15g，3 剂。

二诊：8 月 30 日，震颤轻。继服上方 16 剂。

三诊：9 月 16 日，基本恢复正常，但手仍无力。上方改散剂，日 2 次，每次 6g。

两上肢震颤案

初诊：1985 年 1 月 6 日来诊。郭某某，女，23 岁，许汝町村人。

因感冒多日纳呆，又复加劳累后，感到两上肢震颤，日发 1～2 次或一二日发作 1 次，发作 1 次持续 1～2 分钟即过，病已 1 年余，初发四五天 1 次，现加重，发作频繁。现妊娠已 4 个月余，劳累生气后加重。舌红、苔中黄，脉弦滑。处方：柴胡 10g，黄芩 15g，龙骨、牡蛎各 20g，竹茹 30g，半夏、茯苓、橘红、钩藤各 10g，黄柏 6g，甘草 3g，3 剂。

二诊：1 月 9 日，昨日发作 1 次，症状很轻，无其他反映，苔黄厚。上方加连翘、知母各 10g，3 剂。

三诊：1 月 14 日，未发作。继服上方 5 剂。病愈。

全身震颤案

初诊：1980 年 4 月 2 日来诊。侯某某，女，42 岁，草厂村人。

初病因生气而致，右膝顶部作响、跳动，患者以手按其膝部片刻，左手前臂颤动不停，随即左手臂震颤，时而两手交替，别人握住其手臂则震颤较轻，但不时点头，甚则全身震颤，持续 1 天余，服冬眠灵停止发作两天，今又发作，神志清晰，发作期间不能饮食。舌红、苔白，脉弦。治以平肝息风祛痰。处方：牡蛎 20g，白芍、白蒺藜子、竹茹各 15g，香附 10g，钩藤 15g，半夏、陈皮、茯苓各 10g，胆南星 5g，蜈蚣 2 条，麦芽 15g，甘草 5g，4 剂。痊愈。

双下肢震颤案

初诊：1986 年 1 月 23 日来诊。郭某某，男，21 岁，义庄村人。

感冒高热，经治疗后热退，患者双下肢震颤已月余，夜寐时震颤较重，走路及骑自行车时双下肢也震颤，两腿腘窝软而无力，面赤润。舌深红、苔中黄，脉弦数。处方：生地黄 20g，沙参、石斛、玄参各 15g，石膏 30g，知母 10g，川牛膝、白芍各 15g，竹茹 20g，甘草 10g，3 剂。

二诊：1 月 28 日，晚上发作，舌脉同上。上方加黄柏 10g，3 剂。

三诊：2 月 3 日，白天、晚上均未发作。继服上方 4 剂，以善后。

中风后遗症案

初诊：1965 年 7 月 15 日来诊。侯某某，男，65 岁，房寨村人。

3 个月前，夜间突然神志昏迷，不能起床，醒后头晕、头痛、头重，耳聋，视物不清，走路东倒西歪，饮食可，二便正常，面赤，目赤，语言謇涩。血压 126/76mmHg，内科诊为脑血栓。苔薄黄、质红，脉沉弦。处方：桃仁、红花、当归各 15g，川芎 3g，丹参、乳香各 15g，桔梗 3g，黄芪 20g，3 剂。

二诊：7 月 18 日，症略轻。上方去乳香，加赤芍、党参各 25g，3 剂。

三诊：7 月 21 日，症状减轻，舌红、苔薄黄，脉沉弦。上方加黄芩 15g，柴胡 5g，石决明 20g，7 剂。

四诊：8 月 7 日，诸症大减，语言清晰，头晕、耳聋明显减轻，食欲增加，四肢有力，二便正常，舌苔白滑，脉沉弦。上方加生地黄 25g，红花 10g，代赭石 15g，7 剂。基本恢复正常，可出院。

初诊：1965 年 6 月 29 日来诊。王某某，男，78 岁，王桥乡人。

头晕目眩数年，3 年前仆倒 1 次，半月前又晕倒 1 次，经治疗好转，但仍头晕、视物不清，头皮发紧，左手颤动，左下肢不灵敏，语言不利，面赤，纳差，大便正常，小便黄。血压 240/170mmHg，舌红，脉沉实有力。此肾阴不足，肝阳上亢所致，以镇肝息风汤加味治疗，配以针刺。处方：生白芍 20g，牛膝、生龙骨、生牡蛎各 25g，代赭石 40g，川楝子 15g，当归 25g，麦芽 15g，生地黄 25g，钩藤 15g，石决明 25g，黄芩 15g，竹茹 10g，龙胆草 15g，甘草 5g，3 剂。

二诊：7 月 1 日，患者述病情大有好转，眩晕、头皮紧症状减轻，手足运动灵便，语言清晰。处方：①继服上方 2 剂。②针刺：阳陵泉、委中、绝骨、风市、曲池、外关、合谷穴。

三诊：7 月 12 日，诸症大减，语言清晰，走路轻松，饮食增，手不颤动，精神良好。苔薄白，脉弦细。上方加桃仁 15g，益母草 20g，3 剂。

四诊：7 月 20 日，头皮紧，语言不利，走路不便，血压 210/130 mmHg。上方加玄参 20g，3 剂。

五诊：7 月 28 日，巅顶部发紧。上方加菊花、葛根各 15g，3 剂。

六诊：颈部发紧，头晕。上方加牛膝 30g，生地黄、钩藤各 25g，7 剂。

七诊：仍有上症，血压 170/100 mmHg。上方加全蝎 3g，3 剂。

四、皮肤、外科疾病案

牛皮癣（银屑病）案

初诊：2004 年 11 月 3 日来诊。田某某，女，48 岁，邱县郭桃寨人。

初病双下肢起皮疹，逐渐增大增厚成片，流黄水、血水、痒甚，掉痂起皮，细问 1 年前在后臀部右侧处有一片干癣，起皮发痒，后发展至全身。此湿重型牛皮癣。处方：金银花、苍术、当归、乌梢蛇各 10g，黄柏、苦参各 15g，白芷、防风、荆芥各 10g，生地黄 15g，黄芩、蝉蜕各 10g，5 剂。

二诊：11 月 8 日，病情大为好转，流水止，痒轻。继服上方 5 剂。

三诊：11 月 13 日，全身结痂、脱皮。上方连服 10 剂。

初诊：1966 年 7 月 10 日来诊。吴某某，女，69 岁，西董固村人。

全身起癣 20 余年，初起眉部生疮，用偏方蒜瓣、花椒等煎洗后即全身性白皮癣，掉皮，痒甚。初起全身小红点，逐渐起白皮、增大，后癣增大相连、全身成片，经多医治疗无效，又赴山东省德州市医院诊治：甲珠 6g，蜈蚣 1 对，全蝎 1 对，乌梢蛇 2 寸，巴豆 1 对，斑蝥 1 对，焙黄为细末，醋 6g，分 3 天服，服药后减轻，但停药即发，病发作有规律，冬不发，春夏秋不定时发作，此病在怀孕期和哺乳期不发作，遇生气，也易发作。纳差，小便混浊如大米汤，口干、口苦，白带量多、色青黄而稠。舌质红、苔黄，脉弦数。处方：龙胆草 10g，黄柏、苍术各 15g，生地黄 30g，赤芍 6g，当归 30g，黄芩、栀子各 10g，苦参 30g，蛇床子 20g，车前子 15g，木通 10g，猪苓 15g，薏苡仁 30g，白芷 6g，防风 10g，甘草 3g，3 剂。

二诊：7月16日，口苦、口干减轻，癣小者未发展，癣一发即掉皮，大者掉皮成亮红色。苔微黄，脉同上。处方：龙胆草、黄柏各12g，苍术15g，生地黄、当归、苦参各30g，蝉蜕、蛇床子各15g，车前子12g，防风、白芷各10g，薏苡仁15g，黄芩、猪苓各10g，金银花12g，玄参15g，菊花10g，甘草3g，3剂。

三诊：7月19日，癣逐渐减轻，痒轻，尿转清。处方：当归30g，蝉蜕15g，生地黄30g，赤芍10g，苍术15g，厚朴10g，苦参30g，蛇床子12g，金银花10g，白芷、防风、连翘、黄芩、黄柏各10g，甘草3g，4剂。共为细末，日3次，每次6g，忌食鱼、羊肉、海鲜、辛辣之品。

四诊：上方服1个月，来诉病愈。

初诊：1999年6月13日来诊。薛某某，女，45岁，柴堡街人。

干燥性全身银屑病10余年，春天重，曾口服白血宁症状减轻。刻下全身大片红后起白硬皮、白屑、痒甚，重则流黄水。舌质红，苔薄黄。处方：生地黄30g，当归10g，赤芍12g，乌梢蛇10g，蛇床子15g，黄柏10g，黄芩12g，苦参20g，防风、荆芥、白芷、蝉蜕各10g，苍术15g，甘草3g，4剂。

二诊：6月23日，痒甚，流黄水。上方加苍术30g，黄柏20g，薏苡仁30g，牡丹皮10g，土茯苓15g，地骨皮10g，4剂。

三诊：7月3日，症轻。上方加金银花15g，石膏20g，4剂。

四诊：9月7日，症减半。加白鲜皮20g，4剂。

五诊：10月15日，癣退光皮肤长平，色比正常皮肤色浅。上药改散剂，早晚各6g，服两个月。

初诊：2014年5月4日来诊。董某某，女，42岁，馆陶县武范庄人。

初起双下肢散在红点，后红点起白皮，痒甚。逐渐延至腰部、四肢、背部、腹部、头部，较轻。发病半年，曾于邯郸医院诊银屑病，用药水擦之及针刺。痒略轻，其他如故，舌质红、苔白。处方：荆芥、防风各10g，苍术12g，白芷、蝉蜕各10g，地肤子20g，黄柏10g，白鲜皮12g，苦参15g，蛇床子12g，金银花15g，连翘、黄芩各10g，甘草3g，5剂。

二诊：5月9日，无变化。处方：白芷、苍术、防风、荆芥各10g，地肤子30g，当归10g，5剂。

按：本例失败原因，没分型，应以风疹性牛皮癣治疗，以犀角地黄汤和石膏汤加味，清热解毒药，效好。

初诊：2013年11月2日来诊。裴某某，女，53岁，辛县位庄人。

牛皮癣遍布全身，头部、臂部、下肢较多，右下肢中部胫骨处有大片如鸡蛋大脱皮，已1年余，多方求治未愈。延余诊治，处方：生地黄30g，牡丹皮、赤芍、防风、蝉蜕、蛇床子、白鲜皮、黄柏、当归、乌梢蛇、金银花、连翘、白芷、天冬各10g，苦参20g，苍术10g，甘草5g，5剂。

二诊：11月13日，服药无效。改服：防风、荆芥各10g，地肤子30g，黄芩、黄柏、蝉蜕、牡丹皮、白芷、苍术、当归各10g，白鲜皮15g，苦参10g，甘草3g，10剂。

三诊：服药无效。改服方：金银花10g，苦参15g，黄芩、连翘、赤芍各10g，蛇床子、白鲜皮各12g，当归、蝉蜕、防风、荆芥、苍术、白芷各10g，生地黄15g，甘草3g。10剂，

四诊：服药后，病情大为好转，继服上方。

五诊：1月22日，患者来电，全身癣明显消退，唯癣块周边还有癣痕，病将愈。继服上方。

六诊：4月24日，电话问诊，患者只剩胫骨外侧癣未愈。①内服药：上方改散剂，每日3次，每次5g。②外用药：石榴皮、苦参各30g，土槿皮25g，白鲜皮15g。研末水煎擦患处，来电病愈。

初诊：2012年10月20日来诊。张某某，女，62岁，辛县后格疃村人。

初起癣遍布全身，双下肢较重，痒甚，冬轻夏重，已两年，经多方治疗后症状未有好转。延余诊治，处方：生地黄30g，牡丹皮10g，赤芍12g，防风、蝉蜕、蛇床子、白鲜皮、黄柏、当归、乌梢蛇、金银花、连翘、白芷、天冬各10g，苦参20g，苍术10g，5剂。

二诊：10月28日，服药症状未减轻。改服：防风、荆芥各10g，地肤子

30g，黄芩、黄柏、蝉蜕各10g，牡丹皮12g，白芷、苍术、当归各10g，白鲜皮15g，苦参10g，甘草3g，5剂。

三诊：2014年3月5日，电诉服上方病情大为好转，又继服上方10剂后痊愈。

初诊：2011年11月29日来诊。马某某，女，37岁，柴堡村人。

初起两上肢肘外部有铜钱大癣点，渐渐扩散到两肘、胸背、臀面、下肢，头部大片，遍布全身，头、背、臀、四肢痒重，干裂、脱皮，秋冬重、夏微轻，患病13年，久治无效，此为干燥性牛皮癣。处方：当归15g，蝉蜕10g，生地黄15g，赤芍10g，苍术15g，黄柏10g，苦参15g，蛇床子、金银花、白芷、防风、连翘、乌梢蛇、荆芥各10g，甘草3g，5剂。

二诊：12月13日，效果不大。更方：牡丹皮10g，生地黄30g，赤芍10g，当归、白鲜皮各15g，蝉蜕10g，黄柏12g，苦参15g，蛇床子、金银花、防风、连翘、乌梢蛇、荆芥各10g，甘草3g，5剂。

三诊：12月19日，痒重。上方加白芷、苍术各10g，5剂。

四诊：12月25日，痒轻。继服上方5剂。

五诊：2012年1月15日，处方：生地黄30g，赤芍、牡丹皮各10g，当归12g，白鲜皮15g，苍术、蝉蜕、蛇床子各10g，苦参25g，黄柏、金银花、黄芩、连翘、荆芥、防风、乌梢蛇、白芷各10g，甘草3g，5剂。

六诊：2月24日，症轻。继服上方。

七诊：9月25日，唯左肘外有一块如花生大小的癣，继服上方。

初诊：2004年11月20日来诊。韩某某，男，16岁，邱县程二寨人。

初病在两肘尖，后渐至全身，呈散点状，色白、干燥、痒甚，头部重，已2年。舌红、苔薄白。处方：当归15g，蝉蜕10g，生地黄15g，赤芍10g，苦参15g，蛇床子12g，防风、白芷各10g，乌梢蛇6g，菊花10g，甘草15g，9剂。

二诊：11月29日，症减。上方加麦冬、天冬各10g，何首乌15g，僵蚕5g，5剂。

三诊：12 月 3 日，银屑消退一半。继服上方。

初诊：2004 年 11 月 9 日来诊。胡某某，男，31 岁，邱县郭桃寨。

全身性银屑病 2 年，色白、干燥、微痒。舌红、苔白。处方：金银花、当归各 12g，乌梢蛇 6g，黄柏、苦参各 15g，白芷、防风、荆芥各 10g，生地黄 30g，赤芍、蝉蜕、牡丹皮各 10g，5 剂。

二诊：11 月 14 日，症轻。上方加何首乌 15g，麦冬、天冬各 10g，5 剂。

三诊：11 月 19 日，未起新癣，继服上方。

初诊：1970 年 1 月 1 日来诊。刘某某，男，50 岁。

牛皮癣初起时，在左膝下有一块如鸭蛋大，尾骨处有一块如手掌大，已六七年。近 1 个月发展至全身，头、胸、腹、背、四肢成片如铜钱大小。多方治疗无效。延余诊，处方：生地黄 30g，薏苡仁 20g，防风、白芷各 15g，当归 20g，苦参 30g，黄芩、黄柏、赤芍各 15g，苍术 20g，蝉蜕 25g，甘草 5g，5 剂。

初诊：1999 年 6 月 14 日来诊。苏某某，男，22 岁，冠县孙町人。

全身性银屑病，已 4 年，曾服迪银片、青黛丸，无效。舌红、苔白。处方：生地黄 30g，牡丹皮 10g，赤芍、当归各 15g，蝉蜕、黄柏各 10g，苦参 25g，蛇床子 10g，金银花 20g，白芷 10g，黄芩 15g，乌梢蛇、桃仁、红花各 10g，甘草 3g，4 剂。

二诊：7 月 4 日，皮肤出现红点如痱子。处方：栀子、连翘各 10g，金银花 30g，石膏 50g，地肤子 20g，土茯苓 30g，茵陈 10g，薏苡仁 15g，大黄、芒硝、枳实、牡丹皮、黄芩、黄柏各 10g，白鲜皮 15g，5 剂。

三诊：7 月 19 日，症减。上方加蝉蜕 10g，5 剂。

四诊：9 月 7 日，基本如常。处方：生地黄 30g，当归 10g，赤芍 15g，牡丹皮、桃仁、红花各 10g，丹参 20g，黄柏、黄芩各 12g，草薢 15g，防风 10g，鸡血藤 15g，苦参 12g，甘草 3g，5 剂。

初诊：2013 年 10 月 10 日来诊。万某某，男，19 岁，邱县万兴平村人。

全身有结节性红藓，如米粒大，逐渐变大、痒甚、色鲜红，2/3 的头皮起红癣且成片，上半身背腹部及双下肢较重，如铜钱大、脱皮，已 1 年余，痛苦至极。大便溏，小便淡黄。舌质红、苔白少，脉沉。处方：生地黄 30g，牡丹皮 15g，栀子、赤芍、当归、白鲜皮、蝉蜕、黄柏、黄芩、白芷、苍术、金银花、连翘、荆芥、乌梢蛇各 10g，甘草 3g，10 剂。

二诊：10 月 21 日，服药后症状未减轻，改服：防风、荆芥各 10g，苍术 15g，蝉蜕 10g，地肤子 30g，黄柏、黄芩、白芷、牡丹皮、赤芍各 10g，白鲜皮、苦参各 12g，甘草 3g，10 剂。

三诊：11 月 8 日，皮肤癣色变浅，面积变小，痒轻，继服上方 10 剂。

四诊：4 月 24 日，电话问讯得知全身癣消退，只剩癣边缘有痕迹。嘱上方改散剂继服，10 剂。

初诊：2012 年 6 月 13 日来诊。徐某某，男，39 岁，市庄人。

全身性银屑病，背、腰、下肢较重，上肢前臂较多，起白皮，如铜钱大，已 2 年。闻余来诊，处方：生地黄 30g，牡丹皮 15g，栀子 10g，赤芍 15g，当归 12g，白鲜皮 15g，蝉蜕 10g，黄柏 12g，苦参 20g，白芷、苍术各 10g，金银花 20g，连翘、荆芥各 10g，黄芩 20g，乌梢蛇 10g，甘草 5g，20 剂。

二诊：2 月 15 日，全身藓消去 80%。因在外地服汤剂不方便，上改为散剂，日 3 次，每次 5g，服 3 个月。

初诊：2012 年 6 月 13 日来诊。刘某某，女，60 岁，李沿村人。

初起如痱子，头部较重，日渐成片，两肘癣片面积大，全身散在性如铜钱大，奇痒，患病已三四年，多方治疗无效。舌红、苔薄黄。处方：生地黄 20g，牡丹皮 12g，赤芍 10g，当归 20g，白鲜皮 15g，蝉蜕、黄柏各 10g，苦参 15g，白芷、苍术、蛇床子各 10g，金银花 15g，连翘、防风、乌梢蛇各 10g，甘草 5g，5 剂。

二诊：6 月 28 日，服 5 剂后症状减轻，又自行服 10 剂，牛皮癣基本退除，只剩下肘部一块如花生米大，腿外侧一块如黄豆大，不痒。上方改散剂装胶囊，每日 2 次，每次 6 粒，服两个月；局部用铁锈和醋擦，日 2 次。

手 癣 案

初诊： 2012 年 10 月 25 日来诊。闫某某，女，55 岁，前刘堡村人。

初起在大拇指，如黄豆大、色黑，掉皮处比原肤色浅，后延至两手背、手掌、手指、两肘以下，两手掉皮、痒甚，患处皮肤增厚，已两个多月。苔薄白。处方：蛇床子 20g，苦参、地肤子各 15g，地骨皮、白鲜皮各 12g，白芷、蝉蜕、防风、川椒、石榴皮各 10g，外洗，每日温水洗 2 次。

二诊： 药洗第 4 天后手全退一层皮，洗后痒止，继用上方 2 剂。

三诊： 退皮后，皮肤恢复正常。

四诊： 未复发。继用上方 2 剂，外洗。

按： 此方对牛皮癣、红斑狼疮等其他皮肤病均有效。

初诊： 1972 年 12 月 25 日来诊。申某某之妻，女，42 岁，前拾玉村人。

两手足指（趾）、手足掌裂痒，甚则流黄水，起泡已 3 个月，足趾甲痒掉二个，久治不愈。处方：①内服方：黄柏 20g，苦参 25g，白芷 10g，蛇麻子、黄芩、生地黄、苍术各 20g，防风 15g，荆芥 20g，牡丹皮 15g，3 剂。②外洗方：黄柏、蛇床子各 30g，白芷 20g，雄黄 15g，3 剂，煎汤熏洗日 2 次。

二诊： 病去八九，上方治之。继服 6 剂。痊愈。

青年痤疮案

初诊： 1999 年 11 月 22 日来诊。刘某某，女，20 岁，清城村人。

面生痤疮，根红，尖有脓，且痒，已 2 年，多方治疗只轻不愈。舌质红、苔白少，脉正常。处方：生地黄 15g，牡丹皮、赤芍、川芎各 10g，金银花 30g，蒲公英 15g，菊花 30g，连翘、栀子各 10g，黄连 6g，桑白皮 10g，甘草 3g，3 剂。

二诊： 11 月 26 日，面生痤疮且痒、面赤，自感面部发热。上方加白芷、防风各 10g，苦参、黄芩各 15g，3 剂。

三诊：12 月 5 日，痤疮消退，但又起 3 个小红点，尖发白、微痒。此湿热所致。处方：菊花 30g，苍术、黄柏、黄芩、土茯苓各 15g，金银花 30g，连翘 10g，蒲公英、紫花地丁各 15g，荆芥、防风、白芷、麻黄各 10g，甘草 5g，3 剂。

四诊：12 月 8 日，未发新痤疮，仍微痒。上方加苦参、牡丹皮各 10g，4 剂。

五诊：12 月 20 日，来诉病愈。

初诊：1999 年 10 月 18 日来诊。王某某，女，20 岁，清城村人。

面生红痘，如疹如斑，甚则有脓点，肿且微痛已三四年，多方治疗如故。处方：生地黄 20g，当归、白芍、川芎、牡丹皮各 10g，金银花 15g，菊花 30g，蝉蜕、黄芩、白芷各 10g，甘草 3g，5 剂。

二诊：10 月 29 日，痘退、痒去，上方 5 剂。

三诊：11 月 3 日，痘疮退多半，无不适，继服上方 5 剂。

脓疱疮案

初诊：2000 年 7 月 29 日来诊。王某某，女，20 岁，塔头村人。

全身起脓疱成片、痒甚，重则流脓水，早晨、阴雨天较重，少腹部不适，咽痛，已 10 余天。舌淡、苔黄。处方：薏苡仁 20g，苍术 30g，黄柏、黄芩、栀子、连翘各 10g，茵陈、金银花各 15g，苦参 10g，泽泻、赤茯苓各 15g，滑石、蝉蜕各 10g，甘草 3g，9 剂。全身结痂，痒止。

蛇盘疮案

初诊：1968 年 5 月来诊。齐某某，37 岁，女，山东省栖霞县辛家夼村人。

右胁痛连及背部、腹部剧烈灼痛，夜不能寐，桃村人中心医院医疗队医生诊为肋间神经痛，服药不效。右胁下起红点，舌两侧苔黄，脉弦数。此肝胆火旺，龙胆泻肝汤加减治之。处方：龙胆草、栀子各25g，赤芍、柴胡、黄芩、青皮各15g，生地黄25g，车前子10g，泽泻、茵陈、川楝子、木通各15g，甘草5g，当归15g，3剂。

二诊：痛轻，能寐。处方：龙胆草25g，栀子30g，赤芍10g，柴胡15g，黄芩20g，生地黄25g，泽泻、茵陈、木通、当归、牡丹皮各15g，竹叶3g，甘草5g，1剂。

三诊：痛减，红点渐消，唯胁部微有热感。处方：栀子25g，生地黄30g，龙胆草25g，柴胡、黄芩各20g，茵陈15g，赤芍10g，地骨皮、川楝子各15g，2剂。痊愈。

痃　癖　案

初诊：1966年7月31日来诊。张某某之母，女，65岁，齐堡村人。

半年内胃病发作3次，多因饮食不节而发，从左上腹一侧气上冲作痛，已20余天。7天前经某医针刺，痛略减。今右上腹胁下连及右背、左胁均痛，纳呆，口干，尿黄。苔中黄，脉弦。处方：麦芽15g，丹参30g，枳壳、茵陈、苦楝子各10g，赤芍、延胡索各6g，牡蛎20g，青皮6g，白术10g，栀子4g，竹茹6g，3剂。

二诊：8月3日，肿块变小。上方去苦楝子、竹茹，加桃仁、红花各10g，大黄3g，川楝子10g，桔梗5g，5剂。

三诊：8月8日，肿块明显变小。上方加鳖甲、牡丹皮各10g，15剂，肿块消退。

老年皮肤瘙痒症案

初诊：1999年9月1日来诊。赵某某，女，61岁，陶北村人。

皮肤瘙痒已2年，皮肤表面正常，抓之不红，没有疹点，昼轻夜重，他医诊为荨麻疹，用抗过敏药无效，外用药也不效，以养血祛风治之。处方：生地黄20g，当归、赤芍、川芎、麦冬、天冬、僵蚕各10g，何首乌20g，牡丹皮、防风、白芷、荆芥各 10g，桑枝 1 尺，4 剂。痊愈。

全身瘙痒症案

初诊： 2012 年 10 月 12 日来诊。杨某某，女，72 岁，辛县王风乡村人。

全身瘙痒，搔之皮破流血已 2 年，经山东省济南医院、聊城市人民医院诊治不效。舌红、苔白少。此老年皮肤瘙痒症，以养血祛风汤加减治之。处方：生地黄 20g，当归、赤芍、川芎、麦冬、天冬各 10g，何首乌 20g，牡丹皮 15g，防风、白芷、僵蚕、苦参、荆芥各 10g，甘草 3g，黄柏 6g，3 剂。

二诊： 2012 年 10 月 28 日，服药后，症状未减轻，全身起红点，冬起夏重。处方：苍术 12g，白芷、防风、荆芥、当归各 10g，地肤子 30g，甘草 3g，5 剂。

三诊： 11 月 28 日，基本愈。上方加生地黄 15g，10 剂。

过敏性紫癜案

初诊： 2001 年 10 月 10 日来诊。张某某，女，12 岁，马窝头村人。

全身紫斑，不痛不痒，不高出皮肤，紫斑大小不一。因牙痛医用口服牙痛药、打针后引起，二便正常，伴乏力。舌红、苔白。处方：百合、何首乌、乌梅炭各 15g，仙鹤草 30g，旱莲草 15g，当归、赤芍、连翘、黄柏各 10g，甘草 3g，10 剂。

二诊： 10 月 20 日，症轻。上方加板蓝根 15g，3 剂。

三诊： 10 月 24 日，未发现新紫斑，旧紫斑退去一半，继服上方 2 剂。

初诊： 1999 年 6 月 8 日来诊。安某某，女，35 岁，南孙店村人。

有肝炎病史，恶心、纳呆，食后腹泻、腹痛、胃胀满，全身不定处紫斑随起随落，经邯郸某医院诊为过敏性紫癜。现头晕，四肢乏力、酸软，耳鸣，腰痛，已两个月，化验大便有潜血。舌淡红、苔中厚黄，脉沉细。处方：何首乌、熟地黄、龙骨、牡蛎各 20g，百合 15g，党参 10g，白芍、生地黄各 15g，牡丹皮 10g，地榆炭 20g，竹茹、代赭石各 15g，甘草 5g，3 剂。

二诊：6 月 11 日，症状减轻，但腹部仍阵发性窜痛，舌质红。上方加乌药 10g，丹参 20g，玄参 15g，3 剂。

三诊：6 月 14 日，腹痛轻，舌红、苔少，继服上方 3 剂，

四诊：6 月 19 日，各症轻，夜腹痛 1 次。舌质红。上方去乌药，加紫草 5g，3 剂。

五诊：6 月 23 日，腹痛，皮肤仍有紫点，时起时落。舌质红。处方：紫草 10g，仙鹤草、旱莲草各 30g，白术、枳壳各 10g，何首乌、生地黄、百合、龙骨、牡蛎各 20g，白芍 30g，陈皮 10g，砂仁、甘草各 3g，3 剂。

六诊：6 月 25 日，症轻。继服上方 3 剂。

七诊：7 月 1 日，处方：何首乌 50g，熟地黄 20g，当归 10g，白芍 15g，山药 10g，百合、龙骨、牡蛎各 15g，旱莲草、仙鹤草各 30g，栀子炭 5g，甘草 5g，3 剂。

八诊：7 月 4 日，月经已来，色紫黑，牙龈出血。上方去栀子，熟地黄改生地黄，加黄柏、知母、牡丹皮各 10g，3 剂。另服六味地黄丸，日 2 丸。

九诊：7 月 8 日，有时早起皮肤有红点，但很少。上方加茜草 12g，丹参 15g，3 剂。

十诊：7 月 12 日，有时恶心。上方加胆南星 5g，竹茹 15g，半夏 10g，枳实 6g，3 剂。

十一诊：7 月 19 日，上方加黄芪 30g，黄柏 10g，5 剂。

十二诊：7 月 28 日，服药 9 剂后皮肤未发现紫斑，但仍有恶心，有时腹痛，继服上方 5 剂。

十三诊：8 月 4 日，腹痛止，但有恶心，时头痛，时胁胀，时腰痛。上方加杜仲、牛膝各 10g，4 剂。

十四诊：8 月 9 日，有时恶心。处方：何首乌 50g，熟地黄 20g，当归 10g，白芍 15g，山药 10g，百合 15g，龙骨、牡蛎各 20g，旱莲草、仙鹤草各 30g，茜草、黄柏各 10g，竹茹 15g，半夏、杜仲、苍术各 10g，甘草 3g，4 剂。

十五诊：8 月 12 日，皮肤未出红点，晨起大便稀，有时恶心，舌苔根黄。上方去山药，加薏苡仁 15g，滑石 10g，白豆蔻 5g，藿香 10g，枳壳 5g，2 剂。

十六诊：8 月 14 日，乏力，皮肤出几个小红点。上方加茜草 12g，女贞子 10g，陈皮 10g，白术、白芍各 12g，鹿角胶 5g，5 剂。

十七诊：8 月 28 日，皮肤未出红点，未恶心，继服上方 2 剂。

十八诊：9 月 1 日，皮肤未出红点，继服上方 5 剂。

十九诊：9 月 12 日，时有恶心、腹痛，发作时皮肤出红点。处方：生地黄 15g，牡丹皮 10g，石膏 30g，连翘、延胡索各 10g，薏苡仁 20g，白豆蔻 5g，滑石、杏仁各 10g，何首乌 15g，百合 20g，竹茹 15g，半夏、枳壳各 10g，厚朴、甘草各 5g，3 剂。

二十诊：9 月 15 日，每次恶心即出几个红点，上方加代赭石 20g，3 剂。另服保和丸，日 3 丸；舒肝和胃丸，日 2 丸。

二十一诊：9 月 19 日，皮肤未出红点。①继服上方 5 剂。②另服逍遥丸 10 包，日 2 包。

二十二诊：10 月 24 日，未恶心，皮肤未出红点。①继服上方 5 剂，隔日 1 剂。②服六味丸，日 2 丸。

二十三诊：11 月 10 日，一切正常。①续上方，汤药改散剂，日 3 次，每次 5g。②六味丸继服 1 个月。

初诊：2012 年 9 月 5 日来诊。陈某某，女，13 岁，谷寨人。

双下肢起红点较多，臀部散在少许，身乏力、不痛、不痒，经邯郸中心医院诊治为过敏性紫癜，治疗后症状未有好转，延余诊治。诊见舌质红、苔薄白。处方：水牛角 20g，生地黄 15g，赤芍、牡丹皮各 10g，地肤子 15g，旱莲草 15g，三七粉 2g，5 剂。冲服，每日 1 剂，分两次温服。

二诊：9 月 10 日，紫癜又新发。上方加大枣四个，甘草 5g。10 剂，

三诊：2013 年 2 月，电话诉病愈。

初诊：1973 年 5 月 8 日来诊。李某某，男，40 岁，冠县程沟湾人。

牙龈出血不止 10 余天，牙龈不痛，在出血前头晕、心悸、乏力、困倦、纳呆，自出血后症状加重，经查血小板数量 1.27×10^5，经服维生素 C、葡萄糖酸钙及止血剂无效。又来诊，全身有出血点，面色萎黄。舌质红、苔白厚，

脉弦。处方：酸枣仁 25g，远志 10g，黄芪 20g，陈皮 10g，泽泻 20g，知母 15g，石膏、麦冬各 20g，木通 5g，生地黄 25g，牡丹皮 15g，茜草 40g，白术 25g，甘草 5g，2 剂。

二诊：5 月 10 日，牙龈出血止，其他症状也减轻，纳呆，腹时痛。上方加焦三仙各 15g，3 剂。

初诊：2000 年 8 月 6 日来诊。郝某某，女，9 岁，齐堡村人。

全身紫斑，3 月份鼻衄，又患腮腺炎，5 月份加重，住院。诊见舌质红、苔黄。处方：生地黄 30g，牡丹皮 20g，赤芍 12g，水牛角、旱莲草各 15g，当归 6g，玄参 15g，紫草 5g，连翘、茜草各 10g，金银花 15g，甘草 3g，3 剂。

二诊：8 月 12 日，不起红点，但碰撞后仍起紫斑。舌红、苔薄黄。上方加青黛 5g，3 剂。

三诊：8 月 22 日，症轻。上方加三七 5g，阿胶（冲服）3g，5 剂。

四诊：9 月 1 日，仍有散斑、色浅。上方去阿胶，加连翘 6g，大黄 3g，5 剂。

五诊：9 月 12 日，未起新紫斑。上方加玄参 12g，5 剂。

六诊：10 月 8 日，未起紫斑。改散剂，日 3 次，每次 6 粒。痊愈。

乳 衄 案

初诊：1977 年 4 月 16 日来诊。张某某，女，30 岁，沿村人。

已婚生育两个小孩，二胎哺乳已 7 个月，乳头出血，色鲜红，痛如针刺，点滴渗出，重则日出 100 多毫升，尿黄，曾服西药止血药、消炎药、中药止血药，不效，余诊：舌苔薄黄，脉弦数，此肝胆实热，迫血妄行而致。处方：柴胡 15g，黄芩、生地黄各 25g，龙胆草、车前子、泽泻各 15g，茜草 25g，瓜蒌 40g，蒲黄炭、白芷各 15g，蒲公英、赤芍各 20g，甘草 5g，3 剂。

二诊：4 月 19 日，出血量减少。上方加当归、川楝子各 15g，3 剂。

三诊：4 月 22 日，出血量减少。上方加仙鹤草 20g，香附 15g，3 剂。

四诊：4 月 25 日，血止，嘱服归脾丸，以善其后。

初诊：1978年3月1日来诊。王某某，女，28岁，南董固村人。

结婚8年生育2胎，断乳半年后右乳衄10余天，患病前右胸、肩、腋痛如针刺状，血色深红而黑，重则日出血20毫升，轻则点滴不断，纳呆，口淡无味，头晕咽干，二便正常，曾服西药止血剂及中药龙胆泻肝丸无效。舌淡红、苔薄黄，脉沉细。治宜清热泻火，凉血化瘀。处方：柴胡15g，黄芩25g，牡丹皮20g，生地黄、茜草（炒）、地榆各30g，川楝子、香附（炒）、龙胆草各20g，大黄（炒）10g，2剂。

二诊：3月3日，服药后未出血。上方量减半，2剂。

三诊：3月6日，唯肩前、云门穴处痛。舌苔黄，脉弦。上方加郁金10g，黄芪15g，3剂。

四诊：1980年10月20日，追访，未再复发。

初诊：1985年4月9日来诊。王某某，女，35岁，南董固村人。

患乳衄已8年，停止哺乳已5年，突然右侧乳房刺痛，7天后发现乳头出血，色紫黑，质黏稠，胃脘胀满，口干。舌红苔白少，脉沉细，此肝郁化火所致。处方：柴胡10g，黄芩、龙胆草各15g，生地黄20g，当归10g，木通6g，栀子炭、地榆炭、茜草炭、仙鹤草、牡丹皮各10g，酸枣仁（炒）15g，甘草5g，3剂。

二诊：4月12日，服药后乳房不痛，乳头未流血，继服上方3剂。

三诊：诸症皆除。

初诊：1972年4月16日来诊。金某某，女，33岁，北拐渠村人。

乳头流血水3个月左右，先流粉红色血水，逐渐变为紫红色，不痛，口苦、口臭，头晕，大便时干，少腹时痛。舌苔薄黄，脉小弦。处方：丹栀逍遥散加龙胆草、黄芩各15g，3剂。

二诊：4月19日，服药后，病情大为好转。处方：柴胡10g，白芍12g，生地黄15g，牡丹皮、栀子、当归各10g，龙胆草12g，黄芩10g，芦荟6g，青黛、枳壳各10g，川楝子20g，甘草3g，2剂。

三诊：5月1日，症状继续减轻，血水色浅，量少，继服上方3剂。

四诊：6 月 9 日，乳衄止后，未来诊。今纳呆，口苦，心烦，遂来诊。处方：生地黄 15g，龙胆草、牡丹皮各 10g，槟榔 6g，陈皮、茯苓各 10g，瓜蒌 12g，神曲、麦芽各 10g，甘草 3g，2 剂。

腹壁血栓性静脉炎案

初诊：1966 年 4 月 8 日来诊。刘某某之母，女，64 岁，柴庄公社后刘堡村人。

10 天前突然感到右胁痛，初痛在脐旁开 5 寸处，掐之有一硬块，粗如筷子，长约 1 寸，垂直于胁下，服药后缓解，2 个小时后逐渐加重，掐之痛，夜不能眠，昼轻夜重，纳差。舌红少苔，脉弦。西医诊断为静脉炎。处方：柴胡 3g，赤芍 5g，青皮 4g，桃仁、红花、当归各 12g，枳壳 5g，川芎 3g，乳香 10g，桔梗 3g，牛膝 10g，甘草 3g，2 剂。

二诊：4 月 10 日，痛轻，继服上方 4 剂。

三诊：4 月 14 日，痛去大半如常人，硬块变软，掐之不痛，患者因经济困难停药。

初诊：1992 年 6 月 25 日来诊。王某某，男，40 岁，县银行工作。

从右乳旁下至右上腹如筷子状硬痛，夜重昼轻，已 10 余天，原有中耳炎、咽炎、上颌窦炎、贲门炎、浅表性胃炎。舌红、苔白腻，血府逐瘀汤主之。处方：生地黄 20g，当归 10g，赤芍 15g，川芎 10g，桃仁 15g，红花、枳壳各 10g，桔梗 5g，瓜蒌 20g，川牛膝 10g，柴胡 5g，甘草 3g，4 剂。

二诊：6 月 29 日，胸腹痛止，但压之仍痛。

三诊：痛止，静脉变软，继服上方 4 剂。

初诊：1985 年 2 月 26 日来诊。刘某某，男，58 岁，西陶供销社职工。

右胸腹痛半月，昼轻夜重，连及左肋部痛，背沉肩酸，抬肩即痛重，纳差。舌淡红，苔中黄。触诊胸胁腹部斜形 1 条如筷子样的血管硬，按之痛，此腹壁血栓性静脉炎。处方：桃仁 15g，红花、赤芍、川芎、当归各 10g，生地黄、蒲公英各 15g，青皮 10g，三棱 5g，枳壳、牡丹皮各 10g，甘草 5g，3 剂。

二诊：3 月 1 日，症同前。舌淡红，苔中黄。上方加活血药。处方：桃仁、红花、赤芍、当归、川芎各 10g，生地黄 15g，枳壳、陈皮各 10g，蒲公英 15g，乳香、没药各 6g，蒲黄、五灵脂各 10g，甘草 3g，3 剂。

三诊：3 月 4 日，痛减轻，继服上方 10 剂。

四诊：3 月 14 日，痛止，但腹壁静脉硬条状仍未去，按之不痛。汤药改为散剂，日 3 次，每次 5g，服药半月后诸症消退。

荨麻疹案

初诊：1981 年 3 月 28 日来诊。郭某某，女 35 岁，麻呼寨村人。

初病胃痛，经治疗后，胃痛轻，后起全身红斑且痒甚 1 年四季均发，昼轻夜重轻则散在性红斑，重则全身肿起如水肿，恶寒、口干、夜渴，自感皮肤发热，但体温不高，白带多、色黄、质稠，病 1 年余，阴雨天加重，舌质红、苔白，脉弦。治宜清热凉血、活血、祛风。处方：生地黄 20g，当归、赤芍、红花、桃仁、牡丹皮各 10g，石膏 15g，苦参 20g，僵蚕 6g，苍术 15g，苍耳子 10g，甘草 3g，地肤子 30g，防风、白芷各 10g，3 剂。

二诊：服药后症状大为减轻。上方 3 剂。痊愈。

初诊：1999 年 2 月 28 日，牛某某，女，63 岁，麻呼寨村人。

起荨麻疹，夜起昼愈，已两个月余，发作前自感身热，舌质红。以麻黄、连翘、赤小豆汤加味。

二诊：麻黄、浮萍各 6g，蝉蜕、防风、连翘各 10g，赤小豆、石膏各 30g，生地黄 15g，牡丹皮、黄芩各 10g，地肤子 30g，3 剂。痊愈。

初诊：2016 年 7 月 20 日来诊。武某某，女，40 岁，本院职工家属。

今日全身起疙瘩成片，大小不一，小者如枣，大者成片，发痒，用西药外搽不减轻。处方：口服银翘解毒片，日 3 次，每次 5 片，1 天后症状不减轻。

二诊：第 2 天，服药 4 次后轻一大半，痒也大为好转，嘱其继服 3 天。

三诊： 来电告诉服药两天，即消退，诸症愈。

按： 风疹块，西医称荨麻疹，但荨麻疹包括风疹，是点状小疹子，且痒，风疹块不包括风疹，银翘解毒片治风疹块多效。

初诊： 1970年12月7日来诊。薛某某，女，成人，邱县北辛头人。

诸医共识为荨麻疹症，中西药治疗病如故，冬天发作，夏天自愈，已三四年。处方：桃仁、红花各20g，生地黄30g，当归25g，赤芍、川芎、秦艽、防风各15g，羌活10g，白芷15g，通草10g，地骨皮15g，2剂。

二诊： 12月9日，诸症大为好转，红斑去大半，未起新块，不痒。继服上方2剂。未再复发。

按： 此桃红四物汤加味。

初诊： 2011年11月30日来诊。吴某某，女，55岁，塔头村人。

荨麻疹初起全身起小红点，高出皮肤，痒甚逐渐成大片疙瘩（红斑）已3天，原有此病史，治愈。今又发作来院，不发热，有冷感，其原因可能为食鱼虾。脉数。处方：地肤子30g，防风、荆芥、麻黄、当归、蝉蜕、白芷各10g，苍术12g，赤芍10g，2剂。

二诊： 服药后，病情大为好转，但还有几个小红点。上方去苍术加生地黄20g，牡丹皮10g，僵蚕5g，连翘10g，3剂。痊愈。

初诊： 1970年6月23日来诊。许某某，男，40岁，后刘庄人。

荨麻疹1个月治不愈，见冷水即重，发热，面赤浮肿痒，如急性肾炎重型症状，脉数，舌质红、苔白。处方：石膏30g，知母15g，地肤子30g，浮萍15g，生地黄25g，苍术20g，白芷15g，苦参20g，防风、荆芥各15g，蝉蜕25g，4剂。痊愈。

初诊： 1969年7月9日来诊。曹某某，女，成人，南陶棉厂工作。

患荨麻疹2年，每到立夏前后即发作，立秋以后不治自愈，今发作一个月，近几天加重，脉数，舌质红，此血热。处方：大黄、木通各15g，牛蒡子 20g，红花 15g，生地黄 40g，赤芍、山楂各 15g，青皮 10g，荆芥、防风各 15g，枳壳、麻黄各 10g，2 剂。

二诊： 7 月 11 日，服药后，病情大为好转。原方 2 剂，诸症消退，第 2 年夏天来诊，述今年未复发。

初诊： 1969 年 8 月 2 日来诊。李某某，男，6 岁。

荨麻疹延至全身，其状水肿且右腿膝痛，不能行走。苔白，脉浮大数。处方：石膏 30g，麻黄 3g，桂枝、杏仁各 10g，甘草 5g，白术 20g，羌活 10g，苍术 15g，防风 10g，1 剂。

二诊： 服药症大减。效不更方，继服上方 3 剂，诸症消退未再复发。

初诊： 1969 年 10 月 17 日来诊。乔某某，男，成人。

患荨麻疹已 2～3 年，常服抗过敏药稍轻，1 年发作半年，今年夏至时二三天发作 1 次且重，服抗过敏药可缓解。今发作加重，服抗过敏药，未缓解，全身荨麻疹，癣块平起，呕吐气喘，苔白，脉数。处方：生地黄 30g，赤芍 15g，牡丹皮、当归各 10g，防风、白芷、地肤子各 15g，苦参、石膏各 30g，蝉蜕 25g，麻黄 3g，牛蒡子、荆芥各 15g，2 剂。

二诊： 10 月 19 日，诸症基本消退。上方加甘草 5g，2 剂。

初诊： 1999 年 5 月 22 日来诊。郭某某，女，16 岁，大名营镇村人。

荨麻疹见热风即发，有红点，及成片红，痞块，每年春天热天发作，已 10 年，舌质红、苔白。处方：麻黄、防风各 10g，石膏 30g，牡丹皮 10g，生地黄 20g，赤芍、连翘各 10g，赤小豆 15g，红花 5g，白芷、蝉蜕各 10g，地肤子 30g，苦参 10g，甘草 5g，3 剂。

二诊： 斑块及点基本消退。上方加地龙 5g，3 剂。痊愈。

初诊： 1966 年 6 月 6 日来诊。吴某某，男，65 岁，齐堡村人。

风疹块已反复发作 3 次，这次发作不明原因，发热、恶寒，全身起风疹块痒甚，并伴有腹泻，肛门发烧，其便如粳米之水，舌中苔薄，脉浮濡而数，此表湿热。处方：苍术 15g，黄芩、黄柏各 10g，苦参 15g，枳实、防风、白术各 10g，麻黄 4g，车前子 12g，荆芥、牛蒡子各 10g，3 剂。

二诊：6 月 9 日，腹泻止，无腹痛，风疹块未变，纳差，苔中黄，脉濡数。处方：麻黄 6g，连翘、赤小豆各 12g，当归 10g，赤芍 5g，生地黄 12g，苍术、蝉蜕、地骨皮各 10g，石膏 15g，甘草 3g，3 剂。

三诊：6 月 12 日，症轻。继服药 3 剂，风疹块全消，一切正常。

初诊：2001 年 12 月 19 日来诊。殷某某之妻，女，39 岁，农业局工作。

全身荨麻疹 10 年，不分春夏秋冬每天发作，晚上发作多，有时早晨发作较少，曾服数种抗过敏药无效，舌质红、苔白。处方：乌梅 30g，何首乌 20g，百合 15g，干姜 5g，黄芩、白芷各 10g，苍术 15g，黄柏、防风、当归各 10g，甘草 3g，10 剂。

二诊：12 月 29 日，有时还发作，很轻。上方加麻黄、连翘各 10g，地肤子 30g，10 剂。

三诊：1 个月后来诊，未发作。

乳房胀痛案

初诊：1985 年 2 月 26 日来诊。蔡某某，女，31 岁，向阳公社庄固西村人。

乳房胀痛六七年，近 1 个月痛重，乳房、乳头都痛，穿衣走路也痛，生气加重，胸闷太息，噫气，恶油腻，两手臂麻木，手指重，腿痛不能蹲，蹲则痛重，乳痛经前重，经后痛减，舌质红、苔薄白，脉弦，口干。处方：柴胡 10g，白芍 20g，三棱、莪术、王不留行、路路通、青皮、川楝子、枳壳、川芎、龙胆草各 10g，甘草 3g，白蒺藜子 12g，3 剂。

二诊：3 月 1 日，症同前。上方加延胡索、郁金各 10g，3 剂。

三诊：病情大为好转。上方去龙胆草，加香附 10g，10 剂，痛消失。

乳 房 痛 案

初诊： 1999 年 5 月 7 日来诊。郭某某，女，31 岁，冠县东陶人。

胸中痛，乳房及乳头痛，乳晕处起小红点且痛，已 1 个月，面赤润，舌质红，此肝气郁。处方：柴胡 10g，白芍 15g，当归 10g，青皮 12g，川楝子、枳壳、三棱各 10g，蒲公英 15g，夏枯草、延胡索各 10g，香附 15g，瓜蒌 12g，栀子 10g，甘草 3g，3 剂。

二诊： 5 月 10 日，服药后，病情大为好转，继服上方 3 剂。

三诊： 5 月 16 日，上症愈，唯咽中有物之感。上方加厚朴、半夏各 10g，3 剂，诸症消除，停药。

乳 头 痛 案

初诊： 1979 年 10 月 22 日来诊。李某某，女，31 岁，冠县东王庄人。

两乳房全痛，已 4 个月，不红、不肿、无包块，其痛有热、酸、痒、针刺感，伴有心悸、口苦、口干、目眩，曾服开胸顺气丸等理气、消炎之剂，又注射胎盘注射液，无效。舌红、苔薄黄，脉沉弦，此气滞血瘀化火所致。处方：柴胡、白芍、当归、王不留行、路路通、川楝子各 10g，龙胆草、生地黄、瓜蒌各 20g，香附 10g，乌梅 5g，橘叶 10g，甘草 3g，4 剂。

二诊： 10 月 26 日，症状减轻，但仍有刺痛感。上方去龙胆草，加郁金 20g，丹参 30g，赤芍 20g，川芎 10g，3 剂，诸症消除。

乳 癖 案

初诊： 1966 年 5 月 2 日来诊。张某某，女，55 岁，齐堡村人。

去年春天因心情不舒而致左胁痛，右胁痛轻，胸闷，背部如气窜痛，时轻时重。半年后，左乳房痛如针刺之状，日渐乳上方一硬块，痛连乳头，生气加重。舌红、苔薄白微黄，脉沉涩。处方：柴胡 6g，乌药 10g，牡蛎 20g，青皮、橘核、当归、白术各 10g，栀子 3g，王不留行、路路通、枳壳、川楝子各 10g，甘草 3g，3 剂。

二诊：服药痛轻，硬块变软。上方加枯草 10g，10 剂。痊愈。

初诊：1966 年 5 月 13 日来诊。冯某某之妻，女，41 岁，匣庄村人。

今因生气，致左乳房上方痛，不红，推之有一硬块如枣大，请某医诊治，服用中药 10 余剂不减轻，硬块逐渐增大，如掌大，推之可动，略红不痛，伴有胁胀，深呼吸胸痛，生气痛重，饮食减退，肿块局部青筋暴露，口苦而干，尿黄。苔黄，脉小弦。处方：柴胡、赤芍、黄芩、栀子、龙胆草、连翘、乌药、香附、青皮、枳壳、白术各 10g，当归 15g，橘核、王不留行、路路通各 10g，3 剂。

二诊：5 月 17 日，局部不红，痛基本消失，诸症减退。上方加蒲公英 12g，甘草 3g，5 剂。

三诊：5 月 22 日，患者因忙，3 天未服药，病复发。处方：瓜蒌 10g，蒲公英 12g，连翘、橘核各 10g，牡蛎 20g，当归、乌药、青皮、石斛、黄芪各 10g，甘草 3g，5 剂。

四诊：5 月 30 日，症略轻。处方：柴胡、黄芩、龙胆草、栀子、青皮各 10g，甘草 3g，牡蛎 20g，橘核、香附、当归、金银花各 10g，5 剂。

五诊：6 月 4 日，病情大有好转。上方加枳壳 10g，5 剂。

六诊：6 月 13 日，病去八九，口干。处方：黄芪 30g，知母 10g，甘草 3g，皂角刺、白术、桔梗各 10g，金银花 12g，连翘、青皮、川芎、当归各 10g，10 剂。病退，肿块消。

乳 劳 案

初诊：1965 年 6 月 4 日来诊。韩某某，女，20 岁，王二庄村人。

产后四五天突然发热，左乳房外上方有一硬块，形如枣大，硬而竖，推之可动与皮不连，不红、不痛、不肿，已 3 个半月，无其他不适。舌淡红、苔薄白，脉弦。处方：柴胡 6g，炒白芍 15g，牡蛎 30g，橘核 10g，炒甲珠 3g，青皮、当归、白术各 10g，郁金、香附、半夏各 6g，黄芪 12g，3 剂。

二诊：6 月 7 日，症同前。上方加瓜蒌 12g，乌药、陈皮、甲珠各 10g，5 剂。

三诊：6 月 12 日，乳核变小、变软。上方 3 剂研末，日 3 次，每次 5g，连服 1 个月。

乳 瘰 案

初诊：2006 年 3 月 27 日来诊。王某某，女，61 岁，刘村人。

6 年前全身窜痛，后经用偏方治轻，走路略急，则心悸、气短，迨三年左侧乳头外 2 寸（二横指）逐渐起一小硬块，初如玉米粒大，日渐如杏大，不红、不痛，推之可动，身窜痛轻，两年后硬块即溃，溃流血水，逐渐流黄白水，现一年余不收口，始终未痛，生气流黄白水较多，饮食正常，今又生气而病加重疮口流水较多，气逆而喘，食入即吐，疮口变红，连及乳头，右胸中府穴一带，均红肿痛，腋下有瘰块，心烦、口苦、头昏、尿黄、脉弦数，神志时有不清，病气急，急以疏肝理气，解毒、镇逆、定喘。处方：柴胡、白芍、当归、青皮、川楝子各 10g，白术 12g，甘草 3g。金银花 10g，清半夏 6g，代赭石 12g，乌药 5g，龙胆草、王不留行、路路通各 10g，1 剂。

二诊：2 月 28 日，喘止，神清，但纳呆，其他同前。上方去王不留行、路路通，1 剂。

三诊：3 月 3 日，食欲增加，神志清晰，胁痛减轻，此肝郁化火。治以疏肝解郁，清火解毒。处方：柴胡、白芍、青皮各 10g，当归 12g，牡丹皮、栀子、川楝子、香附、枳壳、厚朴各 10g，白术、金银花各 12g，清半夏、茯苓、连翘各 10g，甘草 3g，3 剂。

四诊：3 月 8 日，服 4 剂后症状基本消失，但又生气，病加重，左胸胁、乳头、腋下红肿、硬皮光亮，痛较甚，不能转侧，口苦。苔薄黄，脉弦数。此肝胆火旺所致。处方：金银花 15g，连翘、栀子、龙胆草、黄芩各 10g，生地黄 12g，车前子、青皮、紫花地丁、当归、茵陈、泽泻各 10g，甘草 3g，3 剂。

五诊：3 月 11 日，痛肿约去八九，饮食大增，已能下床，到院活动。上方加川楝子 10g，3 剂。

六诊：3 月 16 日，症状基本消除，只有疮口不收口，但流水很小。上方加黄芪、牡蛎各 15g，10 剂，疮口已封口，停药。

乳痈（发热）案

初诊：1964 年 10 月 5 日来诊。李某某，女，24 岁，冠县东陶村人。

产后 20 天，患乳痈，右侧乳头外约半寸已化脓，经治疗已溃，用偏方外敷膏药而乳头内缩于疮口内平形，乳儿不能吃奶，乳房缩小，七个月后又发冷发热，状如外感，乳房红肿、硬、热痛，右上方为重，且有恶心、口干、乳汁不畅。舌苔白，脉数。处方：仙方活命饮原方加减，2 剂。

二诊：恶寒发热消退，乳房痛也减。处方：牡蛎 20g，郁金 6g，甘草 3g，荆芥、橘络各 6g，青皮、陈皮各 10g，瓜蒌 30g，半夏 6g，金银花 30g，连翘 10g，香附 5g，王不留行、通草、茯苓各 10g，生白芍 12g，白芷 6g，5 剂。

三诊：服药乳房肿硬，消退一切正常。

初诊：1964 年 6 月 18 日来诊。李某某，女，26 岁，住法院家属院。

右侧乳房外下方红肿硬痛，如鸭蛋大，抚之灼手且痛，原因不明，恶寒喜热，饮食尚可，小便色黄，口干，经医用青霉素，症不退。舌红、苔薄黄，脉弦数。其小儿 1 岁哺乳期。处方：金银花 12g，连翘、白芷各 10g，当归 15g，赤芍、陈皮各 10g，甘草、川贝各 3g，乳香 10g，甲珠 5g，王不留行 12g，通草 10g，柴胡、香附各 6g，2 剂。

二诊：10 月 22 日，月经病。吾问起乳痈事，患者述服中药 2 剂即痊愈，故未来再诊。

初诊：1964 年 4 月 3 日来诊。袁某某，女，28 岁，东馆陶人。

乳痈初期，寒热，头痛，继而右乳房红肿热痛，经卫生院用中药、西药针剂及偏方膏药贴之也不效，唯寒热、头痛退，但痛增剧其形如枣自感跳痛，局部紫而不硬，势将成脓，尿黄，大便正常，口干，纳呆，时有恶心，乳汁不畅。舌淡红、苔少，脉数。处方：柴胡 5g，白芍 3g，金银花 30g，香附 6g，连翘 10g，防风 3g，白芷、当归各 6g，赤芍、王不留行、通草、川贝、乳香各 10g，甲珠 6g，甘草 12g，2 剂。

二诊：4 月 5 日，痛大减，上方加皂角刺 10g，2 剂。

三诊：4 月 7 日，红肿减轻，痛减大半，苔薄黄，继服原方 2 剂。

四诊：4 月 9 日，硬块只剩下杏仁大，痛已止。上方加贝母 10g，蒲公英 15g，5 剂。

五诊：4 月 14 日，痊愈。

乳疮（壮热）案

初诊：1964 年 8 月 8 日来诊。张某某，女，24 岁，馆陶电厂工作。

两乳头生疮已 5 个月，流黄水、结黄痂，阵发性痛，近几天小儿哺乳加重，头痛，恶寒，壮热 40℃，神志恍惚，乳房红肿灼痛，口干，尿黄，纳呆，经西医用药体温略降，神志清晰，但乳房症状如故，舌淡红，乳房红肿灼手，肿块坚硬，面色萎黄不荣，脉数。处方：金银花 30g，瓜蒌 12g，连翘、赤芍、白芷各 10g，柴胡 6g，葛根、陈皮各 10g，香附 6g，当归 12g，甘草 5g，川贝 6g，天花粉 10g，乳香、没药各 5g，甲珠 3g，皂角刺 5g，王不留行、通草各 10g，路路通 6g，3 剂。

二诊：服药后痛消失，红肿已退，乳房变软，饮食增，全身爽，苔白，脉缓，但乳头生疮如故，今治乳疮。①内服回乳方：赤芍 6g，当归 12g，麦芽 30g，神曲 15g，牛膝、王不留行、丹参各 10g，金银花 15g，连翘 10g，2 剂。②用青黛 6g，石膏、滑石各 12g，黄柏 6g，共为细末和凡士林膏和匀擦患处。

三诊：乳回，乳头黄痂退，但皮嫩有微痒。续擦外用药。内服方：金银花 10g，赤芍 6g，当归 10g，柴胡 3g，蛇床子 6g，麦芽、连翘、瓜蒌、苦参各 10g，2 剂。

四诊：乳头疮痂退与常人无别，因体弱，故以补中益气丸、十全大补丸，以扶气补血壮体。

乳痈（气滞型）案

初诊：1964 年 8 月 3 日来诊。李某某，女，28 岁，百货公司工作。

右乳房的左上方一硬核如指顶大，推之可动，按之痛，月余每随情志而消长或食辛辣而加重，近七八天因情志不随胸怀不畅，肿块变红变大，红肿灼痛乳汁减少，二便正常，两眼睑肿胀。舌质红，脉滑微弦数。处方：瓜蒌 15g，连翘 6g，金银花 12g，赤芍 6g，白芷、柴胡、香附、白芍各 10g，白术、猪苓各 6g，葛根 5g，石斛 4g，薄荷 3g，当归 12g，黄芩、川贝各 5g，王不留行 10g，甘草 3g，5 剂。

二诊：8 月 8 日，红、热、肿、痛均轻，但仍有一块按之略痛，舌红，脉数。上方加甲珠 4g，5 剂。

三诊：8 月 13 日，痛基本消失，硬块去大半，仍有微痛。上方加蒲公英、紫花地丁各 15g，5 剂。

四诊：8 月 18 日，硬块变软。上方去甲珠、王不留行，加木通 10g，5 剂。

五诊：8 月 27 日，硬块基本消退，其他正常。改服逍遥散加减。处方：柴胡 5g，白芍 12g，白术 15g，薄荷 3g，猪苓 6g，甘草 3g，瓜蒌 12g，川贝、半夏、枳壳、香附各 6g，4 剂。痊愈。

乳 痈 案

初诊：1964 年 1 月 31 日来诊。崔某某，女，25 岁，百货公司。

初病恶寒发热头痛声重，1 天后左侧乳房红肿热痛，经西医用青霉素，寒热头痛退，但左乳痛，仍有肿块鸭蛋大，胀痛按之剧，肿块不红，皮色正常。舌淡红，脉弦细。处方：金银花 15g，连翘、赤芍各 10g，乳香、没药各 6g，川贝 10g，甲珠 3g，王不留行、通草、陈皮、香附各 10g，青皮 3g，枳壳 6g，党参 12g，白术、白芷、茯苓各 10g，桔梗 6g，柴胡 6g，2 剂。

二诊：2 月 2 日，痛减轻，仍有胸部隐痛，脉细。上方加瓜蒌 12g，2 剂。

三诊：2 月 4 日，肿块减少，但夜间仍有刺痛，脉细。处方：赤芍、郁金各 10g，枳壳、乳香、没药各 6g，丹参 15g，王不留行 12g，通草 10g，瓜蒌 12g，连翘 10g，香附 6g，甲珠、甘草各 3g，4 剂。

四诊：2 月 8 日，痛大减，但左乳房仍有肿块，如枣大，按之痛。处方：丹参、白芍各 10g，生地黄 12g，青皮 16g，瓜蒌、枳壳各 10g，红花 6g，柴胡 3g，牡蛎 25g，香附 3g，橘叶 5g，山楂核 10g，甘草 3g，10 剂。

五诊：调理半月而愈。

初诊：1964 年 8 月 1 日 7 诊。邹某某，成人，本院职工。

产后正满月，发热恶寒不甚、头痛、鼻塞 1 天后，右乳房偏右红肿结硬，灼痛，乳汁不畅，肿块在右乳房右侧，约 3 寸宽，4 寸长，斜向右侧红肿硬热，舌淡红、苔少，脉数。处方：金银花 30g，连翘、防风、菊花、白芷各 10g，当归 12g，陈皮、甘草各 6g，川贝、赤芍、通草各 10g，王不留行 12g，乳香 6g，甲珠 1.5g，皂角刺 15g，柴胡 5g，1 剂。

二诊：8 月 2 日，痛止，而红肿如故，仍以上方增进。处方：金银花 30g，白芷 6g，连翘、赤芍、当归各 10g，瓜蒌 15g，桔梗、柴胡、甲珠各 3g，王不留行、通草、川贝、天花粉各 10g，乳香、没药各 6g，1 剂。

三诊：8 月 3 日，肿势减半，红肿色浅，硬块如核桃大，脉缓。处方：金银花 30g，连翘、赤芍、当归、丹参各 10g，乳香、没药各 6g，瓜蒌 12g，青皮、枳壳各 6g，王不留行、通草各 10g，甲珠、桔梗、甘草各 3g，2 剂。

四诊：8 月 6 日，基本痊愈。处方：当归 12g，赤芍 10g，瓜蒌 12g，王不留行、通草、青皮各 10g，红花 3g，香附 5g，柴胡 3g，金银花 15g，连翘 10g，川贝 6g，蒲公英 12g，乳香、没药各 5g，甘草 3g，3 剂，防其复发。

初诊：1963 年 10 月 18 日来诊。王某某，女，23 岁，后刘街人。

半月前，右乳头溃烂、红肿热痛，经治疗好转未再治疗，今不明原因，右乳房红肿硬痛加重 6 天，乳汁不畅，并有恶寒、发热、头痛、纳呆、口干，舌淡白薄，脉数。处方：柴胡、黄芩各 10g，瓜蒌 12g，王不留行 10g，通草 6g，黄芪、赤芍、白术各 10g，没药、香附各 6g，3 剂。

二诊：10 月 21 日，服药乳汁通，肿块消大半，痛止，局部变软，患者因经济困难，只拿 2 剂，待 10 天后来诉病已愈。

初诊： 1964 年 1 月 22 日来诊。胡某某，女，26 岁，电影队工作。

右乳房红肿硬痛，七八天初起恶寒发热，头痛，继则右乳房红肿热痛，乳汁不畅，乳头上方为重，经西医运用青霉素及热敷，恶寒发热头痛去，但乳头上方仍有一块如鸡蛋大胀痛，时有刺痛，伴有口干、便干、尿黄。舌质红、少苔，脉数。处方：金银花 24g，连翘 10g，防风 3g，白芷 6g，丹参 12g，陈皮 6g，甘草 3g。贝母、天花粉各 10g，乳香、没药各 6g，甲珠 3g，皂角刺 16g，香附 6g，2 剂。

二诊： 1 月 24 日，痛减轻，小便热痛，上方加木通、王不留行各 10g，枳壳 3g，3 剂。

三诊： 1 月 27 日，乳房红肿、硬痛均减轻，但仍有溲黄，便干，口干燥唇起皮，舌红，此热伤胃阴。处方：石斛 12g，知母、栀子各 6g，金银花 15g，木通 10g，生地黄 12g，天冬、沙参、牛膝各 10g，王不留行 12g，甘草 3g，1 剂。

四诊： 1 月 28 日，服上方轻，乳房不红，但还有硬块按之痛。处方：瓜蒌 12g，天花粉 10g，黄芩、栀子各 3g，不留 10g，连翘 6g，金银花 15g，青皮 6g，柴胡、通草、乳香、没药各 3g，赤芍、知母各 6g，牛膝 12g，甘草 3g，1 剂。

五诊： 1 月 29 日，肿块已消，仍有阵痛，向上如线状痛，便干。舌质红，脉细。处方：柴胡 6g，白芍 15g，赤芍、乳香、没药各 6g，瓜蒌 15g，青皮 3g，枳壳、栀子各 6g，牛蒡子 12g，知母 6g，天冬 10g，大黄 6g，竹茹 3g，白芷、王不留行各 6g，通草 3g，3 剂。

六诊： 2 月 1 日，乳房痊愈，但有牙痛，下午重。用玉女煎 4 剂，调理而愈。

初诊： 1964 年 4 月 8 日来诊。菅某某，女，20，中学教师。

产后七八天患乳痛，左侧乳房内侧红肿硬痛，伴有寒热、头痛，经西医用青霉素寒热退已 20 余天，而乳房红肿不消，红紫硬痛甚重，时有跳痛，尿黄，乳汁不畅，左乳房内上方较重，有溃脓之势。舌淡红、少苔，脉数。处方：瓜蒌 15g，白芷、防风、川贝各 6g，金银花 30g，赤芍 6g，香附 10g，枳壳 6g，王不留行、通草各 10g，当归、连翘各 6g，天花粉 10g，乳香 6g，甲珠 4g，甘草 3g，2 剂。

二诊：4 月 10 日，痛减轻，红肿略退，口干。上方加天花粉 10g，2 剂。

三诊：4 月 12 日，痛红肿均轻，但局部有指肚大变软硬块似成脓之象。处方：当归 6g，黄芪 12g，白芷 6g，蒲公英、金银花各 12g，乳香、甲珠各 6g，紫花地丁、漏芦各 10g，瓜蒌 12g，不留 10g，红花 6g，3 剂。

四诊：4 月 15 日，局部破一小口，脓水稠厚。①继服上方 3 剂。②换药室换药，换药 15 天，痊愈。

初诊：1966 年 6 月 4 日来诊。冯某某之母，女，41 岁，匣庄村人。

产后不明原因，突然发冷发热，右乳房上红肿热痛，经治愈，今年 6 月底又发生上述症状，在乳房的右下方，经其医用青霉素无效。余诊：此乳痈脓未成，舌红、苔薄白，脉弦。处方：金银花 12g，连翘 10g，牡蛎 20g，橘核 10g，黄芪、蒲公英、当归各 12g，赤芍、陈皮各 10g，瓜蒌 12g，甘草 3g，8 剂。

三诊：6 月 12 日，肿块基本消除。上方加皂角刺、山楂核各 10g，5 剂。

初诊：1966 年 4 月 6 日来诊。闫某某，女，23 岁，刘村人。

产后 80 余天，初病咽痛，恶寒经喝土方红糖水而咽痛，恶寒去，但左乳房左下方痛痒，逐渐变硬，不红，按之微痛，用热敷亦不减轻，日渐乳上方变硬痛，微红，请医用青霉素 20 万单位，日 3 次，用 3 天症不减轻，痛重，乳房红肿热痛，左下方较重，时恶寒，乳流不畅，咽干，尿黄，涕中带血。舌红、苔薄，脉数。处方：瓜蒌 12g，柴胡、黄芩各 10g，蒲公英、金银花各 30g，生地黄 15g，连翘 12g，白芷 6g，当归 10g，陈皮 5g，天花粉 12g，乳香、枳壳各 10g，防风 5g，1 剂。

二诊：4 月 7 日，诸症好转，恶寒去。上方去防风、柴胡，3 剂。

三诊：4 月 10 日，肿块消，按之不痛，停药。

内吹乳痈案

初诊：1965 年 6 月 15 日来诊。马某某，女，36 岁，陶西街人。

妊娠七个月，心下满，纳呆，食则胃胀，近四天发现右乳房外上方起一硬块，不红如枣大，不痛，经某医服中药 2 剂。反增剧痛，而且红块增至如鸡蛋大，推之可动，纳呆，尿黄，便干、口干苦，面色少华，颧血色素沉着。舌淡黄、苔薄，脉滑数。处方：橘叶 10g，柴胡、陈皮各 6g，白芍 10g，川芎 3g，栀子 10g，青皮 6g，石膏 15g，黄芩 10g，连翘 6g，紫苏叶 3g，白术 10g，甘草 3g，5 剂。

二诊：6 月 20 日，病程变化不大。处方：金银花 15g，连翘 12g，白芷、柴胡、青皮、当归、陈皮、川贝、天花粉、皂角刺各 10g，牡蛎 12g，橘叶、橘核各 10g，乳香 1.5g，甘草 3g，5 剂。

三诊：6 月 25 日，红肿痛均去大半，上方去乳香，5 剂。

初诊：1965 年 6 月 3 日来诊。马某某，女，29 岁，馆陶县城人。

乳痈两个月，初病在左乳下方不明原因，生一小肿块，寒热红肿，失治溃歉口，但疮口仍硬，半月后乳头左侧红肿延至整个乳房肿大，红、热、硬，皮肤光泽明亮，痛且纳呆，有时跳痛，衣不能盖，加重 4 天，现妊娠已 9 个月。局部红肿痛高大硬紫，面颧血色素沉着。舌质红、苔薄黄，脉滑数。处方：金银花 10g，橘叶 12g，柴胡 10g，苏梗 5g，陈皮、当归各 10g，天花粉 5g，栀子 10g，青皮 5g，石膏 15g，黄芩、连翘各 6g，甘草 3g，2 剂。

二诊：乳块右上方溃破流脓，色黄质稠约一茶杯，痛消失，红肿减，同时小儿娩出。处方：黄芪 25g，当归 10g，金银花 6g，甘草 4g，桃仁 3g，2 剂。

三诊：排脓不多，仍有红肿。上方去桃仁，加皂角刺 6g，王不留行 10g，甲珠 6g，2 剂。

四诊：因未服药红肿甚脉细弱，以托里排脓汤加味。处方：黄芪 25g，甲珠、皂角刺各 10g，白术 12g，白芍炒 15g，当归 10g，桔梗 3g，党参 10g，甘草 3g，5 剂。

五诊：脓排净，红肿痛去。口服人参归脾丸 20 丸，转换药室换药。

发 背 案

初诊：1964 年 10 月 21 日来诊。杜某某，男，63 岁，税务所工作。

患背痛 10 多天，初病自感背部沉紧，发热恶寒，两个月即左背部第 11、12 胸椎旁红肿灼热、高出皮肤且跳痛，其形如碗大，大便正常，溲黄，卫生所诊治，他医诊为脓已成，立即将其切开，但只流血水无脓，医见此用青霉素治疗 3 天不减轻而住医院外科，外科仍用青霉素治疗换药，5 日不减轻。余诊：脉洪大有力，体格壮实，舌苔黄厚而腻，按之硬痛，痛如故，痛处红肉夹脓点，此脾胃湿热内阻，壅阻气血而致。处方：金银花 30g，连翘 20g，白芷 15g，当归 20g，陈皮 15g，甘草 5g，贝母 20g，天花粉 15g，黄连 10g，黄芩、黄柏各 15g，石膏 40g，知母 15g，蒲公英 20g，3 剂。

二诊：10 月 24 日，肿块消去三分之二，唯有伤处变软，脓液增多，脉有力，舌苔变白。上方继服 3 剂。

三诊：10 月 27 日，脓已净，嫩肉显，外敷九一丹，生肌散 8 天，封口出院。

脑后疽（搭背）案

初诊：1963 年 11 月 12 日来诊。刘某某，男，16 岁，党校家属。

因夜间卧位不适，忽发项部不灵敏，继则耳后及风府、人迎穴一片漫肿无头，不红、不热，按之硬，肿块高出项颈，不能转动，卫生所运用大剂量清热解毒药消肿治疗半月，无效，后而加重，以致肩胛上沿（天井、外俞穴）漫肿，不红、不热，按之痛甚，大便正常，溲黄，面色淡黄。舌淡、苔薄白，脉细数，治宜大补气血、扶正解毒通络。处方：人参 3g，黄芪 40g，陈皮 15g，半夏 10g，白术、茯苓各 15g，金银花 25g，防风 5g，贝母、没药各 10g，当归 15g，麻黄、白芥子、生地黄、干姜各 10g，肉桂 5g，海藻 3g，1 剂。

二诊：11 月 13 日，痛减，头稍能活动，身感轻松。上方加甲珠 5g，皂角刺 10g, 柴胡 3g, 1 剂。

三诊：11 月 14 日，肩胛瘀块消退，2 天项部旋转自如，按之不痛，耳下后方有肿块如钱大，轻度微痛。舌淡、苔薄白，脉细。病去八九。继服上方 2 剂。

天疱疮案

初诊：1999 年 5 月 2 日来诊。王某某，男，64 岁，柴堡小屯村人。

经邯郸医专诊断为天疱疮，久治不愈。舌质红，苔黄腻。处方：苍术、薏苡仁各 30g，陈皮、防风各 10g，黄柏 15g，黄芩、佩兰、连翘各 10g，金银花 30g，通草 5g，土茯苓、黄芪各 30g，当归 10g，甘草 5g，4 剂。

二诊：5 月 6 日，症同前，较轻，全身结痂，但还有脓，舌质红。处方：苦参、蝉蜕、蛇麻子各 10g，赤芍 12g，牡丹皮 10g，5 剂。

三诊：5 月 10 日，病情大为好转，上方去赤芍，加知母 10g，黄芩 15g，4 剂。

四诊：全身天泡基本消退且结痂，有些掉皮。上方继服 5 剂。

血箭（肌衄）案

初诊：1978 年 1 月 6 日来诊。陈某某，男，8 岁，馆陶县陈范庄人。

自 1977 年 12 月 23 日，午夜 12 点左右，睡觉时发热，左侧眼上、阳白穴处，自觉有虫咬，随即皮肤出血，约 5 毫升，用纸压迫血止，阳白穴处痛，随即有 3 个小点处出血约 5 毫升，而又用纸压迫止血，到元月 1 日晚 12 点左右，在印堂穴斜上方，有 6 个排列点出血，约 50ml，又用上法止血。前来就诊：前额头痛，纳差，舌质红、苔少，脉数，治宜清胃热，凉血、止血（出血处如喷雾样出血）。处方：生地黄 20g，牡丹皮 10g，玄参 20g，赤芍 10g，石膏 20g，白芷 5g，天南星 1g，甘草 5g，白茅根 1 把，侧柏叶、水牛角各 20g，3 剂。

二诊：1 月 9 日，未再出血，头痛除大半，饮食正常，继服上方 2 剂。

甲沟炎外洗治验案

初诊：1989 年 10 月 5 日来诊。刘某某，女，7 岁。

患儿右手指食指甲周围肿胀痛，半年余，曾口服麦迪霉素，增效联磺片等，不效。余诊：由食指逐渐发展到十指，肌注青霉素半月仍不见效，十指末端红肿，甲沟周围有脓性分泌物溢出，证属热毒炽盛，发为脓肿，治宜清热解毒。处方：金银花、连翘、地肤子、地骨皮各 15g，黄柏、苦参各 20g，4 剂。1 剂，水煎，去渣待药温适度时，将十指浸泡半小时，将药存放下次温热再用，日洗两次。浸泡 4 次。告愈，至今已半年未复发。

急性疱湿疹案

初诊：1991 年 9 月 28 日来诊。庞某某，男，52 岁，商业局工作。

全身透明疱疹，瘙痒难忍，两腋下尤多，已 1 个月，其他正常，舌质红、苔薄黄，脉弦缓，半年前患脑出血，基本痊愈。处方：苍术、苦参、白芷、赤芍各 10g，茯苓 15g，金银花 30g，连翘、牡丹皮、白鲜皮、蝉蜕各 10g，甘草 3g，7 剂。

二诊：10 月 5 日，药后症减，未起疱，原来的疱疹是红色已结痂，瘙痒减轻，因自用青霉素眼膏加重。上方加地肤子 12g，牡丹皮 15g，3 剂。

三诊：10 月 10 日，症轻。去蛇床子，加地肤子 10g，生地黄 15g，3 剂。

四诊：10 月 16 日，症状继续减轻，继服上方。

五诊：10 月 18 日，疗效慢。上方加活血药，以血行风自灭之意。处方：苍术、苦参、白芷、防风、当归、赤芍、牡丹皮、地骨皮、白鲜皮各 10g，生地黄 20g，地肤子 10g，甘草 5g，3 剂。

六诊：10 月 22 日，药后一小时，全身瘙痒方解，继服上方。

七诊：10 月 28 日，全身已好转，双下肢有瘀块结痂仍未退，触之仍痒。处方：牛膝、黄柏、苍术各 10g，生地黄 12g，牡丹皮、赤芍、白芷、苦参、地肤子、防风、当归各 10g，甘草 3g，5 剂。

八诊：10 月 30 日，诉痊愈。停药。

破伤风案

初诊：1977 年 8 月 19 日来诊。张某某，女，24 岁，柴堡公社王二庄人。

1977 年 8 月 15 日住院外科。患者近四天来，阵发性全身性强直性痉挛，日渐重，口裂渐不能容指，在柴堡医院按感冒治疗不效来院。哭笑面容，口裂不能容指，颈痉时强，肺心（−）肤（−），病理反射不明显，诊为破伤风。入院后经抗生素、复方冬眠灵等治疗效不佳，请中医治疗。

8 月 15 日住院前四天去地劳动的路上自觉腿不灵敏，全身不适，一会开始抽搐，先从胁部开始向上抽，继而口紧，下肢抽搐，神清、张口困难，语言不清，牙关紧，能进少量稀食，阵发性抽搐。后加重，颜面肌肉痉挛，项背部肌肉痉挛，轻微刺激都诱发强烈阵发性全身痉挛。患者在每次发作时双下肢强直，抽搐，十分痛苦，体温 37.3℃。舌红、苔白，脉弦。此风邪入络。处方：麻黄 15g，葛根 30g，桂枝 15g，白芍 30g，甘草 25g，干姜 15g，1 剂。

二诊：8 月 20 日，服上药。出汗，抽搐次数减少，舌红、苔白。处方：葛根 30g，桂枝 15g，白芍 30g，甘草、当归各 25g，乳香、没药各 10g，秦艽 25g，独活 24g，1 剂。

三诊：8 月 21 日，抽搐次数减少。继服上方 2 剂。

四诊：8 月 24 日，服药减轻，口能张开，继服上方 2 剂。

五诊：8 月 26 日，能活动，双下肢自感发直，微痛。上方加黄芪 25g，2 剂。

六诊：8 月 28 日，能扶着下床活动，但腿颈发直且痛，未抽搐，继服上方 2 剂。

七诊：8 月 30 日，未抽，能活动、进食，但全身不适，今日出院，带上方 3 剂。

八诊：9 月 4 日，未抽搐，能下床活动，饮食可，二便正常。处方：黄芪 30g，当归 15g，麻黄根 10g，白芍、甘草各 30g，白术 25g，桂枝 10g，牛膝 15g，3 剂。

九诊：9 月 7 日，近几天，胃不适，手发麻，双下肢活动痛，感觉筋短，发凉，得热则舒。舌红、苔白，脉滑弦。处方：黄芪 30g，枸杞子、川续断各20g，附子 10g，当归 15g，白芍、牛膝各 20g，没药 10g，鸡血藤 40g，生地黄 15g，3 剂。

十诊：9 月 11 日，症轻，继服上方。

十一诊：9 月 14 日，手略发麻，下肢凉轻，其他正常。上方加桂枝 15g，防己 10g，5 剂。痊愈。

睾丸炎案

初诊：1973 年 5 月 9 日来诊。郝某某，男，23 岁，寿山寺村人。

初病腮腺炎，5 天后，腹泻、过劳而致右侧睾丸红、肿、热、胀痛，头晕，恶心，耳鸣，腰酸，溲赤痛，纳呆，已八九天。苔白，脉数弦。处方：生地黄25g，黄芩、龙胆草、柴胡各 20g，金银花 25g，车前子 20g，泽泻 15g，蒲公英 40g，木通、当归、赤芍各 15g，板蓝根 30g，甘草 5g，2 剂。

二诊：5 月 11 日，痛、肿胀亦轻。上方加牡丹皮、陈皮各 15g，3 剂。

三诊：5 月 14 日，睾丸基本恢复正常，继服上方 2 剂。

初诊：1971 年 10 月 25 日来诊。刘某某，男，45 岁，山东冠县路庄人。

初病患腮腺炎 10 余天，经治疗后病已而发左侧睾丸肿胀痛，头晕，恶心，纳呆，发热。苔薄黄，脉数。处方：龙胆草 20g，柴胡 5g，黄芩 15g，生地黄30g，车前子、泽泻各 20g，木通 15g，黄连 10g，板蓝根 30g，玄参、陈皮、竹茹各 20g，甘草 5g，3 剂。

二诊：10 月 28 日，发热退，睾丸肿胀消，但仍有恶心、头晕，继服上方2 剂。

皮下气肿案

初诊：1984 年 8 月 10 日来诊，入院外科。郭某某，男，55 岁，东苏村人。

原有气管炎、哮喘病史。因骑车摔倒，左拳压在心区部、左胁下，致咳嗽、气短、耳鸣，后发现胸部、背部、皮下有气体，按摩皮肤作响，如塑料泡沫之声，颈部、背肩部及全身有气，按之如棉，两上肢至肘、左脘部气体甚重，CT显示肺正常，舌红、苔淡白，脉沉，大小便正常，气短、咳嗽、痰多，咳则左胁痛难忍，不能平卧，卧则气喘，已两天未卧未眠。处方：桃仁15g，红花10g，生地黄15g，川芎、当归、枳壳、桔梗各10g，柴胡5g，川牛膝12g，丹参15g，川贝6g，紫菀、款冬花各10g，紫苏子6g，厚朴10g，杏仁15g，白芥子5g，2剂。

二诊：8月11日，服药全身痒。舌红、苔薄白。处方：桑白皮15g，牡丹皮、乌药、延胡索、蒲黄、五灵脂各10g，生地黄15g，当归、川芎各10g，赤芍、桃仁各12g，红花、枳壳、紫菀、川牛膝各10g，杏仁12g，白芥子、紫苏子各5g，桔梗10g，2剂。

三诊：8月13日，药后颈、右胸、左肩背、四肢正常，但左胸、腰、腹仍按之有响声，比过去气体薄，声音小。处方：麻黄10g，杏仁、桑白皮各15g，紫菀、款冬花、地龙各10g，桃仁15g，丹皮、蒲黄、五灵脂、赤芍、乌药、厚朴、红花、枳壳、香附、桔梗各10g，丹参15g，柴胡6g，甲珠、当归、葶苈子各10g，3剂。

四诊：8月19日，皮下气肿症完全消失，咳喘去大半，但食后酸胀。①继服上方3剂。②保和丸10丸、咳喘片1瓶，按说明服。

绣球风案

初诊：1989年11月2日来诊。程某某，男，15岁，古城人。

阴囊湿疹，痒且流黄水延及大腿内侧，龟头肿胀，已半月余，曾用洗剂，治疗不效来诊。苔薄白。处方：①苦参、蛇床子、地肤子、金银花、连翘、黄柏、地骨皮各15g，3剂。水煎汤，外洗，日2次。②牡蛎（炒）、炒石膏各30g，桔矾10g，冰片5g，为细末外撒患处（洗后撒药末）。

二诊：11月12日，完全恢复正常。

大 肠 痈 案

初诊：1965 年 7 月 23 日来诊，入院外科。任玉奎，男，14 岁，学生，芦桥乡花园村人。

素有腹痛病史，7 月 22 日不明原因突然少腹右下方剧痛，连及脐周，甚则汗出。经当地卫生院治疗后，症状无缓解，来医院外科住院治疗。外科诊断为阑尾炎，局限性腹膜炎，经青霉素输液治疗痛不缓解，患者不愿手术故请中医面诊。余诊：症具有阑尾炎特点，发热、右腹痛、口干、汗出 2 天，未大便，体温 38℃。处方：金银花、蒲公英各 30g，连翘 15g，川楝子、紫花地丁、牡丹皮、大黄各 20g，黄连、甘草、竹叶各 3g，黄芩、木香各 10g，赤芍、桃仁、乳香、丹参各 15g，1 剂。

二诊：痛轻，但按之还痛，大便 1 次，饮食可，脉缓。继服上方，金银花、蒲公英各减至 25g，加枳实 10g，2 剂，痛完全消失。

阑尾炎脓肿案

初诊：1975 年 6 月 28 日入外科，1975 年 7 月 10 日来中医治疗。贾某某，男，15 岁，房寨人。

外科记录：持续性腹痛 40～50 个小时，初起上腹部持续性痛，今日中午腹痛加重。上午呕吐纳呆，二便正常，不能平卧，全腹压痛，反跳痛，以右下腹为甚，无气过水声，诊为腹膜炎阑尾炎穿孔。经 10 天的保守治疗，以青霉素、链霉素、四环素输液效果不明显延中医治疗。

中医记录：右下腹痛已 15 天，触之有如鸡蛋大包块，肿大不消，按之痛，舌红、苔黄中色褐，治宜活血化瘀，清热消肿。处方：桃仁、红花各 15g，瓜蒌 40g，赤芍、牡丹皮各 20g，薏苡仁 30g，贝母、皂角刺、川芎各 10g，冬瓜子 45g，甘草 10g，2 剂。

二诊：7 月 13 日，肿块缩小，上方加大黄、槟榔各 10g，2 剂。

三诊：7 月 15 日，肿块消除，上方大黄改为 3g，2 剂。

四诊：7月17日，肿块处按之不痛，无包块，继服上方1剂。

五诊：7月18日，为巩固疗效，带药回家服。处方：桃仁、红花各15g，瓜蒌18g，赤芍、牡丹皮各20g，薏苡仁30g，贝母10g，川芎15g，槟榔10g，大黄3g，甘草5g，冬瓜子50g，3剂，7月19日出院。

阑尾炎脓成案

初诊：1975年4月18日来诊。轩某某，男，47岁，陶北人。

12日早晨突然胃脘痛，发热恶寒，中午恶心欲吐，纳呆，下午经卫生所诊为胃炎，治疗后症状未有好转反而脐周围也痛，随即右下腹痛甚剧，按之较重，右腿肿痛，口苦、口干，舌红、苔黄腻，脉弦数，右下腹有包块，此为阑尾炎脓成期。处方：金银花30g，蒲公英、紫花地丁各25g，连翘15g，黄芩3g，丹参40g，桃仁20g，木香10g，川楝子、黄柏各15g，赤芍20g，竹茹15g，甘草5g，2剂。

二诊：4月19日，胃痛已减，右下腹痛轻，口干，纳差，便溏，体温37.8℃。舌红、苔黄，脉数。处方：金银花30g，蒲公英25g，连翘20g，紫花地丁25g，桃仁、赤芍各20g，大黄10g，牡丹皮20g，槟榔、皂角刺、贝母、没药各15g，甘草5g，2剂。

三诊：4月22日，痛轻，块变软变小，溲黄。舌红、苔黄，脉数。上方加红花15g，瓜蒌20g，薏苡仁30g，附子3g，槟榔、陈皮各10g，2剂。

四诊：4月24日，症轻，上方去陈皮加枳实15g，乳香、没药各10g，冬瓜子50g，3剂。

五诊：4月26日，肿块基本消退，但按之还有微痛。上方去附子、贝母，3剂。

六诊：5月1日，肿块已消，按之不痛，饮食、二便正常出院。

重症烫伤案

初诊：1975年4月14日来诊。孙某某，男，3岁，孙庄人。

患儿因 4 月 8 日烫伤臀部，阴部及双下肢股骨内外伤，局部红、肿胀、起泡，发热，痛苦，哭闹，在家用獾油外擦，来院入外科，经外科用青霉素、链霉素、鱼肝油、维生素 B_1 等治疗，体温从 39℃ 降到 37.5℃，为防感染换药。经查臀部、双下肢、阴部、大腿内外侧均起泡，皮肤发白，流黄色稀脓液，皮肤、阴部肿胀。治疗祛腐消肿生肌。处方：生大黄、地榆各 30g，兔子毛灰 10g，香油适量，大黄、地榆研细末与兔毛灰、香油调均，外涂患处日 6 ～ 10 次为宜。上药 2 天，烫伤区大有好转。

二诊：只有腿内侧、左侧根部皮肤硬，内有少量脓液。上方加黄柏 50g，为细末入上药调均，涂患处至痊愈为止。

瘰疬（淋巴结核）案

初诊：1965 年 8 月 9 日来诊。常某某，男，7 岁，北留庄人。

其母代诉，初病右侧风池下起一小疙瘩，如杏核大，他医诊为淋巴结核，贴拔毒膏后症状消失，但后不明原因发热、恶寒，此疙瘩又起，经治疗热退核不消，1 个月发作 2 ～ 3 次，发作时发热恶寒、咳嗽、盗汗，每次发热伴其增大，并发生多发性，左边风池穴向下至肩成串有五六个对称结核已 2 年。近 1 年腹股沟淋巴结也增大，按之痛，因经常发热核增多，故来治疗。舌淡红、苔白，脉细数，胸拍 CT，诊为二型肺结核。处方：沙参、麦冬、天冬各 20g，贝母 15g，陈皮 10g，半夏 15g，牡蛎 20g，鳖甲、地骨皮各 15g，当归、知母各 10g，玄参 25g，生地黄 20g，3 剂。

二诊：8 月 12 日，瘰疬变小、变软，但仍发热。上方加青蒿 20g，柴胡 10g，3 剂。

三诊：8 月 15 日，发热略减。上方加金银花 25g，3 剂。

四诊：8 月 18 日，小的瘰疬已消，大的变小、软且热退。上方加枯草 15g，蒲公英 25g，3 剂。

五诊：8 月 21 日，上方加黄芪、当归各 15g，15 剂，散剂。每日 1 剂，分两次冲服，痊愈。为巩固疗效，继服 15 剂。

风 疹 案

初诊：1969 年 7 月 19 日来诊。许某某，男，成人。

全身风疹已治 6 个月，腹背较重。苔薄黄，脉浮大。处方：地肤子 15g，生地黄 25g，当归 20g，赤芍 15g，麻黄 3g，蝉蜕 25g，白芷、羌活、防风、苦参各 15g，麦冬 10g，3 剂。症轻，继服 10 剂。痊愈。

手足皲裂症案

初诊：1992 年 5 月 22 日来诊。陈某某，男，20 岁，山东辛县魏庄乡，后路町村人。

两鱼际穴处裂痒，甚则流水，足心皲裂伴痒已 3 年，曾赴聊城、济南治疗，症状无缓解。处方：①内服方：苦参 15g，生地黄 20g，蛇床子 10g，白鲜皮 12g，黄柏、黄芩、白芷、金银花、当归各 10g，甘草 3g，5 剂。②外洗方：雄黄 10g，黄柏 20g，苦参、蛇床子各 30g，白芷 10g，5 剂。

二诊：6 月 29 日，基本如常。原方各 2 剂。

手足皲裂及癣（鹅掌风）案

初诊：1999 年 5 月 5 日来诊。王某某，男，50 岁，小屯村人。

手足指（趾）癣，起泡且痒，手足心掌皲裂（俗称鹅掌风）已 21 年，舌质红、苔白，多方治不愈。余诊：处方：①内服方：苦参 15g，黄柏、白芷、蛇床子、黄芩、生地黄、苍术各 12g，荆芥、防风、牡丹皮各 10g，4 剂。②外洗方：黄柏、蛇床子各 30g，白芷 12g，雄黄 10g，2 剂。水煎熏洗 1 剂。洗 3 天，1 天 2 次。

二诊：5 月 10 日，病去一半，继上方治之。

三诊：5 月 30 日，自诉病愈。

龟头炎（尿闭）案

初诊：1970 年 8 月 4 日来诊。贾某，男，8 岁。

尿闭 5 天，初病行尿点滴，阴茎头肿大，点滴不通，服消炎药无效，医嘱转院，延余治。处方：①针刺：水分、三阴交穴。②外洗：乌黑的谷穗（黑谷穗）。没长成用乌色谷子穗烧水外洗阴茎，立效。③猪苓、泽泻各 20g，桂枝 10g，白术、茯苓、通草、陈皮各 15g，甘草 5g，2 剂。

二诊：半夜，小便下、阴茎肿消。

过敏性湿疹案

初诊：1970 年 1 月 9 日来诊。张某某，男，54 岁，马头粮站工作。

因服药过敏而致，头、面、项、胸、腹、四肢起疹泡且肿胀，流黄水痒曾应用西药抗过敏药，中药、注射针剂，均不减轻。苔薄黄，无法诊脉，此湿热为患。处方：苍术、薏苡仁、苦参各 30g，黄柏、蛇床子、防风各 20g，荆芥、黄芩、羌活各 15g，蝉蜕 20g，白芷 15g，生地黄 25g，藿香 15g，甘草 5g，3 剂。

二诊：1 月 12 日，服药后，病情大为好转。上方加滑石 20g，3 剂。

三诊：全身肿胀消去三分之二，痒去一半，流黄水很少，继服上方 3 剂。

四诊：1972 年 3 月，至今未发作。

急性湿疹（药物过敏）案

初诊：1964 年 5 月 12 日来诊，入院内科。路某某，男，44 岁，路庄村人。

春天全身发痒已三四年，今因外痔做手术，成痔瘘不愈合，并化脓，注射西林油。注射 3 小时后，阴囊肿如碗大，四肢浮肿且如明镜亮，全身起疱疹，痒不可忍，皮肤起红点不相连，周围起白泡，透明高出皮肤，胸部皮肤肿胀流黄水，疼痛，苔薄白，此为肝胆湿热（过敏性皮炎）。处方：苍术 40g，黄柏

15g，金银花 30g，生地黄 20g，龙胆草 10g，栀子 15g，黄芩 10g，柴胡、车前子各 15g，泽泻 20g，木通、当归各 15g，茯苓 20g，甘草 5g，1 剂。

二诊：5 月 13 日，红肿及痒减轻，苔白，继服上方 1 剂。

三诊：5 月 14 日，身红水泡结痂，阴囊痒、肿去有八九，但肛门还痒、起泡。上方加大黄 15g，苦参 20g，1 剂。

四诊：5 月 15 日，肛门不痒。①继服上方 2 剂。②加槐角丸 1 包。

五诊：5 月 16 日，症状完全消失。继服上方 2 剂。出院。

急性湿疹案

初诊：1990 年 6 月 17 日来诊。王某某之父，男，65 岁，山东人。

全身 70% 的皮肤大小不一水泡疹，流水，无法睡觉，躺卧穿衣，低热，痒甚，舌红、苔白微黄，无法诊脉，治以清热凉血，祛风渗湿。处方：生地黄 20g，牡丹皮、赤芍、蝉蜕各 10g，地骨皮 15g，防风、白芷、苦参、当归、杏仁各 10g，土茯苓 15g，蛇床子 10g，甘草 3g，1 剂。

二诊：6 月 18 日，药后即轻，3 剂。

三诊：6 月 21 日，症去大半，继服 6 剂，痊愈，未变法药。

全身湿疹案

初诊：2001 年 7 月 12 日来诊。赵某某，男，31 岁，南留庄人。

全身皮肤起大小不一红点，脱皮流水，成片，瘙痒，低热，无汗，关节窝处加重，已 1 个月余。舌质红、苔白微黄，脉数。处方：金银花 30g，连翘 10g，薏苡仁 30g，苍术 20g，黄柏、黄芩各 12g，萆薢 15g，白芷 10g，白鲜皮、茵陈各 15g，麻黄、蝉蜕、防风、牡丹皮各 10g，石膏 20g，甘草 3g，3 剂。

二诊：白细胞 1.4 万，继服上方 3 剂。

三诊：不流水，继服上方 5 剂。

四诊：皮肤开始结痂，微痒。上方加冬瓜皮 30g，3 剂，褪皮而愈。

湿 疹 案

初诊：1973 年 10 月 11 日来诊。焦某某，男，21 岁，冠县赵庄村人。

初起耳后有一块湿疹如杏大，痒，久治不愈，后因洗浴，漫延全头及颈、项，流黄水、奇痒，成点成块散布，曾用葡萄糖酸钙、抗过敏药及外用药膏不效，舌质红、苔薄黄，脉数，已 40 余天。处方：生地黄 40g，金银花 25g，黄芩 15g，苦参 40g，菊花 30g，牡丹皮 20g，荆芥、蝉蜕、白芷、苍术各 15g，甘草 5g，3 剂。

二诊：10 月 14 日，流水减轻，部分结痂仍痒。上方加大黄 15g，3 剂。

三诊：10 月 17 日，流水止，大部分结痂、痒轻。继服上方 4 剂。痊愈。

初诊：2012 年 1 月 19 日。陈某某，男，8 岁，住农行家属院。

湿疹大者如鸡蛋，小者如核桃，分布在双下肢阴窝处，较为对称，痒甚，流水，甚者皲裂，且全身有散在性高出皮肤疹点，已两三年，初起在右下肢一片如钱大，逐渐扩散多处。广州中山医院及其他医院，都诊为湿疹，但治疗不愈。此症冬天较轻，其他时间较重。处方：苦参、地肤子各 15g，蛇床子 12g，地骨皮 15g，白鲜皮、土茯苓、白芷、蝉蜕、防风、石榴皮各 10g，3 剂，水煎汤外洗全身及患处。

二诊：1 月 22 日，症状轻，湿疹处皮薄痒轻，不流水。继上方 3 剂，外洗。

三诊：从广州来电，经用上方 9 剂，湿疹完全去掉，疹处皮色变白，为正常皮肤，痊愈。

类 癣 案

初诊：2012 年 7 月 30 日来诊。李某某，男，6 岁，凡堡村人。

右手背有如鸡蛋大皮肤癣，圆形边沿清楚，癣上有厚皮，左股骨内侧、右下肢、胫骨中、臂内、右膝内侧各有癣，如核桃大。两年来，痒甚，流水，多地医院治疗只轻不愈。余诊，处方：苦参 15g，蛇床子、地骨皮、白鲜皮、白芷、防风、川椒、石榴皮各 10g，3 剂。1 剂服用，2 剂外洗，每天两次。

二诊：病情大为好转，不痒，边沿皮好，继上方 5 剂。

三诊：癣皮褪成好皮，只是皮色浅黄，嘱此褪皮之痕迹，此已愈。

初诊：2017 年 4 月 24 日来诊。黄某某，女，50 岁，土地管理局工作。

初起在脚背，起一小红点，点尖起白皮，逐渐点增大，发展到手背肘外侧，片大后至项部，下肢少，痒甚，略高出皮肤，皮硬，色略红。在北京诊治为牛皮癣（银屑病）已 1 年余，在邯郸卫校治疗不效。余诊：类癣，处方：苦参、地肤子各 15g，白芷 10g，蝉蜕 12g，蛇床子、白鲜皮各 20g，地骨皮 12g，川椒 10g，石榴皮 12g，防风 10g，3 剂，先服后洗。

二诊：5 月 3 日，症轻一半，不痒，上方再用 3 剂。

三诊：5 月 20 日，告知已愈，癣皮褪，如正常皮肤一样，唯色稍浅。

四诊：今又新发起一片癣，经用上药而愈。

五、内科疾病案

郁 冒 案

初诊： 1985年2月7日来诊。董某某，女，44岁，农民柴堡村人。

自述，患下痢治愈后，六七日即感头晕，后枕部尤甚，诸医治之无效，且逐日加重。刻下胸腹、满闷、恶心欲吐、纳呆，时而昏冒，神志恍惚，口干口苦，大便六七日未解，苔黄厚，脉弦有力，此热郁胃肠，扰乱神明，以大承气汤泻火，郁冒则平。处方：大黄12g，芒硝冲10g，枳实15g，厚朴10g，3剂。大便下，2剂。大便日2次，如羊屎，诸症消。

纳 呆 症 案

初诊： 1999年3月25诊。李某某，女，47岁，车町村人。

因生气而纳呆三年，也不能饮水，食水入则呕吐或入则腹泻、腹痛，百药不能进口，靠输液维持生命，大便1、2个月1次，如猫屎、体瘦如柴，卧床不能起，更不能行立，服药则病重，失眠严重，苔白、质淡，脉弱。经曰："得谷者昌、失谷者亡。"在孙思邈六不治中，停药者不治，今以粥饮频服方治之。处方：山药、大米、小米、麦子、薏苡仁、藕节各等分，生姜3片，大枣3个，谷子炒1把，煎粥1小时。喝粥上边一层米油，频服1次一勺，吐则继服，频服不断，半天后不吐，但有时腹痛。

二诊： 3月30日，一日能进100～200毫升米油，上方加太子参、石斛、陈皮、神曲各10g，5剂，频服。

三诊：4 月 1 日，欲饮，睡眠少，加酸枣仁 20g。

四诊：4 月 7 日，能进稀粥，继服 5 剂。

五诊：4 月 12 日，舌白，大便日 2 次。上方加干姜 10g，附子 3g，5 剂。

六诊：4 月 18 日，能进稀粥 4 ～ 6 碗不吐。

七诊：4 月 25 日，稀饭、面食、蛋类调养。

重症失眠案

初诊：1999 年 6 月 7 日来诊。王某某，女，64 岁，才口村人。

患气管炎气短，1998 年 11 月住院，心律不齐，冠心病、房颤，曾服普罗帕酮、藻酸双酯钠、脑力隆、西比灵、颅痛定、安定，现失眠三夜不睡，口干，舌红、苔中黄，胸闷。处方：①内服方：半夏、陈皮、茯苓各 10g，甘草 5g，胆南星、远志各 10g，石菖蒲、龙骨、牡蛎各 20g，人参 6g，炒酸枣仁、合欢花各 30g，丹参 25g，夜交藤 30g，五味子 15g，山茱萸 10g，3 剂。②穴位注射维生素 B_1、维生素 B_{12} 各 1 支，足三里穴位封闭，日 1 次。

二诊：6 月 10 日，症略轻。继服上方，加珍珠母 30g，当归、枳实各 10g，3 剂。

三诊：6 月 14 日，症不减轻，失眠重，此瘀血。处方：血府逐瘀汤加减：生地黄 20g，当归 10g，赤芍 12g，川芎 10g，桃仁、红花各 12g，枳壳、桔梗、川牛膝各 10g，柴胡 6g，甘草 3g，丹参 25g，夜交藤 30g，五味子 10g，3 剂。

四诊：6 月 18 日，服药能睡，但不踏实，继服上方。

五诊：6 月 22 日，睡眠正常，继服上方 2 剂，停药。

初诊：1970 年 3 月 12 日来诊。王某某，女，成人。

失眠，大便干，彻夜不能眠，乏力纳差，已 10 余天，曾服安眠药不效。处方：熟地黄、当归各 30g，炒酸枣仁、玄参各 25g，瓜蒌 20g，大麻仁 15g，3 剂。

二诊：入睡熟，继服上方 6 剂。大便通畅，停药。

失眠头痛案

初诊：2000 年 8 月 8 日来诊。刘某某，女，23 岁，未婚，大名黄金堤人。

因惊恐而致失眠心悸头痛。已六七年，屡治不愈，日眠两三个小时，似睡非睡、多梦，全头痛，精神不振，心烦，舌质浅红、苔白。处方：炒酸枣仁 30g，丹参 15g，龙骨、牡蛎各 20g，合欢花、夜交藤各 30g，甘草 3g，4 剂。

二诊：8 月 11 日，略轻。上方加蒺藜子 10g，4 剂。

三诊：8 月 15 日，症轻。上方加沙参 12g，4 剂。

四诊：8 月 19 日，夜能眠 4～5 个小时。上方加竹茹 12g，柴胡 10g，白芍 12g，太子参 20g，珍珠母 30g，朱砂（冲）1g，4 剂。

五诊：9 月 6 日，时轻时重，口干、不欲饮，舌红、苔少，改血府逐瘀汤加酸枣仁服之。处方：生地黄 5g，当归、川芎、赤芍、桃仁、红花、枳壳、桔梗各 10g，川牛膝 12g，柴胡 10g，甘草 3g。炒酸枣仁 20g，3 剂。

六诊：9 月 10 日，继服上方 3 剂。诸症皆除，睡眠五六个小时，头清亮，时有梦，精神爽亮，继服 2 剂。

初诊：2000 年 7 月 30 日来诊。程某某，女，19 岁，卫东中学高二学生。

两侧头痛，中午晚上痛，失眠头痛加重，已 3 个月。医诊神经衰弱、神经性头痛，已影响上课。处方：①炒酸枣仁 30g，丹参 15g，龙骨、牡蛎各 20g，合欢花、夜交藤各 30g，甘草 3g，3 剂。②脑力宝 1 瓶，安神补脑液 1 盒。

二诊：8 月 5 日，睡眠尚好，头痛轻。继服上方加远志 10g，3 剂。

三诊：一切正常，能上课。

失 眠 案

初诊：1970 年 11 月 5 日来诊。么某某，男，成人，古城人。

胸中阵发性刺痛，但痛不甚重，唯独失眠严重，服西药中药不减轻，此瘀血而致，血府逐瘀汤加减。处方：桃仁 20g，红花 15g，当归 20g，川芎、枳壳各 10g, 柴胡 5g, 生蒲黄 15g, 香附 10g, 桔梗、牛膝各 15g, 甘草 5g, 连服 6 剂, 睡熟痛去。

初诊: 2017 年 10 月 6 日来诊。吴某某, 女, 38 岁, 吝村人。

失眠 1 年, 开始睡不着, 心烦、胸闷、口干、乏力, 有痛经史。脉小弦, 舌红、苔白。处方: 酸枣仁、合欢花、夜交藤各 30g, 远志 25g, 珍珠母、竹茹各 30g, 陈皮 10g, 丹参、白芍各 15g, 甘草 10g, 3 剂。

二诊: 11 月 7 日, 电话追访, 服药后睡觉很好, 现外出打工, 一切正常。

困 倦 案

初诊: 1970 年 8 月 20 诊。王某某, 男, 20 岁。

困倦欲眠, 乏力倦怠, 已卧床四五天, 无寒热症状, 苔腻, 脉沉滞, 此为暑湿。处方: 羌活、防风、独活、藿香、荆芥各 15g, 川芎、柴胡各 10g, 茯苓 15g, 半夏 25g, 陈皮 15g, 薏苡仁、苍术各 20g, 甘草 5g, 3 剂。

二诊: 症减, 继服 6 剂, 病愈。

困倦欲睡案

初诊: 1970 年 4 月 5 日来诊。牛某某, 女, 成人, 古城镇村人。

不明原因, 身疲困乏力, 目涩睁不开, 欲睡方舒, 已四五天, 不能料理家务, 医治不效来院。处方: 党参 20g, 白术、茯苓 15g, 甘草 5g, 附子、香附各 3g, 4 剂。痊愈。

按: 四君补气, 附子助阳醒脾, 香附通达经络, 故取效速。

半身汗出案

初诊: 1985 年 3 月 8 日, 因脑出血住院。张某某, 女, 61 岁, 干部。

入院时昏迷, 左侧上下肢瘫痪。经治疗神志已清晰, 但左侧瘫痪未见好转。近半月来患侧自汗出，肌肤不温，查左侧上下肢肌肉轻度萎缩，左手浮肿，面色微黄，舌体肥大、边有齿龈、质淡，脉弦缓。据《中医临症备要》"偏左或偏右半身汗出，多因气血不周"，处方：黄芪 60 克，桂枝、白芍各 10 克，甘草 6 克，当归 10 克，鸡血藤 30 克，大枣 3 枚，生姜 3 片，1 剂。

二诊：汗出退去八九，肌肤转温，再进 1 剂。汗止，两侧肌肤温度平衡，未再复发。

按：今用桂枝汤调和营卫，黄芪补气固表，加当归、鸡血藤补血和营，共奏补气血，和营卫。

神经官能症（百病丛生）案

初诊：1966 年 5 月 8 日来诊。李某某之母，女，51 岁，齐堡村人。

患者头晕目眩，脑内阵发性发热，鼻梁酸目涩，欲合目，睁眼则心悸、耳鸣，牙关紧（不灵敏），口干苦，恶心干呕，项强背沉，胸隔满闷而痛，胁胀烧心，心悸，出长气（太息）且肠鸣，四肢乏力，全身皮肉如虫行，腹酸痛，纳呆，长强穴下坠感，发作前气上冲，则心悸、四肢拘紧颤动，诸症丛生，脉小弦，舌质红、苔薄黄。处方：竹茹、天花粉各 12g，栀子 10g，胆南星 6g，清半夏、钩藤、龙胆草各 10g，代赭石 15g，厚朴、旋覆花、藿香、枳实各 10g，甘草 3g，3 剂。

二诊：5 月 11 日，诸症去大半，又有失眠。上方去藿香，加朱砂 0.3g，炒酸枣仁 15g，远志、石菖蒲各 10g，丹参 15g，3 剂。

三诊：睡眠很好，上症全除，如常人，能收拾家务。

脏躁症案

初诊：1966 年 3 月 25 日来诊。陈某某，女，26 岁，马店村人。

性格郁遏，有头痛史，恼怒则加重，今年春天因感冒头痛加剧，经常服止痛药，今因家务吵架，气郁在内。左胁痛，心烦、心悸，失眠，合目懒言，气短，太息，胸满恶心，不饥，日渐卧床不起，四肢指（趾）尖麻，如针刺之状且冷，头痛，烦躁不安，呻吟太息。曾经某医运用冬眠灵也无效，尿黄，口干苦、不欲饮，时悲而啼哭，哭则感心胸轻松，舌质红、苔中黄、脉如棉。处方：柴胡 10g，白芍 12g，茯苓 10g，清半夏 6g，当归、旋覆花各 10g，代赭石 12g，栀子、王不留行、路路通、厚朴、青皮各 10g，郁金 6g，香附、白术各 10g，甘草 3g，2 剂。

二诊：诸症皆除，能起床、料理家务，但仍有右胁下胀微痛，腹按之略痛，饮食感香，且增进，精神清爽，语音嘹亮。上方减半量，继服 2 剂。

初诊：1966 年 5 月 10 日来诊。吴某某之妻，43 岁，齐堡村人。

今年 2 月来经 1 次，经量一丁点，患者害怕，自认为自己有病，忧郁纳呆，时有恶心、胸闷、胁胀、太息加快，上腹部按之痛，腰酸，心悸心烦，坐卧不安，自感气从少腹至心窝上冲，四肢、全身颤动，坐卧不宁，哭不欲言，哭则暂缓，两三天发作 1 次，发作则惊慌大哭一场，经服中西药效差，口干欲饮，舌苔黄厚，脉弦数。处方：柴胡、黄芩、栀子、枳壳各 10g，竹茹 12g，旋覆花 10g，代赭石 20g，清半夏、青皮、天花粉、香附各 10g，白术 12g，厚朴、王不留行各 10g，路路通 5g，2 剂。

二诊：5 月 12 日，症同前，失眠。上方加石菖蒲、远志各 10g，炒酸枣仁 12g，党参、乌药各 10g，朱砂冲 0.3g，1 剂。

三诊：5 月 13 日，能下床推磨劳动，诸症大减，苔薄黄，脉弦。上方加减服之，处方：旋覆花 10g，代赭石 12g，厚朴、清半夏各 10g，竹茹 25g，栀子、王不留行、路路通、远志各 10g，炒酸枣仁 12g，石菖蒲、乌药、香附、党参各 10g，朱砂 0.3g，甘草 3g，1 剂。

四诊：病不除根，服下方以善后。处方：柴胡 10g，白芍 12g，泽泻 10g，竹茹 12g，栀子 10g，代赭石 12g，党参 10g，清半夏 5g，连翘、香附、地骨皮、川楝子、乌药各 10g，3 剂。

初诊：1966 年 6 月 5 日来诊。孙某某，女，30 岁，市庄村人。

因外出恋家，曾 5 天未眠，后未治自愈，又因公公之死，心急而悲忧加生气自觉心跳、背部气从下向上冲动如地震状，头昏，后头如真空，自觉身后有人在跟踪，但看看又无人，善惊易恐，夜睡觉也害怕，合目则作梦，经服安眠药睡不醒，心烦欲哭，哭则稍轻，有时喜笑，时清时迷，健忘，胸闷，纳呆，口干吐痰，自觉胸中如物梗阻，全身窜痛，腿酸，鼻梁及目酸，听力减低，舌白、苔薄微黄、质红，脉弦滑无力。处方：龙胆草、钩藤、茯苓各 10g，天南星 3g，竹茹 15g，清半夏 10g，远志 6g，石菖蒲 5g，酸枣仁 12 炒，枳实 6g，栀子 6g（炒），厚朴、香附各 10g，朱砂（冲服）1g，3 剂。

二诊：6 月 8 日，服药后症轻，困倦。处方：①继服上方 3 剂。②甘草 60g，小麦 100g，大枣 5 个，水煎服与第一方交替服。

三诊：6 月 11 日，诸症大减，脉弦，舌红、苔中薄黄，上方加代赭石 12g，旋覆花 5g，4 剂。

四诊：6 月 15 日，诸症基本愈。唯有头昏，咽中有物梗阻一症，舌质红、苔薄白，脉细。上方加山豆根 12g，王不留行 10g，路路通 5g，5 剂。

五诊：6 月 20 日，咽中有物大为好转，仍有头昏，脉小弦。上方去龙胆草，加橘红 10g，3 剂，停药。

初诊：1966 年 5 月 12 日来诊。徐某某，女，34 岁，齐堡村人。

1964 年因生气而大哭一场，心烦、心悸，不欲见人，欲到外边田野去，头痛，失眠，出走，或大哭、出长气，目涩，十几天发作 1 次，一次比一次重。苔薄白，脉弦滑。处方：竹茹 15g，代赭石 12g，旋覆花 6g，党参 12g，石菖蒲、远志各 10g，炒酸枣仁 15g，清半夏 10g，枳实 5g，丹参 12g，甘草 3g。朱砂（冲）1g，7 剂。

二诊：5 月 30 日，又发病同前。处方：清半夏、陈皮、茯苓、栀子、香附、胆南星各 10g，竹茹 12g，石菖蒲、大黄、乌药各 10g，朱砂冲 1.5g，生铁落 30g（引之），6 剂。

三诊：未发病，继服 3 剂，诸症愈。

肝郁气滞案

初诊：1970 年 10 月 14 日来诊。许某某，女，成人。

心悸、心烦、欲哭，四肢酸软意乱，四肢伸屈放在任何地方都不适，时太息，胸胁胀满，便干，面少华，舌有瘀点，此肝郁血瘀兼血虚。处方：柴胡15g，白芍25g，枳壳、香附、茯苓各15g，当归20g，青皮10g，栀子、代赭石各15g，麦冬20g，神曲15g，瓜蒌、郁李仁各20g，2剂。

二诊： 病情大为好转。上方加桃仁20g，红花15g，3剂。

三诊： 以上诸症消除。继服上方2剂。逍遥丸10丸，日2丸。

初诊： 1966年3月24日来诊。李某某之母，女，45岁，宋马堡村人。

去年因心情不舒郁闷于心，患噫气频作，饮食减退，口苦咽干，不欲饮，胸闷脘满，背沉疲乏无力，前有咳嗽、黄痰病史。查二便正常，舌苔薄黄，脉按之如绵。处方：旋覆花10g，代赭石20g，清半夏、茯苓、厚朴各10g，紫苏子5g，柿蒂、陈皮、栀子各10g，甘草3g，3剂。

二诊： 3月27日，呃逆去八九，食欲增加，精神爽，舌红、苔薄黄，脉弦细。上方加王不留行、路路通各10g，3剂。

三诊： 恢复正常，逍遥丸10包，以善其后。

初诊： 1966年3月7日来诊。李某某，女，51岁，宋马堡村人。

今年2月不明原因，患脖子紧束，如封领扣紧之状，时噫气、打嗝、胸闷左乳房胀痛，甚则衣服触之也痛，牵连肩背也阵阵作痛，左手麻木，已半月，饮食可，舌质淡红、苔中白微黄，脉弦无力。处方：旋覆花10g，代赭石12g，清半夏6g，柴胡5g，白芍12g，茯苓14g，青皮、川楝子、王不留行、路路通各10g，香附5g，郁金6g，厚朴10g，当归12g，甘草3g，7剂。

二诊： 3月24日，诸症病情大为好转，饮食增，但仍有噫气、心悸、脉弦无力，苔薄白，上方加养心安神之品。处方旋覆花10g，代赭石12g，王不留行、路路通、香附、当归、白术、陈皮、丹参各10g，炒酸枣仁12g，远志10g，朱砂冲0.3g，甘草3g，3剂。

三诊： 诸症已愈，服逍遥丸以善其后。

初诊： 1965年12月25日来诊。郭某某之妻，女，44岁，东苏堡村人。

以往健康，性刚强，因家务吵架，以致气郁于胸，当晚忽感头空而轻，心悸气短，心欲哭而未哭，致吸气困难，出气漫长，如太息之状，言语困难，呼吸而受限，发作一天一夜。请余诊：神志清晰，苔薄黄，脉弦滑，此肝郁气滞。处方：柴胡 3g，白芍、乌药各 10g，香附 6g，厚朴、当归、清半夏各 10g，枳壳 3g，百合 10g，栀子 3g，代赭石 15g，青皮 6g，王不留行、路路通各 10g，甘草 3g，服 3 剂而愈。

脾虚肝郁症案

初诊：1967 年 5 月 15 日来诊。郭某某，女，37 岁，东苏堡村人。

失眠、心悸、心慌已 4 个月，有时睡中惊醒，经常咽中不舒，咽中如炙脔，且有头晕、身乏力，舌尖边红，脉弦无力，此血虚肝郁。处方：黄芪 15g，当归 10g，柴胡 6g，陈皮、白术各 10g，生地黄 12g，柏子仁、麦冬各 10g，桔梗 5g，茯苓 10g，炒酸枣仁 15g，杜仲 5g，3 剂。

二诊：5 月 18 日，失眠心慌都大有好转，但有头晕，咽中不利，肩胛骨酸麻痛，舌苔微白黄、舌干、有紫斑点，脉弦数。处方：紫苏子、厚朴、前胡各 5g，当归、赤芍各 10g，乳香 5g，生地黄 12g，川芎 3g，白芍 10g，丹参 15g，钩藤 5g，菊花 15g，3 剂。

三诊：5 月 21 日，其他均愈，唯有头鬓角痛，有时上肢不定时跳痛，脉弦无力，舌有瘀点。上方加红花 10g，3 剂。

四诊：5 月 24 日，症同前。处方：黄芪 15g，当归 10g，柴胡 5g，独活、桂枝、红花、白术、羌活、蔓荆子各 10g，3 剂。

五诊：5 月 27 日，诸症皆除，以桃仁四物汤加减善其后：生地黄 12g，白芍 15g，当归 10g，川芎 3g，桃仁、红花、钩藤、旋覆花各 10g，代赭石 12g，桔梗 5g，厚朴 10g，3 剂。

六诊：独有梅核气。处方：半夏、厚朴、茯苓各 10g，紫苏叶 6g，代赭石 15g，旋覆花、橘红各 10g，甘草 3g，栀子 10g，6 剂。痊愈。

心 悸 案

初诊：1985 年 10 月 6 日来诊。李某某，女，32 岁，干部。

因情志不舒 1 月后出现心悸、胸闷、多梦，纳差，畏寒倦怠。症见面色少华，舌质淡，脉沉细结代，一分钟结代四五次，发作时心悸胸闷加重。处方：黄芪 30 克，桂枝 10 克，白芍 10 克，甘草 6 克，大枣 3 枚，生姜 3 片，当归 10 克，莲肉 10 克，6 剂。

二诊：10 月 12 日，结代脉除，心悸胸闷悉愈，原方继服 10 剂以善其后。随访：至今未再复发。

按：经曰："二阳之病发心脾，有不得隐曲。"故心脾虚，气血生化不足，血虚不能养心。气虚日久累及心阳，取桂枝汤温通心阳，黄芪补益心气，加莲肉、当归益气养血。

初诊：1967 年 5 月 20 日来诊。张某某，女，40 岁，东苏堡村人。

患者心慌气短，头晕，心悸、心烦，失眠，时吐涎沫，肢体乏力，前有脏躁病史，舌苔白厚、微黄，脉虚无力。医诊为心血不足，血不养心，养血安神，归脾汤加减治之。吾诊为气郁生痰作祟。处方：半夏、陈皮各 10g，茯苓 12g，甘草 3g，竹茹、枳实、旋覆花各 10g，代赭石、远志各 12g，石菖蒲、香附、郁金各 10g，朱砂 1g（冲服），2 剂。

二诊：症状好转，但仍有心慌、气短、心烦、失眠。处方：栀子 10g，代赭石 25g，酸枣仁 15g，钩藤、厚朴、半夏各 10g，紫苏叶、白芥子、枳实各 2g，青皮 6g，旋覆花 10g，2 剂。

三诊：诸症好转。咽中如物梗阻，时觉吸冷气。苔白厚，脉细数。上方加竹茹 12g，香附、郁金各 10g，4 剂。

四诊：症完全消失，固效继服上方 2 剂，有待自己调节。

初诊：1970 年 8 月 4 日来诊。王某某，女，成人。

心悸，头晕，气短，食欲不振，面色无华，舌淡、苔白，此为脾虚。处方：党参、白术各 20g，茯苓、陈皮各 15g，木香 10g，枳壳、竹茹各 15g，代赭石 20g，莱菔子 15g，酸枣仁 20g（炒），远志 15g，甘草 3g，3 剂。

二诊：饮食大增，去竹茹，加当归 15g，黄芪 20g，10 剂。病除，归脾丸 20 丸，日 2 丸。

初诊：2001 年 1 月 24 日来诊。牛某某，女，54 岁，邱县丁庄人。

动则心悸气短，颧紫红，面色萎黄，舌红、苔白，脉弱。处方：①山药 15g，人参 6g，麦冬、五味子各 10g，远志 5g，柏子仁 12g，黄精、黄芪各 15g，龙骨、牡蛎各 20g，甘草 3g，4 剂。②柏子养心丸 10 丸，日 2 丸。

二诊：2 月 10 日，症减。继服上方 5 剂。加服养心氏 2 瓶，常服而愈。

心悸气短案

初诊：1970 年 8 月 4 日来诊。王某某，女，成人。

心悸气短，头晕，面少华，食饮不振，已半年，舌淡、苔白，脉弱，此脾虚。处方：党参、白术各 20g，茯苓、陈皮各 15g，木香 10g，枳壳 5g，竹茹 15g，代赭石 20g，莱菔子 10g，酸枣仁 20g，远志 15g，甘草 5g，3 剂。

二诊：8 月 7 日，心悸减轻，食欲增加。上方去竹茹，3 剂。嘱人参归脾丸服 10～20 天，即愈。

心悸、气喘、咽中炙脔案

初诊：1999 年 2 月 13 日来诊。王某某，女，36 岁，小屯村人。

心悸气喘，动则加重，静则轻，喘甚胸中闭塞，咽中如炙脔，心烦躁，面色萎黄，两颧如胭脂，不能干活已三年，舌淡红，苔薄黄，彩超查：三尖瓣闭锁不全。处方：人参 6g，黄精 15g，山药 40g，芡实、麦冬、旋覆花各 10g，代赭石 20g，厚朴、半夏、茯苓各 10g，枳壳 6g，竹茹 15g，甘草 3g，3 剂。

二诊：2 月 18 日，心悸、喘、四肢酸症大减，但咽中炙脔稍有好转，苔中黄，上方加陈皮 10g，3 剂。

三诊：2月21日，心悸、喘止，能劳动，继服上方3剂。

四诊：2月24日，只有炙脔一症，以下方调理而愈。处方：旋覆花10g，代赭石30g，半夏、茯苓、厚朴、陈皮、黄药子、山豆根、半子莲各10g，黄芪12g，当归6g，竹茹15g，甘草3g，3剂。

心悸气喘案

初诊：1970年8月9日来诊。刘某，女，20岁，北辛头村人。

心悸气喘，动则加剧，脉数，体温不高，已20余天，加重六七天，心悸气短而喘重时，面色萎黄，唇紫，全身发麻。自述不明原因。治以补心通络之品，处方：炒酸枣仁20g，远志15g，丹参20g，白芍15g，生地黄20g，麦冬15g，清半夏10g，茯苓、香附各15g，牡蛎21g，琥珀（冲）、甘草各5g，2剂。

二诊：病情大为好转。又服3剂。症状基本消失，经本方调治半月而愈。

心律不齐案

初诊：2002年1月11日来诊。刘某某，女，30岁，后徐街村人。

因青霉素过敏后而发生心慌气短、乏力、颧红，服抗过敏药及维生素B_1、B_6、Vc、谷维素不减轻，舌红、苔薄黄，脉结代而数。处方：甘草3g，桂枝、太子参、麦冬各10g，生地黄15g，火麻仁10g，阿胶5g，金银花12g，黄柏10g，竹茹15g，紫石英30g，3剂。

二诊：1月14日，症减，继服上方5剂。

三诊：1月19日，基本恢复正常，上方加玉竹、柏子仁各10g，5剂。

房性早搏（肺气肿）案

初诊：1999年2月24日来诊。霍某某，男，53岁，林北人。

原有肺心病，1998年1月因感冒，并发支气管感染，住院病危，经治疗好转出院，出院后心悸不愈来诊。动则心悸加重，甚则气短，舌红、苔少，脉大。心电图显示为：房性早搏，心肌缺血。处方：党参 15g，麦冬 12g，五味子 10g，沙参 15g，甘草 3g，黄精、柏子仁、山药各 15g，龙骨、牡蛎各 20g，2 剂。

二诊：心悸减轻。上方加远志 10g。上方连服半月，心悸消除。

心动过速案

初诊：1999 年 5 月 25 日来诊。王某某，女，22 岁，拐寨村人。

初病感冒，愈后心慌不止，已 10 个月气短、乏力、头晕、全身跳动，耳闷，心动过速，舌红尖重、苔中黄。处方：苦参、生地黄各 15g，板蓝根、龙骨、牡蛎、金银花各 20g，连翘、牡丹皮各 10g，黄连 6g，朱砂 2g（冲服），甘草 3g，3 剂。

二诊：5 月 28 日，症同前。上方加代赭石 15g，4 剂。朱砂安神丸 1 瓶，按说明服。

三诊：6 月 2 日，全身不定跳动，气短，苔薄黄。上方加半夏 10g，胆南星 6g，白芥子 3g，3 剂。

四诊：6 月 7 日，症减，继服上方 5 剂。

五诊：6 月 12 日，阵发性心动过速。处方：苦参 10g，生地黄 15g，龙骨、牡蛎各 20g，代赭石 15g，朱砂 2g（冲服）、半夏、陈皮、茯苓各 10g，胆南星 6g，枳实 10g，天花粉 12g，益母草 15g，甘草 3g，3 剂。

六诊：6 月 16 日，未发作，上身有时肉跳很轻，继服上方 3 剂。

七诊：6 月 20 日，有时心跳，胸闷、哈欠，但很轻，继服上方 3 剂。

八诊：6 月 26 日，继服上方 3 剂。

九诊：7 月 1 日，上方加紫石英 20g，石决明 15g，石膏 20g，7 剂。

十诊：7 月 18 日，继服上方 7 剂。

十一诊：8 月 6 日，无定处，肉跳动。处方：龙骨、牡蛎各 20g，白芍、钩藤各 15g，半夏、陈皮、茯苓各 10g，全蝎 2g（冲服），天竹黄 10g，紫石英 20g，3 剂。

十二诊：8月23日，舌苔白微黄厚。上方加薏苡仁15g，石膏20g，知母、茵陈各10g，10剂。

十三诊：8月26日，脉细弱，上方加竹茹10g，胆南星5g，5剂。

十四诊：8月31日，继服上方，加柏子养心丸10丸，10剂。

十五诊：9月10日，紫石英20g，竹茹30g，陈皮、茯苓、半夏各10g，胆南星5g，枳壳10g，朱砂1g（冲服），龙胆草10g，代赭石15g，甘草3g，8剂。

十六诊：12月23日，有时发作，很轻而过。处方：玉竹15g，石斛、太子参、麦冬、五味子各10g，紫石英20g，白芍10g，黄芪15g，当归10g，甘草3g。柏子仁12g，磁石15g，陈皮、石菖蒲各10g，3剂。

十七诊：2000年1月5日，未发作，但心率在80～90次/分钟。处方：生地黄15g，牡丹皮、赤芍、菊花、柴胡、黄芩、半夏、陈皮各10g，甘草3g，黄连6g，5剂。

室性早搏（高血压）案

初诊：1999年2月16日来诊。牛某某，女，58岁，西浒演人。

心悸、心烦，失眠、多梦，阵发性发热、面赤、自汗出，睡醒后四肢麻，活动后即愈，五更泻，纳差，食则胀满，食谷不化，腰痛，舌红、苔白，脉弦、结代，有高血压病史。处方：炙甘草3g，党参15g，麦冬、生地黄各12g，火麻仁、阿胶各6g，牡蛎、龙骨各20g，白术15g，桂枝10g，石决明15g，4剂。

二诊：2月20日，症轻，脉结代。上方加白芍15g，合欢花20g，夜交藤25g，3剂。

三诊：2月23日，仍有心慌乏力，腰痛。处方：白芍、麦冬、茯苓各10g，龙眼肉15g，竹茹、金银花、天花粉各10g，山药20g，陈皮10g，川贝5g，代赭石、瓜蒌、生地黄各10g，甘草3g，3剂。

四诊：2月26日，症轻，能眠，上方加减服之。室早汤：丹参、紫石英各30g，党参10g，生地黄20g，麦冬、川芎各15g，甘草9g，连翘10g，桂枝

6g。20 剂。早搏止。

室性早搏（脉间歇）案

初诊：2000 年 6 月 23 日来诊。闫某某，男，55 岁，农协办工作。

心悸夜间发作，昼轻，查心电图，室性早搏，舌红、苔白，脉弱。处方：瓜蒌 30g，薤白、枳壳各 10g，丹参 30g，桂枝 10g，甘草 5g，2 剂。

二诊：6 月 26 日，早搏止，继服上方 3 剂。

三诊：6 月 29 日，上方加党参 10g，黄芪 20g，6 剂。

四诊：又作，继服上方加珍珠母 20g。早搏止，改人参归脾丸服之，严忌烟酒。

ST 段下移案

初诊：1999 年 2 月 28 日来诊。石某某，女，49 岁，卫东镇人。

P～R 间期缩短，1 个月前纳呆，恶心、乏力、脚跟麻、胸闷，后发现脉搏快，经治疗，又因脉搏间歇入院。现在脉搏阵发性过速，舌红、苔薄白黄，纳呆，面色正常，脉细弱。处方：人参 5g，麦冬、五味子各 10g，龙骨、牡蛎各 20g，瓜蒌 20g，代赭石 20g，竹茹 20g，陈皮、枳实、焦三仙各 10g，朱砂 2g（冲服），甘草 3g，3 剂。

二诊：服药未发作。继服上方加紫石英 15g，住院 10 天调理出院。

眩　晕　案

初诊：1976 年 7 月 3 日来诊。郭某，女，24 岁，陶北村人。

阵发性眩晕，去年发作 1 次，经治疗好转。今又发作，感觉天翻地覆，伴有呕吐，昏迷 20 分钟。清醒后起床头转即发作，已 1 天多。舌红、苔薄黄，脉弦。此痰浊上蒙清窍。处方：柴胡、黄芩各 10g，代赭石 20g，旋覆花 10g，牡蛎 20g，白芍、决明子各 15g，清半夏、茯苓、陈皮各 10g，泽泻 30g，钩藤

12g，熟地黄20g，五味子、知母各10g，甘草3g，3剂。

初诊：1988年6月3日来诊。吕某，女，50岁，南徐村人。

眩晕上午轻，下午重，晕时如坐舟车，且头略痛，已20天，血压130/80mmHg。舌红、苔白，脉弦。此肝阳上亢而致。处方：天麻10g，钩藤、石决明15g，牡蛎、龙骨各20g，茯苓、陈皮、白术各10g，菊花12g，甘草3g，连服6剂，诸症皆除。

初诊：1984年5月10日来诊。郭某，女，37岁，鲍沿村人。

头晕，见热重，遇冷轻，夏晕冬不晕，晕时头感热，面赤，纳呆，经量多。脉弦数无力。此血热阳亢虚热上浮所致。处方：生地黄15g，牡丹皮、玄参、枸杞子各10g，菊花、女贞子各15g，白芍20g，熟地黄10g，白蒺藜子15g，珍珠母、石决明各20g，薄荷3g，连服6剂，诸症皆除。

初诊：1988年5月26日来诊。王某，女，43岁，南留庄乡村人。

晨起即头晕头热，如坐舟车，头轻，两脚轻，伴有恶心、心悸，甚则头痛，活动则晕轻，眩晕上午重、下午轻，晚上基本不晕，已2～3年，经常服清眩片、止痛片，无缓解。舌质红、苔白，脉沉弦。处方：辛夷、苍耳子、白芷、蔓荆子、防风各10g，川芎12g，菊花30g，蒲公英、金银花各15g，连翘10g，黄芩12g，薄荷6g，甘草3g，3剂。

按：一为痰浊，二为肝阳上亢，三为虚热上浮，四为风火袭窍。应辨其要点，分类施治，方能药到病除，事半功倍。

初诊：1965年8月22日来诊。王某，女，31岁，南徐村人。

眩晕三四年，每年发作两三次，今年7月份发作三四次，现月发两三次，发作时如坐舟车，恶心，只能躺着，而不能坐立，上午8—9点较重，目涩口苦，困倦，月经先后无定期。舌尘红、苔微黄，脉弦。处方：菊花、枸杞子、钩藤各15g，桑寄生、石决明各20g，益母草15g，黄芩10g，牛膝、女贞子各15g，生地黄、当归各20g，竹茹10g，生白芍20g，代赭石15g，2剂。

二诊：8月24日，服药后眩晕减轻，继服上方2剂。

三诊：诸症消退，唯有早饭后头晕一阵即愈。上方去黄芩、竹茹、代赭石，加藁本10g，白蒺藜子15g，全蝎3g，2剂。病愈，不继服药。

初诊：1965年8月12日来诊。郭某，女，54岁，东苏堡人。

患眩晕，已20余年，发作时睡四五个小时后晕止，从今年2月开始症状加剧，先脑鸣、恶心，继则天翻地覆、眩晕。处方：钩藤15g，石决明20g，桑寄生25g，牛膝20g，黄芩15g，生地黄20g，当归15g，代赭石18g，白芍30g，枸杞子15g，甘草5g，2剂。

二诊：服药后眩晕暂缓，今不明原因脑鸣1天，眩晕、恶心甚重，卧床1天，不能站立，面色微红。舌红、苔薄黄，脉沉弦而数。处方：钩藤10g，石决明20g，石斛15g，黄芩10g，桑寄生20g，牛膝15g，半夏10g，白术20g，天麻10g，杜仲、柴胡、龙胆草各15g，1剂。

三诊：服药半日即能起床行走，但仍眩晕。苔薄黄，脉弦滑。上方加生地黄20g，白芍25g，3剂。

四诊：脑鸣已去，唯头昏、乏力。脉弦。处方：何首乌20g，天冬15g，竹茹10g，枳实3g，龙骨、牡蛎各20g，3剂。痊愈。

初诊：1968年12月25日来诊。张某，女，17岁，山东省临清县八岔路区瑶坡村人。

头晕、恶心、面赤热已2年，一二天发作1次，每次发作约1小时，不治自愈，发作后如常人，曾在临清二院及附近卫生所治疗多次无效。体壮，月经不定时，经量多，其他正常。舌中微黄，脉小弦且数。此乃风火之由，血热之故。此症当地有说是吊鼻猴病。当以凉血以祛风火。处方：生地黄、玄参、地骨皮各30g，白芷15g，牛膝20g，菊花40g，牡丹皮15g，栀子3g，石膏20g，薄荷3g，甘草5g，连服4剂。

二诊：痊愈。随访3个月未再复发。

初诊：1965年8月21日来诊。牛某，男，41岁，馆陶城里人。

有眩晕病史五六年，平时耳鸣，巅顶时而跳动，脚跟不灵敏，面色暗，今又发头晕目眩，感觉天翻地覆，目不能睁，睁眼则眩晕加重，呕吐苦水，甚则精神恍惚，血压正常。舌质淡、苔薄白，脉弦而无力。此水亏无以涵木，虚火上浮，内风自焚，当平肝息风。处方：钩藤15g，石决明20g，当归25g，代赭石、白芍各15g，竹茹10g，酸枣仁（炒）25g，菊花10g，枸杞子15g，生地黄20g，杜仲、红花各10g，桑寄生20g，白术15g，2剂。

二诊： 头晕大减，唯有巅顶跳动。上方去代赭石、竹茹，加全蝎10g，2剂。

三诊： 头晕巅顶跳动症去八九，仍有耳鸣。上方加何首乌3g，枸杞子15g，藁本3g，2剂。

四诊： 基本痊愈，巩固疗效，继服上方3剂。

初诊： 1988年6月6日来诊。沈某，男，64岁，王二厢公社前石玉村人。

头晕且左侧头痛，晕时感觉天翻地覆，卧则晕轻，两三天1次，甚则昏倒在地，醒后汗大出，阵发性耳鸣。舌质红、苔中黄，脉沉。处方：牡蛎、龙骨各20g，薄荷、阿胶各5g，黄芪15g，山茱萸6g，山药15g，白蒺藜子12g，白芍20g，桂枝10g，丹参15g，甘草3g，3剂。

二诊： 6月9日，服药效不大，仍晕，症同前，脉弦。处方：旋覆花10g，代赭石20g，决明子12g，牡蛎20g，钩藤12g，泽泻20g，茯苓、柴胡各10g，白芍12g，黄芩10g，熟地黄15g，五味子、陈皮各10g，甘草3g，3剂。

三诊： 6月12日，服药后未发作，肝功、血糖均正常。继服上方3剂。注意避免感冒、劳累、生气，多休息。

初诊： 2016年6月25日来诊。王某某，女，28岁，大堡村人。

患眩晕病如坐舟车，白天活动晕重欲卧，合目则轻，已2年，曾服维生素B₁、B₆、西比灵、谷维素不减轻，舌质红、苔白厚，脉沉细，一切化验正常，脑颈椎CT结果正常，剂鼻窦拍CT正常，此眩晕无意。处方：旋覆花10g，代赭石20g，柴胡10g，白芍12g，半夏、陈皮、茯苓各10g，牡蛎、熟地黄各20g，五味子10g，泽泻30g，菊花10g，甘草3g，5剂。

二诊： 6月30日，眩晕病情大为好转，上方继服5剂。

三诊：7月5日，眩晕停止，1天过劳又晕1次。上方加天麻10g，5剂。

四诊：7月24日病痊愈，不继服药。

按：本方治如坐舟车性眩晕。天翻地覆，天转地转性左转晕，右转晕前转晕，后转晕，后转晕者，应做CT检查是否有占位性病变，同时还治走路向一边斜，上诸症伴恶心、呕吐合目轻，均在治疗范围之内。

初诊：1970年12月6日来诊。曹某某，女，12岁。

头眩晕且痛，面色萎黄，经常复发，脉滑，此痰挟风邪。处方：半夏15g，陈皮10g，茯苓、白术、天麻、钩藤各15g，天南星3g，荆芥10g，升麻5g，防风10g，羌活5g，独活10g，全蝎3g，甘草5g，3剂。

二诊：服药后，病情大为好转。上方又服3剂。

三诊：未发作。上方服4剂，隔日1剂。

初诊：2001年3月4日来诊。王某某，女，43岁，柴庄村人。

眩晕，天翻地覆，甚则呕吐，恶心，轻则蒙蒙如坐舟车，每因体位，感冒，生气即复发，阵发性加重已20余天。处方：旋覆花10g，代赭石20g，柴胡、黄芩各10g，白芍、决明子各12g，牡蛎20g，钩藤、竹茹各15g，半夏10g，泽泻30g，茯苓10g，熟地黄20g，五味子10g，3剂。

二诊：病情大为好转。继服6剂，愈。

初诊：2000年11月17日来诊。李某某，男，52岁，齐堡人。

左耳鸣，天转地转，恶心，头晕轻时，如坐舟车，心悸、身振动，失眠，胃脘胀，舌红、苔白微黄，脉弦，咽干。处方：天麻6g，钩藤15g，泽泻30g，茯苓、半夏各10g，白术15g，柴胡10g，白芍15g，黄芩10g，酸枣仁15g，草决明12g，龙骨、牡蛎、合欢花各20g，天花粉10g，朱砂1g（冲服），甘草3g，3剂。

二诊：11月20日，上方加夜交藤20g，3剂。

三诊：11月30日，眩晕止，唯有耳稍鸣。磁珠丸2瓶，善后。

眩晕心悸（自主神经失调）案

初诊：1974 年 4 月 2 日来诊。王某某，女，成人，孩寨村人。

忧愁心悸，头晕如坐舟车，站立，则晕欲倒，坐立不安已 1 年，每 1～3 天内发作一二次，呈现阵发性，经中西治疗无效，苔薄白，脉弦，此痰所致。处方：石菖蒲、远志、白术、半夏各 15g，胆南星、白矾各 3g，钩藤、郁金各 15g，朱砂 1.5g（冲服），甘草 5g，5 剂。

二诊：复诊症轻，效不更方。继服 10 剂。症状完全消失而愈。

眩晕头蒙案

初诊：2011 年 12 月 17 日来诊。陈某某，女，58 岁，公安局家属。

不定时，不规律头蒙，头响耳鸣，头蒙重时干哕、眼花、恐惧，经检查 CT、颈椎、头部、大致正常，已四年，经北京医院、省、市、县医院均诊治不愈，发作时左目症轻，北京按脑梗死治疗，省、市按颈椎病治疗，时轻时重，后去山东省聊城精神病医院治疗，恐惧症轻，后又去石家庄某医院行针刺治疗，病如故。延余诊舌质红、苔薄，脉弦滑，此为耳源性眩晕，虽不典型，但符合 70%，故按此施治。处方：旋覆花 10g，代赭石 20g，柴胡、黄芩各 10g，白芍 15g，牡蛎 20g，决明子 12g，钩藤 15g，半夏 10g，茯苓 12g，泽泻 40g，五味子 10g，熟地黄 20g，甘草 3g，5 剂。

二诊：12 月 22 日，服药好转，稍有恶心，上方加竹茹、白术各 10g，5 剂。

三诊：12 月 28 日，病情大为好转，继服上方 10 剂。

四诊：2012 年 1 月 20 日，告之病愈。

癫 证 案

初诊：1966 年 6 月 6 日来诊。吴某某，女，20 岁，市庄村人。

去年因吵架，气郁胸中，夜不能寐，睡则作梦，心烦，不欲见人、见人烦甚，不欲劳动，闷闷不乐，沉默不欲言，纳呆，健忘，心悸，出门回不来，背部跳动气上冲，近两个月加重，午夜入睡感觉有人问话，呼吸自觉鼻中有两人呼吸，按之鼻梁木痛，目视物不清，平时自觉咽中有物，吐之不出，咽之不下，胸闷胁胀，不饥，听力降低，过去听声音即知是谁，现在听说话不知是谁，全身不定处肌肉跳动，时吐痰涎，皮肤、肌肉掐之发木，身乏力，尿黄，月经两个未行，面少血色，口干而苦，舌淡红、苔中黄，脉小弦。处方：石菖蒲、远志各10g，炒酸枣仁、竹茹各15g，茯苓10g，胆南星4g，陈皮、栀子各10g，龙胆草5g，柴胡10g，枳实5g，清半夏6g，代赭石10g，丹参15g，甘草3g，朱砂（冲）0.3g，3剂。

二诊： 咽中有物已去，痰量减少，自觉有人说已去，鼻梁木已去，面色转红，其他同上，脉滑数。处方：栀子、丹参各15g，清半夏10g，炒酸枣仁30g，香附（炒）、石菖蒲各10g，竹茹15g，天花粉、枳实各10g，芒硝、天南星各6g，甘遂1.2g，3剂。

三诊： 基本恢复正常。继服上方2剂，为细末，日2次，每次5g，以防复发。

初诊： 1984年11月22日来诊。谭某某，女，39岁，城镇人。

半月前因情志不畅，以致头痛且晕，继而烦躁失眠，语无伦次，神识昏愦，牙关紧闭，大便干，小便赤，舌苔黄厚而腻，脉弦数而滑，积热蕴结于阳明，火炽上犯神明，此为火邪为患，应直泻阳明之火，以大承气汤加天南星、石菖蒲汤涤实热，豁痰开窍，釜底抽薪之意。处方：大黄12g（后下），芒硝（冲）、厚朴各10g，枳实12g，石菖蒲、胆南星各10g，1剂。

二诊： 大便下，神识清，能饮稀粥一碗，继服2剂，告知痊愈。

初诊： 1985年1月24日来诊。吕某某，女，22岁，吕庄人。

因胸怀不畅，气郁在胸，以致哭笑无常，语无伦次，以烧香、烧纸求神拜佛，已半月，逐渐加重，纳呆，睡觉身时动，不语，不识人，眼皮动，似睡非睡，痴呆，卧床不起，不睁眼，纳呆，来院求治。舌红、苔黄厚，脉滑。处方：十味温胆汤6剂，青礞石滚痰丸、牛黄清心丸各12丸。

二诊：不减轻，故余改方：白芥子 5g，半夏 10g，竹茹 30g，茯苓 10g，酸枣仁 15g，石菖蒲、远志、陈皮各 10g，黄连 5g，干姜 3g，柴胡 5g，白芍 12g，薄荷 5g，栀子、牡丹皮各 10g，甘草 3g，3 剂。

二诊：症同前。上方加青皮 10g，3 剂。

三诊：每天下午 5 点到晚 10 点，病症较轻，如常人，每天早晨上午较重。处方：柴胡 6g，白芍 12g，远志 5g，石菖蒲 10g，肉桂 3g，干姜 5g，半夏 6g，白芥子 5g，茯苓 10g，香附 6g，白矾 3g，郁金 6g，甘草 3g，3 剂。

四诊：2 月 3 日，神志较清晰，问能答话，但声音较低，舌苔中黄厚，睡眠尚好。上方加香附、连翘各 10g，竹茹 30g，去干姜，3 剂。

五诊：2 月 8 日，柴胡、白芍各 10g，远志 5g，牡蛎、竹茹 30g，半夏、茯苓、陈皮各 10g，龙骨、石菖蒲各 30g，甘草 3g，2 剂。

六诊：2 月 11 日，神志较前清楚。上方加栀子、牡丹皮各 10g，2 剂。

七诊：2 月 24 日，病变化不大。处方：柴胡 10g，白芍 15g，薄荷、牡丹皮、栀子、龙胆草、郁金各 10g，白矾 3g，半夏、茯苓、陈皮、香附、枳壳各 10g，甘草 3g，3 剂。

八诊：2 月 27 日，苔中黄厚，病与天气有关，晴天轻，阴天重，有时还有神呆，少语，走路轻慢。处方：柴胡 10g，白芍、佩兰各 12g，扁豆 10g，石膏 20g，栀子、连翘、半夏、茯苓、陈皮各 10g，竹茹 20g，龙胆草 12g，厚朴、滑石、槟榔各 10g，通草 5g，甘草 3g，3 剂。

九诊：服药后，病情大为好转，舌苔去大半，神志清晰，愿意说话。上方加知母 10g，4 剂。

十诊：迨半月来诊。诉精神正常，但仍乏力。上方改为牛黄清心丸日 2 丸，逍遥丸日 2 包，服半月。

癫证（肝气郁）案

初诊：1966 年 8 月 21 日来诊。吴某某，女，37 岁，肖寨村人。

病起于 1957 年，事与原违所致，心烦，纳呆，失眠，多梦且为噩梦，胁痛，背沉，胸闷，时太息，口干欲饮，一晚能喝 4 暖瓶水，健忘，头内跳动咯吱作响如挑担之声，目沉涩视物不清，鼻梁酸，按压上星穴则门牙凉，有凉风吹入内颈项感且感跳动，颈项不能转动状如落枕，胁痛甚则不敢深呼吸，哈欠时作，甚则不顾白天、黑夜悲哭连声、欲向外奔走、语无伦次，全身不定处跳动，时而呃逆，近日又增耳鸣，如蝉叫，且眩晕，月经量少，乳房胀痛，少腹痛，面部色素沉着，已4年，舌质红、苔薄黄，脉弦滑，此肝郁化火，火熬成痰而作案。处方：川芎3g，香附5g，王不留行、青皮各10g，薄荷3g，当归12g，枸杞子10g，生地黄15g，乌药10g，清半夏6g，栀子、菊花、天花粉各10g，胆南星、柴胡、竹茹各6g，3剂。

二诊： 诸症减轻，病情稳定。上方加石菖蒲6g，朱砂1.5g（冲服），3剂。

三诊： 其症均轻，唯有耳鸣重，舌中薄黄，脉弦细。处方：龙胆草12g，柴胡、栀子、黄芩各10g，生地黄15g，车前子、泽泻各10g，木通6g，当归12g，竹茹15g，路路通10g，清半夏、天南星各6g，3剂。

四诊： 继服4剂。

五诊： 耳鸣大为好转。并嘱第一方与上方轮流服，各3剂。诸症皆除，停药。

胁痛（气血痰郁）案

初诊： 1963年10月7日来诊。翟某某，女，70岁，一中职工家属。

左胁痛不分昼夜，纳差，大便时溏，小便正常，口干少饮，胁下按之无压痛，苔白腻，面萎黄，脉弦滑，昼属气，夜属血，脉滑属痰虽有便溏，而气化失职，运化失司之故，治宜理气活血化痰之法。处方：柴胡10g，陈皮3g，川楝子、青皮、枳壳各15g，桂枝10g，赤芍15g，瓜蒌20g，半夏10g，茯苓、白术各20g，2剂。

二诊： 10月10日，痛略减，效不速。上方加活血之品，处方：茯苓15g，桂心5g，白术25g，柴胡5g，青皮、赤芍各10g，瓜蒌20g，陈皮15g，枳壳10g，乳香、没药各15g，木香3g，川楝子15g，郁金10g，丹参20g，2剂。

三诊： 10月12，痛继续减轻。处方：川楝子、延胡索各15g，柴胡5g，青皮3g，枳壳10g，丹参20g，木香10g，白术20g，白芍25g，黄连5g，陈皮 10g，甘草 5g，2 剂。

四诊：症轻。上方加香附、郁金、牡蛎各 10g，5 剂。

五诊：其子来医院看病告之，病早愈，至今未复发。

胁下痛案

初诊：2000 年 7 月 17 日来诊。张某某，女，27 岁，广平县平谷店村人。

胁下痛如刺状，呈阵发性，生气、过劳痛重，无定时，面有色素沉着，纳差，舌质红、苔白，脉沉。膈下逐瘀汤加味。处方：桃仁 12g，牡丹皮、赤芍、乌药、延胡索、蒲黄各 10g，丹参 12g，五灵脂、红花、枳壳各 10g，香附、瓜蒌各 15g，甘草 3g，3 剂。

二诊：8 月 4 日，症减。继服上方 3 剂。

三诊：8 月 8 日，仍有发作。上方加三棱、莪术、川楝子各 10g，3 剂。

四诊：8 月 15 日，未发作。继服上方 3 剂，隔日 1 剂。

胁肋痛咳血案

初诊：1992 年 1 月 16 日来诊。韩某某，女，28 岁，陈范庄村人。

开始发热，咳嗽，吐血带血块，盗汗，胁痛咳嗽及深呼吸加重，甚则几个小时不得深呼吸，痛不可忍，呃逆痛更重，邯郸矿物局医院诊为胸膜炎、肺结核。尿赤，面色萎黄，脉数。处方：桃仁 15g，牡丹皮 10g，赤芍 12g，乌药、延胡索、蒲黄、五灵脂、红花、枳壳、香附各 10g，瓜蒌 20g，川楝子 10g，甘草 3g，3 剂。

二诊：1 月 19 日，服药痛减，咳血止，盗汗止，咳嗽，深呼吸还痛，舌红、苔白微黄，脉数。继服上方，3 剂。

三诊：1 月 20 日，咳血止，胁肋痛减，口干，脉沉。上方加天花粉 10g，继服 3 剂。

四诊：1 月 24 日，诸症消除，一切正常。继服上方 2 剂，以巩固疗效，防止复发。

左胁痛案

初诊：1984 年 10 月 24 日来诊。陈某某，女，65 岁，东木蝶村人。

左胁痛月余，初病如闪腰岔气，每到午夜 12 点痛从左胁下，窜至肋部、肩、背部痛约 2 个小时。现在每晚 8～9 点开始痛，痛约 4 个小时，痛时需注射止痛针并加去痛片，痛连及胃脘、腹部，舌红无苔，脉弦数，此肝阴不足，一贯煎加减。处方：生地黄 15g，玄参 12g，沙参、白芍、知母、川楝子、牡丹皮、石斛、枸杞子、玫瑰花、郁金各 10g，3 剂。

二诊：10 月 27 日，服药 1 剂痛轻，2 剂未痛，第 3 剂又痛，大便 4 天未行，痛转为夜 11 点到凌晨 3 点。上方加桃仁 12g，丹参 10g，瓜蒌仁、郁李仁各 15g，枳实、甘松各 10g，3 剂。

三诊：10 月 31 日，大便下，症同上，但痛轻，舌有苔。上方加金银花、蒲公英各 15g，延胡索 10g，生地黄、沙参各 15g，川楝子 10g，石斛 15g，枸杞子 12g，丹参 15g，牡丹皮、桃仁各 10g，白芍 12g，金银花、蒲公英、延胡索、栀子各 10g，甘草 3g，3 剂。

四诊：控制发作，舌质薄红、苔少。继服上方 5 剂，痛止。

初诊：1977 年 12 月 17 日来诊。李某某，女，18 岁，冠县东门口。

左胁痛 8 年，按之痛甚，以往曾按神经痛、气滞、风湿治疗，久治不效，近 1 年余加重，活动、生气均痛甚，按压痛更重，经常低热，纳呆，舌质深红、苔薄黄，脉数，化验 WBC 12600 DCV89 V11 %，此肝郁化火、瘀血停滞。处方：柴胡 15g，黄芩 20g，川楝子 15g，桃仁、赤芍各 20g，丹参 25g，蒲公英 20g，没药、金银花、牡丹皮各 15g，3 剂。

二诊：12 月 20 日，服药后全身起风疹，痒甚，舌红、苔薄，脉数。病从表解。上方加蝉蜕、生地黄各 15g，3 剂。

三诊：12 月 23 日，痛止，疹退，痒去，食欲增加，继服上方 2 剂。

初诊：1984 年 10 月 24 日来诊。王某某，女，22 岁，山东冠县铺上人。

左胁痛，夜间及晨起痛重，为钝痛，已 2 年，近年余痛重，走路快，及劳动痛甚，纳差，月经周期 27 ~ 28 天，舌淡、苔白、脉沉弦。处方：桃仁、红花、赤芍、牡丹皮、乌药、延胡索、蒲黄、五灵脂、枳壳、香附、郁金、川楝子、青皮各 10g，3 剂。

二诊： 10 月 28 日，左胁痛轻，但胃脘也痛，拒按，舌红、苔白。上方加草果 6g，没药 5g，3 剂。

三诊： 胃痛止，胁有微痛感。上方 4 剂。痊愈。

左胁痛（外伤型）案

初诊： 1965 年 4 月 5 日来诊。武某某，男，45 岁，社里堡村人。

因爬绳而致，左胁下痛，咳嗽痛剧不能深呼吸，不红、不肿、其他正常，舌质红、苔中薄黄。复原活血汤加味，处方：大黄 25g，瓜蒌 40g，柴胡、桃仁、红花各 15g，当归 25g，甲珠、乳香各 10g，青皮 15g，2 剂。

二诊： 4 月 7 日，痛大减，咳嗽微痛，舌苔黄退。继服上方 2 剂。痊愈。

右 胁 痛 案

初诊： 1975 年 3 月 16 日来诊。剂某某，女，57 岁，林北大队人。

因情志不畅，以致右胁及背窜痛，纳呆，心悸，失眠、甚则通宵不眠，多梦，善惊易恐，烦躁汗出，手心发热，舌红、苔黄，治宜疏肝理气。处方：柴胡 15g，白芍 20g，川楝子、香附、郁金各 15g，青皮 20g，黄芩、栀子各 15g，酸枣仁 20g，茯苓 15g，朱砂 1.5g（冲服），甘草 3g，2 剂。

二诊： 3 月 18 日，胁窜痛止，但背部一块跳痛，此有瘀。处方：桃仁 20g，红花、川芎各 15g，当归 20g，川楝子 15g，丹参 25g，瓜蒌 20g，郁金 15g，桔梗 10g，3 剂。

三诊： 3 月 20 日，背痛、沉。上方加枳壳 20g，3 剂。

右胁痛（气滞型）案

初诊： 1964 年 1 月 13 日来诊。吕某某，男，39 岁，商业局干部。

右胁痛二三日，咳嗽加重，因生气而作，经西医用嗅本辛等药不效，前来中医就诊，溲略黄，仰卧痛略轻，纳差，舌淡红、苔薄白，脉弦。处方：柴胡 10g，白芍 25g，厚朴 10g，川楝子 15g，紫苏叶、三棱、莪术各 10g，青皮 3g，白术、茯苓各 15g，半夏、郁金各 10g，延胡索钱 5g，枳壳 10g，1 剂。

二诊： 1 月 14 日，胁痛止，晨起眼睑浮肿，食后胀满，舌红、苔薄黄，脉弦。处方：石斛 15g，黄芩 3g，白芍 25g，陈皮、竹茹、半夏各 10g，山药、川楝子各 15g，茯苓、陈曲、鸡内金各 10g，1 剂。

三诊： 1 月 22 日，胁痛愈，唯嗳气、脘胀，苔白厚，以健脾降逆。处方：旋覆花 15g，代赭石 40g，厚朴 15g，党参 25g，青皮 10g，紫苏 5g，茯苓 15g，干姜、枳壳、陈皮各 10g，白术 25g，2 剂。

四诊： 1 月 24 日，嗳气退，脘胀轻，饮食增。继服上方 2 剂，舒肝和胃丸服之善后。

胁痛（气虚、气滞）案

初诊： 1980 年 9 月 25 日来诊。李某某，女，44 岁，被服社厂人。

原有肝气不舒病史多年，胸闷，全身窜痛，肌肉不定处跳动，背沉，太息，哈欠，常服西药，不效。3 月感左胁下 11 肋处与胁背之间，自感悬挂，坠痛难忍，不能站立，也不能正坐，卧及坐矮地方不痛，或痛轻，伴目涩、口干渴欲饮，身乏力，经服某医理气解郁药不减轻，逐渐加重。余诊：舌质红、苔白，脉弦无力。处方：①黄芪 30g，丹参 25g，柴胡、牡丹皮、桃仁、郁金、三棱、青皮、川楝子各 10g，瓜蒌、白术各 15g，王不留行 10g，3 剂。②补中益气丸 10 丸，每日 2 丸。

二诊： 10 月 3 日，病情大为好转，按上方又服 3 剂。基本正常，嘱继服上方 5 剂。

胁痛（痰饮）案

初诊： 1966 年 2 月 15 诊。韩某某，男，37 岁，西董固村人。

胁痛 3 年之余，不明原因，先左胁痛连胃不舒，痛甚则吐一口酸水，用手压住左胁即轻，现在痛甚半月余，已不能劳动，纳差，面色晦暗无华，体瘦气弱，肝脏不大，但摇之左胁有水声，舌淡红、苔薄白，脉弦无力，此水饮作祟致胁痛。苓桂术甘汤加减，处方：茯苓 30g，白术 30g（炒），桂枝 10g，甘草、干姜各 3g，2 剂。

二诊： 2 月 17 日，胁痛减轻，食欲增加，舌淡红、舌根苔较厚，脉弦细，左胁水声已去八九，上方加舒肝之品。处方：川楝子 10g，乌药 6g，香附 3g，枳壳 5g，白术 10g，柴胡 5g，桂枝 6g，茯苓 10g，王不留行、路路通各 3g，当归 10g，甘草 3g，2 剂。

三诊： 2 月 19 日，服药症状如前，脉弦弱，仍按初诊方服之。处方：茯苓、白术各 15g，桂枝 6g，甘草、干姜、草蔻各 3g，2 剂。

四诊： 诸症皆除，左胁摇之无水声，饮食大增，未服药。

胁痛、腰痛案

初诊： 1968 年 6 月 30 日来诊。魏某某，男，30 岁，曲州张庄管理区工作。

腰痛 5 个月，下肢不痛，早晨起床后痛重，临清二院诊为腰椎间盘突出症，经服虎骨酒、鸡血藤糖浆腰痛稍轻，但两胁下痛，咳嗽则痛剧。余诊：舌质红、苔薄白，脉弦，胁痛属气滞血凝，当活血通络。处方：桃仁 5g，红花、川楝子各 6g，白芍 10g，丹参 12g，枳壳 10g，柴胡、乳香、橘络各 5g，甘草 3g，2 剂。

二诊： 7 月 2 日，服药胁痛大减，但腰痛较重，舌白厚腻，脉弱无力。处方：独活、桑寄生各 10g，防风 3g，白芍 6g，牛膝 10g，杜仲 5g，狗脊 10g，甲珠 3g（冲服），橘络、香附各 10g，甘草 5g，3 剂。

三诊： 7 月 5 日，腰不痛，但感觉发板，胁不痛，但感撑胀，脉弦数。上方加柴胡 6g，白芍 12g，川楝子 10g，枳壳 10g，3 剂。

消渴病案

初诊：1966 年 2 月 14 日来诊。徐某某之母，女，46 岁，刘村人。

因情志抑郁而致，口渴欲饮，日饮六七暖瓶量水，饮而不解渴，头蒙欲卧，纳差，小便色白、频数、量多，原有消渴病史 10 年，近半月加重，皮肤粗糙，舌质红、苔白厚，脉尺弱。处方：生地黄 15g，天花粉 25g，天冬 15g，沙参 10g，玄参 15g，黄芩 6g，党参 10g，山药 15g，人乳 10g，4 剂。

二诊：2 月 18 日，服药渴止，脉缓、尺仍弱，此肾水亏乏，饮水自救。上方加知母 6g，女贞子 10g，熟地黄 15g，4 剂。

三诊：2 月 22 日，一切正常，未继服汤药，服六味丸 10 天。

初诊：1984 年 8 月 3 日来诊。程某某，男，58 岁，山东程庄村人。

不明原因多饮、多尿、多食、便干已 5～6 个月，经化验尿糖（++++），舌红、苔白少，脉数。处方：人参 6g，葛根 50g，麦冬 12g，山药 20g，苍术、生地黄、石膏各 30g，竹茹 20g，半夏 10g，玄参 20g，火麻仁 10g，瓜蒌 12g，5 剂。

二诊：8 月 13 日，来诊。大便已下，三症均减。上方去瓜蒌，加天花粉 15g，黄芪 30g，玄参 10g，5 剂。

三诊：8 月 18 日，三症继续减轻，化验尿糖（+++），上方 5 剂。

四诊：8 月 23 日，喝水、饮食、尿基本正常，化验尿糖（++），上方 5 剂。

五诊：8 月 28 日，唯有吃饭稍多，上方 5 剂。

六诊：8 月 30 日，症已退，化验尿糖（+）。上方改丸剂，日 3 次，每次 5g，常服。

初诊：1984 年 3 月 13 日来诊。安某某，男，69 岁，石油公司工作。

不明原因，身体逐渐消瘦，1 年消瘦 10 余斤，并发现内裤变白而硬，口干欲饮，尿多而频，饮食日增加 1 斤半，舌质红、苔薄白，脉弦。化验尿糖

（++++）。处方：党参 15g，葛根 50g，麦冬 10g，山药 15g，生地黄 30g，玄参 20g，知母 10g，石膏 15g，枸杞子 12g，巴戟天、淫羊藿各 10g，天冬、天花粉各 15g，白薇 5g，肉桂 3g，3 剂。

二诊：3 月 16 日，牙痛，饮水、尿均减少，化验尿糖（+++）。处方：大黄 6g，生地黄、玄参各 30g，石膏 25g，天花粉 15g，升麻 6g，葛根 50g，苍术 15g，枸杞子 10g，栀子 6g，肉桂 1g，3 剂。

三诊：3 月 20 日，牙痛止，余症同上，化验尿糖（++）。处方：生地黄、玄参各 30g，天花粉 20g，升麻 5g，葛根 50g，枸杞子 12g，白薇 6g，山药、泽泻各 12g，桑蛸、何首乌各 20g，茯苓 10g，大黄 5g，石膏 25g，栀子 10g，苍术 15g，3 剂。

四诊：3 月 23 日，尿少，饮水少，自觉正常，但仍无力，舌质红、苔中薄黄，脉沉弦。上方加肉桂 1g，陈皮 10g，3 剂。

五诊：3 月 29 日，化验尿糖（++），舌脉同上。上方去栀子，加人参 6g，5 剂，另服六味地黄丸、玉泉丸 5 天。

六诊：4 月 6 日，无其他不适，舌脉同上，化验尿糖（–），继服上方 5 剂。

七诊：4 月 16 日，咳嗽、耳鸣、验尿糖（+++）、苔中黄。处方：石膏 25g，知母 10g，玄参 25g，麦冬 10g，党参、天花粉各 15g，苍术、枸杞子各 10g，升麻 6g，山药 15g，葛根 30g，生地黄 20g，竹茹 15g，半夏 6g，3 剂。

八诊：4 月 20 日，化验尿糖（–），苔中黄，继服上方 5 剂。

九诊：4 月 25 日，化验尿糖（–），苔中黄，继服上方 5 剂。

十诊：5 月 1 日，化验尿糖（–），继服上方 5 剂。

初诊：1984 年 3 月 15 日来诊。王某某，男，39 岁，谭庄村人。

糖尿病多饮、多尿、大便正常，面赤润，体胖，头热汗出，口干，小便略不适，已两个月，化验尿糖（++++），舌质红、苔黄，脉数。处方：党参 15g，麦冬、天冬各 10g，天花粉 15g，瞿麦 12g，大黄、甘草、萹蓄各 10g，黄柏 15g，木通、栀子各 10g，海金沙 15g，琥珀 5g，葛根 50g，陈皮 10g，3 剂。

二诊：3 月 8 日，症减，化验尿糖（+++），继服上方 3 剂。

三诊：4 月 4 日，症状继续减轻，有时恶心，化验尿糖（++）。上方加竹茹 20g，石膏 30g，3 剂。

四诊：4 月 7 日，舌质红、苔中少、两边白黄，尿糖（+++），腰酸。处方：生地黄、玄参各 15g，麦冬 10g，大黄 6g，升麻 3g，枸杞子 10g，天花粉 15g，葛根 50g，代赭石 10g，黄连 6g，山药 10g，何首乌 15g，桑螵 20g，苍术 15g，佩兰 10g，石膏 15g，知母 10g，3 剂。

五诊：4 月 10 日，腰痛轻，恶心，手腕和脚踝部酸无力，舌红、苔薄黄，脉沉细。处方：生地黄、玄参各 30g，知母 10g，黄柏、党参各 15g，龙骨、牡蛎各 30g，天花粉、葛根各 15g，黄芪 25g，2 剂。

六诊：4 月 17 日，自感身体正常，但食则头汗出，化验尿糖（+++）。上方加石膏 15g，苍术 10g，五倍子 3g，3 剂。

七诊：4 月 23 日，化验尿糖（+++）。处方：党参 15g，麦冬、天冬各 10g，天花粉、黄柏各 15g，葛根 30g，陈皮 10g，石膏 30g，山药、枸杞子各 10g，生地黄 20g，琥珀 5g，苍术 15g，五倍子 3g，玄参 15g，黄芪 30g，知母 10g，3 剂。

八诊：5 月 5 日，唯化验尿糖（+++），苔黄。处方：石膏 50g，知母 10g，生地黄、玄参、黄柏各 30g，沙参 15g，牡丹皮 12g，葛根 30g，陈皮、泽泻各 10g，3 剂。

九诊：5 月 9 日，尿糖（++），药后皮肤有小丘疹、痒，舌红、苔中黄。上方加苦参、蝉蜕各 10g，3 剂。

十诊：5 月 12 日，痒大减，丘疹退，继服上方 3 剂。

十一诊：5 月 16 日，尿糖（+++），但无不适。上方加山茱萸 30g，五味子 10g，茯苓 12g，3 剂。

十二诊：5 月 30 日，化验尿糖不降（++），无不适。处方：石膏 50g，知母 10g，生地黄、玄参、黄柏各 30g，沙参 15g，牡丹皮 12g，葛根 30g，陈皮、泽泻各 10g，10 剂。

十三诊：6 月 10 日，化验尿糖（+）。上方改散剂，20 剂，水冲服，日 3 次，每次 6g，加服玉泉丸、金匮肾气丸 20 天。

初诊：2001 年 5 月 18 日来诊。吴某某，男，40 岁，罗头人。

无症状，但化验尿糖（++），晨血糖 18.6，舌红、苔白，脉平。处方：人参 6g，石膏 30g，知母 10g，葛根 30g，枸杞子 10g，生地黄 20g，苍术 20g，半夏、陈皮各 10g，5 剂。六味丸日 2 丸，复方丹参片 3 片日 3 次。

二诊：5 月 23 日，化验尿糖（+），晨血糖 7.1。继服上方。

三诊：10 月 30 日，血糖 10.7，尿糖（-）。上方加红花 10g，丹参 30g，5 剂。

四诊：11 月 15 日，血糖 6.3g，尿糖（-）。继服上方改散剂，冲服 3 个月，防复发。

大渴大饮案

初诊：2000 年 1 月 23 日来诊。郝某某，男，31 岁，法寺村人。

口渴欲饮，日喝水 10 斤之多，经内科治疗不减轻，舌质红、苔黄已半年。处方：石膏 50g，玄参 30g，麦冬 12g，枸杞子 10g，苍术 15g，天花粉 30g，知母 10g，生地黄 30g，3 剂。

二诊：1 月 26 日，渴欲饮，饮水量稍减，小便失禁、频数，阳痿，苔黄。上方加肉桂 5g，人参 10g，3 剂。

三诊：1 月 30 日，喝水减半，继服上方 10 剂；六味地黄丸 10 丸，日 2 丸。

多饮、多食、多尿案

初诊：1985 年 5 月 1 日来诊。宋某某，女，31 岁，康庄村人。

口干渴，口苦，多饮，多食，多尿，脉滑已 3 个月，化验尿糖（++++）舌红、少苔。处方：石膏 30g，知母 10g，生地黄 30g，玄参 15g，麦冬、天冬各 10g，天花粉 20g，党参 15g，葛根 50g，苍术、山药各 10g，7 剂。

二诊：5 月 8 日，乏力减轻，继服上方 5 剂。

三诊：5 月 13 日，饮食基本正常。上方加黄芩 10g，10 剂。

四诊：5 月 27 日，继服上方 4 剂。症状完全消失，化验糖（+），继继服药。

噎 膈 案

初诊：1965年5月29日来诊。张某某之母，女，74岁，邱县王二庄村人。

禀赋壮实无病，素性急躁，好生气，今年3月因家务事不和，气滞于中而言语不能，闷于胸中、不乐，日久渐胃脘嘈杂、烧心、吐酸水，月余后渐感咽唾液时，咽中（天突穴）有物梗阻，但吃饭、饮水不碍，近20余天病程加重，纳呆，窝窝头、馒头等干燥食物，咽而胸中痛，即反出食之物，只能喝稀粥，患者怀疑食道癌。近几天喝稀也感阻碍，感觉稀粥从胸中右侧咽下。近六七天卧床不起，饮水也旋转反出，随喝即有气上冲，三四个呃逆，气将水反出，带黏液二三口。十天前大便一次，其状如羊屎、坚涩难下，口干不渴，尿黄。病已两个月，面色暗黄，苔黄厚而腻，脉弦数无力。处方：旋覆花10g，代赭石30g，沙参15g，当归、丹参各30g，郁金10g，麻仁12g，栀子、藿香、半夏、厚朴各10g，大黄15g，甘草3g。米糠一大把，马蜂窝一大个（如碗口大），1剂（米糠即谷糠）。

二诊：5月30日，服药大便下如羊屎、尿黄，其他如前，继服上方1剂。

三诊：6月11日，夜间服药后，自早晨吐白黏痰一口，如杏子大，用脚擦之较硬，自吐出硬块后，开始吐黏痰，色白如涕，黏液可拉长至2～3米长，吐时，且有气从胸中上冲，哕吐2天半，共有19碗（中等碗），呈半昏迷状态。在吐到18个小时，吐出一块白色肉状物，外表一层嫩皮，约有1cm长，0.5cm厚（如指顶大）擦之不碎。吐出肉物后，3个小时即清晰，胸中亮堂，喝水不碍。1天后即能吃面条2碗，鸡蛋2个，咽之无碍。第3天即能食饼干、桃酥，但胸中还点闷，尿黄，舌黄厚，脉弦无力，以上方加减调理8天，恢复正常。

初诊：1965年6月3日来诊。李某某，男，43岁，馆陶县中富庄村人。

1965年2月，劳动后食热食时，自感很热而咽下，当时无感觉，四天后，食道闷闷不舒，日渐食饭微噎。3月因母亲去世大哭后，病情加重，纳呆干食物，但能喝水，吃馒头用水泡后才能食，经县医院钡餐造影无异常，现食米饭也感觉噎塞，咽食时自觉食下，能知道食物去路，感觉食下到左侧乳头肋骨处，拐弯下去，食下后，气逆向上将食反出，食出后带黏痰五六口，现已3个月，面色暗，舌淡红、苔薄白、舌中后腻，脉沉涩细。处方：旋覆花5g，代赭石12g，郁金3g，沙参10g，半夏6g，连翘、金银花各10g，丹参12g，砂仁6g，当归10g，桃仁6g，红花5g，枳壳4g，牛膝10g，生地黄12g，柴胡5g，桔梗3g，3剂。

二诊：6月6日，服药后自觉症减，食下拐弯基本消失，食后即反比过去减轻，脉弦细，苔中根黄。上方加栀子，3剂。

三诊：6月9日，服药后噎膈已去，但有前额及两侧头痛、头沉，困倦时乳头痛，苔黄，脉细。处方：生地黄15g，藿香10g，半夏5g，橘红、竹茹、连翘、地骨皮、钩藤、柴胡各10g，白芍12g，香附6g，青皮、王不留行、路路通各10g，当归30g，甘草3g，3剂。

四诊：6月12日，头痛去大半，继服上方3剂。

食噎症案

初诊：1964年8月23日来诊。王某某，男，64岁，曲州县后村人公社齐寨村人。

初病因心情不舒，以致咽中有物梗阻，吐之不出，咽之不下，咽唾感到咽中如草噎塞不畅，饮水不碍，2～3月后加重，饮水及食物均感噎塞咽下困难，咽下痰涎上壅满口，且苦，食而上腹作胀，水谷不能入口，入则反出，舌淡红、苔薄白、舌根有疙瘩，脉弦。处方：清半夏、陈皮、厚朴各10g，紫苏叶5g，旋覆花10g，代赭石、山豆根各12g，胖大海、郁金各6g，王不留行10g，天花粉6g，栀子10g，甘草3g，2剂。

二诊：8月25日，经钡餐透视未发现实质性病变，但水谷入口，反出痰涎甚多，水食不得入，脉弦无力，舌质红、苔薄黄。处方：旋覆花12g，代赭石60g，沉香3g，栀子、清半夏、陈皮、厚朴各10g，高丽参6g，白术10g，2剂。

三诊：8月27日，食水谷不反出，咽中梗阻感减半，已能进饮食，吐涎减少，舌质红、苔白。上方加木瓜、茯苓各10g，2剂。

四诊：8月29日，上症基本消退。代赭石减到40g，加山药15g，4剂。

五诊：9月1日，病去。上方继服5剂，隔日1剂。

结核性脑膜炎案

初诊：1969年8月3日入院。吴某某，女，25岁，本县邢张屯村人。

患者发烧、头痛、呕吐20多天，近7天加重。20天前自觉身有冷热，头痛，以为感冒，曾用安乃近等药物治疗，药后痛减，但仍是阵发性痛，能饮食及活动。近7～8天头痛加重，恶心、呕吐，食后即吐，昨天上午有时迷糊、谵语，服用安痛定、冬眠灵等无效，来院。刻下，患者表情痛苦，呻吟不止，神志尚佳，皮肤无黄染，淋巴未触及，项强（＋），皮肤有少量出血点。胸对称两肺杂音（－）、心各瓣膜区未闻及杂音。肤平软，无包块，无压痛，肝脾未触及。克氏征（＋），布氏（＋），巴氏（＋），诊断结核性脑膜炎。

二诊：8月4日，脑脊液化验提示为结核性脑膜炎，但胸前有5～6个出血点，补液以及抗生素治疗。

三诊：8月5日，病情不好转。中医会诊：体温39.5g，白细胞（＋）计数321 N43%、V17%，高热、头痛、呕吐，神志尚佳，口干，舌苔薄白、舌质深红，脉洪大而数，DC 267 C31 2% 潘氏（＋＋＋）。处方：金银花、生地黄、连翘、菊花各30g，黄芩10g，大黄12g，芒硝（冲）6g，钩藤12g，赤芍6g，牡丹皮、知母各10g，全蝎6g，1剂。

四诊：8月6日，大便未下，头痛稍减，体温37.5℃。处方：菊花30g，连翘15g，全蝎10g，蜈蚣1条，大黄15g，芒硝（冲）10g，钩藤12g，大青叶30g，白芷10g，川芎12g，郁金10g，石菖蒲12g，远志10g，2剂。

五诊：8月9日，症稍轻。处方：菊花30g，连翘15g，全蝎10g，蜈蚣1条，大黄、钩藤各15g，大青叶30g，白芷10g，川芎25g，龙胆草30g，天麻10g，生地黄15g，栀子10g，甘草5g，3剂。

六诊：8月12日，症减。上方加牡蛎20g，珍珠母15g，地骨皮10g，石膏 15g，玳瑁 10g，3 剂。

七诊：8 月 20 日，症减。上方加玄参 30g，陈皮、柴胡各 10g，1 剂。

八诊：8 月 26 日，仍有头痛、低热。处方：大青叶 30g，大黄、白芷各 10g，牡蛎、龙骨各 25g，白芍 10g，代赭石 12g，石膏 30g，知母、黄芩、栀子各 10g，生地黄 30g，蜈蚣 1 条，菊花 30g，钩藤 12g，7 剂。

九诊：9 月 2 日，体温 37.2℃～36.8℃，时有头痛，时有失眠。处方：生地黄 30g，石膏 15g，知母、白芷各 10g，菊花 20g，栀子、连翘、钩藤、天花粉各 10g，龙骨、牡蛎各 15g，大黄 10g，蜈蚣 1 条，生酸枣仁 15g，全蝎 5g，带药 10 剂。出院，继服抗痨西药。

出院记录：住院 30 天，病情明显好转，头痛消失，进食好，能下床活动，体力活动无障碍，脑积液压力稍高，

按：随访 10 年健在，15 年后又患脑血栓，半身不遂，但生活能自理，现健在，能骑电车。

脱 肛 案

初诊：1995 年 5 月 22 日来诊。范某某，女，62 岁，馆陶县南小寨村人。

患者述，8 年前因喝井水（凉的）患脱肛，近三四年伴有小便频数，每次小便、大便均伴有脱肛，二便正常，饮食稍减，面色正常，舌质淡、苔白厚，脉沉细、无力。治宜补气，益肾。补中益气汤加味：黄芪 30g，当归 10g，升麻 7g，党参、白术各 10g，陈皮 5g，柴胡 7g，山药 20g，芡实 15g，女贞子 12g，甘草 3g，10 剂。痊愈。

按：肾司二便，控制大小便正常出入。泌别清浊，清者上升，浊者下降到膀胱，肾气中气被损，失去约束，气虚不能升清下浊，肾虚不能纳气失司，气虚下滔无力升举。

肾病综合征案

初诊：2013 年 6 月 10 日来诊。魏某，女，20 岁，大名西漳河沿村人。

患肾炎 1 年，无水肿，面色萎黄无泽，乏力，腰酸，化验尿蛋白（＋），经治 1 年不愈，舌质红、苔白，脉细。处方：①玉米须 1 把，红小豆 1 把，白茅根 1 把，代茶饮。②黄芪、白术各 30g，茯苓、陈皮、益母草各 10g，甘草 3g，30 剂。

二诊： 7 月 10 日，经化验尿无变化。处方：①玉米须、红小豆、白茅根各 1 把，冬瓜皮 30g，代茶饮。②黄芪 30g，党参 15g，山药 10g，芡实 15g，菟丝子、金樱子、旱莲草、当归、枸杞子各 10g，熟地黄 12g，鹿角胶 10g，30 剂。

三诊： 8 月 10 日，电话通知尿化验正常，继服上方 1 个月。

四诊： 12 月 7 日，来电经化验尿正常。嘱继服上方 1 个月，隔日 1 剂。

2014 年 6 月来电，经大名中心医院检查均正常。续上为细末装胶囊，早晚各 4 粒，服两个月。

怕冷臀凉案

初诊： 2008 年 6 月 1 日来诊。崔某某，女，59 岁，邯郸市人。

自述全身怕冷，已 20 多年，夏天也无汗出，无电扇或空调，夏天夜间也盖被子，臀部凉，不能坐凉凳子，失眠，舌质淡红、苔薄白，脉沉细。处方：鹿角霜 10g，太子参 15g，附子 5g，肉桂 5g，黄芪 30g，干姜 10g，炒酸枣仁 20g，甘草 3g，5 剂。

二诊： 6 月 6 日，症减，上方加黄芪 20g，白术 25g，当归 10g，防风 5g，10 剂。

三诊： 6 月 16 日，怕冷减轻。上方加巴戟天 10g，10 剂。

四诊： 8 月 30 日，基本正常，为巩固疗效，上方为末装胶囊，服 1 个月。

黄 疸 案

初诊： 1970 年 2 月 12 日来诊。苏某某，女，成人。

阳黄，纳呆，食则呕吐，水食不能进，已 5 天，舌红苔黄。处方：茵陈

30g，龙胆草、栀子各 15g，瓜蒌 21g，猪苓、竹茹、代赭石各 20g，陈皮、焦三仙、茯苓、清半夏各 15g，甘草 5g，生姜（引），15 剂。

二诊：3 月 14 日，呕吐止，食欲增加。上方加白术 25g，守方 15 剂，而黄退。

初诊：1965 年 5 月 12 日来诊。宋某某之母，女，62 岁，柴堡街人。

心下满、纳呆，已两个月余，今年 3 月初 7 突然发热发冷，恶心、呕吐、纳呆，胸满，患者认为感冒食积，经某医用消化散 10 余天不减轻，呕吐加重 4 天，不能进食，食则呕吐更甚，并吐蛔虫 6 条，昏迷 1 天。请某医诊治，为黄疸，嘱住院治疗。病延余治，刻下神志不清，呕吐，全身发黄如橘红色鲜明，心、腹满，头晕、头痛，口干不欲饮，尿黄，目黄，大便 5 天未行。舌苔黄腻而厚，脉弦数。处方：茵陈 25g，栀子、大黄、黄芩各 15g，枳实 10g，白术、神曲、竹茹各 15g，瓜蒌、滑石各 25g，茯苓、泽泻各 15g，竹叶（引），2 剂。

二诊：5 月 15 日，症无变化，上方加芳香化湿之品。处方：茵陈 6g，栀子 15g，黄芩 10g，白术 15g，陈皮 10g，竹茹 15g，瓜蒌、滑石各 25g，茯苓 15g，泽泻 20g，藿香 15g，白豆蔻 5g，半夏 10g，猪苓、木通各 20g，薏苡仁 25g，竹叶（引），2 剂。

三诊：5 月 16 日，精神大有好转，并能进饮食，舌苔减薄，脉弦。处方：茵陈 6g，栀子、白术、陈皮、神曲、竹茹各 15g，瓜蒌、滑石各 25g，茯苓 15g，泽泻 20g，藿香 15g，白豆蔻 5g，半夏 10g，猪苓、木通各 20g，薏苡仁 25g，枳实 10g，1 剂。

四诊：5 月 17 日，诸症减，上方加竹叶 3g，茵陈 45g，赤小豆 20g，1 剂。

五诊：5 月 18 日，精神好转、心情愉快，愿说话，饮食增加，食后腹舒，自能行动，小便色浅，大便四天未行，上方加大黄 25g，3 剂。

六诊：5 月 21 日，能自行下床活动，饮食正常，大便下，身黄大减，苔微黄，脉涩。继服上方，2 剂。

七诊：5 月 23 日，身无不适，唯乏力、口干。上方去瓜蒌、白豆蔻，加天花粉 15g。1 剂。

八诊：6月5日，诉一切正常，全身黄去，停药。

初诊：1965年5月27日来诊。王某某，男，40岁，住院内科。

黄疸性传染性肝炎，在内科治疗后黄疸去过半，现肝区痛，胃胀满，欲吐，目昏花、头晕、夜不寐、日多梦，食欲不佳，心悸，二便正常，溲较黄，口苦咽干。苔厚而黄腻，脉弦数。处方：茵陈15g，栀子10g，薏苡仁15g，苍术12g，厚朴、柴胡各10g，佩兰6g，白芍、滑石、车前子各12g，鸡内金、木香、陈皮各10g，4剂。

二诊：6月1日，上方加天花粉，继服。

三诊：6月13日，黄疸基本消。处方：龙胆草10g，茵陈12g，栀子10g，竹茹5g，柴胡、黄芩各10g，生地黄、车前子各12g，瓜蒌15g，白术12g，鸡内金5g，陈皮、天花粉各10g，3剂。

四诊：6月16日，腹胀，口苦、咽干，食欲增加，其他同前。上方去当归，加木香6g，2剂。

五诊：6月18日，诸症大减，唯有头晕、头痛，舌苔厚腻微黄，脉弦数。处方：龙胆草、茵陈各10g，竹茹6g，柴胡、黄芩各10g，生地黄12g，菊花、当归、瓜蒌、苍术、厚朴、陈皮各10g，鸡内金6g，天花粉10g，薏苡仁、滑石各12g，甘草3g，木香10g，丹参15g，2剂。

六诊：6月20日，病症继续减轻。处方：龙胆草、厚朴、青皮、白术各10g，茵陈、丹参各15g，泽泻、滑石各10g，苍术12g，枳壳10g，鸡内金6g，甘草3g，服8剂。痊愈。

痰饮（粘连性肠梗阻）案

初诊：1987年7月1日来诊。李某某之妻，女，42岁，邱县前槐树村人。

患者于1年前因肠梗阻行手术，术后经常胃脘胀，呕吐，纳呆，心下痞闷，口渴不欲饮，心悸，大便时干、时溏，胃中有振水音，在邱县连二庄住院两个月，其身体逐渐消瘦。患者来我院外科，诊为粘连性肠梗阻，嘱手术治疗，患者恐惧故服中药治疗，舌白、微黄，脉弦滑无力，先服苓桂术甘汤加半夏，3剂。呕吐见轻，腹痛缓解，继服3剂。症不减。又改服已椒苈黄丸加甘遂服后呕吐加重，大便溏，腹痛更甚。改服人参健脾丸40丸，日3丸。三日后，呕吐减轻；10日水声去，半月能行走，饮食增；1个后月能操劳家务，至今两年未发作。

痰饮（时吐痰流涎）案

初诊：1973年5月19日来诊。张某某，男，6岁，陈范庄村人。

口吐黏痰，时时不止，已半年，大约每1分钟吐1次，体瘦，恶心，但精神很好，夜间睡时流涎，脉滑，舌苔正常。处方：半夏、陈皮、茯苓各15g，甘草5g，胆南星7.5g，白术20g，2剂。

二诊：5月21日，服药痰涎减少，其他如前，上方加乌贼骨15g，2剂。

三诊：5月23日，以上症状基本消失，饮食大增，继服上方2剂。

四诊：6月12日，告之痊愈。

痰饮（胃内有水声）案

初诊：1990年5月9日来诊。赵某某，男，40岁，木官庄人。

初病饮酒及生冷食物而致，不饥不渴，纳呆，腹胀满，强饮水，自觉气压腹两侧撑胀，烧心、吐酸已1年，大便溏，小便正常，舌淡、苔白。有齿龈，查胃脘部，摇之胃部有水声。此痰饮水走肠间，胃内水液不能代谢而成。处方：白术20g，茯苓30g，桂枝、党参各10g，干姜5g，甘草3g，5剂，另服人参健脾丸10丸。

二诊：5月13日，胃摇之水声已去，其他如故。上方加枳壳、香附各10g，海螵蛸20g，5剂。

三诊：5月20日，气体在两侧撑胀，纳差恶心。处方：柴胡6g，青皮5g，枳壳、陈皮、当归各10g，白术12g，半夏5g，代赭石、山药各10g，甘草3g，6剂，诸症除。

咳嗽（遗尿症）案

初诊：1998 年 10 月 9 日来诊。靳某某，女，53 岁，水利局工作。

阵发性咳嗽、吐泡沫样黏痰、咽痒，10 年余，咳则遗尿，口渴欲饮，舌干、舌质红、苔白。处方：熟地黄 20g，五味子、茯苓、龙骨、牡蛎、半夏各 10g，百合 15g，天花粉 25g，石膏 30g，麻黄 6g，杏仁 10g，3 剂。

二诊：10 月 12 日，吐痰减少，唯有咳嗽遗尿。处方：麻黄 6g，桑白皮 15g，款冬花、紫菀、半夏各 10g，黄芩 15g，白果 10g，紫苏子 5g，葶苈子、桔梗、五味子各 10g，甘草 3g，3 剂。

三诊：10 月 15 日，咳嗽大减，遗尿即好转，上方 3 剂。

初诊：2001 年 10 月 27 日来诊。安某某，女，25 岁，安桃源人。

咳嗽、遗尿，少腹痛，阴痒，腰痛，不分时候，舌红、苔厚黄。处方：①龙胆泻肝丸 10 包，六味丸 10 丸；②杏仁 120g，五味子 10g，研末，开水冲服代茶饮，10 日后痊愈。

咳嗽（风热误为风寒）案

初诊：1964 年 10 月 30 日来诊。李某某，女，26 岁，食品部工作。

产后 40 天，患咳嗽连声不绝，痰少咳嗽夜间较重，头痛，发热轻、恶寒重，鼻塞声重，流清涕，甚则咳嗽，恶心、欲吐，纳呆，口干，二便正常。经西医治疗曾服含碘片、黄连素、氯化钾、薄荷喉片等药，又服非那西丁也无效。舌淡、苔白厚，脉数而滑，拟辛温解表宣肺。处方：羌活、防风各 5g，荆芥 10g，麻黄 3g，杏仁 15g，前胡 5g，款冬花 10g，紫菀、紫苏子、甘草各 5g，1 剂。

二诊：10 月 31 日，症同前，咽干、鼻燥、唇干。上方加麦冬、沙参各 15g，玉竹 10g，1 剂。

三诊：11 月 1 日，病不减轻，当舍症从脉，辛凉解表，加味桑菊饮服之。

处方：桑叶、菊花、杏仁各 15g，薄荷 3g，连翘 10g，黄芩、葛根各 15g，天花粉、玄参各 10g，甘草 5g，2 剂。诸症消退，1 天即上班。

咳嗽（肺痨）案

初诊：1980 年 5 月 5 日来诊。霍某某，女，34 岁，武张屯人。

咳嗽吐白稀痰，阵发性连声，夜发潮热，但心感冷，夜盗汗，纳差，从前曾咳嗽带血，精神不振，面色淡黄，苔白腻，脉细数无力，以养阴清肺，化痰润肺之法。处方：党参 15g，白术 10g，黄芪 15g，天冬、沙参各 10g，知母 5g，川贝 6g，银柴胡 2g，白芍 12g，鳖甲、地骨皮各 10g，当归 6g，百合、生地黄、玄参各 10g，五味子 5g，3 剂。

二诊：5 月 8 日，病情大有好转，食欲增加，继服上方 3 剂。

三诊：5 月 11 日，咳嗽轻，其他症状基本痊愈，继服上方 4 剂。

咳 嗽 案

初诊：2016 年 4 月 17 日来诊。孙某，女，85 岁，南曹庄村人。

患者咳嗽、痰多黏稠有泡沫，色黄，口干，食后胃胀，背痛、胁肋痛，咽痒即咳嗽已 3 个月，舌质红、苔中白黄厚，脉弦数。处方：瓜蒌 30g，枳壳、陈皮、前胡、半夏各 10g，黄芩、鱼腥草各 30g，紫苏子 6g，厚朴 10g，甘草 3g，3 剂。

二诊：4 月 20 日，服药后，病情大为好转，口干，咳痰稠。上方去紫苏子、厚朴，加杏仁 10g，天花粉 20g，天冬、川贝各 10g，3 剂。

初诊：2000 年 6 月 27 日来诊。赵某某，男，18 岁，赵沿村人。

干咳甚，痰稠而白，已 2 年，阴天重，夜及早晨重，常年吃药，百药不效，此为过敏性咳嗽，舌质红，苔薄黄，脉数。处方：乌梅 10g，百合 30g，五味子、何首乌、杏仁、麦冬、沙参、白果、桔梗各 10g，鱼龙胆草 15g，甘草 3g，3 剂。

二诊：7月6日，症减。上方加苍术10g，3剂。

三诊：7月9日，痰稠。改方：山药10g，生地黄、蒲公英各15g，连翘、栀子、麦冬、川贝各10g，瓜蒌15g，桔梗10g，砂仁6g，槟榔5g，3剂。

四诊：7月12日，药效不如第一方好，故一方加地龙10g，3剂。

五诊：7月15日，症减，继服上方3剂。

六诊：7月19日，有时颈部发紧。上方加葛根15g，5剂。

七诊：7月26日，右胸内发痒即咳。上方去葛根加瓜蒌20g，红花10g，麻黄6g，3剂。

八诊：7月30日，不咳不痒，血府逐瘀丸10丸，以善后。

咳血（肺气肿）案

初诊：1969年4月11日来诊。胡某某之母，63岁，临清县潘庄区赵庄村人。

咳喘痰多，痰中带鲜血，已两年。经临清二院X线透视检查确诊为肺气肿，住院稍轻，出院如故，四五天吐血1次，服药能稍缓，但四五天仍发。现又发咳血而喘，已20余天，病情加重，喘而不能仰卧，咳吐黄白痰，痰中带鲜血，日夜两碗，止血药不效，注射链霉素、青霉素，口服维生素片也不效。面无血色，午后潮热、口干、舌涩、苔薄白微黄，饮食极少，他医诊为年老病重不治之，坐以待毙，丧事备齐。闻余急求，脉浮大、带数。急以凉血、止血、补气、补血诊治，因余避难不能应诊。由家属诉其病程，告其舌色白微黄。余开下方：党参、白术各25g，茯苓10g，陈皮40g，甘草5g，山药25g，焦三仙各30g，枳壳5g，代赭石、瓜蒌各20g，薄荷3g，菊花5g，川芎、当归各20g，白芷15g，荆芥10g，竹叶3g，炒酸枣仁20g，1剂。

二诊：4月12日，神情转危为安，进食半碗。按上方增减：党参40g，白术30g，代赭石18g，山药20g，焦三仙各15g，薄荷3g，枳壳10g，陈皮20g，茯苓15g，瓜蒌20g，白芍15g，柴胡5g，白芷15g，川芎、半夏各10g，菊花15g，炒酸枣仁、当归各20g，2剂。

三诊：4月14日，唯有四肢乏力，饮食不多，腹鸣，平素易怒，口微干、苔微白略厚。六君子汤加减，服 3 剂，愈。

按： 上方加柴胡、白芍平肝气，加重四君扶脾胃，服 1 剂。诸症大退，继服 2 剂。

腰 腿 痛 案

初诊： 1999 年 5 月 3 日来诊。田某某，女，35 岁，西浒演村人。

左腰连腿酸痛已 2 年，劳动重，休息轻，晨起上肢麻，全身乏力，动则气短。处方：熟地黄 20g，当归 10g，白芍 15g，川芎 10g，巴戟天、淫羊藿、川续断、川牛膝各 15g，菟丝子、土鳖虫各 10g，3 剂。

二诊： 5 月 16 日，症减。自行拿药 10 剂。

三诊： 病情大为好转。上方加细辛 5g，桂枝 10g，白术 15g，5 剂，愈。

初诊： 2000 年 12 月 22 日来诊。张某某，女，32 岁，广平县西里店人。

腰痛连及腿痛，不能活动，已半年。CT 显示：①腰椎骨质增生；②腰椎滑脱。舌红、苔白，脉沉细。处方：熟地黄 20g，当归 10g，白芍 15g，川芎、川续断、川牛膝、菟丝子各 10g，淫羊藿 15g，土鳖虫 10g，狗脊 12g，3 剂。

二诊： 12 月 30 日，痛减。继服上方。

三诊： 2001 年 1 月 11 日，仍不根除。上方加木瓜、千年健、钻地风各 10g，7 剂。

四诊： 1 月 18 日，双下肢后侧，坐则痛重。上方加黄芪 30g，乳香、没药各 10g，4 剂。

五诊： 1 月 25 日，腰腿基本不痛，坐还有酸楚不适，继服上方 3 剂。

腰痛连腿痛案

初诊： 1999 年 10 月 18 日来诊。张某某，女，53 岁，大名县周庄村人。

初病腰痛，渐延至右下肢，沉痛到腨内，阳陵穴以下，昼夜不安，舌淡、苔白，脉沉细，已两个月。处方：熟地黄 25g，当归 10g，白芍 15g，川芎

10g，羌活、巴戟天、川续断各 15g，川牛膝、狗脊各 12g，细辛 5g，菟丝子、土鳖虫各 10g，3 剂。

二诊：10 月 22 日，痛减，苔白、微黄。上方加木瓜、伸筋草各 10g，透骨草 15g，乳香、没药各 6g，5 剂。

三诊：10 月 30 日，痛去大半。上方加黄芪 15g，5 剂。痊愈。

黎明腰痛案

初诊：1999 年 10 月 13 日来诊。李某某，女，37 岁，县幼儿园工作。

黎明醒后，腰痛，活动后即轻，不明原因，已五六年，舌质红、苔白。处方：白术 30g，干姜 10g，茯苓 15g，甘草 5g，薏苡仁 30g，柴胡 6g，白芍 15g，枳壳 10g，3 剂。

二诊：10 月 16 日，继服 2 剂，以巩固疗效。

初诊：2000 年 7 月 5 日来诊。崔某某，女，30 岁，北董固村人。

不明原因黎明腰痛，起床后活动则轻，白天不痛，已 2 年，舌质淡、苔白厚。处方：干姜 10g，白术 30g，茯苓 15g，薏苡仁 30g，菟丝子 10g，肉桂 3g，甘草 5g，3 剂。

二诊：7 月 8 日，痛止，继服上方 6 剂。

初诊：1995 年 12 月 29 日来诊。张某某，女，34 岁，前刘堡村人。

黎明腰痛，晨起活动稍轻，劳动加重，因生气而致，胸闷太息，下肢酸软无力、胁下痛，乳房胀痛，面赤润，舌淡红、苔白，脉沉细，此肝气郁滞。柴胡疏肝散加减。处方：柴胡 10g，白芍 15g，枳壳 10g，川芎 12g，香附 15g，陈皮 10g，甘草 3g，干姜 5g，白术 15g，3 剂。

二诊：1996 年 1 月 9 日，腰痛大减，乳房不痛，胁不痛，舌红、苔白，继服上方 3 剂。

三诊：1 月 12 日，诸症已退。上方去干姜，3 剂，以善其后。

按：此案以肝论治黎明腰痛是其别论。《素问·五藏生成》曰：人卧血归于肝。王冰说：肝藏血而心行之，人动则血运行诸经、静则血归于肝。《血证论》云：至其所藏之故，则以肝属木，木气冲和条达，不致遏郁否则血脉不畅，肝郁则木不达，疏泄失司，血流则不畅，气滞则血阻，发而为痛，又黎明肝木当令，少阴肾经病当愈，不愈者，肾虚而肝旺，其证腹痛而伴肝郁、胸闷太息等，当疏肝解郁，使其肝疏泄正常，而血流无阻，痛自消，方用柴胡疏肝散加白术 10g。方中柴胡、枳壳、香附疏肝解郁，川芎开肝血之郁，白芍、甘草柔肝缓急，陈皮理气健胃，共奏疏肝理气解郁活血、止痛之效，无治腰痛之药而腰痛自除。

按照介绍，肾着汤治疗黎明腰痛其患者占 70% ～ 80%，有因肝论治者只有 1% ～ 2%，故今亦写出备用。

初诊：2012 年 6 月 8 日来诊。路某某，女，50 岁，山东冠县平村人。

早晨醒后即腰痛，但活动腰痛轻，已半年，腰 CT 显示第 4 ～ 5 腰椎，腰椎间盘突出，经针刺、按摩、西药治疗不减轻。余诊：舌质红、苔白，脉沉细，压迫第 4 腰椎痛，此寒袭腰府。处方：干姜、甘草各 10g，茯苓 15g，白术 30g，狗脊 15g，薏苡仁 30g，3 剂。

二诊：6 月 11 日，病情大为好转。上方 6 剂。电话告诉：病已好，谢谢您！

初诊：2011 年 12 月 5 日来诊。何某某，男，54 岁，寿山寺村人。

早晨醒后即腰痛，起床活动稍轻，但不能劳动，干活则四肢酸软无力，已四年，舌淡红、苔白，脉沉细。处方：干姜 12g，白术、薏苡仁各 30g，茯苓、菟丝子各 10g，甘草 3g，3 剂。

二诊：12 月 8 日，腰痛轻，四肢不减轻。上方加川续断、杜仲各 10g，6 剂。

三诊：12 月 14 日，基本不痛，四肢有力。上方加巴戟天 10g，3 剂，停药。

晨起腰痛案

初诊： 1999 年 9 月 9 日来诊。乔某某，男，25 岁，某公司工作。

晨起床即腰痛，活动后痛轻，生气痛重，此肝肾病。处方：柴胡 10g，白芍 15g，枳壳 10g，甘草 3g，白术、薏苡仁各 30g，干姜 10g，肉桂 5g，菟丝子 10g，土鳖虫 5g，2 剂。

二诊： 9 月 14 日，病情大为好转。处方：白术、薏苡仁各 30g，干姜、菟丝子、土鳖虫各 10g，茯苓 15g，3 剂。

三诊： 9 月 16 日，病愈，巩固疗效，继服上方 2 剂。

腰 沉 案

初诊： 2000 年 12 月 14 日。尚某某，女，36 岁，广平县平谷店人。

腰沉发板酸，抬腿不灵敏，但不痛，只是酸沉，休息轻，劳累重。CT 显示：腰椎骨质增生。处方：熟地黄 20g，当归 10g，白芍 15g，川芎 10g，川续断 12g，川牛膝、菟丝子各 10g，巴戟天、淫羊藿各 15g，土鳖虫 10g，甘草 3g，3 剂。

二诊： 12 月 17 日，酸沉轻。上方加狗脊 10g，9 剂，活动自如。

按： 本方成方，病久加黄芪 20g，痛者加乳香、没药各 10g。

腰 痛 案

初诊： 1974 年 5 月 19 日来诊。张某某，女，24 岁，南徐村人。

腰腿酸痛七个月，晨起痛甚，活动稍轻，苔白，脉沉。处方：薏苡仁、白术各 30g，独活 20g，土鳖虫 10g，菟丝子 20g，茯苓 15g，牛膝 20g，4 剂。

二诊： 5 月 23 日，痛去十之八九。上方继服 4 剂。告愈。

腰 凉 案

初诊： 2000 年 3 月 21 日来诊。郜某某，男，77 岁，东苏堡人。

每天下午腰凉，如风吹，穿棉衣也凉，夜不凉，上午轻，面赤，下肢腿不灵敏，目花已半年，舌深红、苔中白黄。CT 显示：腰椎骨质增生。处方：小茴香、干姜各 10g，附子 3g，白芍 15g，厚朴 10g，细辛 5g，巴戟天 10g，熟地黄 15g，白术 12g，乌药 10g，3 剂。

二诊： 3 月 24 日，下午至半夜凉，继服上方。另坎离砂 2 袋，外敷。

三诊： 3 月 29 日，凉下移至腿部，舌红、苔薄黄。处方：石膏 30g，金银花 15g，生地黄 30g，栀子、乌药、枳实各 10g，桃仁 15g，红花 10g，3 剂。

四诊： 4 月 2 日，腰不凉，下移至臀部、少腹。上方加狗脊 15g，川牛膝 15g，土鳖虫 10g，蒲公英 15g，赤芍 10g，3 剂。凉除。

腰痛（肾虚）案

初诊： 1965 年 5 月 4 日来诊。韩某某，男，51 岁，马头村人。

腰两侧痛已半年余，原因不明，劳动弯腰则痛剧，休息儿一会或睡觉不痛或轻。最近疼痛加重，影响劳动，别无他病，苔白腻，脉沉细。处方：白术、薏苡仁各 30g，玄参 20g，山药、杜仲各 15g，（炒）干姜 10g，独活 15g，3 剂。

二诊： 5 月 7 日，病情大为好转。上方加何首乌 20g，3 剂。

三诊： 5 月 10 日，腰不痛，一切正常。

季节引发哮喘病
（过敏性哮喘）案

初诊： 1998 年 9 月 18 日来诊。张某某，女，38 岁，县银行工作。

定时定季节哮喘，吐白痰，黏稠、量多，如感冒，每年 9 月 10 日至下一年春天 2 月 3 日之间发病 1 个多月，每晚 2—3 点发作，很少晚 10 点前发作，其余时间自觉发冷、怕冷、乏力、嗜睡、梦多、口干欲饮，大小便、饮食正常。已 10 年，遇热病轻，喘，出汗，不能卧，舌质红、苔薄黄，脉沉细。处方：何首乌、熟地黄各 15g，牡蛎、龙骨各 20g，百合 15g，沉香 3g，紫苏子 6g，当归、半夏、天冬、陈皮各 10g，甘草 3g，2 剂。

二诊：9 月 20 日，症减，遇烟即吐痰。上方加胆南星 3g，2 剂。

三诊：9 月 22 日，服药便溏。加砂仁 5g，白术 10g，黄芪 50g，2 剂。

四诊：9 月 28 日，不喘，但晨起喷嚏，流涕咽干。上方加天花粉、贝母各 10g，2 剂。

五诊：9 月 30 日，喷嚏次数减，喘，痰稠咸。上方去黄芪，2 剂。

六诊：10 月 1 日，喘症如前，改大青龙汤主之。处方：麻黄 10g，石膏 50g，知母 10g，杏仁 15g，天花粉 15g，鱼星草 30g，黄芩 10g，半夏 6g，甘草 3g，2 剂。

七诊：10 月 8 日，发作，但欲饮水，舌红。上方去黄芩、半夏，加麦冬、天冬各 10g，天花粉 30g，2 剂。

八诊：10 月 30 日，家属告愈。

九诊：1999 年 8 月 15 日，又发作，其症如 1998 年 8 月 18 日来诊刻下症，故服 1998 年第 1 次方加减。处方：百合、何首乌、石膏各 30g，麦冬、天冬、地龙各 10g，麻黄 6g，葶苈子 15g，厚朴、天花粉、白果各 10g，甘草 3g，2 剂。

十诊：8 月 26 日，喷嚏汗出，口干、舌红，苔薄黄。上方加知母 10g，沙参 30g，杏仁 10g，3 剂。

十一诊：9 月 2 日，咽干、吐黏痰、喷嚏轻，哮喘止，睡眠好。处方：沙参 40g，石膏 30g，知母 10g，阿胶 6g，桑叶 5g，百合 15g，地龙 6g，白果、天花粉、麦冬、天冬各 10g，黄芪 25g，党参 15g，3 剂。

十二诊：10 月 5 日，略有黏痰。上方葶苈子、贝母各 10g，3 剂。

哮　喘　案

初诊：1968 年 3 月。刘某某，女，20 岁，高中学生。

患哮喘 5 年，轻则气短、夜卧喉中有哮声，重则喘而张口抬肩、夜不能卧，三四天发作 1 次，较重，不明原因一年四季发作。西医诊断为气管炎，服药不见功效。余诊：舌淡红。处方：麻黄 3g，杏仁 10g，细辛 2.5g，甘草 5g，百合 25g，乌药 3g，白芥子 10g，2 剂。

二诊：症减，继服 4 剂。

三诊：病情大为好转。又继服 6 剂。痊愈。后以此方加山药 50g，打丸药以巩固疗效，以防复发。

初诊：2000 年 10 月 4 日来诊。牛某某，男，52 岁，西浒演人。

近 28 年，每年麦收时即喘，冬春即愈，从夏天发作至今未愈，近几天加重，阵发性咳嗽重，吐泡沫状痰。处方：何首乌 20g，百合 30g，麻黄、桑白皮、白果各 10g，细辛 3g，半夏、五味子各 10g，石膏 30g，款冬花 10g，黄芩、葶苈子各 15g，龙胆草 30g，地龙 10g，甘草 3g，5 剂。

二诊：10 月 9 日，喘轻。上方加紫苏子 10g，5 剂。

三诊：10 月 14 日，基本不喘。上方去石膏、黄芩，5 剂。

初诊：1975 年 7 月 13 日来诊。刘某某，男，26 岁，山东冠县芦村人。

哮喘 15 年，每遇热天则犯病，每次犯病用百喘朋、安茶及中药，好转。今年发病加重，经服西药、中药 20 天不减轻，呼吸急促，喉中哮鸣音重，喘促气短，心慌、胸闷不得卧，咳喘时吐黄白黏稠痰、带血丝，自汗，面色萎黄，以往有肺结核病史。舌红、苔薄黄，脉沉数，此热性哮喘，定喘汤加减。处方：白果 15g，麻黄 10g，杏仁 15g，石膏 25g，甘草 5g，桑白皮、款冬花、桔梗、清半夏各 15g，紫苏子、葶苈子各 10g，黄芩、紫菀各 15g，2 剂。

二诊：7 月 15 日，症减。继服上方 2 剂。

三诊：7 月 17 日，咳血已消，近二日心慌、恶心。上方加朱珀散 3g，竹茹 25g，2 剂。

四诊：7 月 20 日，心慌恶心已去。上方去珠珀散、竹茹，加川贝 10g，百部、地龙各 15g，3 剂。

五诊：7 月 23 日，症状基本消除，但仍哮鸣音。舌红、苔白腻，脉弦数。

继服上方剂。

六诊：7月26日，纳呆。上方加神曲、麦芽、槟榔各15g，3剂。

七诊：8月1日，一切正常，继服上方3剂。

初诊：1999年7月10日来诊。李某某，男，17岁，齐堡人。

一年四季哮喘，卧则、食后及夏季加重，咳嗽吐白黏痰，甚则吐黄痰，现已10余年，舌红、苔白少。处方：麻黄6g，杏仁、地龙、桑白皮、款冬花、紫菀各10g，葶苈子、百合各15g，紫苏子、知母各10g，甘草3g，3剂。

二诊：7月13日，咳嗽轻，继服上方。

三诊：7月17日，哮喘基本缓解，继服上方3剂。

初诊：1989年1月26日来诊。文某某，女，27岁，陶北大队人。

哮喘四五年，冬夏都一样，每遇感冒加重，平时咳嗽、吐白黏痰，有时吐黄痰，自觉口甜，舌质红、苔白微黄，脉浮滑数。处方：麻黄10g，杏仁、桑白皮、葶苈子各15g，白果、紫菀、款冬花、半夏、紫苏子、黄芩、地龙各10g，甘草3g，2剂。

二诊：1月28日，咳嗽略轻，其他同前。上方加石膏15g，枇杷叶10g，马兜铃、海浮石各6g，旋覆花6g，2剂。

三诊：2月1日，症如故。处方：金银花12g，连翘、麻黄各10g，杏仁15g，紫菀、款冬花、黄芩、紫苏子、葶苈子各10g，地龙6g，马兜铃、海浮石、半夏、杏仁、茯苓、厚朴各10g，甘草3g，2剂。

四诊：2月10日，原有胸胁背痛，咳嗽、深呼吸痛重，经治疗好转，咳喘，吐白黏痰、有时微黄（已2年）。处方：生地黄12g，当归、赤芍、川芎、桃仁、红花、枳壳、桔梗、川牛膝各10g，白果6g，柴胡、白芥子各5g，天花粉10g，2剂。

五诊：2月12日，症同前。处方：旋覆花、厚朴、杏仁、麻黄、五味子、紫苏子各10g，石膏20g，葶苈子10g，金银花15g，黄芩12g，天花粉、贝母、知母各10g，桔梗6g，甘草3g，4剂。

六诊：2月15日，诸症大减轻。上方加瓜蒌15g，半夏10g，5剂。

七诊： 2月24日，来诊，基本不咳喘，但痰多。上方加桔梗10g，莱菔子5g，橘红10g，4剂，竹沥膏1瓶。

初诊： 1984年7月23日来诊。闫某某，男，20岁，大名县闫庙人。

因冷水洗澡而感冒，后愈每年夏天发作，冬天很少发作，夏重冬轻，发作时哮喘唇紫，呼吸不得一息，不能平卧，开始注射青霉素轻，后则不减轻，哮喘加重，汗出、抬肩、舌红、苔白。处方：麻黄10g，杏仁、桑白皮各15g，紫苏子、款冬花、紫菀、半夏各10g，黄芩15g，地龙10g，葶苈子15g，甘草3g，3剂。

二诊： 8月1日，症减。上方加金银花15g，白矾3g，3剂。

三诊： 8月8日，停药还有喘。上方加黄芪、山药各30g，太子参10g，3剂。

四诊： 8月12日，症有改善。处方：麻黄10g，杏仁、桑白皮各15g，紫苏子、款冬花、紫菀、半夏各10g，黄芩15g，地龙10g，葶苈子15g，何首乌20g，龙骨、牡蛎各30g，百合15g，当归10g，熟地黄20g，3剂。

五诊： 8月18日，喘有好转。上方加沉香3g，3剂。

六诊： 8月28日，因停药3天，又有咳喘。处方：党参15g，白术30g，山药15g，麻黄6g，杏仁15g，紫苏子、款冬花、紫菀各10g，黄芩15g，地龙10g，何首乌30g，熟地黄20g，当归10g，3剂。

七诊： 9月1日，喘止，唯有咳嗽、痰多、咽痒。上方加川贝6g，前胡10g，5剂。另3剂为细末，日3次，每次6g，开水送服。

初诊： 1966年4月27日来诊。李某某，男，18岁，齐堡村人。

患者家属述，自患者5～6个月时，即发现喘息、喉鸣，发热略重，经治疗略轻，发热止，但劳动重、感冒重、食盐均复发，不分季节，一年复发十余次，服麻黄素、氨茶碱可暂缓，今又因感冒后加重，舌质红、苔薄白，脉细。处方：麻黄、杏仁各10g，甘草3g。细辛1.5g，射干、清半夏各10g，五味子5g，桂枝3g，2剂。

二诊： 4月29日，仍有咳嗽，上方加地龙、款冬花各5g，2剂。

三诊：5月1日，哮鸣去，还气短。上方去款冬花，加干姜3g，紫菀10g，5剂。

四诊：5月9日，基本痊愈。上方去射干、清半夏、桂枝，加牡蛎、龙骨各10g，3剂。

初诊：1998年12月15日来诊。乔某某，男，6岁，后佛头村人。

1996年春因感冒后而致哮喘、咳嗽，动则哮喘重，面色萎黄一年多，重则住院1次好转出院，常服舒喘灵、阿莫西林、左旋米唑，每天早4—6点加重。处方：何首乌、熟地黄各10g，枸杞子、当归、党参各6g，百合10g，紫苏子2g，3剂。

二诊：12月20日，症同前。上方加减：麻黄5g，杏仁10g，地龙6g，何首乌、熟地黄各15g，牡蛎、龙骨、百合各10g，紫苏子5g，当归、白术各6g，党参5g，甘草3g，3剂。

三诊：12月25日，舌、苔正常，咳喘轻。上方加半夏3g，5剂。

四诊：1999年1月5日来诊。喘止，但仍有哮声，舌红、苔白。上方去杏仁、葶苈子，5剂。

五诊：仍有哮声。上方加沙参10g，莱菔子、白芥子各3g，4剂。1剂水煎服，3剂为细末改胶囊，日3次，每次3粒，服半个月。

初诊：1966年1月28日来诊。李某某，女，21岁，齐堡村人。

患哮喘已八九年，初病因外感后喉中作鸣气短、咳嗽、喘促，动则较甚，经常复发，症轻。自1963年结婚后，病程加重，1个月复发1～2次，或5～6天复发1次，哮喘且咳嗽、吐白痰，晚饭后则加重，月经先后无定期，白带多，舌质红、苔黄，脉沉弦、尺弱。处方：麻黄6g，杏仁10g，石膏12g，甘草3g，黄芩6g，桑白皮、款冬花、清半夏、白果、地骨皮、花粉各10g，3剂。

二诊：哮喘诸症消除，但闻之仍气短，咳嗽轻、吐白稠痰，脉沉、细数。上方量减半，去石膏，加沙参10g、知母6g，3剂。痊愈。

初诊：1999年7月14日来诊。韩某某，女，37岁，东苏村人。

有气管炎病史 1 年，平时微咳喘，不分四季，劳动、感冒即重，手心发烧，CT 结果诊为慢性气管炎。今年麦收时突然发作，哮喘、抬肩，腹大、憋气，张口难以吸气、如死状，汗出，不能躺，阵发性加重，吐如胶样黑白痰，咳则遗尿，大便正常，口干，舌淡、苔中薄黄，脉细弱。处方：熟地黄 15g，当归 10g，何首乌 15g，枸杞子 10g，大力参 5g，百合 15g，沉香 5g，龙骨、牡蛎各 15g，紫苏子 5g，五味子 10g，甘草 3g，3 剂。

二诊：7 月 18 日，哮喘止，有咽痛、吐黑痰，舌淡、苔薄黄。上方加半夏 10g，胆南星 6g，3 剂，竹沥水 1 瓶。

三诊：8 月 5 日，诉：愈后复发，比上次轻，继服上方而喘止。

哮喘（慢性支气管炎肺气肿）案

初诊：1964 年 10 月 28 日来诊。刘某某，女，60 岁，刘齐固村人。

哮喘 20 余年，终年不止，甚则喘如死，张口抬肩，唇紫、面黄，缓则不能平卧，咳吐涎沫黏痰，动则喘甚，纳差，大便时溏，喉中有哮鸣音，苔薄白，脉数。处方：麻黄 10g，石膏 25g，杏仁 15g，甘草、细辛各 5g，五味子 7.5g，半夏 10g，川贝 15g，紫菀、款冬花、桑白皮、紫苏子各 10g，7 剂。

二诊：11 月 4 日，服药喘咳病情大为好转，食欲增加，二便正常，脉缓。处方：麻黄 10g，杏仁 15g，细辛 5g，五味子、紫苏子各 10g，薄荷 3g，石膏、太子参各 15g，干姜 10g，沙参 15g，麦冬 10g，6 剂。

三诊：11 月 10 日，喘咳均止，呼吸正常，自述如常人，本人怕复发，求之根除，苔薄黄。处方：大力参 3g，白术、茯苓、黄芪各 15g，五味子 10g，紫苏子 5g，麻黄 3g，石膏、干姜各 10g，沙参 15g，麦冬、杏仁各 10g，5 剂。

按：类症可仿用可试之。

初诊：1964 年 10 月 28 日来诊。刘某某，女，60 岁，刘齐固村人。

哮喘 20 余年，终年不止，甚则喘如死张口，抬肩，唇紫，面黄，缓则不能平卧，咳吐涎沫黏痰，动则喘甚，纳差，大便时溏，喉中有哮鸣音，苔薄白，脉数。处方：麻黄 10g，石膏 25g，杏仁 15g，甘草、细辛各 5g，五味子

7.5g，半夏 10g，川贝 15g，紫菀、款冬花、桑白皮、紫苏子各 10g，6 剂。

二诊： 11 月 3 日，喘咳大为好转，脉缓，食欲增加，二便正常。处方：麻黄 10g，杏仁 15g，细辛 5g，五味子、紫苏子各 10g，薄荷 3g，石膏、太子参各 15g，干姜 10g，沙参 15g，麦冬 10g，6 剂。

三诊： 11 月 9 日，喘咳均止，呼吸正常，自述如常人，本人怕复发，求之根除，苔薄白。处方：大力参 3g，白术 15g，茯苓 10g，黄芪 15g，五味子 10g，紫苏子 5g，麻黄 3g，石膏、干姜各 10g，沙参 15g，麦冬、杏仁各 10g，5 剂。

四诊： 来院一切正常。

按： 类症方可试之。

哮喘（体虚支气管感染）案

初诊： 1965 年 5 月 14 日来诊。井某某之妻，女，42 岁，社里堡村人。

崩漏 4 个月已愈，近 1 个月患咳嗽、吐黏稠样白痰，气短、呼吸困难，胸隔胀满，头晕，大便干，尿黄，夜喘不能卧、失眠，身倦怠乏力，饮纳差，吐酸水，烧心，心悸，感觉身发热，流涕，口干苦，舌淡苔薄，边有齿龈，治则益气平喘，四君子汤加减。处方：党参 25g，白术 15g，茯苓 5g、陈皮 15g，知母 7.5g，当归 5g，紫菀 15g，黄芪 25g，半夏、天冬各 10g，肉苁蓉 15g，甘草 5g，2 剂。

二诊： 5 月 17 日，病情大有好转，哮喘轻，吐痰少，能卧入眠，心悸气短，也大转好，大便下，但有饮纳差，胸闷。上方去肉苁蓉、党参，加厚朴 10g，沉香 1.5g，杏仁 10g，瓜蒌 15g，青皮 10g，3 剂。

三诊： 5 月 20 日，哮喘去大半，胸隔清爽，仍有纳差。上方加神曲 15g，木香 3g，3 剂。

四诊： 各症基本正常，继服上方 3 剂。

定时性喘息（神经性喘息）案

初诊： 1976 年 9 月 19 日来诊。武某某，男，52 岁，南陶卫生院工作。

不明原因，突然阵发性喘息，气浅、呼吸胸闷、头微晕、心悸，大约在夜里 12 点发作，每次都在睡中发作而醒，经用泼尼松、扑尔敏、氨茶碱、潘生丁，可稍缓，大约每次发作持续两三个小时后逐渐缓解，但白天乏力，经山东临清二院诊断为心源性喘息，但服心脏药及抗过敏药，暂缓一时。晚上常发作，已病 8 个月。延余诊治：舌质红、苔白，脉沉细有力。根据定时性喘息诊为神经失调。处方：龙骨 25g，牡蛎 21g，半夏 10g，陈皮 15g，磁石、代赭石、瓜蒌各 20g，紫苏子 10g，甘草 5g，1 剂。

二诊： 9 月 20 日，服药略轻，为观察病情，待 12 点发作时诊之，12 点未大作，只不适而过，口干。上方去瓜蒌，加天花粉、枸杞子各 15g，五味子 5g，1 剂。

三诊： 发作很轻，不适而过。上方加厚朴 10g，3 剂。

四诊： 未发作。嘱上方继服 10 剂。1 个月后一直未发作。患者诉：十几年的羊癫疯也治愈（痫小发作，日几次）。

咳 喘 案

初诊： 2000 年 10 月 5 日来诊。陈某某，女，30 岁，市庄村人。

有结核，气管炎病史。今咳喘加重，吐白黏痰，阵发性咳喘，晨起较重。处方：麻黄 6g，桑白皮 15g，葶苈子 15g，鱼腥草 30g，紫苏子 10g，百部、紫菀各 15g，百合 30g，何首乌 20g，黄芩、白果各 15g，杏仁 10g，甘草 3g，3 剂。

二诊： 10 月 7 日，喘轻，吐痰微黄，上方加沙参 10g，3 剂。

三诊： 10 月 12 日，未喘，继服上方 3 剂。

四诊： 10 月 14 日，未发上方加当归、川芎各 10g，香附 5g，3 剂。

五诊： 11 月 10 日，未发作。

初诊：2000 年 10 月 30 日来诊。解某某，男，8 岁，西河寨人。

咳嗽，吐黄痰七八年，面色萎黄，甚则咳喘不得休息。处方：黄芩 50g，龙胆草 100g，杏仁 30g，麻黄 15g，葶苈子 30g，皂角 10g。共为细末，日 3 次，每次 5 克。

二诊：11 月 11 日，症减。上方加白果 40g，半夏 20g，每次 5g，代茶饮。另服：麻黄 3g，细辛 2g，半夏、五味子、白芍各 6g，干姜 3g，5 剂。

三诊：2001 年 3 月 24 日，咳喘止，防复发继服上方。

初诊：1984 年 7 月 26 日来诊。刘某某，男，18 岁，刘齐固人。

3 岁时患肺炎，经治愈后，留有咳嗽一症，但轻近几年，哮喘不分冬夏均发，阵发性，发作时气欲断如死状，非注射肾素不能缓和，不分冬夏均喘，舌红、苔薄、白黄，脉数。处方：麻黄 6g，杏仁 12g，紫苏子 10g，葶苈子 15g，紫菀、款冬花、沙参、桑白皮各 10g，地龙 6g，半夏 6g，黄芩 10g，3 剂。

二诊：8 月 1 日，发作 1 次，上方加石膏 10g，3 剂。

三诊：8 月 4 日，痰多。加贝母 10g，皂角 2g，3 剂。

四诊：8 月 7 日，没有大发作，仍喘。处方：何首乌 15g，熟地黄、牡蛎、龙骨、百合各 20g，沉香 3g，紫苏子 15g，当归 6g，党参 10g，枸杞子 10g，3 剂。

五诊：8 月 16 日，咳嗽重，大喘未发。上方加旋覆花 10g，杏仁 12g，3 剂。

六诊：8 月 19 日，咳轻。上方加葶苈子 15g，紫菀 10g，半夏 6g，3 剂。

七诊：8 月 22 日，咳轻，痰多。改方：胆南星 5g，白矾 3g，龙骨、牡蛎各 15g，半夏、茯苓、天花粉各 10g，葶苈子 30g，麻黄 6g，杏仁、紫菀、款冬花、地龙各 10g，3 剂。

八诊：8 月 26 日，痰少。上方改散剂，日 3 次，每次 5g，连服 15 天。

初诊：1985 年 1 月 1 日来诊。刘某某，男，52 岁，林业局。

1960 年初，在黑龙江零下 40℃的气温下劳动，患感冒咳喘，未治愈，加之饥饿病情逐渐加重，冬重，夏轻。1907 年胸肋骨折，从此咳嗽加重，每入冬咳喘不得卧，甚则痰声噜噜，喘而不得息，每发作时指尖点胸壁，即随起气泡如枣核大，稍时即消，经哈尔滨医院诊为肺气肿，气管炎，但治疗无效，冬重夏轻，夏天感冒也发作，吐痰如泡沫状，黏稠吐不出，舌红、苔白。处方：麻黄、桑白皮、紫菀各 10g，地龙 6g，白果、款冬花、半夏各 10g，黄芩 6g，杏仁、紫苏子各 10g，细辛、甘草各 3g，5 剂。

二诊： 1 月 9 日，病情大为好转，能卧休息，上方加五味子 6g，葶苈子、射干各 10g，干姜 3g，5 剂。

三诊： 1 月 15 日，咳喘去除八九，痰少，继服上方 5 剂。

四诊： 1 月 21 日，喘平微咳，2 剂，预防复发继服 5 剂。

气短而喘案

初诊： 2000 年 7 月 6 日来诊。杨某某，女，38 岁，馆陶县人。

气短喘促，吸气困难，呼气稍舒，胸闷 1 个月余，舌红、苔白。处方：麻黄 10g，白果 12g，地龙 15g，橘红、半夏、紫苏子、紫菀、白前各 10g，鱼腥草 30g，甘草 3g，3 剂。

二诊： 7 月 9 日，症轻纳呆，继服上方 3 剂。

三诊： 7 月 13 日，气短喘轻，上方加沙参 12g，黄芩 10g，3 剂。

四诊： 7 月 18 日，未喘，饮食正常，继服 3 剂。

喘 案

初诊： 1999 年 9 月 7 日来诊。闫某某，男，54 岁。

原有肺结核病史七八年，现有肺气肿、慢性支气管炎，右、左心室肥大，动则心慌气短，咳嗽痰多，纳呆，静则如常人，但语言时气短，舌红、苔中薄黄、舌中苔少，脉数。处方：人参 6g，麦冬 10g，五味子 6g，柏子仁、黄精各 15g，远志 5g，琥珀 6g，杏仁 12g，葶苈子 15g，桑白皮、款冬花、紫菀、黄芩、白果、橘红、半夏各 10g，甘草 3g，3 剂。

二诊： 服药后症轻，继服上方。

三诊： 9 月 13 日，纳呆，心口凉。上方加焦三仙各 10g，白术 12g，紫苏子 10g, 3 剂。

四诊: 9 月 16 日, 心慌轻。加地龙 10g, 5 剂。

五诊: 9 月 30 日, 病情大为好转, 咳有痰, 继服上方 7 剂。

咳喘急性发作案

初诊: 1973 年 4 月 18 日来诊。刘某某, 女, 6 岁, 刘街人。

患气管炎已 5 年, 今因感冒加重, 发热、咳嗽, 阵发性喘促不能平卧, 昼轻夜重, 咳甚则连声气欲断, 两目浮肿时腹痛, 已 10 余天, 舌质红、苔中根黄, 脉数。处方: 麻黄 7.5g, 杏仁 20g, 石膏 30g, 甘草 5g, 桑白皮 15g, 大青叶 25g, 葶苈子 15g, 前胡 10g, 1 剂。

二诊: 4 月 19 日, 腹痛止, 喘咳发热, 病情大为好转, 舌苔好转成薄黄。处方: 麻黄 10g, 杏仁 20g, 石膏 30g, 双皮、地骨皮、葶苈子各 15g, 前胡、紫菀、款冬花、茯苓各 10g, 甘草 5g, 1 剂。

三诊: 喘止, 发热退, 微咳。上方加鱼腥草 15g, 金银花 20g, 3 剂。

暴 喘 案

初诊: 1975 年 3 月 20 日来诊。郭某, 女, 60 岁, 高庄人。

原有哮喘病史, 今突然动则气喘, 慌慌然, 若气欲断, 汗出、张口、抬肩、心悸, 面色㿠白, 脉细数, 舌质紫, 此心阳气虚。处方: 太子参 25g, 黄芪 20g, 白术 25g, 龙骨、牡蛎各 21g, 桂枝 15g, 附子 3g, 紫苏子 5g, 代赭石 15g, 甘草 5g, 1 剂。

二诊: 3 月 21 日, 喘止。处方: 太子参、麦冬各 25g, 五味子 15g, 龙骨、牡蛎各 25g, 白术 20g, 代赭石 15g, 甘草 5g, 琥珀 10g, 2 剂。

三诊: 3 月 23 日, 口渴欲饮, 苔白厚而黑, 脉数, 归病喘作。处方: 麻黄 7.5g, 杏仁 20g, 石膏 40g, 天花粉 20g, 麦冬 25g, 知母 15g, 琥珀 10g, 龙骨、牡蛎、太子参各 20g, 大青叶 25g, 2 剂。

四诊: 3 月 25 日, 苔白有一层黑。处方: 麻黄 10g, 杏仁 15g, 石膏 20g,

桑白皮 15g，甘草 5g，天花粉 15g，黄芩 20g，葶苈子 25g，紫苏子、子苑各 15g，2 剂。

五诊： 3 月 27 日，苔渐轻。继服上方加知母、黄芩各 15g，半夏 10g，2 剂。

六诊： 3 月 29 日，热甚，舌苔中黄厚，根黑腻。上方加黄柏 20g，藿香 15g，薏苡仁 25g，滑石 15g，12 剂。哮喘止，舌苔退，饮食增，食有味，停药。

咳喘（支气管感染）案

初诊： 1975 年 1 月 14 日来诊。王某某，男，79 岁，车町村人。

入院西医内科，内科记录。

咳喘、神志恍惚已 3 天，初病感冒，近 10 天来，发热，全身不适，经卫生所治疗感冒渐轻，但近 3 天加重，有时神志恍惚。查体老年病貌，神志恍惚，皮肤黏膜干燥，浅淋巴结未触及，五官（-），两肺均布中小水泡音，右肺尤甚，心律较慢，期外收缩杂音，腹软，平坦，脾、肝未触及，四肢（-），大便干，诊为支气管感染，体温在 37.5℃～38.5℃之间，住院用药青霉素、链霉素、氨茶碱、消咳宁、泼尼松、果导片、四环素、乙底酚、呋喃坦啶、新诺明、复方甘草片、开塞露、硫苦、林格、Vc、新斯的明，病不减轻。

二诊： 1975 年 2 月 5 日中医会诊。喘好转，但小便点滴不通，大便干燥，曾插导尿管 10 天加西药效不显，又用白矾葱贴肚脐 5 天效果也不显，今去导尿管 1 天，少腹膨癃，精神萎靡，痛苦容貌，舌质红、苔白略厚，脉大而无力。处方：黄芪 30g，升麻、柴胡各 3g，白术 15g，甘草 3g，当归 12g，木通 6g，车前子、枸杞子各 12g，2 剂。

三诊： 2 月 7 日，服药后小便用力可排出，大便仍干。上方加桂枝 3g，茯苓 10g，党参 12g，2 剂。

四诊： 2 月 9 日，小便通畅，但小便混浊、略痛。上方加黄柏 10g，知母 6g，2 剂，病愈出院。

重症喘息案

初诊：1979 年 5 月 17 日入院内科。张某某，女，75 岁，山东冠县马庄村人。

患者主因咳喘 5 年余加重 1 年，心慌不能平卧，16 号下午 6 点突然气喘、心慌加剧来院。诊为：心衰、慢性支气管炎、伴感染、肺气肿、肺心病、心功能不全。

入院给予吸氧、抗菌素、强心等药治疗，咳喘好转，但今日上午心慌加重，呼吸困难，坐位呼吸，口唇紫绀，颈动脉怒张，两肺呼吸音低，可闻及湿性啰音，心率 130 次 / 分，肝脾未触及，四肢不浮肿，今日给予 ATP、COAC 丙、维生素 B，神志时有恍惚，纳差。疑为肺性脑病，给予可拉明病情危重，疗效不佳。

二诊：5 月 19 日夜 11 点急请中医会诊：气喘息微，精神萎靡，心下微痛，病情垂危，苔白，脉数无力。急煎：人参 10g，麦冬 15g，五味子 10g，代赭石 12g，黄芪 15g，2 剂。

三诊：5 月 20 日，上午 11 点氧气已撤，能平卧，精神好转，苔白，脉数。继服上方 2 剂。

四诊：5 月 22 日，病情好转，神清，能平卧，能进食，颈 V 轻度怒张，两肺呼吸音粗，两肺可闻及小水泡音，心律 100 次 / 分，无杂音，但活动还喘，舌红、苔薄白，脉数。处方：大力参 6g，麦冬 12g，五味子 5g，黄精 15g，琥珀、远志各 5g，柏子仁 12g，3 剂。

五诊：5 月 25 日，病情大有好转，神清，精神好，能进中量饮食，未不适，二便正常，双下肢不浮肿，肝脾不大，两肺呼吸音粗，两肺底可闻及小水泡音，出院。继服上方 5 剂，回家服。

过敏性哮喘案

初诊：1999 年 8 月 7 日来诊。孟某某，男，43 岁，麻呼寨人。

哮喘 10 余年，曾服百喘朋，可缓解。哮喘不咳，不吐痰，生气、吃饱饭即加重，一年四季一样，发作时哮喘如死状，过后如常人，CT 检查：支气管炎、肺气肿。今日来诊，舌红、苔红，脉沉。处方：枸杞子、熟地黄各 20g，当归 10g，何首乌 15g，大力参 6g，百合 15g，龙骨、牡蛎各 20g，紫苏子 5g，甘草 3g，3 剂。愈后如常人，检查 CT：支气管炎、肺气肿，舌红、苔白，脉沉。

二诊：喘止，继服上方 3 剂。

三诊：10 天未发作，继服上方 3 剂。

初诊：1999 年 8 月 23 日来诊。乔某某，男，7 岁，后佛头人。

因感冒复发，过敏性哮喘，喘甚重，舌淡红、苔白。处方：百合、何首乌各 15g，白术 12g，牡蛎 15g，陈皮、紫苏子、半夏、葶苈子、太子参各 10g，甘草 3g，2 剂。

二诊：8 月 25 日，哮喘基本控制，继服上方 3 剂。

初诊：1999 年 2 月 6 日来诊。张某某，男，50 岁，工商行工作。

夜间 2～3 点钟，突然喉中痰鸣，喘咳，无痰，胸中闷，气管作痒，约一个小时后，逐渐缓解，近几天不定时，阵发性哮喘，经拍胸透 X 光片，心电图正常。舌质红、苔白根黄，脉沉细，此过敏性哮喘。处方：熟地黄、何首乌各 15g，枸杞子 10g，百合 15g，大力参 5g，龙骨、牡蛎各 15g，当归 10g，紫苏子 6g，甘草 3g，3 剂。

二诊：2 月 9 日，哮喘止，上方 3 剂。

三诊：2 月 12 日，未发作。上方隔 2 日 1 剂，预防反复发作。

初诊：1988 年 10 月 19 日来诊。陈某某，男，37 岁，范庄村人。

哮喘两年不明原因，哮喘都是突然发作，大多因劳累、感冒引起，发作时需注射氨茶碱、地塞米松才能缓解。舌质红、苔边黄。处方：何首乌、熟地黄、百合、龙骨、牡蛎各 15g，沉香 3g，紫苏子 5g，当归、枸杞子各 10g，3 剂。

二诊：10 月 22 日，未发哮喘，但与平素一样感气短，自述便干、喘重，便溏、喘轻。上方加肉苁蓉 20g，番泻叶 5g，3 剂。

三诊：服药便下微溏，哮喘平，一切正常。

初诊：1973 年 5 月 7 日来诊。闫某某，男，53 岁，东刘庄人。

阵发性喘息已三年，曾在某部队医院用泼尼松等激素类药无效。

喘日发 1 ～ 3 次或两三天发作 1 次，喘则抬肩、张口不得一息，重则手麻、嘴麻、手足抽搐，约 10 ～ 20 分钟，即自行恢复，停喘后乏力、肢软，无其他不适，胸片未发现其他异常。处方：何首乌、熟地黄、龙骨、牡蛎、百合各 25g，沉香 3g，紫苏子 15g，当归 10g，2 剂。

二诊：5 月 9 日，未喘，继服上方 1 剂。

三诊：5 月 16 日，未发病，上方加枸杞子 20g，大力参 10g，为细末，日 2 次，每次 10g。

喘（麻疹合并肺炎，中毒性脑病）案

初诊：1975 年 4 月 12 日入院。秦某某，男，3 岁，柴堡北街人。

病历：患儿麻疹两天后，喘 7 天，失语，偏瘫半天。患儿于 3 月 24 日高热、咳嗽 2 天，出疹不多，体温下降，喘加重，于 3 月 29 日入柴堡医院，治疗效果不佳。早晨失语，右侧肢体不会动，脱水貌，昏迷状态，两肺均闻及干湿啰音，心率快，腹软及其他（－）。

病房诊断：昏迷失语，右侧偏瘫半天，患儿于 3 月 24 日高烧、咳嗽、喘，麻疹未出全，来院前失语，昏迷，右侧偏瘫，检查：男、儿、精神、营养可，昏迷，两侧瞳孔缩小，对光反射迟钝，心音规律，双肺闻及干湿性啰音，腹（－），肝脾（－），右侧上下肢偏瘫，巴氏征（＋），诊为麻疹并发肺炎，中毒性脑病。患者昏迷、失语，右侧偏瘫，双侧瞳孔小，对光反射消失。用青霉系、洛贝林、氨茶碱，体温 38℃，神志清，阵发性干咳，呼吸急促，不能入眠。

二诊：4 月 13 日，体温 38℃，病危重，呼吸急促，精神萎靡，对半盐水、乳酸纳、四环素、B_6、洛贝林，夜班同上。

三诊：4 月 14 日，患者病情较重，右侧偏瘫，呼吸喘促，嗜睡状。体温 39℃，精神不振，不能进食，面目浮肿，心跳不规则。

急请中医会诊：下午 1 点 20 分，体温 38℃。舌强言謇，右侧瘫痪，面赤、口眼向左斜，呼吸急促鼻翼扇动，皮肤触之发热。舌质红、苔黄，脉弦滑。治宜：养阴清热，生津定喘。处方：沙参、麦冬各 20g，玉竹、天花粉各 15g，生地黄 20g，甘草 5g，玄参、橘红、桑白皮各 15g，知母 10g，石膏 20g，麻黄 1.5g，2 剂。

四诊：4 月 15 日，喘轻，体温 37℃，进纳差量。

五诊：4 月 17 日，症状大大减轻，精神好转，体温正常，但有恶心、呕吐。舌红、苔薄黄。上方加半夏 3g，竹茹 15g，1 剂。

六诊：4 月 18 日，喘止，但口眼歪斜，舌强言謇，右侧瘫痪，体温 37℃。处方：①麦冬 20g，秦艽 15g，地龙 10g，生地黄 15g，桂枝、牛膝各 10g，红花 5g，当归 10g，甘草 5g，2 剂。②针刺：肩髃、曲池、外关、合谷、环跳、阳陵、昆仑、风市、三里、悬钟、承扶、承山、哑门、廉泉、阳白、地仓、四白、轮流刺，日 2 次。

七诊：4 月 20 日，仍有口干，苔薄黄，脉滑。处方：石膏 20g，竹叶 2.5g，天花粉 15g，麦冬 10g，玉竹 15g，竹茹 10g，秦艽 15g，全蝎 1.5g（冲服），日 1 剂。

八诊：4 月 26 日，症状完全消失，痊愈出院。

咳喘（干酪性肺炎）案

初诊：1975 年 2 月 18 日入院内科。刘某某，男，7 岁，北董固村人。

患儿呕吐、发烧、腹胀、咳嗽、便秘 5 天，近两天咳嗽加重，气短。在卫生所治疗，曾用开塞露、果导片、酵母片、维生素 B、安痛定、青链霉素、合霉素等效不佳。住院后检查干湿性啰音，腹软，肝大二指，脾（–），胸片示右上肺炎。入院用药：青链霉素、雷米丰、鱼肝油丸、维生素 B_1、VC、大黄苏打片。

2 月 19 日，中医诊断：急则治其标，缓则治其本，以通便为急。处方：

大黄（后下）、枳实各 12g，神曲 10g，芒硝（后下）5g，甘草 3g，1 剂。

二诊：2 月 20 日，大便下量多，腹松已快，咳嗽气短轻，但饮纳差，再予开胃消食以扶正。处方：陈皮、神曲、麦芽各 10g，槟榔 6g，白术、党参各 10g，甘草 3g，1 剂。

三诊：2 月 21 日，进食香，饮食知饥，但咳嗽、气短，治肺为主。麻黄 3g，杏仁 10g，茯苓、半夏、前胡各 6g，大青叶、金银花各 10g，桔梗 6g，石膏、沙参各 10g，甘草 3g，3 剂，咳止。

四诊：2 月 23 日出院，带 2 剂药回家服。

虚 喘 案

初诊：1966 年 12 月 17 日来诊。李某某之母，女，58 岁，林北村人。

因情志不畅，咽中如物，吐之不出，咽之不下，咽中如痰如草阻隔，卧则无，饮食亦无，经医用理气之剂。咽中之物消失，但产生气短而喘，吃食喝水均喘，动则更剧，不能走路，声低息短，心悸，吸气快，卧则如常人，喘时不咳无痰，不胸闷，纳差，倦怠乏力，此服理气药之过，伤害中气。处方：黄芪 15g，白术 12g，党参 15g，升麻、柴胡各 3g，当归 12g，陈皮 10g，厚朴 4g，2 剂。

二诊：12 月 19 日，病情大为好转。上方加桔梗、知母各 5g，2 剂。

三诊：12 月 21 日，喘消失，咽中又有物梗阻。上方加紫苏叶 4g，清半夏 6g，茯苓、代赭石、香附各 10g，4 剂，喘、炙脔症均愈。

初诊：2012 年 3 月 11 日来诊。崔某某，女，41 岁，滩上村人。

患呼吸困难已 4 年，不能劳动，静则轻，动则加重，吸气困难，呼气感松快，经多医院检查及拍 CT，不是肺气肿、支气管炎，心脏 B 超、心电图显示 ST 段有改变，按肾不纳气治疗后，症状无缓解。余诊问，原有高血压，右侧耳鸣，服用西药、中药不减轻，定是虚喘，取补肾不如补肺气，虚则补其母之义，补肺也。处方：党参 15g，麦冬、五味子各 10g，山药、芡实各 30g，陈皮、茯苓、竹茹各 10g，5 剂。

二诊：基本愈，但还觉劳累。上方加黄精 10g，5 剂。

三诊：无症状，劳动正常，停药。

水 肿 案

初诊：1963 年 11 月 15 日来诊。刘某某之母，女，47 岁，车町村人。

晨起两眼泡浮肿，逐渐肿至面部、上肢、腹部，下肢按之没指，尿量少，食后作胀，晨轻暮重，身倦乏力，饮食无味，腹肿大弹之，肚皮如水波动之状，舌淡、无苔，脉沉细无力，此水灾之年伤脾胃，脾土失去制水之力，水湿泛滥成疾，治当培土制水。处方：人参 3g，白术 25g，陈皮、黄芪各 15g，木香 3g，砂仁 7.5g，茯苓 30g，大腹皮 20g，桂枝、桑白皮各 15g，泽泻 20g，木通 10g，山药 50g，2 剂。

二诊：11 月 17 日，水肿退去八九，但还有食后腹胀，口淡无味，水便通利，食欲增加。处方：人参 3g，白术 20g，陈皮、半夏各 10g，茯苓 25g，木香 3g，砂仁 10g，神曲 15g，山药 30g，甘草 5g，2 剂。

三诊：11 月 21 日，症同前。上方加大腹皮、泽泻各 20g，黄芪 25g，桂枝、草蔻各 10g，3 剂。

四诊：12 月 1 日，腹胀大减，饮食大增，脉转有力。上方加益智仁、干姜各 15g，党参 25g，3 剂。

五诊：12 月 24 日，腹略胀，唯感四肢乏力，其他正常。上方加木瓜 15g，厚朴 10g，丹参 25g，2 剂。

六诊：12 月 31 日，患者告知痊愈。

初诊：1990 年 5 月 18 日来诊。艾某某，女，42 岁，北拐区西队。

二年来全身浮肿，两膝以下肿胀较甚，两手面也胀，四肢、全身乏力、多眠、纳差，近来加重，劳动更甚，自汗出，面赤润有光泽，大便稀、日 1 次，小便频不黄，心电图示无异常，尿常规（－），心悸气短、多梦。舌质淡红、苔白，脉沉、弦、数、无力，此肝木克土，当先实脾，归脾汤。处方：党参、白术各 10g，茯苓 15g，陈皮 10g，黄芪 15g，当归 10g，甘草 3g，莲肉 10g，木香 3g，酸枣仁 10g，车前子 12g，猪苓 10g，远志 5g，5 剂。

二诊：5 月 24 日，多眠，全身乏力减轻，双下肢浮肿减少，食欲增加，继服上方 5 剂。

三诊：6 月 3 日，自觉头晕，头热，体温不高。上方去远志、酸枣仁，加菊花 20g，连翘 10g，泽泻 5g，5 剂。

四诊：6 月 25 日，病已愈，继服上方 10 剂。

按：此归脾汤化裁。

初诊：1990 年 5 月 20 日来诊。张某某，女，39 岁，安里寨村人。

心悸气短、胸闷、咳嗽、口干，双下肢浮肿较重，纳可，无腹胀，阴天腰痛，白带多，色白清稀，醒臭味，舌质淡、苔薄白，脉弦数，尿黄、大便正常，外阴瘙痒有烧灼感，口干苦，此心肾虚兼湿热。处方：党参、当归、山药各 10g，泽泻 15g，芡实 10g，车前子 15g，龙骨、牡蛎各 25g，莲肉、川续断、杜仲、知母各 10g，甘草 3g，3 剂。

二诊：5 月 24 日，白带减少，水肿减轻，口干苦，继服上方。

三诊：5 月 29 日，带下已愈，仍有乏力、腿酸、心悸，两下肢肿有时还有水肿及腰痛，舌质淡、苔白薄，脉两寸浮数无力，此心肾气虚。处方：黄芪 20g，党参、白术、茯苓各 10g，山药 15g，女贞子 12g，枸杞子 5g，莲子肉 10g，泽泻、车前子各 15g，甘草 3g，当归 10g，远志 5g，酸枣仁 12g，5 剂。

初诊：1990 年 5 月 25 日来诊。丁某某，女，40 岁，西盘村人。

全身浮肿半年，双下肢尤甚，纳差，食后嘈杂，月经量少，色黑，腰痛，白带不多，乏力，舌质淡红、苔白，脉沉缓，二便正常。处方：黄芪 15g，党参、白术各 10g，茯苓、泽泻各 15g，猪苓、白豆蔻、麦芽、陈皮各 10g，甘草 3g，3 剂。

二诊：5 月 29 日，饮食可，浮肿大减，仍有腹满，今有头痛。上方加蔓荆子 10g，菊花 15g，3 剂。

三诊：6 月 4 日，诉头痛去，其他有好转，水肿去大半。上方去蔓荆子、菊花，服 8 剂而愈。

初诊：1990年5月23日来诊。姚某某，女，35岁，王二厢村人。

全身浮肿，双下肢尤甚，纳可，双下肢软弱无力，白带多、黄白相杂，腰痛，舌质红、有红点、苔厚微黄，脉弦缓，寸浮无力，月经量少，此为脾寒夹热。处方：党参15g，白术、苍术各10g，泽泻、车前子各12g，山药6g，芡实10g，龙骨、牡蛎各15g，黄柏12g，知母10g，土茯苓15g，茯苓30g，陈皮10g，甘草3g，7剂。

二诊：5月29日，诸症大为好转。继服上方10剂。痊愈。

初诊：1980年6月6日来诊。张某某，女，41岁，张寨人。

全身浮肿，两个月，重时两目浮肿甚，两胁胀痛，背沉，恶油腻、舌质淡红、苔厚微黄，小便时黄。详问病情，因情志不遂而致。以逍遥丸，日3次，每次一包，连服20天，痊愈。

初诊：1970年6月16日。刘某某，女，34岁，畜牧局工作。

初诊：目前胃痛、纳呆、双下肢浮肿两个月，两足跟痛，全身疲乏无力，晨起更甚，脉沉缓，腰酸，大便日三四次，且稀小便正常，舌质淡红、苔薄白，此脾胃虚，湿重浊自生。处方：党参、白术、茯苓、木瓜各10g，甘草3g。白豆蔻、木香各10g，大腹皮15g，泽泻、防己、薏苡仁各12g，2剂。

二诊：痛减轻，其他如故，上方加通草5g，川牛膝10g，桂枝5g，5剂。

三诊：6月25日，告知继服4剂。痊愈。

初诊：1966年4月28日来诊。李某某之母，女，76岁，齐堡村人。

多年哮喘，每遇冬天即发，经余针刺1年未复发，但呼吸仍不如常人，且晚上腹胀多年，很少吃晚饭，近几天腹胀加重，心悸，气短，面色萎黄，动则加剧，舌淡红、舌干，脉结涩（2～3次一停）。处方：党参、白术各12g，干姜、木香各3g，青皮6g，焦三仙各、槟榔、泽泻各10g，甘草3g，2剂。

三诊：4月30日，心悸大减，腹胀也轻。上方加栀子、天花粉，2剂。

四诊：5月2日，服药加重，发现腹水、腹大，下肢按之没指痕，腹胀满甚剧，善出长气方轻，脉沉细。处方：党参、大腹皮各15g，苓皮、泽泻各

12g，桂枝 7g，猪苓 12g，白术 15g，陈皮 10g，干姜 3g，木瓜 10g，草蔻 5g，木香 3g，厚朴 10g，车前子 12g，甘草 3g，2 剂。

五诊：5 月 4 日，症大减。上方加路路通 5g，王不留行 10g，山药 12g，神曲 10g，2 剂。

六诊：5 月 6 日，唯有腹胀，舌质红，脉小弦。处方：党参 12g，白术 30g，泽泻、陈皮各 10g，木香、干姜各 3g，桂枝 5g，神曲 10g，益母草 15g，大腹皮、车前子、苓皮各 12g，青皮 10g，甘草 3g，3 剂。

七诊：5 月 9 日，水肿完全消退，且能下床，舌质红、苔白，脉弦。处方：党参 12g，白术 15g，厚朴、陈皮、大腹皮各 10g，苓皮 12g，当归 10g，枳壳、甘草各 3g，3 剂。

水肿（脾虚）案

初诊：1964 年 5 月 29 日来诊。郭某某之妻，女，38 岁，西堡村人。

因饮食生冷之物后，渐自从两脚自下而上肿至脐上，按之没指，晨起两眼睑肿如水泡样，四肢乏力，口淡不渴，纳呆，胃脘时凉，小便淡黄量少，舌淡、苔薄白，面色少华，脉沉细无力，宜健脾和胃利湿。处方：党参 20g，白术 25g，茯苓、陈皮各 15g，半夏 10g，甘草 5g，肉蔻 10g，木香 3g，砂仁 7.5g，山药 30g，桔梗 3g，泽泻 15g，防己 10g，木瓜、干姜各 15g，生姜、大枣引，3 剂。

二诊：5 月 31 日，水肿全部消退，唯感食后腹胀，脉沉细，继服上方 2 剂。

三诊：6 月 2 日，饮食、二便正常，唯有腹部感冷，舌质淡、苔白，脉沉，中焦有寒，宜温中散寒。处方：大力参 3g，白术、茯苓各 15g，陈皮 10g，附子 3g，干姜 15g，砂仁 10g，木香 3g，山药 25g，2 剂。

四诊：6 月 4 日，病痊愈，嘱服健脾丸、理中丸 7 天。

水肿经闭案（脾阳虚）案

初诊：1964 年 11 月 30 日来诊。孟某某，女，21 岁，河务处工作人员家属。

结婚 1 年余，停经 5 个月，腹胀满，纳呆，早轻暮重，时有腰酸头晕、恶心、甚则呕吐，四肢乏力，逐渐双下肢浮肿，延至腹部、上肢、面目，一身皆肿，按之没指，晨起眼睑如水泡状、便干、尿微黄，经妇产科检查排除妊娠，面色暗黄，舌淡红、苔薄白，脉细弱。处方：茯苓 25g，陈皮 15g，半夏 10g，白术 25g，大力参、砂仁各 3g，泽泻 20g，防己 10g，薏苡仁、山药各 30g，干姜 10g，香附 15g，丹参 30g，益母草 20g，2 剂。

二诊：12 月 5 日，症状略有好转，脉细近数，舌淡红，面淡黄，气行则水通。上方加槟榔 15g，木通 10g，赤小豆 20g，2 剂。

三诊：12 月 7 日，尿量倍增，水肿去半，食欲增加，继服上方 2 剂。

四诊：12 月 10 日，肿消八九，身乏力，脉沉，其他如常人。处方：防己 10g，黄芪 15g，泽泻 20g，茯苓、白术、大腹皮各 15g，陈皮 10g，木通 15g，竹叶 3g，2 剂。

五诊：12 月 14 日，水肿全退，唯有两腿酸软，食后略胀，脉弱。处方：大力参 3g，黄芪 20g，白术 25g，陈皮 15g，砂仁 10g，木香 3g，半夏 10g，茯苓 25g，大腹皮 15g，丹参 40g，益母草、香附各 10g，玉竹 15g，山药 25g，2 剂。嘱患者忌盐油半月，营养调配，自行恢复。

六诊：1965 年 1 月 28 日，患者告诉痊愈，月经已来量少。

水肿（黄疸、单腹胀、身肿）案

初诊：1964 年 2 月 7 日来诊。王某某，女，60 岁，房寨村人。

初病腹胀，晨轻暮重，纳呆，日渐腹大如鼓，面目及全身尽肿且黄，两胁下按之痛，形如肋骨而硬，夜目不能视物，小便量少，大便时干时溏，脉小弦，苔薄白。处方：茵陈、丹参、白术、山药各 30g，茯苓、泽泻各 20g，陈皮 15g，砂仁 10g，木香 3g，木通 15g，大腹皮 20g，赤小豆 15g，3 剂。

二诊：2月10日，小便通利，大便正常，身黄退，水肿去八九，夜能视物，食欲增加，身感轻松，两胁濡软不痛，患者要求继服药。上方减半量，3剂。

三诊：诸症皆除，嘱服归脾丸10丸，以善其后。

水肿（胃气虚，脾阳不足）案

初诊：1965年7月29日来诊。訾某某，女，38岁，北陶杨召村人。

初病纳呆，胃脘胀满，四肢乏力，沉重，日渐腹大，肢肿较重，经卫生院治疗利尿，肿势略轻，日渐腹大如九个月妊娠，纳呆，早轻暮重，胃两胁满胀闷，口不渴，尿少，心慌气短，四肢浮肿，按之没指，面色暗不泽，舌淡、苔白，脉沉细，此脾阳虚而致。处方：山药、白术各30g，丹参25g，泽泻、猪苓、大腹皮各20g，木香4.5g，桂枝、大力参各3g，2剂。

二诊：8月3日，服药后，病情大为好转，四肢水肿去之八九，肤水去一半余，食欲增加，精神爽快，但仍有胃脘不适，舌红，脉小弦。上方加乌药、车前子各15g，三棱5g，4剂。

三诊：8月8日，服药后症状继续减轻，继服上方2剂。

四诊：8月11日，诸症消除，但仍有乏力、饮纳差，继服上方2剂。服香砂六君丸半月，善后。

水肿（重症）案

初诊：1964年12月7日来诊。岳某某，男，4岁，城关人。

其母代诉，7月15日发现双下肢肿胀粗大，按之没指，早起眼泡肿，白天轻，纳差未治，后加重，面、目、四肢、腹皆肿。经卫生所治疗月余不愈，身肿加重四五天，住院内科。诊为慢性肾炎。常规用药，时轻时重，纳呆呕吐、恶心，四肢浮肿，头肿大，腹大，面肿大，目肿成1条逢，脉细无力，舌苔白质淡，小便短少，大便正常，诊为脾虚水肿。服五皮饮2剂。病症反重，改为健脾利尿处方：太子参、白术、茯苓各15g，陈皮、桂枝各10g，猪苓、泽泻各 15g，甘草 5g，2 剂。

二诊： 服药水肿，完全消退，饮食增加状如常人，溲清长，出院带人参健脾丸、四君子丸，以善后。

按： 重病，轻剂，速效，可思其义也。

水肿（气滞）案

初诊： 1973 年 12 月 8 日来诊。张某某，女，66 岁，西马兰村人。

全身浮肿 5 个月，每遇生气加重，伴胁胀、脘闷、噫气，先后曾服五皮饮等利尿剂。症不减轻，脉沉，舌淡、苔薄白。处方：香附 20g，乌药 15g，沉香、木香各 10g，泽泻 15g，苓皮 30g，砂仁 15g，紫苏子 10g，陈皮 20g，草蔻 10g，代赭石 20g，白术 50g，3 剂。

二诊： 服药，浮肿消去一半。上方加神曲、旋覆花各 15g，4 剂。

三诊： 浮肿消，诸症去，饮食增，继服上方 2 剂。

初诊： 1973 年 4 月 21 日来诊。王某某，女，24 岁，古城人。

全身浮肿，按之如泥，腹胀膨之如鼓，纳呆，溲短已 20 余天。医按肾炎治疗后症状未有好转，面色萎黄，少华，舌淡、苔白，弦沉缓，化验尿常规正常，此气滞。处方：香附、枳壳各 15g，干姜 5g，附子 3g，车前子、泽泻各 20g，陈皮 15g，白术 30g，木通 10g，滑石 20g，甘草 5g，2 剂。

二诊： 4 月 24 日，水肿完全消退，食欲增加。处方：党参 20g，白术 25g，茯苓 15g，甘草 5g，焦三仙各 15g，干姜 10g，陈皮 20g，当归 15g，木香 3g，泽泻 15g，3 剂，健脾丸 1 瓶。

三诊： 4 月 27 日，痊愈，唯有面色苍白，四君子丸、健脾丸服之。

四诊： 5 月 2 日，晚上腹胀。处方：陈皮 20g，大肤子 25g，干姜 10g，焦三仙各 15g，黄芪 20g，白术 25g，鸡内金 15g，甘草 5g，3 剂，保和丸 1 瓶。

浮　肿　案

初诊：1990 年 8 月 4 日来诊。师某某，女，41 岁，张屯村人。

全身浮肿 8 个月，腹胀，纳可，晨起恶心，饭前吐黄水，饭后吐酸水、头晕、腰痛、白带多稠，时有清水样物质，水肿、心烦、吐酸、心悸，睡眠差，舌质淡红，脉弦缓。经中西医医生治疗症未改变。余处方：土茯苓 15g，苍术 12g，薏苡仁 15g，牡蛎 20g，海螵蛸 15g，党参、陈皮、半夏各 10g，泽泻 20g，车前子 15g，青皮 10g，柴胡 5g，川牛膝 10g，山药 20g，甘草 3g，3 剂。

二诊：9 月 14 日，服药诸症皆除半，身轻神爽，遵照效不更方原则，继服 4 剂。痊愈。

风 水 肿 案

初诊：1969 年 8 月 20 日来诊。石某某，女，成人。

初病似感冒，头痛，发热，继则全身水肿，纳呆，小便黄，苔白，脉浮数。处方：麻黄 3g，金银花、连翘各 15g，石膏 25g，浮萍 15g，苓皮、猪苓各 40g，车前子 20g，通草、陈皮、神曲各 15g，甘草 5g，2 剂。

二诊：水肿消大半。上方加白术 20g，3 剂。

三诊：肿胀完全消退，无其他不适。玉米须 1 把，车前子草 1 把，煎汤以频服之 1 个月。

初诊：1969 年 12 月 1 日来诊。关某某，女，成人。

全身尽肿，头面为重，身无热，已 7 天，脉浮数，苔白。处方：麻黄 10g，浮萍 20g，荆芥、连翘各 10g，赤小豆 20g，防风 15g，甘草 5g，2 剂。

二诊：服药微汗，肿消十之八九，能食。上方又服 5 剂。痊愈。

风水肿（急性肾炎）案

初诊：1974 年 4 月 8 日来诊。王某某，女，10 岁，王桥乡人。

初病感冒发热，两天后面目及全身浮肿，溲黄，口渴，舌红、苔薄白。此风水肿。处方：浮萍、麻黄各 10g，车前子 15g，泽泻、木通各 10g，杏仁、防风各 15g，石膏 40g，知母 10g，甘草 5g，2 剂。

二诊：服药微汗，浮肿轻。上方加陈皮 15g，槟榔 10g，2 剂。

三诊：浮肿全退，舌淡红。处方：陈皮 15g，白术、车前子各 20g，槟榔 10g，滑石 15g，木通 5g，2 剂。

四诊：饮食正常，二便正常。继服上方 2 剂。化验尿蛋白（＋＋＋＋）、管型 C 胞（＋）。嘱玉米须 1 把、红小豆、白茅根、车前子草、棉花根各 1 把，煎汤服两个月，再化验。

脾虚水肿（阴水）案

初诊：1973 年 4 月 23 日来诊。尚某某，男，成人，尚沿村人。

3 个月前做胃、十二指肠溃疡手术后，饮食困难，日进 1～2 两，骨瘦如柴，皮肤甲错，服六君子汤加焦三仙后饮食正常，但最近几天，发现下肢浮肿，面目、四肢皆肿，按之如泥，腹部和下肢肿较重，纳呆，舌苔中白厚，此阴水，实脾饮之加减。处方：木瓜 20g，木香 10g，大腹皮 30g，五加皮、麦芽各 20g，神曲、干姜各 15g，苍术 25g，车前子、茯苓各 15g，党参 25g，附子 3g，枳壳、甘草各 5g，4 剂。

二诊：4 月 27 日，水肿基本消除，但身体瘦弱，气短心悸。处方：人参 10g，白术 30g，茯苓 20g，附子 3g，车前子、五加皮各 20g，大腹皮 30g，干姜 15g，泽泻、当归各 20g，甘草 5g，4 剂。

三诊：饮食大增，日进 1 斤左右，水肿完全消除，予人参健脾丸、香砂六君丸各 2 盒。

周期性全身浮肿心悸案

初诊：1985 年 3 月 22 日来诊。陈某某，女，39 岁，西孔堡村人。

全身性浮肿 2 年，时肿时消，有时服药即消，有时不服也自行消退，40 余天，阵发性心悸，发作时心律在 100～110 次／分钟之间，恶心，脘满，以按之胃脘部觉轻爽，周期性，全身浮肿，心悸，尿频（日 10 余次，量多），脘满痛，恶心，尿频后肿胀自消，周而复始。处方：柴胡 10g，白芍、牡蛎、龙骨各 20g，半夏 10g，甘草 3g，竹茹 15g，茯苓 30g，桂枝、陈皮各 10g，白术 30g，3 剂。

二诊：3 月 27 日，心悸未发，胁部微痛。上方加枳壳 6g，3 剂。

三诊：4 月 1 日，有时傍晚心悸一会很轻，约一分钟即过，胁仍痛。上方加瓜蒌 30g，王不留行、路路通各 10g，3 剂。

四诊：4 月 3 日，未发病。处方：茯苓 30g，白术 15g，桂枝 10g，甘草 5g，龙骨、牡蛎各 30g，王不留行 10g，香附 5g，3 剂。

五诊：4 月 11 日，水肿见消，其他症来作。处方：苓皮 30g，五加皮 10g，白术 15g，桂枝 10g，青木香 5g，猪苓 15g，泽泻 10g，车前子 15g，香附 10g，通草 5g，3 剂。

六诊：1985 年 4 月 19 日，全身肿胀全消退，心悸也未发作，舌质红、苔白，脉弦。处方：半夏、陈皮各 10g，茯苓、白芍各 15g，柴胡 10g，钩藤 12g，龙骨、牡蛎各 20g，青木香 10g，青皮 15g，王不留行 30g，白矾 5g，白芥子 3g，冬瓜皮 30g，桂枝 5g，3 剂。

七诊：4 月 25 日，诸症未发作，一切正常。以善后，继服 2 剂，3 天 1 剂。

呃 逆 案

初诊：1970 年 10 月 26 日来诊。刘某某之妻，成人，曲州县寺头村人。

呃逆 1 年余，时轻时重，久治不愈，且有失眠，舌淡、苔薄。处方：旋覆花 20g，代赭石 40g，清半夏 10g，白术、麦冬各 20g，厚朴、紫苏子、陈皮各

10g，茯苓 15g，丁香 2.5g，当归 20g，党参 25g，甘草 5g，6 剂。

二诊：呃逆止，继服上方 4 剂。

三诊：改服香砂六君丸 10 天。

按：旋覆花、代赭石降气，紫苏子、丁香以助药力，五味异功散补气健胃，当归、麦冬补阴，使升降平衡、升降并用。

顽固性细菌性痢疾案

初诊：1973 年 11 月 21 日入院内科。许某某，女，65 岁，许路町村人。

内科记录：因频泻 6 天加重 3 天，于 11 月 21 日入院后，腹泻顽固，每日腹泻 10 余次，腹泻为不消化饮物，经补液及抗生素治疗病情仍不见效，轻度脱水，消化不良，故中医会诊。

二诊：12 月 4 日中医会诊：下痢赤白无休止，呕吐、纳呆，服西药抗生素效差，饮食不消化而下，面色潮红，苔黄厚腻微黑，脉沉细。问其病因，因饮食不节而致，又饮水而致泻痢，已 20 天，体瘦神倦，虽病重而苔厚，也为虚中有实当健脾胃兼清湿热，佐以固脱之品。处方：焦三仙、苍术、陈皮各12g，白头翁 60g，鸡内金 12g，甘草 6g，黄连 10g，木香 6g，诃子、石脂各12g，木通 6g，1 剂。

三诊：12 月 5 日，服药呕吐止，痢有时止，精神好转，舌中黑黄，脉见微弦。上方加扁豆 12g，继服 1 剂。

四诊：12 月 6 日，便仍有不消化之物，泻下有下坠感。上方去木通，加干姜 10g，茯苓 12g，石脂、太子参、地榆炭各 30g，2 剂。

五诊：12 月 9 日，仍有下痢，里急后重，苔中黄黑。处方：太子参 15g，陈皮 12g，白术 30g，槟榔 10g，白头翁 30g，焦三仙各 10g，莱菔子 12g，地榆 12g，黄连、木香各 10g，石脂 30g，天花粉、诃子、罂粟壳、肉蔻各 10g，2 剂。

六诊：12 月 11 日，服第 1 剂，未大便，腹部也舒服了。

七诊：12 月 12 日，痢止，大便通，但纳呆，苔中黑不甚干，脉弱。处方：陈皮 10g，白术 25g，焦三仙各 12g，太子参 25g，茯苓、槟榔、莱菔子、鸡内金各 10g，干姜 3g，黄连 4g，甘草 3g，2 剂。

八诊：12 月 16 日，其诸症皆除，唯有恶心呕吐。处方：陈皮 12g，竹茹 15g，茯苓、焦三仙各 10g，代赭石 15g，白术 12g，甘草 3g，3 剂。

九诊：12 月 20 日，呕吐病情大为好转，便下正常。处方：陈皮 12g，麦冬 15g，天花粉 15g，知母 6g，焦三仙各 10g，槟榔、山药、代赭石各 12g，旋覆花 4g，2 剂。

十诊：12 月 25 日，诸症消退，唯身体虚弱。嘱饮食养胃，西医补液，服健脾丸，1974 年 1 月 4 日出院。

气臌症案

初诊：1966 年 3 月 1 日来诊。耿某某之母，51 岁，市庄村人。

1965 年 11 月初病，因与儿媳吵架后，饮食而逐渐心满，起床后眼肿胀，身重。今年正月因感冒，服感冒药，愈后又因吵架而哭，腹胀满，纳呆，食则胀满甚，半月余，逐渐腹大如鼓，不矢气，先由上腹部胀大逐渐延及全腹，如青蛙腹之状，全腹按之硬痛，痛连胸及胁部，时太息，水不能饮，饮而胀大难忍，舌淡、苔淡薄，脉沉弦而不利，口苦，神疲，经某医按水鼓服舟车丸之类泻下，腹胀不消反而更满，大便细如筷子，小便微黄，此为气鼓之症。处方：柴胡 10g，白芍 12g，茯苓 15g，当归、白术各 30g，乌药、青皮、厚朴、神曲、郁金、莪术、枳壳各 10g，甘草 3g，3 剂。

二诊：服 1 剂后，腹鸣，继服上方 3 剂。

三诊：上方服 2 剂后，腹中矢气，服 3 剂后症轻。处方：加沉香 5g，木香 10g，9 剂。

四诊：腹大消失，变软但心窝按之还痛，饮食增，精神爽，脉弦，仍遵上方服之。

五诊：症去八九。处方：柴胡、白芍、茯苓各 10g，郁金 5g，丹参 12g，三棱 10g，莪术、青皮各 5g，厚朴 10g，乌药、香附各 6g，龙胆草 10g，木香、木通各 5g，白术 15g，神曲、麦芽各 10g，枳壳 5g，甘草 3g，王不留行、路路通各 5g，5 剂。

腹 痛 案

初诊：1993 年 4 月 27 日来诊。王某某，男，12 岁，任门寨村人。

胃痛、腹痛 1 个月并加重，发病 2 年。初病感冒，服感冒药后，左上腹及脐胀，左小腹痛，按之痛甚。下午重，上午轻，口干渴，纳呆。他医诊为腹膜炎。余诊：舌质红、苔中黄腻，脉数。处方：石膏、金银花各 15g，蒲公英、蒲黄、五灵脂、连翘、栀子各 10g，薏苡仁 15g，赤芍 10g，丹参、茵陈各 15g，通草 3g，半夏 5g，竹茹 15g，甘草 3g，2 剂。

二诊：4 月 30 日，服药痛轻，舌红、苔黄厚腻，检查：B 超、血常规、尿常规、肝功能、淀粉酶均正常，上方加生地黄 15g，4 剂。

三诊：5 月 2 日，腹痛止，舌苔转白，饮食增，未服药。

腹痛（气滞食积）案

初诊：1966 年 11 月 4 日来诊。李某某，女，38 岁，刘堡村人。

5 天前突然恶寒继则发热，随即胃痛呈现恶寒、发热、胃痛、头痛、恶心症状交替混杂而作。经卫生所冯医生诊为瘟疫，服汤药 2 剂，诸症消退，但少腹钝痛，冯医认为病后空痛。昨天因饮食后又发生腹痛，痛势剧烈、恶寒、冷汗，甚则昏迷，经注射阿托品痛未止。又经某医生诊治用肠梗阻服 1 剂，大便未下，其痛不止，恶心。余诊脉沉紧，四肢萎黄，舌苔中薄黄，上腹痛甚，脘痛拒按，萎弱不言，痛苦难忍。问诊：食后心情不舒，此为饮食积滞阻碍中焦气机。①先以针刺梁丘穴，以救急，后针刺大肠俞、胃俞、肝俞、内关穴。②继服枳实 30g，焦三仙各 15g，槟榔 12g，青皮、陈皮各 10g，大黄 15g，木香 10g，芒硝（冲服）6g，火麻仁 10g，1 剂。

二诊：痛势缓和，唯有胃及胁有微痛，口干欲饮，小便下，大便未见。处方：赤芍 6g，丹参 15g，木香 6g，枳实 15g，厚朴、青皮、陈皮、焦三仙、槟榔各 10g，栀子 6g，白术 10g，甘草 3g，1 剂。

三诊：仍有胃痛、两胁胀满，苔薄黄。处方：知母、栀子各 10g，乌药

12g，木香 6g，青陈皮各 10g，三棱 6g，厚朴、川楝子各 10g，天花粉 12g，清半夏 6g，1 剂。

四诊：服药大便五六次，便下如痢状，脉数，舌质红。上方去三棱，加白芍（炒）12g，黄柏、枳实、大黄各 6g，1 剂。

五诊：服药后大便 5 次，量不多，腹胁轻松，此胃中已虚，补脾健胃以恢复中气。处方：党参 12g，白术、陈皮、泽泻各 10g，木香 6g，神曲 10g，清半夏 6g，黄芩 3g，甘草 3g，3 剂。

腹痛（腹膜炎）案

初诊：1973 年 11 月 7 日来诊。张某某，女，60 岁，陶南村人。

入院记录：腹痛伴呕吐 3 天。因饮食不节，引起腹部持续性痛，如针刺，半小时后全腹痛如刀割，伴恶心、呕吐，吐出为内容物，吐苦水，不能进食。处方：青霉素、链霉素、胃肠降压、四环素输液、对半高糖、VC、高渗等，症轻。某主任开处方：槟榔 10g，麦芽 25g，神曲 6g，山楂、枳壳、枳实各 10g，当归 25g，延胡索 10g，甘草 6g，2 剂。气痛丸，日 2 次，每次一管。

二诊：11 月 11 日，服药 2 剂。无明显改变，腹部仍压痛反跳痛。家属要求余诊。记录：初病胃脘痛，兼有呕吐、泻泄 1 天，吐泻止，渐脐周痛拒按，六天未大便，阵发性痛较剧，舌苔白腻，脉沉弦，此为阳明腑实证。处方：大黄 15g，芒硝 6g，木香 10g，厚朴 12g，槟榔 6g，枳实 25g，1 剂。

三诊：11 月 12 日，服药大便已下，腹感松快，略进饮食，但脐周仍拒按，苔白。处方：木香 15g，乌药、槟榔、枳实各 12g，厚朴 10g，干姜 12g，乳香、没药各 6g，赤芍 25g，桃仁 10g，红花、甘草各 6g，1 剂。

四诊：11 月 13 日，症状如前，舌苔白略灰，脉弦缓。处方：延胡索 10g，小茴香、乌药各 12g，木香、赤芍各 15g，青皮 10g，白术 15g，神曲 10g，沉香 6g，甘草 3g，1 剂，理中丸 3 丸。

五诊：11 月 14 日，腹痛减轻，但少腹仍拒按，舌苔中灰。上方加附子、干姜各 6g，2 剂。

六诊：11 月 16 日，腹痛继续减轻，但饮纳差，右少腹还有点拒按，苔白厚，脉沉。处方：焦三仙各 10g，苍术、陈皮各 12g，茯苓 10g，木香 12g，槟榔、乌药、半夏各 10g，丹参 12g，良姜 5g，2 剂。

七诊：腹按之不痛，饮食增。上方加扁豆、藿香各 10g，5 剂，诸症消退。

腹痛心悸咳嗽案

初诊：1989 年 10 月 1 日来诊。李某某，女，67 岁，馆陶拐寨人。

左上腹跳痛，胀满，纳呆、口干、头晕、心悸、咳嗽两个月，面色萎黄，舌质红、苔白微黄。处方：陈皮、茯苓、焦三仙、槟榔、枳壳、甘松各 10g，丹参 15g，竹茹 25g，栀子、连翘各 10g，白豆蔻 5g，天花粉 10g，4 剂。

二诊：10 月 5 日，腹痛止，能食，头晕除，唯有心悸、咳嗽。上方加远志 5g，杏仁 10g，甘草 3g，4 剂。病愈。

少 腹 痛 案

初诊：1970 年 8 月 5 日来诊。赵某某，女，成人。

自述患少腹痛，两胁胀满，痛而不舒，1 年余，舌淡，脉小弦，多医调理不愈，此肝郁气滞。处方：柴胡 10g，白芍、白术、当归各 20g，香附、郁金各 15g，枳壳 10g，乌药 15g，通草 5g，川楝子 15g，王不留行 10g，路路通 15g，6 剂。痊愈。

术后少腹痛案

初诊：1969 年 8 月 8 日来诊。任某某，女，成人，邱县邱城人。

因少腹部手术后，引起少腹痛，时呃逆纳呆，苔薄黄，此气滞血瘀。处方：生地黄、当归各 20g，赤芍、川芎、桃仁、红花各 15g，丹参 40g，延胡索 15g，大黄 3g，枳实、青皮各 15g，三棱 10g，乌药 25g，金银花 15g，连翘 10g，小茴香 10g，3 剂。

二诊：服药痛轻，饮食增。处方：桃仁 20g，红花 15g，延胡索 10g，丹参、当归各 20g，生蒲黄、赤芍、旋覆花各 15g，代赭石 20g，三棱 10g，莪术 25g，乌药 15g，木香 10g，枳实、青皮各 15g，金银花 20g，3 剂。

三诊：服药后痛轻，继服上方 4 剂。

四诊：唯有饮纳差，其他基本愈。处方：焦三仙各 20g，陈皮 15g，栀子、木香各 10g，丹参 25g，白术 20g，枳实、连翘各 10g，天花粉 15g，槟榔 10g，4 剂。

五诊：诸症皆愈，饮食日进一斤多，继服上方 3 剂。

阵发性腹痛案

初诊：1975 年 3 月 27 日。张某某，女，14 岁，市庄人。

腹痛，阵发性脐周加重，拒按，遇冷重，得热轻，纳呆，腹胀、烧心、口吐清水，大便稀薄，舌苔黄，脉数，已两个月，经多医治疗病不愈，余诊为寒热错杂证。处方：乌梅 20g，川椒 5g，太子参 15g，陈皮 10g，干姜、肉桂各 5g，白术、黄柏、赤芍各 20g，甘草 5g，2 剂。

二诊：服药后，病情大为好转，但仍有胀痛，纳呆。处方：神曲 20g，麦芽 15g，莱菔子 20g，连翘 10g，槟榔 15g，白芍 25g，百合 20g，乌药 15g，丹参 25g，甘草 5g，3 剂。

三诊：痛止、饮食正常、二便正常。继服上方 2 剂。痊愈。

胃内水饮案

初诊：1984 年 5 月 28 日来诊。尚某某，女，61 岁，东堡村人。

饮食不节，而致每日下午开始腹胀、纳差，1 年余。时呃逆，饮食量少，稍多一点即呕吐。查胃部，以手推之胃内有水响声。舌红、苔中白，此水液积留于胃而不化。处方：茯苓 30g，桂枝 10g，苍术 30g，甘草 3g，3 剂。

二诊：服药诸症减轻。上方连服 5 剂。痊愈。

结 肠 炎 案

初诊： 2001 年 11 月 26 日来诊。王某某，男，34 岁，王草厂人。

便下白黏液，下坠腹胀，日 2～4 次，舌苔薄黄。处方：白头翁 30g，蒲公英 15g，黄连 10g，干姜 5g，栀子、苍术、木香、秦皮各 10g，白芍 15g，甘草 3g，4 剂。

二诊： 黏液少。上方加罂粟壳 6g。痊愈。

初诊： 2001 年 11 月 27 日来诊。刘某某，女，57 岁，刘堡人。

大便脓血黏液，下坠已 2 年，经治时轻时重。处方：乌梅 30g，黄柏 10g，干姜 5g，白芍 15g，木香 10g，黄连 5g，当归 6g，薏苡仁 15g，附子 5g，白头翁 15g，香附 5g，7 剂。

二诊： 12 月 4 日，症减。继服上方 11 剂，黏液去。

初诊： 2000 年 7 月 3 日来诊。李某某，男，53 岁，东王才人。

大便日四五次，便后下坠，已三年，经化验为脓血便，西医诊为结肠炎，多方治疗无效。余处方：乌梅 30g，黄连、干姜各 5g，附子 3g，当归、黄柏各 10g，白头翁、白术各 15g，木香 10g，罂粟壳 5g，党参 12g，甘草 3g，5 剂。

二诊： 7 月 8 日，症减。嘱轻不改方，10 剂。

三诊： 8 月 25 日，大便日 1 次，症消。嘱继服 10 剂，防复发。

初诊： 1999 年 5 月 15 日来诊。王某某，男，44 岁，塔头村人。

脐周隐痛，上腹部痛，纳呆，大便稀，频日四五次，化验大便，脓细胞、红细胞、钡餐 X 光显示胃炎。舌质红、苔中黄，脉沉。处方：赤石脂 30g，白术 15g，陈皮、黄连各 10g，干姜 6g，半夏、黄芩各 10g，蒲公英 30g，甘草 3g，木香 5g，乌梅 30g，黄柏 10g，川椒 5g，10 剂。

二诊： 5 月 26 日，症轻，继服上方。

三诊：5 月 30 日，有时还便稀日 1 次，苔中黄。上方加佩兰 10g，3 剂。

四诊：6 月 10 日，诉日便 1 次，不稀。上方继服 10 剂。防复发，加香砂六君丸服之。

初诊：2001 年 8 月 25 日来诊。江某某，男，34 岁，广平大文庄人。

大便带黏液，肠鸣，腹胀痛，大便时有血，已 1 年半。初病腹泻后转为痢，久治不愈。经 285 部队医院作肠镜，诊为慢性结肠炎，舌质红、苔微黄。处方：白术、茵陈各 15g，黄柏、知母各 12g，薏苡仁 20g，败酱草 15g，当归、连翘各 10g，乌梅 30g，甘草 5g，5 剂。儿茶、白及各 10 克为细末，灌肠日 1 次。

二诊：病情大为好转，继服上方。

三诊：9 月 9 日，大便不带黏液，胃胀、肠鸣轻。上方去知母，加人参 5g，陈皮 10g，白头翁 15g，黄连、干姜、木香各 5g，6 剂，外用同上。

四诊：9 月 27 日，便下不带黏液，便头干。去薏苡仁，同上方法服之、外用。

腹泻（结肠炎）案

初诊：1985 年 1 月 20 日来诊。胡某某，男，24 岁，山东胡马演人。

脐周腹痛即泻，便下如黏冻，泻后腹痛轻，日便一二次，纳差，乏力，已 2 年，曾服中药及西药，按肠炎、肠结核治无效。延余诊：舌质红、苔薄白，脉沉。化验大便常规，脓细胞（++++）。处方：乌梅 20g，罂粟壳 10g，党参 12g，干姜 10g，苍术 15g，白芍 12g，黄连 5g，当归 6g，甘草 3g，3 剂。

二诊：1 月 23 日，服药大便日 1 次，黏冻减少，仍腹痛。处方：乌梅、当归各 10g，干姜 5g，罂粟壳、肉蔻各 12g，莲肉 15g，黄连 5g，白芍 20g，木香 5g，甘草 15g，3 剂。

三诊：1 月 31 日，黏冻去大半，腹痛轻，便日 1 次。处方：干姜 10g，乌梅 20g，罂粟壳 10g，党参 12g，白术 15g，白芍 12g，黄连 5g，当归、肉蔻各 6g，木香 5g，甘草 5g，3 剂。

四诊：2月2日，黏冻已去，腹痛止。继服上方3剂，加服香砂六君丸10天。

大便带黏液（结肠炎）案

初诊：1984年5月7日来诊。罗某某之妻，47岁，南拐渠村人。

大便外带黏液加重有7～8个月，病史1年余，原来大便后带一点黏液，现在大便始终都带黏液，身乏力、肢酸、恶寒、恶热、纳呆，食生冷辣物及难消化食物则加重，面色暗，脉弦无力，化验大便脓细C胞，血色素12g，白细胞6000，淋巴40g，中性40。曾服呋喃西林、理中丸、利特灵、土霉素、链霉素、人参健脾丸等不效来诊。处方：黄芪100g，当归10g，党参15g，白芍12g，苍术10g，木香6g，黄连、黄柏、苦参各10g，甘草5g，3剂。

二诊：5月10日，服药后大便无黏液，腹痛、肛门原痔疮红肿且痛。上方加白芍30g，甘草20g，3剂。

三诊：5月13日，红肿轻。上方减量服之。苦参100g，马齿苋100g，煎汁外洗。

泄 泻 案

初诊：1984年4月4日来诊。郭某某，女，38岁，河务处工作。

腹痛即泻，早晨发作，重则日夜2～3次，不能饮冷，遇冷则加重，温水也忌，舌淡红、苔薄少，脉沉，病1年余，曾服四神丸，人参健脾丸等时轻时重。今处方：人参6g，附子12g，肉桂、干姜各10g，白术30g，苍术、防风各10g，白芍15g，陈皮、淫羊藿各10g，罂粟壳6g，巴戟天10g，2剂。

二诊：4月6日，大便早晚各1次，肠鸣，腹痛即泻，泻后诸症平，舌淡红、苔少，化验大便正常。处方：乌梅30g，黄连6g，党参15g，川椒6g，细辛3g，肉桂、附子、黄柏、当归各10g，4剂。

三诊：4月8日，大便日三次，不消化食。处方：人参6g，白术30g，茯苓10g，甘草5g，莲子15g，红豆蔻10g，山药30g，鸡内金、神曲各10g，木香 6g，罂粟壳 6g，2 剂。

四诊：4 月 10 日，大便日 1 次，腹不痛，夜有时肠鸣。处方：人参 10g，白术 30g，茯苓 10g，甘草 5g，莲肉 30g，红豆蔻 10g，山药 30g，鸡内金 10g，木香 6g，罂粟壳 6g，3 剂。

五诊：4 月 16 日，大便日 1 次，腹有时痛一下，有时肠鸣。上方加附子 6g，干姜 10g，3 剂。

六诊：4 月 20 日，大便日 1 次，一切正常，继服 2 剂以善后。

初诊：1984 年 4 月 26 日来诊。张某某，女，35 岁，油寨大队人。

起病腹胀、纳呆，日渐泄泻，劳动加重，心悸，脑热，夜寐不安，多梦、思虑频频，恶寒，遇怒即重，舌淡红、苔白，脉弦。处方：防风 10g，白术 15g，陈皮、白芍、香附各 10g，甘草 3g，2 剂。

二诊：4 月 28 日，仍便溏，日 3 次，自觉惊恐即泻，乏力，药不效。处方：①党参、柴胡各 10g，白芍 15g，远志 3g，香附、当归各 5g，半夏 6g，白术 10g，甘草 3g，3 剂。②逍遥丸 10 丸、人参健脾丸 10 丸。

三诊：诸症大减，大便日 1 次，无心悸，睡眠、饮食正常。

初诊：1984 年 3 月 23 日来诊。谭某某，女，54 岁，食品厂工作。

腹泻 2 年余，腹部热即腹泻，每遇冷、生气即发，食硬食也发。服理中丸、消化药、凉药均重，日泻三四次，舌淡红，脉沉细。处方：乌梅 30g，黄连 5g，大力参、川椒各 6g，干姜 5g，肉桂、附子各 6g，黄柏 10g，当归 6g，甘草 3g，罂粟壳、苍术各 10g，莲肉 30g，2 剂。

二诊：3 月 25 日，泻轻，上方服 6 剂。

三诊：3 月 31 日，腹泻止，继服 2 剂。病愈隔日加服 1 剂，以善后。

泄泻（结肠炎）案

初诊：2002 年 2 月 16 日来诊。吴某某，女，58 岁，南盘村人。

便稀，日四五次，腹无痛、胀、坠，身乏力，纳呆，化验脓细胞、红细胞一个加号，已两个月。厌油腻，舌质红、苔中薄黄，脉沉无力。处方：白头翁20g，黄连 10g，木香 5g，赤石脂 10g，白术 15g，白芍（炒）12g，陈皮 15g，乌梅 30g，干姜 6g，当归 5g，甘草 5g，3 剂。

二诊：2 月 24 日，症状好转。日 2 次。处方：乌梅 30g，黄连 6g，黄柏、干姜各 10g，附子 5g，当归 10g，白术、白头翁各 15g，秦皮、神曲各 10g，甘草 3g，3 剂。

泄泻（脾虚）案

初诊：1965 年 5 月 14 日来诊。李某某，女，40 岁，吴张屯人。

初病腹胀满，晚重，后因感冒，胀满加重，以致饮食不化，食后即便，便后腹胀轻，日大便六七次，口淡无味，乏力，心悸，气短，面少血，舌白厚，脉大无力。处方：党参、白术、茯苓各 15g，山药 30g，砂仁 10g，薏苡仁25g，木香 3g，半夏、陈皮各 10g，神曲 15g，升麻 2.5g，柴胡 5g，扁豆、黄芪各 20g，2 剂。

二诊：服药日行 2～3 次，便稠，饮食后消化较好，继服上方 2 剂。

三诊：大便日 1 次，腰不痛。先继服上方 2 剂。后服人参健脾丸，日 2 次，每次 1 丸，连服 10 日。

泻泄脱肛案

初诊：1965 年 4 月 4 日来诊。李某某之子，4 岁，东王材村人。

腹泻两个月余，每次食后即便，洞泻，肠鸣，肛门坠出，需手托入，舌淡、苔白，脉细沉，此脾虚泄泻日久中气不足。处方：党参、白术、薏苡仁各 15g，砂仁 3g，陈皮 10g，茯苓 15g，山药 20g，半夏 3g，神曲 10g，扁豆15g，甘草 5g，3 剂。

二诊：4 月 7 日，泻止，未脱肛。上方加黄芪 15g，3 剂。

三诊：4 月 10 日，其父告知小孩已愈。

五更泻（手术后遗症）案

初诊：1999 年 2 月 26 日来诊。万某某，女，55 岁，平堡村人。

晨 4 点醒后即自汗，大便日 2～3 次，便后心悸，饥饿、欲饮食，食不充饥，头晕、喘、心悸，约中午 12 点逐渐好转，小便频，每次感冒后加重。这次 11 月 20 日又因感冒加重，脉数，舌暗红、苔中黄、有齿龈，便后肛门下坠、再便，因尿道息肉手术后患此病。处方：薏苡仁 20g，白术 15g，茯苓、佩兰、扁豆各 10g，茵陈、白芍各 15g，桂枝 6g，黄芪 20g，白豆蔻 5g，赤石脂 30g，半夏 6g，甘草 3g，1 剂。

二诊：2 月 27 日，服药尿热频。上方加大黄、甘草各 10g，1 剂。

三诊：2 月 28 日，小便热频轻，舌质红，苔中黄。上方加竹叶 3g，4 剂，诸症消失。

五更泻案

初诊：2013 年 4 月 15 日来诊。庞某某，女，54 岁，大名南街人。

五更泻复发已 4 个月，1995 年吾予治愈此症。今复发，晨腹泻 2～3 次。经多方治疗后症状未有好转，舌质红、苔薄白。处方：赤石脂 12g，补骨脂、菟丝子各 10g，白术 30g，乌梅 15g，黄连 3g，川椒 5g，干姜 10g，甘草、附子各 3g，4 剂。

二诊：服药略轻，嘱其继服 4 剂。

三诊：来电告知，服药症状未减轻，考虑脾阳不振，应温脾健胃，收涩为主方。服用：附子理中丸、人参健脾丸、补脾益肠丸，三成药混合服，日 2 次，每次各 1 丸，连服 10 日。

四诊：来电：脐周围阵发性痛，伴恶心似有蛔虫。嘱服肠虫清。另服：陈皮、半夏、茯苓各 10g，甘草 3g，生姜、大枣适量，3 剂。

初诊：2004 年 3 月 12 日来诊。刘某某，女，23 岁，北陶镇人。

每晨起床大便稀薄 3 次，其他时间 4 次，食后腹满、腹痛，腹痛即泻，泻后即轻，不食生冷、油腻、辛辣之物。从去年 6 月份发病，经多方治疗后症状未有好转，曾服中药略轻，化验大便正常。余处方：①参苓白术散 10 包，日 2 次。②党参 15g，白术 30g，茯苓、干姜、乌梅、诃子、附子各 10g，莲肉 30g，甘草 3g，白芍 12g，3 剂。

二诊： 3 月 15 日，大便日 2 次未痛，服上方 5 剂。

五更泻便数案

初诊： 1999 年 6 月 7 日来诊。刘某某，男，67 岁，才口村人。

五更泻三年，腰腹不痛，饭后腹满，大便不溏，起床后大便四五次，曾服健脾丸、四神丸及西药不愈。余处方：①补中益气丸，10 丸，日二丸。②人参 12g，桃仁 15g，红花 20g，黄芪 50g，升麻、甘草各 6g，3 剂。

二诊： 6 月 10 日，大便日 1 次，无其他不良反应。继服上方量减半，3 剂。

初诊： 1999 年 9 月 7 日来诊。张某某，女，31 岁，塔头人。

五更泻 20 年，起床即大便四五次，大便不干、不稀。处方：人参 12g，桃仁、红花各 20g，黄芪 10g，升麻、甘草各 5g，3 剂。病愈。

食入即泻案

初诊： 1985 年 4 月 23 日来诊。闫某某，女，35 岁，药材公司工作。

食后泻 1 个月余，时有腹痛，口不干渴，面色尚可，舌红、苔白，脉沉。处方：防风、白术各 15g，陈皮 10g，白芍 15g，干姜 6g，甘草 3g，3 剂。

二诊： 4 月 26 日，腹泻止，饮食正常。继服 3 剂，化验大小便正常。

滴虫性肠炎案

初诊： 1984 年 4 月 2 日来诊。张某某，女，28 岁，冠县后杨召村人。

下午及夜间腹胀，纳呆，天明自轻，腹胀连及背部，腹股沟，矢气稍轻，便溏，日3至5次，食硬物胃部不适，舌质红、苔薄白黄，大便（－），滴虫2～3个。处方：苦参12g，乌梅15g，黄连6g，党参10g，川椒3g，细辛3g，干姜6g，肉桂5g，附子6g，黄柏、仙鹤草、陈皮各10g，苍术15g，3剂。

二诊：5月20日，症不减，化验滴虫（－），大便（－）。处方：党参12g，白术15g，茯苓10g，甘草3g，罂粟壳10g，木香6g，赤石脂、车前子各10g，莲肉30g，砂仁10g，陈皮6g，乌药、肉蔻各10g，7剂。

三诊：5月29日，停药泻，舌红、苔薄黄。处方：太子参12g，苍术15g，茯苓5g，甘草3g，莲肉30g，罂粟壳、肉蔻各10g，赤石脂30g，车前子（包）15g，草蔻、木瓜、木香各10g，乌药6g，黄芪30g，升麻3g，2剂。

四诊：6月2日，泻止，大便（－）。上方加干姜10g，2剂。

五诊：6月15日，处方：党参15g，罂粟壳6g，苍术15g，山药30g，陈皮10g，莲肉30g，马尾连5g，干姜10g，木香6g，5剂。

六诊：6月20日，病症消失，饮食调养。

饮食无味症案

初诊：1991年11月25日来诊。平某某，女，67岁，浅口村人。

饮食无味，吃什么饭都像吃木渣一样，无滋无味，食而不消，纳呆，经治2年不减轻。经胃镜查：食管炎、浅表性胃炎伴糜烂、十二指肠溃疡。余诊舌淡红、苔白少，脉大而无力，此胃气虚，纳谷而不能有谷味。嘱服香砂六君丸，1个月，病愈后又服1个月防复发。

呕　吐　案

初诊：1976年11月20日来诊。杨某某，女，69岁，杨庄村人。

食入片刻即吐出食物，家人认为食道癌，治疗后症状未有好转，认为不治之症等死，已15个月余未死，故来诊。仍吐出食物及黏沫，原体胖，现消瘦，脉弦弱，舌质红、苔薄少。大黄甘草汤主之。处方：大黄、甘草、代赭石各

15g，蒜梗 1 把，生姜 3 片，大枣 3 个，伏龙肝 25g，4 剂。

二诊：11 月 24 日，吐止，以健胃。上方加党参 15g，白术 15g，山药 25g，4 剂。

初诊：1965 年 6 月 15 日来诊。张某某，女，28 岁，食品部家属。

禀赋体胖，婚后 10 年生 4 胎。今因放环少腹痛、出血，取环后发热，体温 39℃，恶心、呕吐不去，已 14 天水谷不能进，食入即吐，纳呆，黄水涎沫，汤药、片药均不能服。余诊小便略黄，大便六天未下，口中不渴，头重微痛，乏力失眠，体重瘦 10 斤，四肢发冷，神疲无力，面色淡黄，卧床不起，舌淡、苔中黑而有津。此久病胃气虚，且因服凉药太过，胃气虚而欲食不能纳，脾胃相表里，脾失运而湿气胜，湿胜故黑，黑而有津者是为虚极，虽寒湿而不得用附子、干姜燥热之类，又热病后伤阴，当先扶脾益胃气，脾胃健运而寒湿自退，治宜和胃燥湿降逆。处方：党参、白术、苍术各 25g，茯苓 15g，甘草 5g，半夏 15g，薏苡仁 25g，木香、砂仁各 10g，代赭石 40g，藿香、陈皮各 15g，1 剂，频服送藿香正气丸 3 丸。

二诊：6 月 16 日，频服药未吐，4 个小时后只吐一口清水，4 个小时后喝稀粥一小碗未吐，溲黄，其他同上。上方加木香 3g，神曲 15g，1 剂。

三诊：6 月 17 日，未吐，但有头痛鼻塞微热，咽略痛，苔中黑去一半，边微黄白，此胃热兼暑湿。处方：竹茹、陈皮、半夏、茯苓各 15g，薏苡仁 30g，黄芩 7.5g，厚朴 15g，代赭石 20g，滑石 25g，藿香 15g，苍术 25g，木香 10g，连翘、金银花各 15g，甘草 5g，1 剂。

四诊：6 月 18 日，头痛发热、咽痛去大半，黑苔薄、略白黄，呕吐未作。

五诊：上方加白术、党参各 15g，2 剂。告愈。

初诊：2000 年 5 月 1 日。李某某，女，25 岁，东芦里村人。

食入即吐或稍候即吐，已两个月，大便时干时溏。服健胃消食药不减轻，舌质红、苔黄腻。处方：大黄 10g，甘草 5g，代赭石 30g，3 剂。

二诊：5 月 10 日，吐止，舌苔黄腻，纳差。处方：大黄 10g，茵陈 15g，陈皮 10g，竹茹 15g，半夏 10g，苍术 15g，茯苓、滑石各 10g，甘草 3g，3 剂。

饮食大增，黄腻苔已去。

初诊：1976 年 12 月 9 日来诊。金某某，女，62 岁，东井寨人。

平素消化不良，6 月患痢疾经治愈后，又呕吐，饮食后片刻即吐出原食物，无痛苦感。曾服胃舒平、维生素 B$_6$ 等西药，又曾服中药健脾丸、橘皮竹茹汤等不效。日渐皮肤焦枯，消瘦，舌质淡红、苔白，脉弦无力。此胃虚寒。处方：大黄 6g，甘草 12g，谷芽（炒）10g，蒜梗 1 把，伏龙肝 30g，生姜 3 片，大枣 12 克，3 剂。

二诊：12 月 12 日，呕吐病情大为好转，有时吐一口。继服上方，3 剂。

三诊：12 月 15 日，呕吐止，食欲增加，诸症消退。上方加党参 10g，4 剂。

四诊：12 月 19 日，从 1977 年 5 月以来，体重增加 4 斤，面赤润，患者喜甚。

初诊：1977 年 12 月 9 日来诊。邵某某，女，54 岁，古城人。

入水即吐，已 13 天，治疗无效，伴巅顶痛，脉滑，舌质红、苔薄黄，此胃热。处方：大黄 20g，甘草、代赭石各 15g，姜枣引，2 剂。

二诊：12 月 11 日，呕吐止，唯巅顶痛。处方：钩藤、白芍、藁本、牡蛎、龙骨、代赭石、菊花各 20g，2 剂。

三诊：12 月 13 日，巅顶痛，阵发性心悸。处方：白芍 25g，白蒺藜子 40g，鸡血藤 20g，牡蛎、珍珠母各 30g，菊花 20g，代赭石、薄荷各 15g，钩藤 20g，2 剂。

四诊：12 月 15 日，巅顶止痛，继服上方，3 剂。

初诊：1973 年 2 月 14 日来诊。赵某某，男，30 岁，徐街人。

呕吐 2 年，每吃饭后两三个小时即吐出，食物不消化，舌苔白，脉弦滑、无力。处方：代赭石 21g，清半夏 15g，白术 25g，茯苓 20g，神曲、鸡内金各 15g，木香 10g，甘草 5g，3 剂。

二诊：2 月 17 日，呕吐止。上方加大力参 3g，山药 15g，3 剂。未复发。

初诊： 1993 年 8 月 10 日来诊。吴某某，男，21 岁，社里堡村人。

食入即吐 2 年多，近两个月加重，日吐三次，进食很少，并伴有胃脘痛，吐涎沫，曾服快胃片、庆大霉素等，以及草药，症状不减轻，大便正常，舌深红，脉弦。处方：大黄 5g，甘草 10g，代赭石 20g，半夏、陈皮各 10g，竹茹 15g，天花粉、神曲各 10g，3 剂。

二诊： 8 月 13 日，呕吐止，胃仍有隐痛，胃镜显示：胃炎、十二指肠球部溃疡。舌深红、苔白。处方：半夏 10g，茯苓 12g，葛根 20g，白芷 10g，3 剂。

三诊： 8 月 15 日，胃痛轻，舌红、苔黄。处方：蒲公英 30g，天花粉 15g，石膏 30g，神曲、知母各 10g，生地黄 15g，黄连 5g，甘草 3g，3 剂。

四诊： 9 月 18 日，胃仍有隐痛，时有恶心，舌深红，苔白少。蒲公英 30g，大黄 6g，天花粉、麦冬各 10g，生地黄 15g，神曲、蒲黄各 10g，金银花 12g，甘草 3g，半夏、茯苓各 10g，代赭石 15g，3 剂。

五诊： 8 月 20 日，胃痛已去八九。继服上方 5 剂。另服香砂六君丸，按说明服。

初诊： 1977 年 12 月 12 日来诊。蒋某某，男，12 岁，柴堡村人。

经化验为传染性肝炎，治疗 10 天略有好转。今突然呕吐、恶心、水食不能进，食入即吐、服药也吐。卫生院用艾条灸等无效。余诊精神萎靡，面色萎黄，舌红、苔薄黄，脉滑无力，此为胃内湿热。处方：大黄 12g，甘草 5g，代赭石 10g，胶泥 30g（1 块），生姜 3 片，枣 3 个（为引），2 剂。

二诊： 家属来告痊愈。

按： 胶泥，即黏黄土、性凉，入脾胃，止吐，安胎。又胶泥一块，生姜、大枣煎汤频服，治疗妊娠恶阻、水食不能入者，有安胎、健胃、清热之效。

初诊： 1978 年 9 月 15 日来诊。白某某，男，57 岁，林村人。

腹泻，经治疗泻止，今又发热呕吐，经药物注射热退 1 天，又发热呕吐，水食不能入，饮入即吐，舌质红，苔薄黄，此有内热。处方：代赭石 30g，竹茹 25g，大黄 20g，甘草 15g，姜、枣（引），2 剂。

二诊：9月17日，热退吐止，唯有胃脘不舒。处方：竹茹、陈皮各20g，通草10g，甘草5g，神曲15g，2剂。诸症皆除。

初诊：1977年11月12日来诊。张某某，男，73岁，冠县人。

食入后稍停片刻，胃脘感一阵发热后即呕吐不消化食物，已1个月余，经中医治疗多次无效，舌质红、苔白，脉弦无力。此胃内有寒。处方：大黄9g，甘草15g，蒜梗1把，伏龙肝1块（鸡蛋大），姜3片，大枣5个，3剂。

二诊：服药3天未吐，胃有热感。继服上方3剂。

按：蒜梗，即蒜稭，性辛温，入肺胃二经，有散寒、活血、温胃、止痛作用。外洗：治风寒湿痹腿痛，四肢痛等痹证。

呕吐（肝气犯胃）案

初诊：1975年6月11日来诊。邢某某，女，27岁，冠县王安堤人。

因情志不畅而致呕吐、吞酸、嗳气频作，胸胁胀满，脘闷不舒，纳差口干、口苦，小便黄，舌红、苔白，脉弦数，宜疏肝和胃，降逆消食。处方：半夏、陈皮各15g，茯苓20g，甘草5g，枳壳15g，苏梗20g，香附、旋覆花各15g，柿蒂、竹茹各25g，白芍20g，木香3g，郁金10g，焦三仙各50g，5剂。

二诊：6月17日，呕吐止，其他病症大为好转。上方改柿蒂、竹茹各10g，2剂。痊愈。

呕吐（暑湿犯胃）案

初诊：1975年6月12日来诊。芦某某，女，38岁，东苏村人。

恶心、呕吐，心慌，头晕，汗出，肢体酸软无力，纳呆，胸脘痞满，口干、口苦，舌红、苔白，脉濡数，此暑湿外邪犯胃而致。处方：藿香、半夏、茯苓、杏仁各15g，薏苡仁20g，泽泻15g，黄芩10g，菊花15g，滑石20g，甘草5g，竹茹20g，木香3g，2剂。

二诊：6月15日，症轻，便次增多。上方加陈皮15g，3剂。痊愈。

呕吐（反胃）案

初诊：1972 年 7 月 26 日来诊。许某某，男，31 岁，柴庄村人。

不明原因食后 1 小时左右胃部上壅即呕吐 1～2 口清水，已 1 年，近几天加重，日呕吐 2～3 次，带有水谷未化食物，脉小弦，苔中黄。处方：栀子 3g，代赭石 12g，干姜 6g，白术 15g，甘草 3g，2 剂。

二诊：症轻一半。继服上方 2 剂。

三诊：未呕吐，有时上腹部微痛，脉沉弦，苔中黄。上方加广木香 6g，栀子 3g，3 剂。痊愈。

呕吐（朝食暮吐，暮食朝吐）案

初诊：1985 年 4 月 17 日来诊。王某某，男，50 岁，北榆林村人。

朝食暮吐，暮食朝吐，已两个月，吐出食物不化，口干不欲饮，面色萎黄，眼睑色淡，脉弦数无力，舌红、苔白，大便干，四五日 1 次，身乏力，肢体酸软无力，胸闷满。处方：大黄 10g，甘草 5g，代赭石 30g，半夏、竹茹各 10g，3 剂。

二诊：8 月 21 日，服药后，只吐一些清水，大便干。处方：大黄 15g，甘草 5g，代赭石 30g，半夏、竹茹、大麻仁各 10g，3 剂。

三诊：8 月 24 日，吐止，大便干，饮食正常。继服上方 2 剂。便下不干，呕吐止。

初诊：1965 年 6 月 10 日来诊。李某某，男，37 岁，樊堡村人。

从 1958 年开始因饥饿，饮食不节，过劳而胃痛呕吐，甚则吐血，至 1964 年住院三次，病好转，但仍有呕吐，只能喝稀粥，吃干食即朝食暮吐，暮食朝吐，吐出不消化食物，吐则大便干，不吐即轻，食则胃胀满，咽中如炙脔，咽微痛，溲微黄，已 1 年余，身酸乏力，口苦无味，心悸气短，不能劳动，生气加重，皮肤甲错，乏力无神，精神萎靡，欲卧不能寐，舌淡、苔白，脉弱而沉细。处方：丁香 5g，干姜、乌药各 10g，木香 4.5g，白术、当归、党参、鸡内金各 15g，大黄 3g，2 剂。

二诊：6 月 12 日，症轻，舌苔黄、质红。处方：代赭石 20g，白术、党参各 25g，砂仁、白豆蔻各 7.5g，神曲 15g，半夏 10g，甘草 5g，2 剂。

三诊：6 月 14 日，呕吐止，腹微胀。上方去代赭石，加当归、丹参各 15g，木香、香附各 3g，2 剂。

痢 疾 案

初诊：1966 年 6 月 10 日来诊。肖某，女，12 岁，齐堡村人。

初病不明原因腹泻，几天后又发生腹脐周围痛，大便带白或红，或赤白相混杂，里急后重，纳差。经服西药无效，也再未治，现已 6 个多月。近 10 日病情加重，腹痛，大便日四五次，便后带鲜血，身体消瘦，饮食大减，面色少华，脉细，舌淡、苔白。以理中汤加味，处方：当归、白术各 12g，党参 15g，茯苓 10g，附子 1.5g，黑姜 3g，地榆炭 10g，木香 4g，甘草 3g，3 剂。

二诊：6 月 13 日，血止，食欲增，脉有力，舌略红。上方去地榆炭，2 剂。

白痢疾案

初诊：1977 年 12 月 16 日来诊。石某某，女，53 岁，冠县东陶村人。

素有脾胃虚水肿，服冬瓜皮汤稍轻，今因食后入睡，夜即发腰痛、恶心、头晕、里急后重、下痢白色黏液，口干不欲饮，经服利特灵、磺胺胍，症不减轻。来院就诊，日大便三四次，腰痛，此寒痢。处方：白芍 20g，甘草 15g，黄芩 20g，干姜 10g，罂粟壳 15g，乌梅 15g，2 剂。

二诊：12 月 18 日，痢止，但仍有咳嗽，面目下肢浮肿，舌质红、苔中微黄，化验尿常规正常。服健脾丸 10 丸，日 2 丸，以善其后。

赤白久痢案

初诊：1973 年 11 月 12 日来诊。丁某某，男，2 岁，南陶棉厂工作。

赤白痢 20 余天，服抗生素及注射合霉素、黄连素等无效，日便 20 次左右，面色萎黄，精神萎靡，纳差，里急后重，脉细弱，苔薄淡。处方：赤石脂、党参各 15g，白术 25g，扁豆 20g，白头翁、木香各 10g，滑石 15g，山药 20g，地榆炭 15g，茯苓 10g，陈皮、神曲各 15g，干姜 5g，黄芪 15g，4 剂。痊愈。

湿 热 痢 案

初诊：1973 年 6 月 14 日来诊。张某，男，43 岁。

大便脓血日 10 余次，肛门坠痛、灼热，小便如大米汤，色白黏稠，且痛，连及少腹，已 10 余天，抗生素治疗无效，余诊为湿热下注，二便不利。处方：萆薢 30g，黄柏 20g，木通 15g，车前子 20g，白头翁 25g，黄连、秦皮各 15g，瞿麦 5g，萹蓄 15g，滑石 20g，刘寄奴 30g，甘草 5g，3 剂。

二诊：6 月 17 日，服药病情大为好转。上方量减半，加木香 10g，3 剂。病愈。

十二指肠球部溃疡案

初诊：1999 年 6 月 7 日来诊。陈某某，女，27 岁，路桥乡木官庄村人。

胃痛、嘈杂、心满、吐酸水、饥饿时烧心、吃饱后疼痛，生气痛重，时呃逆，发病 1 年，加重 1 个月，昼重夜轻，面色素沉着，纳差，经钡餐胃造影呈十二指肠球部溃疡，舌淡红、苔中黄，脉数。处方：白芍 15g，莱菔子 10g，枳实 6g，槟榔 5g，竹茹、瓜蒌各 10g，蒲黄、代赭石各 15g，乌贼骨 30g，蒲公英 10g，陈皮 6g，甘草 3g，3 剂。

二诊：6 月 10 日，胃痛轻，时有恶心。上方加半夏 6g，5 剂。

三诊：6月16日，其症均大为好转，但咽中如物梗阻。上方加旋覆花10g，代赭石15g，5剂。

四诊：6月20日，诸症皆大为好转，气仍有上逆，腹时胀、时不胀，舌质红、苔白。上方加厚朴、白术各10g，5剂。

五诊：病症基本消除，以巩固疗效。上方继服5剂。可改散剂，冲服，每日1剂，日3次，每次5g。

按：上方加山药20g，为治十二指肠球部溃疡常用方剂。

便血（消化道出血）案

初诊：1976年11月8日来诊。赵某某，女，62岁，北刘庄村人。

便黑血如棉籽油50余天，经用西药止血药效不佳，后请某医服草药，参芪、三七之类30余剂。时轻时重，未治疗。吾下村巡回医疗，予诊治，面色萎黄少华，舌质淡嫩、苔薄白，心悸、气短、纳差，脉细弱无力。以急则治其标，缓则治其本，以土方止血。处方：凤眼草（炒）25g，牡蛎（炒）30g，小蓟25g，百草霜1盅，藕头5个，槐角10个（炒），4剂。

二诊：11月12日，便血色淡，黄色大便，饮食增，精神良好，继服上方3剂。

三诊：11月15日，诸症愈十之八九，唯面色少华。处方：棉花根30g，当归10g，谷子（炒）15g，15剂。

四诊：11月30日，面赤润，血已止，能参加劳动。

按：棉花根，有补气作用代黄芪，谷子作用同谷芽，优于谷芽，谷子连谷皮炒含谷糠。谷糠，含大量维生素，外洗治皮炎、癣类。凤眼草为臭椿树果实（土名椿瓜塔）。

初诊：2001年5月31日来诊。郑某某，女，62岁，广平县牛庄村人。

便黑血1个月，体瘦、低热（下午），住邯郸第一医院，查无阳性体征（化验、X光、B超、胃镜、CT），只有贫血，带药回家治疗。舌质淡红、苔白，脉微数。黄土汤加味主之，处方：黄芩、白术各15g，附子3g，阿胶10g，生地黄 20g，代赭石 15g，旋覆花、厚朴各 10g，甘草 3g，胶泥 30g，3 剂。

二诊：6 月 3 日，发热已退，仍有心烦，舌苔中黄，纳呆。处方：石膏 20g，陈皮、枳实、知母、天花粉、柴胡、黄芩、焦三仙各 10g，槟榔 5g，鸡内金 10g，党参 12g，甘草 5g，4 剂。

三诊：6 月 7 日，大便转黄，食欲增加，身感有力。保和丸，10 丸，日 2 丸。

便血脱肛案

初诊：1965 年 6 月 10 日来诊。杨某某，男，62 岁，樊堡村人。

先便后血，色鲜红或紫，时发时止，便后肛下两指，已五六年。初病轻，便后滴血 10 余滴，近 2～3 年加重，便后血下如泉（如喷壶状约 1 天），10 余天 1 次，不痛，无其他不适。经外科检查无痔疮，久治不愈，平素肛肠下垂时不能行走，舌淡、苔薄白，脉虚无力。处方：阿胶 20g，金银花 15g，荆芥（炒）、枳壳各 7.5g，当归 15g，蒲黄 10g 炒、茜草 7.5g 炒、生地黄 20g（炒），黄芪 50g，10 剂。

二诊：6 月 20 日，便后有一点浸血，有时烧心，舌质红、苔薄黄，脉弦。上方加黄芩（炒）、知母各 10g，10 剂。

三诊：6 月 30 日，便血止，唯有脱肛，苔薄黄，脉略弦。上方去蒲黄、阿胶，加白芍 15g，柴胡 3g，10 剂。加服补中益气丸，日 2 丸，一个月后而愈。

中毒性菌痢并休克案

初诊：1975 年 3 月 18 日来诊。刘某某，男，成人，刘齐固村人。

医院内科记录：腹痛 1 日（脓血便 1 日）。患者前 3 天食猪肉。从昨天开始发烧、恶心，从今夜开始便有脓血，腹痛下坠，在家用磺胺嘧啶钠、硫酸链霉素等药后来院，体温 39.2℃，神志恍惚，痛苦貌，皮肤潮热，右下腹明显压痛，诊断为中毒性菌痢伴休克。

二诊：4月14日下午中医会诊：因疫毒痢入院经内科治疗有好转，但仍腹痛剧烈，汗出如洗，里急后重，便下脓血，口干渴欲饮，舌淡红、舌尖白、根黄，脉濡数而弱，诊为湿热痢疾。处方：黄柏、黄连各15g，大黄10g，枳实、槟榔各15g，木香10g，白芍25g，桃仁、山楂、陈皮各15g，甘草5g，1剂。

三诊：4月15日，上药服三小时后大便1次，腹痛减轻，大便由硬变软，脓血减少，今天中午服药恶心不适，一小时后自行恢复，下午四时便三次稀便，且有下坠感。上方去大黄、槟榔，继服1剂。

四诊：4月16日，昨晚6时至今早7点半，大便1次，软便，无脓血下坠，无腹痛。停药观察1天，无脓血坠下，大便日1次，纳可，食欲可。嘱饮食调节，痊愈出院。

胃下垂案

初诊：1989年1月5日来诊。尚某某，女，72岁，邱县依庄人。

胃下垂8cm（经胃镜和钡餐检查），纳呆，食则腹胀，口干，不欲饮，胃脘胀连及胸胁，舌质红、苔黄厚。处方：茵陈、陈皮、竹茹各10g，槟榔5g，天花粉、白术、蒲公英各10g，枳壳6g，焦三仙、连翘、代赭石各10g，甘草3g，5剂。

二诊：2月1日，病情大为好转。继服上方5剂，嘱症轻可继服10剂。

三诊：3月1日，告知病愈。上方可改散剂，日3次，每次5g，服1个月。

胆道蛔虫案

初诊：1970年11月30日来诊。朱某某，女，成人。

胆道蛔虫痛，阵发性痛，剧如刀割，过后腹隐痛，已10天。曾服去虫剂、止痛剂，不效。处方：茵陈、乌梅、槟榔、丹参各25g，川椒、雷丸各15g，甘草5g，2剂。

二诊：12月2日，痛减，继服2剂。

三诊： 12月4日，痛止，嘱继服3剂防复发。

初诊： 1968年8月3日来诊。赵某某，男，18岁。

阵发性胃痛，西医已诊为胆道蛔虫，治疗后症状未有好转。余诊治，处方：茵陈、苦楝皮各30g，乌梅15g，川椒10g，3剂。两天未痛。

二诊： 上方加槟榔15g，3剂，痛止。

阵发性胃痛案

初诊： 1970年9月7日来诊。贾某某，女，25岁，李桥村人。

阵发性胃痛一个月余，三五天一发作，痛1天左右，每次痛注射针剂。现痛3天，治疗不效，经针刺也无效，舌苔薄，脉沉，此虫痛。处方：茵陈、苦楝皮各25g，川椒10g，丹参、乌梅25g，槟榔15g，使君子、枳壳各10g，2剂。痛止，纳呆。又服2剂。病愈。

胃 痛 案

初诊： 1968年8月诊。李某某，女，15岁，栖霞县八田村人。

其父代诉，小孩从七八岁就阵发性胃痛，不断治疗，渐加重，体瘦，纳呆。经他医诊为虫痛，服去虫剂，不效；又诊为胃炎，服药不效。来院会诊，舌苔薄黄，脉实，此为湿热作痛，处方：雷丸15g，川椒10g，干姜2.5g，鹤虱、白薇各15g，细辛5g，茵陈15g，槟榔30g，石榴皮25g，苦楝皮20g，甘草5g，2剂，痛止。

按： 他医以为是虫而令患者服虫剂皆不效。因古人有古法驱虫，不下虫而虫自去。陈士铎云：化水而出矣。治阵发性胃腹痛，用药掌握三点，一是苦味药，能杀虫，槟榔、苦楝皮之类；二是酸味药，乌梅、石榴皮之类；三是辛味药，川椒、干姜之类，三味组合多取效速。

初诊： 1974年5月25日来诊。张某某，男，成人，齐堡村人。

胃脘隐痛一个多月，深压中脘穴，隐痛重，无体征，呈持续性，但不误饮食，舌质红、苔白微黄，脉弦，此胃火痛。处方：蒲公英、紫花地丁、生地黄各25g，连翘15g，茵陈25g，丹参20g，郁金、桃仁、川楝子各15g，乌梅10g，槟榔、龙胆草、青皮各15g，川芎3g，甘草5g，3剂。

二诊：5月28日，病情大为好转，上方去乌梅3剂。

三诊：5月31日，痛基本消失，上方加瓜蒌20g，5剂。痊愈。

按：胃隐痛征，饮食如常，无其他不适，多为内有瘀证作祟，即可用清热解毒、活血理气化积之法，多收效。

初诊：1999年3月16日来诊。王某某，女，37岁，北陶前纸房人。

素有胃病史，痛吐酸水，今恶心伴呕吐、自感胃向后贴，不舒服，项沉，乏力、纳呆、食则吐，舌质红、苔薄白微黄，已两天未进食。处方：大黄10g，甘草3g。陈皮、半夏各10g，干姜5g，黄连6g，茯苓、神曲各10g，竹茹15g，代赭石30g，3剂。

二诊：4月7日，服药后，病情大为好转，停药，今又发胃痛。上方加蒲黄10g，乌贼骨30g，3剂。

三诊：4月10日，因食韭菜而发胃痛，上方加白豆蔻6g，党参12g，白术15g，瓦楞子30g，5剂。

四诊：为巩固疗效，处方（止酸散）：黄连20g，吴茱萸10g，瓦楞子30g，乌贼骨50g，川贝10g，共为细末，每次5g，日3次，服半月而愈。

初诊：1966年3月11日来诊。许某某，男，36岁，柴庄村人。

有胃痛史8年，经常复发，每因饮食不节，食生冷，情志不遂，劳动过度，而复发，这次又因体力劳动过重复发，心下隐痛，烧心，服胃舒平不减轻，纳呆，痛逐渐加剧，痛重全身出汗，口不干，大便干，溲黄，已痛10余天，面色萎黄，苔薄白，脉小弦。处方：党参10g，白术12g，干姜、神曲各10g，木香、清半夏各6g，厚朴10g，延胡索6g，丹参15g，乌药6g，枳实、乳香各10g，甘草3g，1剂。

二诊：3月12日，痛去多半，继服上方2剂。

三诊：3月14日，以防复发。上方加减：党参10g，白术12g，陈皮10g，清半夏6g，当归12g，草果、延胡索各5g，神曲10g，木香5g，乌贼骨12g，丹参10g，甘草3g，2剂。

四诊：3月16日，服药易饥，胃未痛，能起床，精神如常，嘱饮食调节。处方：党参、白术各10g，当归、黄芪各12g，白及5g，乌贼骨、丹参各12g，陈皮5g，甘草2g，3剂。

初诊：2000年8月10日来诊。张某某，女，27岁，前刘堡人。

胃痛1个月，不明原因，早晨轻，下午6点痛重，纳差、烧心、噫气、胃痛有胀满感，胁撑胀痛，舌红、苔白，脉弦。处方：百合30g，乌药10g，丹参30g，降香6g，甘松10g，罂粟壳5g，蒲公英10g，甘草3g，3剂。气痛丸，日2管。

二诊：8月15日，痛减，噫气时作。处方：旋覆花10g，代赭石30g，香附10g，山药15g，甘草3g，白芍、黄芪各30g，枳壳10g，3剂。

三诊：8月25日，痛止，噫气仍作。处方：旋覆花10g，代赭石20g，厚朴、半夏、枳壳、茯苓、陈皮各10g，甘草3g，3剂。

四诊：9月3日，噫气已愈，项强。上方加减。处方：葛根15g，柴胡10g，白芍15g，香附、旋覆花各10g，代赭石20g，半夏、陈皮各10g，甘草3g，3剂。

初诊：2000年6月7日来诊。张某某，男，37岁，麻呼寨村人。

胃脘痛1年，去邯郸医诊：浅表性胃炎。余诊：烧心，隐痛，舌红、苔白。处方：蒲黄10g，白芍15g，莱菔子、枳实、槟榔各10g，竹茹15g，瓜蒌12g，代赭石15g，陈皮10g，蒲公英、乌贼骨各15g，甘草3g，5剂。

二诊：6月15日，症减。上方加丹参15g，5剂。

三诊：6月23日，症又轻。上方加白术10g，5剂。

初诊：1970年11月11日来诊。徐某某，男，成人，柴堡人。

胃痛八九天，阵发性痛如死状，苔黄，此气滞加虫扰。处方：百合30g，乌药 15g，丹参 30g，枳壳 20g，木香 15g，槟榔 25g，2 剂。

二诊： 11 月 13 日，痛减。继服上方 4 剂。

三诊： 11 月 17 日，痛止。继服西药打虫剂及加宝塔糖，6 日而愈。

初诊： 2017 年 5 月 20 日来诊。张某某，女，66 岁，山东冠县斜店人。

胃隐痛 10 余天，腹胀，白天痛至晚上，下半夜痛轻，嗳气时吐酸水，胁痛，小便正常，大便日 2～5 次，舌淡、苔白，脉沉。胃镜提示：糜烂性胃炎。处方：百合 20g，乌药 10g，丹参 30g，干姜 10g，砂仁 5g，白术 15g，枳壳、陈皮各 10g，甘草 3g，3 剂。

二诊： 5 月 20 日，电话诉已不痛，嘱继服上方 3 剂。

初诊： 2001 年 9 月 13 日来诊。程某某，女，59 岁，西潘人。

患者有胃炎、胃下垂、十二指肠息室症，胃及右胁下、腹部胀且鸣，纳呆，经 X 光查胃内有大量潴留液。处方：旋覆花 10g，代赭石 20g，青皮、枳壳、陈皮各 10g，大腹皮 30g，干姜、砂仁各 10g，白术 15g，党参 12g，草蔻、神曲各 10g，4 剂。

二诊： 9 月 17 日，症减，继服上方，另加香砂六君丸 2 瓶，无不适。

初诊： 2012 年 9 月 2 日来诊。武某某，男，75 岁，八义庄村人。

胃脘痛，已 4 个月，空腹痛，饮食凉痛重，食完也痛，心口按之痛重，舌质淡红、苔白少，大便溏。胃镜提示：①浅表性胃炎；②食管炎。处方：蒲黄 12g，丹参 15g，乌贼骨 20g，蒲公英 30g，延胡索 10g，黄药子 15g，陈皮、干姜各 10g，白术 15g，甘草 5g，4 剂。

二诊： 9 月 28 日，痛减，上火，纳差。处方：白术 15g，陈皮、茯苓、草蔻、蒲黄各 10g，丹参 15g，乌贼骨 20g，蒲公英 15g，延胡索、苏梗、神曲各 10g，枳壳 5g，砂仁 10g，甘草 3g，4 剂。

三诊： 10 月 3 日，病情大为好转，饮食增。继服上方 5 剂。痊愈。

胃痛（气滞）案

初诊：1967年7月30日来诊。石某某，男，41岁，南徐村人。

因生闷气而致胃部不舒，且有痛感，胀满纳呆，经某医诊用中药效不佳，胸闷，胁窜痛，少腹胀有紧迫感，脘满已6个月，善太息、失气为快，便干、小便黄，口苦，心悸、心烦，全身乏力，已10余天不能劳动，脉弦，苔白而黄厚。处方：柴胡10g，白芍12g，当归、栀子、王不留行、路路通、青皮、陈皮、香附、川楝子、郁金、清半夏、茯苓各10g，紫苏叶5g，2剂。

二诊：8月1日，病情大为好转，脉同上。上方加乌药、厚朴、白术各10g，3剂。

三诊：8月4日，愈十之八九。改服丹栀逍遥丸，日2次，服5天。

初诊：1964年3月20日来诊。张某某，男，31岁，冠县后辛庄人。

胃痛攻冲两胁及胸部，背沉肩重，阵阵痛，痛如死状，缓时才有嗳气和矢气，已10余日。经卫生所诊治，服中药10余剂。针刺、按摩及西药针剂，不减轻。来诊：呼吸细短不得深呼吸，面色微红，舌淡红、苔薄白微黄，脉弦细而数。气有余，便是火，痛剧10余天，血瘀，故当降气去瘀，气得降而火自灭，瘀去痛必止，所谓通则不痛之义，治以降气化滞，祛瘀止痛。处方：沉香3g（冲），百合30g，乌药10g，厚朴、槟榔、枳实各12g，木香、砂仁、五灵脂各6g，丹参15g，代赭石12g，茯苓10g，1剂，兼服沉香化滞丸6g。

二诊：胃未痛，但两胁不舒，肩背稍沉重，气仍未降下，上冲肩背，但恐伤中气。上方加党参10g，1剂，兼服香砂养胃丸3丸。

三诊：3月22日，胃未痛，两胁不舒，纳差，此胃气不足，肝气仍旺，苔薄黄，脉弦数。处方：党参、白术各12g，陈皮10g，半夏6g，茯苓10g，砂仁3g，连翘、神曲、乌药、厚朴、川楝子各10g，沉香3g（冲），1剂。

四诊：3月24日，以上诸症均轻，仍有嘈杂吞酸，此肝气未平，郁热留胃，故此起彼伏，层出多端，脉弦数。处方：白芍12g，代赭石15g，百合30g，乌药、川楝子各10g，黄连3g，栀子4g，浙贝15g，乌贼骨、陈皮、连翘各 10g，白术 15g，党参 12g，神曲 10g，3 剂。

五诊：3 月 31 日，诸症消除，而苔脉仍在，虽症去，未痊愈。防有复发之时。处方：石斛 10g，白芍 30g，黄连 4g，黄柏、栀子各 6g，连翘、薏苡仁各 10g，茯苓 12g，半夏 6g，枳实 12g，木香 6g，党参 12g，1 剂，煎汤送服四消丸 1 包。

六诊：4 月 3 日，患者告知，完全正常，但因起居不慎患感冒风热，先服羚羊感冒片 1 管，感冒愈后继服开胸顺气片 1 管。

初诊：1970 年 10 月 17 日来诊。冀某某，女，成人。

胃脘痛经常复发，发则痛剧，串两胁，痛无休止，又发多日来诊，治不愈，此气滞胃痛。处方：百合 30g，乌药 15g，丹参 30g，枳壳 20g，焦三仙各 15g，3 剂，痛止。

初诊：1964 年 1 月 25 日来诊。张某某，女，44 岁，柴庄村人。

胃痛多年，每食冷或生气即发，时好时发，痛时胃如刀割，胁胀、胸闷、噫气、背沉如压百斤，口苦而不干，舌淡、苔薄白，诊时呻吟连声，翻滚难忍，脉沉细。脉症合参为肝郁气滞，肝旺侮土，土弱而寒邪乘虚而入，以致气滞寒凝而痛。故予大剂，疏肝理气，散寒健胃，所谓下大网拉大鱼之意也。处方：沉香 3g（冲服），砂仁 6g，厚朴、乌药各 10g，百合 30g，木香 6g，川楝子 10g，柴胡 3g，香附 10g，山楂 12g，良姜、干姜、半夏、陈皮各 6g，党参、白术各 10g，益智仁 6g，2 剂，送服沉香化滞丸 6 克。

二诊：1 月 27 日，痛止诸症去。服枳术丸 3 包，18 克，早晚各 1 次，未再复发。

初诊：1963 年 12 月 28 日来诊。焦某某，女，33 岁，河东焦圈村人。

心口痛 3 天，无休止，食不得入，入则反出，甚则吐蛔，痛势急迫。经某医用：木香、延胡索、神曲、枳实、陈皮、砂仁、槟榔各 5g，1 剂。另服宝塔糖 10 个，不效来诊。其面色青黄，舌淡红，脉沉涩，诊时呻吟不止，此气滞作痛，面色青，脉沉，皆为肝气胜。某医用"轻描淡写"之理气药，虽有意，何能中病。处方：沉香（冲服）3g，厚朴12g，白芍15g，木香10g，枳实12g，川楝子10g，山楂12g，砂仁6g，神曲10g，1剂。水煎送痞积散1包。

二诊： 12月29日，胃痛大减，但脉仍沉细，余邪未解除。处方：白术15g，陈皮、白豆蔻各10g，干姜、木香各3g，槟榔5g，神曲10g，厚朴、香附各6g，甘草3g，2剂。

三诊： 12月31日，胃痛已愈，下蛔虫数条，一切正常。

初诊： 1964年5月23日来诊。许某某，女，20岁，许汝疃村人。

胃痛并及两胁，时轻时重，甚则呕吐，经某医用丹参、清半夏、木香、乌药、白豆蔻、当归、甘草，2剂。不效。余诊：脉小弦而数，此肝郁气滞，日久成火，今以沉香、柴胡、白芍、乌药、厚朴以疏肝降气，通调气机，气得降而火自熄，以百合、乌药、川楝子助疏降之力，且防香燥之弊，又血随气行，气滞无不有血瘀，当归、丹参以佐之，白术、茯苓、陈皮健胃扶土，土不受肝木欺侮，故病可愈。处方：沉香（冲服）、柴胡各3g，白芍15g，乌药10g，厚朴、川楝子各6g，白术、陈皮、茯苓各10g，百合30g，当归10g，丹参12g，2剂。

二诊： 5月25日，症减，继服2剂。

三诊： 5月27日，痛止，唯少腹及脐周围不适。上方加艾叶6g，木香3g，以通带脉三焦之气，2剂。

四诊： 5月29日，诸症消除，脉缓和。继服上方2剂，恐其复发。

初诊： 1966年3月30日来诊。张某某，女，35岁，齐堡村人。

胃痛4年，不明原因，阵发性加重，初发病前，身拘紧，欲伸展，胸中气不舒，出长气为快，嗳气频作，上下不通即发，胃痛剧烈连及两胁、背部，呕吐酸水，甚则呕吐苦水，吐则稍轻，前二三年一两个月犯1次，春天易发。今因长期地震胆怯、心悸频繁。服止痛片暂减一时。近发2天，呕吐，口干不欲饮，溲黄便干，胃痛连胁背，舌中质光、无苔而舌两侧苔薄白，脉弦。处方：代赭石、百合各15g，栀子10g，干姜2g，乌药、青皮各10g，木香5g，枳实、王不留行、路路通各10g，3剂。

二诊：4月2日，服药呕吐止，痛大减，背不沉，但胸胁部仍满口苦，其他同前，脉弦，继服上方3剂。

三诊：4月5日，胸胁背微沉，舌苔见退，脉弦无力。处方：乌药、川楝子各10g，厚朴15g，瓜蒌15g，王不留行、路路通、枳壳、白术、神曲各10g，赤芍6g，木香5g，丹参15g，3剂，诸症消退即停药。

初诊：1966年4月27日来诊。马某某，女，40岁，前口村人。

1958年因生气而致胃痛，心窝一块如气上冲，噫气频作，胸闷胁胀，太息，胃痛连胁，食生冷或不节均发，1个月发四五次，重则呼吸暂停，轻则卧床不起，多年未劳动，面色萎黄，舌淡红、苔白，脉沉细弦。处方：丹参30g，乌药10g，木香5g，香附10g，厚朴12g，党参10g，代赭石12g，旋覆花10g，草蔻5g，路路通、王不留行各10g，5剂。

二诊：5月2日，服药胃痛轻，纳差、气上冲。上方去党参，加青皮、川楝子、焦三仙各10g，百合15g，5剂。

三诊：5月7日，诸症去大半，能进食，气平，继服上方5剂。

初诊：1966年3月3日来诊。吴某某之妻，35岁，齐堡村人。

不明原因胃痛连两胁胀满，放射至左肩部和背部，胃脘痛重则肩背部轻，胃部痛轻则肩背部痛重，痛甚呕吐黄水，胸满、噫气、叹息，有胃病史3年。今年频繁发作且胃痛加重，与背肩窜痛，今又连及上肢酸痛，纳差，舌淡红、苔薄白，脉沉弦缓。处方：柴胡、青皮、香附、郁金、枳壳、厚朴、当归、乌药各10g，木香5g，郁金、白术各10g，丹参30g，白芍10g，干姜3g，3剂。

二诊：3月6日，服药未痛，继服上方3剂。

三诊：3月9日，服药症状继续减轻，基本愈。继服上方2剂，加柴胡舒肝丸，日2丸，以善其后。

初诊：2017年5月26日来诊。张某某，女，68岁，寿山寺村人。

发病10余天，胃隐痛，矢气，嗳气则轻，生气加重，白天痛，晚上不痛，吃饭痛，饥饿痛。胃镜提示：糜烂性胃炎。二便正常，饮食正常，舌质红、苔薄微黄，脉沉细。处方：百合 30g，乌药 10g，丹参 30g，沉香 5g，厚朴、陈皮、延胡索、川楝子、青皮各 10g，3 剂。

二诊：6 月 4 日，来电话告知，未再痛，故未来就诊。

胃痛（气滞血瘀）案

初诊：1963 年 11 月 20 日来诊。刘某某，男，53 岁，后刘街村人。

胃痛十余年，时坏时好，每遇寒凉或恼怒即发，连及左胁及背部，甚则气上逆呼吸困难，四肢厥逆，不能伸屈，时叹息，水食不得入，现发作月余。经医用行气舒肝止痛药，不效，面色萎黄，诊时痛嗳声不止，舌淡红、苔薄白，脉左小弦、右关无力，此为肝胃气痛。肝郁气滞，势必克土，故右关弱，而纳呆，肝失条达，气滞不利，困阻于中而致胃痛，又曰肝气化在左，故左胁痛甚，脉证合参为肝郁气滞，治宜疏肝理气，止痛佐以健脾醒胃之药。处方：沉香 3g（冲服），陈皮 6g，青皮、厚朴、白芍各 10g，砂仁 6g，白术 15g，白豆蔻、大力参各 3g，甘草 3g，2 剂。

二诊：11 月 22 日，胃痛不止，反加重，痛难忍，嗳气、哈欠，四肢冰冷，面出冷汗，脉沉紧。此为胃痛日久气滞不利，血也瘀也。当先救急为主，①针刺：梁丘穴平补平泻 2 分钟，胃痛即止。又服顺气破瘀之品；②沉香 3g（冲服），白芍 15g，五灵脂、延胡索、没药各 10g，百合 30g，乌药 10g，甘草 3g，2 剂。

三诊：11 月 24 日，针刺及服药两天未痛，食欲增加，精神且佳，脉见缓和，苔薄白，仍以上方出入。处方：沉香 3g（冲服），白芍 15g，五灵脂、延胡索、没药各 6g，百合 30g，乌药 10g，木香 3g，砂仁 4g，茯苓 6g，神曲 10g，2 剂。

四诊：11 月 26 日，服药后腹中雷鸣，矢气频频，腹感爽快，食欲增加，脉沉缓，前方加温胃健脾之药。处方：沉香 1.5g（冲服），白芍 15g，五灵脂、延胡索、没药各 6g，百合 15g，乌药 10g，木香、砂仁各 3g，茯苓、益智仁、干姜各 6g，白术 12g，薏苡仁 15g，甘草 3g，2 剂。

五诊：11 月 28 日，饮食二便均正常，唯感身无力，动则气短，此中气不足。处方：大力参 3g，白术 5g，陈皮 6g，半夏、砂仁、木香各 3g，黄芪 6g，丹参 10g，干姜 6g，薏苡仁 12g，山药 10g，甘草 3g，3 剂。

初诊：1964 年 3 月 3 日来诊。张某某，女，58 岁，东苏村人。

曾胃痛多年，近数十年未痛，昨天夜间突发胃脘痛不可忍，半夜未眠，按之硬痛不可近手，口干欲呕，自发病，其患者未饮食，舌红、少苔，面色淡黄，诊时呻吟，坐卧不得按，脉弦，此为气滞血瘀食停。处方：沉香 1.5g（冲服），木香、厚朴各 6g，白芍 30g，柴胡 6g，荆芥 3g，山楂 10g，五灵脂 6g，白术、枳实各 12g，神曲 10g，1 剂。送服沉香化滞丸 6g。

二诊：3 月 4 日，痛去八九唯有纳呆，上方去荆芥，加麦芽 10g。

三诊：3 月 5 日，服药又痛，上方去麦芽，加荆芥 6g。

四诊：3 月 7 日，胃痛止，仍纳呆。继服上方 1 剂。

五诊：3 月 11 日，近四天胃一直未痛，仍纳呆。继服上方 2 剂，加送服香砂枳术丸一包，调理而愈。

按：脉弦为肝之脉，知胃痛气滞十之八九，故沉香、厚朴、木香、白芍、柴胡以疏肝调气为君，气滞必血瘀，故痛不可近手，知皮里肉外皆瘀也，以山楂、荆芥、灵脂通达内外络脉之瘀，佐以枳实、白术、神曲以健胃导积。

初诊：1964 年 6 月 11 日来诊。吴某某，女，59 岁，房寨郭徘头村人。

胃痛月余，初病不甚，尚能劳动，近来劳累增剧，气逆上冲胸胁，满胀纳呆，嗳气稍舒，按之硬痛，面色晦暗，痛而不欲言，气短音低，唇青紫，舌淡、苔薄，脉弦紧而细。处方：瓜蒌 30g，沉香（冲服）3g，半夏 6g，枳实 12g，乌药 10g，百合、丹参各 30g，木香 6g，厚朴 10g，乳香、没药各 6g，白芍 12g，2 剂，送服舒肝健胃丸 2 个。

二诊：6 月 13 日，嘱患者痛止后，服舒肝健胃丸，即愈，不必再诊。电告知愈。

胃痛（气闭痰聚）案

初诊： 1964 年 1 月 8 日来诊。王某某，男，51 岁，西王庄人。

胃痛 20 余年，每遇饮食不节即发，痛时进饮食则加重，晚上欲吐痰涎，胸脘闭塞，两胁胀满，口苦。已发两天，诊时呻吟不及，面颊红，两手躁忧，坐卧不安，舌淡红、苔薄白，脉沉细、左寸滑、脉象时大时小，此气闭痰聚，阻塞不通，发而为痛，治当降气，祛痰和胃止痛。处方：①针刺：足三里、内关、上脘、蠡沟穴以救急；②再送服：沉香化滞丸二包；③晚服汤药：沉香（冲服）、砂仁各 3g，百合 30g，乌药 10g，半夏、陈皮、木香、厚朴各 6g，山楂 12g，神曲 6g，莱菔子、延胡索各 10g，茯苓 6g，枳壳 10g，3 剂。

二诊： 1 月 15 日，胃痛止，唯有头痛，吐痰较多，伴有心悸，舌红、苔白而薄，脉弦而无力，此为痰饮作祟，应以健脾化痰为主。处方：半夏、陈皮各 10g，茯苓 12g，甘草 3g，白芷 6g，苍术 15g，柴胡 3g，黄芪 15g，党参、蔓荆子各 10g，酸枣仁 15g，远志 4g，2 剂。

三诊： 1 月 17 日，诸症减，继服上方 2 剂。

四诊： 1 月 19 日，头痛已止，但仍有头痛且晕，脉浮而无力，此为气虚卫弱。昼服：附子理中丸 5 个，日 2 次；人参健脾丸 1 瓶，按说明服；夜服：党参、白术各 10g，茯苓、陈皮各 6g，丹参 10g，甘草 3g，延胡索 10g，酸枣仁 12g，木香 3g，山药 15g，3 剂。

五诊： 1 月 25 日，病情大有好转，脉有力。上方加朱砂 1.5（冲服），远志 3g，继服 3 剂。另服补中益气丸 1 瓶。痊愈。

胃痛（肝郁气滞）案

初诊： 1964 年 2 月 4 日来诊。王某某，男，23 岁，西王庄村人。

胃脘痛 20 余天，痛连两胁及背部，时嗳气，矢气稍轻，轻则吞酸，甚则吐酸，下午及夜间较重，按之痛较剧，纳差。有胃病史已 3 年，经本院内科诊为慢性消化性胃溃疡，经治疗效差故来就诊：气短，呻吟懒言，面色少华，灰暗，舌淡红、苔白，脉弦数。疏泄肝经无形之郁火，理肝经之气。处方：沉香 4g，砂仁 10g，白芍 15g，陈皮 10g，乳香、没药、木香各 6g，厚朴 15g，黄连 3g，吴茱萸 0.7g，乌药 10g，百合 15g，甘草 3g，3 剂，恢复正常。

胃痛（脾胃虚寒）案

初诊： 1965 年 2 月 18 日来诊。张某某，男，46 岁，寿山寺村人。

胃脘痛 10 余天，午后、夜间痛剧，胀甚吐痰，痛剧连及脊背，纳差，苔薄微黄，脉弦，此脾胃虚，消化力弱而致。处方：白术 15g，乌贼骨 12g，郁金、栀子（炒）、厚朴、香附各 10g，枳实 6g，木香 3g，陈皮 6g，党参 10g，砂仁 4g，丹参 12g，甘草 3g，姜、枣（引），2 剂。

二诊： 2 月 22 日，诸症皆除。上方去栀子，加茯苓 10g，2 剂。

三诊： 3 月 1 日，诸症平，香砂养胃丸以善其后。

四诊： 4 月 5 日，胃痛又作，脉弦迟，苔厚腻。处方：郁金 15g，丹参 30g，乌贼骨 15g，茯苓、党参各 10g，贝母 6g，厚朴 10g，砂仁 6g，陈皮、木香各 3g，香附各 10g，枳壳 6g，甘草 3g，姜、枣（引），5 剂。

五诊： 4 月 10 日，痛止，胃满。上方加清半夏、干姜各 6g，5 剂。

六诊： 4 月 19 日，处方：木香 12g，砂仁 10g，清半夏 12g，陈皮、党参、茯苓各 15g，白术 30g，丹参 60g，甘草 10g，乌贼骨 30g，香附 24g，良姜 18g，郁金 24g，延胡索 10g，厚朴、藿香各 15g，1 剂。另 4 剂为细末，蜜为丸，日 2 次，每次 1 丸以善后。

七诊： 4 月 24 日，因食过多而复发，其痛如前，脉弦退，舌淡红、苔白厚，以补虚散寒为主，香砂六君汤加味。处方：香附、砂仁各 10g，党参、白术各 12g，茯苓、陈皮、木香各 10g，丹参 15g，甘草 3g，肉桂 10g，海螵蛸 15g，干姜 10g，5 剂。

八诊： 4 月 29 日，痛大减。上方加当归、白芍各 10g，3 剂。服上方为丸，半月愈。

胃痛（血瘀）案

初诊：1963 年 11 月 14 日来诊。徐某，女，10 岁，后徐街村人。

臂骨下（心口处）痛拒按，时发时好，怕凉，已 7 年多。经多方中西医治疗无效，近半月痛加重，不欲饮水，纳呆，口不渴，腹泻 3 天（洞泄）如小便之势，面暗黄不华，舌淡、苔薄，脉沉细，此虚寒之象。处方：高良姜 6g，干姜 4g，木香 5g，砂仁 3g，党参、白术各 6g，延胡索 3g，1 剂。

二诊：11 月 15 日，腹泻已止，胃脘仍痛，夜重，按之更剧，脉沉细，小儿胃痛，一多为寒积，二为食积，三为血瘀，气滞者少，今服热药痛不止，夜重按之甚是为瘀血。处方：延胡索、五灵脂、没药各 6g，草果 4g，木香 3g，1 剂。

三诊：11 月 16 日，胃痛已止，3 天未发，食欲增加，脉见有力。继服上方加甘草 1.5g，1 剂。

初诊：1973 年 11 月 24 日来诊。刘某某，女，24 岁，大刘庄村人。

胃痛约 1 年，昼轻夜重，夜痛如刺状，固定胃脘不移，食后气短，时心悸，面色沉着，常年服药无效，舌红、苔薄黄，脉沉弦。处方：没药 15g，五灵脂、桃仁各 20g，赤芍、香附各 15g，甘草 5g，丹参 30g，沉香 5g（冲服），2 剂。

二诊：11 月 26 日，服药症状未减，轻时呃逆。处方：旋覆花 15g，代赭石 20g，乌药 15g，木香 10g，桃仁、红花各 15g，赤芍 20g，没药、蒲黄各 15g，五灵脂、连翘各 10g，沉香 3g，苏梗 10g，2 剂。

三诊：11 月 28 日，呃逆轻，痛如故，食后气虚，食冷痛重。今日气短为瘀，服药不效，是因寒气太胜，致瘀之因当去寒，活血止痛。处方：干良姜 10g，草蔻、五灵脂各 15g，罂粟壳 10g，甘松、没药各 15g，毕澄茄 5g，白术 24g，2 剂。

四诊：11 月 29 日，其痛大减，继服上方 2 剂。

五诊：12 月 1 日，其痛止，但两胁走路痛，胸闷时呃逆，苔薄黄。处方：

旋覆花 15g，代赭石 20g，厚朴 15g，陈皮 10g，川楝子、枳壳、苏梗、神曲、乌药各 15g，瓜蒌 20g，3 剂。

六诊：12 月 4 日，病情大为好转，继服上方 3 剂后停药。

胃痛（伴出血）案

初诊：1974 年 12 月 16 日入院。张某某，男，38 岁，马头公社康庄人。

患者 1974 年 12 月 16 日在门诊被诊脑震荡收入院。入院查，在六七天前开始每日上腹部发作性痛。今日凌晨 2 点觉胸闷气短，4 点下床小便，突然昏倒不省人事，约半小时后清醒，醒后呕出血样物约一碗，内有昨晚所吃食物少许，不头痛，晕倒后抽风，头部未见伤痕，左面部见一小块皮肤擦伤，上腹部压痛阳性，无反跳痛，其他查体提示（ - ），血压 130/80mmHg，经化验 1 ～ 1b 14g RBC 460 万 WBC18500 N76 DC 2 24 ％。胸透（ - ），外科排除脑震荡。于 12 月 20 日转内科，内科诊为消化道出血，内科给安宁、胃舒平、酵母片、VC、安洛血、普鲁本辛片、胎盘丸、奋乃静、阿托品，症状不减轻。

二诊（初诊）：12 月 26 日，中医会诊。阵发性胃痛，痛时床上翻滚，如死状，西医止痛剂无效。余用针刺足三里、内关、华佗夹脊穴也无效。每次痛的时长不一，有时痛四五个小时，有时一个小时，剧痛过后，也隐痛，苔薄黄，脉沉弦。处方：百合 30g，乌药 12g，川椒 3g，使君子 6g，槟榔 10g，丹参 30g，苦楝皮 15g，白芍 30g，甘草 10g，2 剂。

三诊：12 月 28 日，阵发性剧痛未发作，但仍有隐痛。处方：白术、茯苓、陈皮、木香各 10g，白芍 12g，甘草 3g，甘松 5g，川楝子 10g，麦芽 15g，半夏 10g，神曲 12g，1 剂。

四诊：12 月 29 日，仍隐痛。处方：百合 15g，乌药 10g，沉香 6g，白术 15g，甘松 10g，使君子 3g，陈皮 10g，白芍 30g，甘草 10g，槟榔 6g，丹参 15g，2 剂。

五诊：12 月 30 日，基本痛止，苔薄白，脉沉无力，明日出院，带药回家调养以恢复健康体质。处方：白芍 30g，甘草 15g，干姜 4g，当归 10g，白术 15g，陈皮 10g，牡蛎 12g，6 剂。

胃胀满痛案

初诊：1964 年 8 月 24 日来诊。李某某之母，42 岁，东井寨人。

胃脘胀满痛，连及胸闷胁胀痛，出长气为快，矢气腹感松，已多年，头昏，烧心，纳呆，时嗳气，太息，胸部以拳捶之方舒，舌红、苔白，脉沉细。处方：柴胡 15g，白芍 20g，乌药、厚朴各 15g，旋覆花 10g，代赭石 20g，紫苏叶 5g，半夏 10g，陈皮、白术各 15g，薄荷 3g，香附 15g，枳壳 10g，2 剂。

二诊：8 月 26 日，诸症大为好转，精神清爽，脉弦。上方加瓜蒌 20g，3 剂。加舒肝丸 10 丸，日 2 丸。

三诊：8 月 29 日，诸症皆除，饮食大增，嘱继服舒肝丸以善其后。

胃痛（虚寒兼气滞）案

初诊：1964 年 5 月 14 日来诊。许某某，女，26 岁，魏僧寨小站村人。

旧有胃病史，今因巅顶痛，引起旧病发作，时而痛不可忍，连及两胁和背部，恶心、欲吐、胸腹胀满，经某医治疗不愈，反而便干七八日未行，又经某医用攻下药，大便略下，但胃脘胀满日甚，昼夜绵绵作痛，嗳气、矢气、纳呆，食则胀满剧，已月余。入院治疗，舌苔白厚而腻，面色少华，脉细弱。处方：沉香 4g，白芍、乌药各 10g，木香 6g，山楂 12g，大力参 3g，白术、丹参各 15g，乳香 6g，神曲、茯苓、当归各 10g，柴胡 6g，枳实 12g，1 剂。

二诊：5 月 15 日，痛大减。继服上方 1 剂。

三诊：5 月 16 日，症轻。处方：大力参 3g，白术 15g，茯苓、陈皮各 10g，半夏、木香各 6g，枳实 10g，干姜 6g，槟榔、火麻仁各 10g，当归 6g，白芍 10g，1 剂。

四诊：5 月 17 日，痛减轻脉沉涩，腹中有瘀血。继服上方 2 剂，另服黑虎丸一包，9 次分服。

五诊：5 月 19 日，胃痛去八九，但天枢穴痛，大便微溏，脉细弱。处方：大力参 3g，白术 15g，木香 6g，乌药、神曲、茯苓、陈皮各 10g，山药 12g，甘草 3g，1 剂。

六诊：5 月 20 日，便溏已止，胁下仍有胀痛，脉细弱。上方加柴胡 6g，白芍、香附各 10g，3 剂。

七诊：5 月 23 日，诸症消除。继服上方 2 剂，另服香砂六君丸 10 丸，日 2 丸。

胃痛（气滞寒凝）案

初诊：1963 年 11 月 9 日来诊。张某某之母，54 岁，路头村人。

胃痛连及两胁及背，沉重，时重时轻，遇冷便重，已七八年，屡治不愈，纳差，时嗳气不适，面色少华，舌淡、苔薄白，脉沉弦而迟，此气滞寒凝。处方：良姜、木香各 6g，白术 10g，枳壳、厚朴、半夏、陈皮、延胡索各 6g，2 剂。

二诊：11 月 11 日，胃痛减轻，仍有胸胁胀满，上方加厚朴 10g，薤白、草蔻各 6g，2 剂。

三诊：11 月 15 日，痛大减，仍有胸腹胀满，舌质红，脉沉弦，以行气止痛为主。处方：沉香 3g，陈皮、白芍、厚朴、延胡索各 10g，木香 3g，半夏 6g，川楝子、白术、茯苓各 10g，2 剂。

1 年后告知服药后未痛，病愈，体重较 1 年前增加。

胃痛（气滞痰阻）案

初诊：1964 年 3 月 26 日来诊。许某某，女，41 岁，北么庄村人。

胃痛已六七年，每次生气或过食生冷即发。经卫生所治疗可暂缓。今又因情志不遂复发，已三四天，医治无效来诊。诊胃痛拒按，按之如刀割痛，两胁气上冲于背，沉重如石压，甚痛，肢冷如死状或吐涎沫黄水，面暗黄少血，时嗳气呻吟不及，舌红、苔中黄，脉沉涩。处方：沉香 3g，百合 30g，乌药 10g，砂仁 4g，厚朴 12g，代赭石、白芍各 15g，竹茹 6g，木香 3g，枳实 12g，白术、茯苓各 10g，瓜蒌 12g，1 剂。

二诊：3 月 27 日，服药稍缓，痛势不减，噫气流涎，脉弦滑。处方：天南星 6g，茯苓 12g，旋覆花 10g，代赭石 25g，陈皮 10g，厚朴 24g，枳实 10g，甘草 3g，1 剂。

三诊：3 月 28 日，胃痛大减，噫气轻，痰涎止，但仍有不适，舌红、苔黄，脉弦。处方：天南星、栀子、黄连、黄芩各 6g，连翘、大黄各 10g，滑石 6g，茵陈 12g，1 剂。

四诊：3 月 29 日，胃痛止，仍纳差，脉略滑。以保和丸加味，2 剂。痊愈。

胃痛（气滞肝郁）案

初诊：1964 年 5 月 1 日来诊。郜某某，女，20 岁，镇照相馆工作。

平素性格刚烈，又与别人吵架，后胃脘嘈杂而痛，日渐加重，呼吸痛，动则加剧，已四天，口苦、纳呆。某医投破血药略轻，但呼吸仍痛甚，舌红、苔白腻，脉弦数。愤怒伤肝，以致肝郁气滞，横克脾胃挟食而停积中脘，故胃痛连及两胁，呼吸痛甚。处方：柴胡、乌药各 10g，百合 30g，白芍 15g，丹参 30g，木香 6g，山楂 12g，枳实、川楝子、茯苓各 10g，乳香 6g，甘草 3g，7 剂。

二诊：5 月 18 日，胃痛减轻，右胁下仍感不适，右边痛，肝气也。处方：柴胡、白芍、当归、青皮、木香各 6g，甘草 3g，牡丹皮 15g，乌药 10g，乳香 6g，川楝子、香附各 10g，3 剂。

三诊：5 月 22 日，右胁下痛轻，左胁下闷痛，上方加枳壳 10g，郁金、厚朴各 6g，2 剂。

四诊：5 月 29 日，告知自服 2 剂后两胁下均未痛。

胃痛（肝木克土）案

初诊：1964 年 4 月 1 日来诊。李某某，女，59 岁，李草村人。

胃痛每遇生气即发，痛时自感心窝下有硬块已有六七年，近月余加重，烧心、吞酸、心慌气短、头昏眼黑、纳差、大便不爽。其心怯神郁，气弱声低，面色㿠白，舌淡红，脉弦无力。郁怒伤肝，伤肝者乃伤其肝木疏泄之气机，郁而不伸，必下克脾胃，中枢受损，百病叠生，故当先补土是为正治之法，用香砂六君丸合香乌散服之。

二诊：诸症减轻，自感身轻有力，食物香甜，按之仍痛，脉弦，上方合四消丸煎汤口服。

三诊：病情大为好转。服香砂枳术丸，连服7日，并食汤类易消化之食物而愈。

胃痛（肝郁化火）案

初诊：1964年4月26日来诊。王某某，女，27岁，郑村人。

胃脘痛1年余，屡次引发不愈，轻则一月一发，重则二三日一发，或是持续状态，自去年洪水后四五天发1次，加重，痛连及背部，其状如石压，沉紧不畅，纳呆，心悸，气短，甚则呕吐酸水，身倦无力，小便黄赤。本病多因胸怀不畅，饮食不节而发，舌淡红、苔两边淡黄，脉弦数，此气郁化火。处方：黄连、栀子、吴茱萸、枳实、甘草各6g，白芍30g，竹茹5g，连翘、川楝子各10g，1剂。

二诊：4月27日，胃痛已止，饮食大增，运化仍弱，积以成酸，食后嘈杂，舌淡红，脉弦数。上方去黄连，加白术25g，神曲10g，川贝15g，乌贼骨10g，1剂。

三诊：症状好转，其他同上。处方：白芍15g，枳实、木香、半夏各10g，瓜蒌15g，香附10g，丹参15g，青皮10g，甘草3g，2剂。并嘱患者不必服药，饮食调养，1964年5月22日电告痊愈。

初诊：1964年6月1日来诊。牛某某，女，22岁，冠县牛庄人。

胃痛由忧郁所致，胃中嘈杂，时吐酸水，两胁胀满，口干溲黄，时隐痛，时痛剧，时叹息，嗳气，舌淡红，脉弦数。处方：柴胡6g，白芍10g，木香6g，沉香（冲服）3g，乌药、香附各6g，白术、枳实各10g，黄连、吴茱萸各3g，1剂，送服香砂枳术丸一包。

二诊：6月2日，服药不效，午后加重，脉弦数，其他同上。此大错，当平肝胆之火。处方：黄连、栀子各 6g，生地黄 15g，白芍 30g，代赭石 12g，牡丹皮 6g，柴胡 5g，钩藤 10g，石膏 15g，天冬、川楝子、川贝各 10g，乌贼骨 12g，甘草 3g，3 剂。痊愈。

胃痛（气郁中虚）案

初诊： 1964 年 9 月 22 日来诊。李某，女，44 岁。

胃脘下隐隐作痛，纳差已 2 年，屡治不效，每以饮食不慎，食入生冷、硬物或情志不快即胃痛加重，并有胸闷、嗳气、心悸、头晕、乏力、嘈杂、心烦、心下按之痛甚。曾服归芍、青陈皮、枳朴、香乌散、木香、丹参、乳香等理气活血之品不效，又加酸枣仁、远志、柏子仁等养心之剂亦不效，来诊。诊时面色少华，舌淡红、苔中黄，脉弦无力，诊为气郁胃中虚。处方：柴胡 3g，白芍 10g，黄连、吴茱萸、木香、砂仁、连翘各 3g，半夏 6g，厚朴 4g，瓜蒌 10g，枳壳 5g，川楝子、丹参各 10g，1 剂。

二诊： 9 月 23 日，症去八九，仍胸闷、纳呆、脉虚弦。上方加香附 3g，1 剂。

三诊： 9 月 24 日，胃痛基本消失，食欲增加，唯有心悸，又并发风寒感冒，脉浮。处方：香附 3g，紫苏 10g，大力参、防风、茯苓各 3g，白术 6g，陈皮 4g，甘草 3g，2 剂。

四诊： 9 月 26 日，感冒愈，乏力、心悸，嘱舒肝健胃丸服之，即愈。

胃痛（气滞胃弱）案

初诊： 1964 年 4 月 4 日来诊。何某某，女，38 岁，疗养所工作。

不明原因，胃痛五六年，经常发作，发作时烧心，吞酸，呕苦水，背沉如石压，紧束不舒，两胁支撑，痛不可忍，又因饮食不节而作，呕吐、恶心、嘈杂、纳呆、痛剧，面色淡黄、少华，舌淡、苔白，脉小弦。处方：沉香（冲服）3g，香附 6g，白芍、乌药各 10g，百合 15g，木香 6g，丹参 15g，山楂 12g，半夏 6g，神曲 10g，陈皮、草蔻各 6g，莱菔子 10g，甘草 3g，2 剂。

二诊：4 月 6 日，痛止，背轻，胁松，食进，大便黄如痢状，精神爽，脉细弱，给补中之品。处方：大力参 3g，白术 10g，茯苓、陈皮、半夏各 6g，木香 3g，神曲 6g，乌药 10g，甘草 3g，枳实 6g，2 剂。痊愈。

胃痛（寒邪血瘀、气滞、蛔虫）案

初诊：1964 年 1 月 9 日来诊。闫某某，女，21 岁，西河寨村人。

胃痛病史 4～5 年，每因恼怒即发，痛时气逆、胸闷、两胁撑胀、肠鸣、矢气，甚则呕吐酸水、清水，四肢厥冷，食不得入。今因生气而发，面色少华，舌质淡、苔薄白，脉右沉左弦。处方：沉香（冲服）3g，砂仁 6g，白术 15g，草果 3g，木香 6g，乌药 10g，百合 30g，柴胡 3g，白芍 12g，紫苏叶 6g，乌梅 10g，黄连 4g，吴茱萸 3g，延胡索、五灵脂各 6g，川楝子 10g，3 剂。先服沉香化滞丸 6 克。

二诊：1 月 15 日，服药后下蛔虫七八条，胃痛大减，呕吐已止，未见吐酸苦水，仍嘈杂隐痛，舌淡、苔薄白、中厚，脉同前。处方：附子 3g，良姜 6g，党参 10g，白术 12g，陈皮 10g，砂仁 3g，木香、延胡索各 6g，川楝子、白芍各 10g，半夏 6g，茯苓 10g，甘草 3g，3 剂。

三诊：1 月 21 日，胃痛又作，苔薄白中厚，脉沉涩。处方：草果 6g，延胡索 10g，五灵脂 6g，没药 10g，丹参 12g，良姜、川楝子、厚朴各 10g，1 剂。

四诊：1 月 22 日，胃痛减轻，唯有便干。处方：沉香（冲服）3g，乌药 10g，厚朴 12g，五灵脂 6g，丹参 25g，郁李仁 10g，肉苁蓉 6g，白术、茯苓各 10g，木香、半夏各 6g，1 剂。痊愈。

胃痛（虚寒夹湿积）案

初诊：1964 年 3 月 27 日来诊。张某某，女，23 岁，面粉厂工作。

体格壮实，面赤润，脉沉缓，且有少腹隐痛十余年，四季频发感冒，缠绵难愈。现因饮食生冷之物致胃痛，按之中脘略轻，纳呆，食则痛剧，已十余天，舌质淡红，脉中虚，此虚中夹实，应标本兼治，健胃而食自化，痛可愈。

处方：党参、白术、茯苓各 10g，甘草 3g，干姜 4g，草蔻 6g，吴茱萸 4g，陈皮 6g，乌药、枳实各 10g，2 剂。

二诊：3 月 29 日，告知病愈，痛止食增，嘱服理中丸以善其后。

胃痛（食入即痛）案

初诊：1984 年 11 月 29 日来诊。张某某，女，30 岁，赵庄村人。

食入则胃脘痛 20 余天，曾服西药不效。咽痛，吐痰，舌淡红、苔黄，脉弦，胃痛拒按，大便干、二三天 1 次，纳差。处方：甘草 40g，大黄 10g，5 剂。

二诊：12 月 4 日，大便日 1 次，痛止，仍纳差。上方量减半，加生姜 3 片，枣 5 个，3 剂。

胃痛（饭后一个小时痛）案

初诊：1984 年 1 月 5 日来诊。王某，女，32 岁，第一照相馆工作。

胃脘痛，夜晚 2～3 点痛，经服颠茄片、胃得宁、普鲁苯辛可暂时缓解，已服药半月无效，且增服延胡索止痛片、利特灵及中草药也无效，其痛改为每晚饭前痛，经服中药后现为每次吃饭或喝水后一个小时即痛，痛时伴有腹胀、呃逆，痛时连及右侧胁痛较重，拒按，舌质红、苔薄黄，脉弦。甘草、大黄主之。处方：甘草 40g，大黄 10g，3 剂。

二诊：服药大便稀，日便 2 次，胃痛止。上方加大枣 10 个，生姜 5g，甘草、大黄量减半，3 剂。

三诊：10 天未痛，也未服药。

胃痛（寒性）案

初诊：1965 年 6 月 11 日来诊。崔某某，女，24 岁，北董固村人。

患胃病十余年。近因饮食生冷复发，呕吐黏液苦水，四肢厥冷，阵发性痛已 2 天，坐卧不安，纳呆，溲黄，便干，舌白厚，脉弦滑、无力。处方：

干姜、良姜各 10g，丹参 30g，厚朴、半夏、陈皮、枳实、青皮各 10g，白术 15g，茯苓、木香各 10g，砂仁、白豆蔻各 6g，3 剂。

二诊：6 月 14 日，未痛，能进食，苔黄厚，脉数。处方：黄芩 6g，青陈皮、白术、苍术各 10g，厚朴、半夏各 6g，茯苓、泽泻、知母、神曲各 10g，丹参 15g，赤芍 10g，木香 6g，3 剂。痊愈。

胃痛（气、虫、混合）案

初诊：1965 年 7 月 15 日来诊。刘某，女，52 岁，刘路疃村人。

患胃病十余年，近五六年加重，年内发作六七次，多因食生冷或不明原因疼痛，此次不明原因发作两天，痛不可忍，肢冷背沉，肩重，两胁窜痛，左胁较重，呈阵发性，大便时溏，口苦而干，甚则气逆上冲呕吐苦水，食则痛重，每次发作持续十余天。1964 年曾服去虫药，暂缓，但仍发其面色苍黄，时叹息，噫气，舌苔黄而漫布，脉弦细。此湿热滞于中，胃气不降，肝胆气上升所致。处方：茵陈、苦楝皮各 15g，槟榔、枳实各 20g，黄芩 15g，白芍 25g，半夏、青皮各 10g，丹参 30g，代赭石 20g，1 剂。

二诊：7 月 16 日，痛止，诸症除，继服上方 1 剂防复发。

胃痛（半夜、上午不痛）案

初诊：1984 年 4 月 12 日来诊。姜某某，男，49 岁，广平县蒋庄人。

心口痛，连右侧胆囊部位，每天下午开始痛，到晚（喂牛时辰）痛重，活动痛重，拒按，半夜及上午不痛，已 4 个月，舌质红、苔黄厚腻，脉弦数，化验结果显示肝功能正常，钡餐造影显示胃部正常。处方：黄连 10g，蒲公英 15g，罂粟壳 10g，竹茹、百合各 15g，丹参 10g，沉香 2g，枳壳、甘松各 10g，甘草 5g，3 剂。

二诊：4 月 15 日，痛轻，舌同前，上方加通草 10g，厚朴 6g，佩兰 10g，3 剂。

三诊：4 月 18 日，痛轻，时间短，继服上方 4 剂。

四诊：4 月 22 日，基本不痛，舌苔仍微黄。继服上方加滑石 15g，茵陈 20g，5 剂。

胃痛（慢性胃炎、十二指肠球部溃疡）案

初诊：1984 年 8 月 30 日来诊。霍某某，男，46 岁，大名营阵霍庄人。

胃痛、烧心、吐酸水，已七八个月，经 X 光钡餐造影，诊为慢性胃炎、十二指肠球部溃疡，纳果，舌质红、苔白，脉弦。处方：蒲公英 12g，竹茹 30g，生地黄、天花粉各 10g，白芍 15g，金银花、槟榔各 10g，枳实、莱菔子各 6g，山药、代赭石各 30g，龙骨 10g，海螵蛸 30g，陈皮 10g，3 剂。

二诊：9 月 3 日，诸症减轻。上方金银花改为蒲公英 15g，3 剂。

三诊：9 月 6 日，9 月 14 日，诸症消除，饮食二便均正常。

按：薄黄 20g，竹茹、生地黄各 10g，天花粉 15g，牡丹皮 10g，代赭石 25g，莱菔子 10g，山药 30g，白芍 20g，金银花 25g，槟榔、枳壳各 10g，瓜蒌、蒲公英各 20g。胃酸加海螵蛸、牡蛎各 20g。为治疗该病的常用方药且多效。

胃脘痛（气滞胃热）案

初诊：1965 年 9 月 1 日来诊。魏某某，女，35 岁，西元村人。

原有胃病史七八年，每因生气而发，六七年没敢食生冷之物，近因生气又作，月经过多，经期延长 17 天，日渐胃脘胀满，长出气，胃痛连及两胁背部，噫气后胸部感快，阵发性，夜重昼轻，声弱不欲言，已 20 余天，口干苦，溲黄，面萎黄，舌青紫有瘀点、苔薄黄，脉沉弦、无力。处方：百合 30g，乌药 10g，丹参 30g，茵陈 10g，代赭石 25g，川楝子、郁金、枳实、木香各 10g，白术 15g，五灵脂 10g，厚朴 6g，2 剂。

二诊：9 月 3 日，服药腹中鸣，胃痛见轻，苔黄，久痛必瘀。处方：栀子、黄芩各 6g，川楝子 10g，代赭石 15g，竹茹 10g，旋覆花、藿香各 6g，丹参 30g，枳壳 6g，焦三仙各 10g，半夏 6g，白芍 30g，五灵脂、乳香、木香各

6g，茯苓、乌药各 10g，2 剂。

三诊：9 月 5 日，痛止，唯有背沉，黄苔去、舌质淡、苔薄白，脉弦。处方：川楝子、麦芽各 10g，栀子 3g，当归、丹参、乌药各 10g，枳壳、清半夏各 6g，神曲 10g，木香、乳香各 6g，白术、槟榔、厚朴各 10g，3 剂。

初诊：1963 年 12 月 6 日来诊。张某某，女，52 岁，社里堡村人。

胃痛十余天，阵发性痛重，昼重，暮轻，时吐酸水，食后痛重，强食则腹胀，嗳气矢气感舒，问其病史不明原因，舌薄黄白厚，面青暗，脉小弦，治宜消食和胃，理气止痛。处方：沉香 1.5g（冲），砂仁 3g，川楝子 6g，白术 15g，枳实 10g，干姜、黄连各 6g，神曲 10g，鸡内金 6g，麦芽 1.2g，茯苓 10g，2 剂。

二诊：1964 年 8 月 17 日，服药已愈。近 3 日又因着凉感胃部不适，时有痛，苔白厚，脉弦。处方：附子 6g，干姜 10g，白豆蔻 6g，丁香 3g，神曲 10g，枳实 6g，白术 10g，木香 3g，沉香 1.5g（冲），2 剂。另服沉香化滞丸 10 天，逐渐病愈。

按：胃者喜降气不喜气逆，喜温不喜凉，宜通不宜滞，功能消食纳谷，贵在阴阳平衡，故用药需记此之理，痛乃止。

胃痛得食则痛轻（甘草大黄汤）案

初诊：1984 年 12 月 3 日来诊。徐某某，女，40 岁，冠县郑町村人。

今年 7 月份因劳累以后食生冷之物，而致胃脘痛，每日下午痛重，得食则痛轻，但过 1 个小时后又痛，4 个月痛无中断，胃脘按之痛重，时连两胁、腹部，自感内热，口干不欲饮，溲少，时有耳鸣，舌苔薄黄、质红，脉弦细，此寒化热，虚中扶实。处方：甘草 40g，大黄 10g，5 剂。

二诊：12 月 13 日，服药痛止，仍内热嘈杂、头晕、纳差、咽中有物如炙脔，服四季青 1 瓶，香砂养胃丸 1 瓶。

三诊：12 月 17 日，内热除，纳呆、食而不消。处方：党参、白术、茯苓、陈皮各 10g，半夏 6g，山药 10g，鸡内金 6g，甘草 3g，3 剂。

按：今甘草大黄汤用治胃痛有效，药量之变更，治病亦异。

胃胀满案

初诊：2012年9月24日来诊。赵某，男，64岁，大名龙华人。

心下胀满不舒，按之痛，饥饿按之痛重，烧心，已3年。4年前因十二指肠溃疡、胃出血，切除大部分胃。2010年胃痛，诊断：①胆汁反流性胃炎；②残留胃炎；③吻合口炎，曾服胃友雷尼丁、碳酸霉颗粒、摩罗丹等不效。来诊，二便正常，舌淡红、苔薄白。处方：陈皮10g，蒲公英15g，乌贼骨20g，丹参12g，大腹皮10g，山药20g，白芍、白术各15g，砂仁5g，甘草10g，1剂。

二诊：9月27日，服药后，病情大为好转，继服上方5剂。

三诊：10月1日，口干，烧心。上方去砂仁，加天花粉12g，黄连8g，荷叶10g，3剂。

四诊：10月4日，服药不烧心，口不干，能食，基本不痛，继服上方3剂。

食积胃痛案

初诊：1966年3月16日来诊。郭某某，男，29岁，郭马堡村人。

因过食生冷，而致胃脘痛，又因劳动过重，饮食不节，病情加重，拒按，痛甚则呕吐，已4天。请某医用理气活血药，痛如故。余诊：食入于胃，运化无力，积滞日久，化热而致，舌苔中厚微黄，脉弦。治以化滞、祛积、消食。处方：枳实、槟榔各12g，白术、川楝子、焦三仙、泽泻各10g，木香、使君子各6g，陈皮、茵陈、大黄各10g，甘草3g，2剂。

二诊：3月18日，痛轻，继服上方2剂。

三诊：3月19日，痛消失，食欲增加，精神爽，能起床活动，但仍上腹部满，重按压痛，此剧痛夹瘀，胃火仍不根除，苔微黄，脉细。处方：党参10g，大黄5g，赤芍10g，丹参15g，栀子3g，陈皮10g，香附5g，清半夏、黄芩各 5g，焦三仙各 10g，3 剂，以善其后。

食后腹胀腹泻
（胃镜：吻合口炎残胃炎）案

初诊：2012 年 9 月 19 日来诊。曹某，男，62 岁，大名县龙华村人。

食后即腹胀，胀后即腹泻，日 2～3 次，体瘦，纳差，曾服奥美拉唑等西药，不减轻，已半年。舌质淡红、苔白，脉弦，此脾胃虚而运化失司，健脾消食治之。处方：①人参健脾丸，日 2 丸。②太子参 12g，白术 15g，茯苓、陈皮、神曲、麦芽、谷芽、鸡内金、砂仁、草蔻各 10g，甘草 3g，5 剂。生姜、枣为引。

二诊：9 月 28 日，病情大为好转。继服上方 5 剂。继服人参健脾丸，10 天，增加营养，多喝汤，吃易消化的食物。

夜半胃痛案

初诊：1991 年 9 月来诊。王某某，男，28 岁，王二厢乡庄科村人。

8 天前，夜 12 点后胃痛，剑突下痛连两胁及背部，卧床不安，坐立则不痛，心电图检查显示心律缓，白天如常人，其他正常，舌质红、苔白，脉沉缓。处方：瓜蒌 30g，桃仁 5g，红花 10g，生地黄 15g，川芎、当归、枳壳各 10g，桔梗 6g，川牛膝 10g，柴胡 5g，赤芍 15g，蒲黄、五灵脂各 10g，草果 5g，延胡索 6g，甘草 3g，2 剂，另血府逐瘀汤加味。

二诊：痛减轻，但背部仍痛，舌红、苔薄黄。处方：蒲公英 15g，延胡索、甘松各 10g，薄黄 15g，五灵脂 12g，白芍 15g，槟榔 5g，陈皮、枳壳各 6g，大黄、罂粟壳各 5g，甘草 3g，2 剂。

三诊：痛止，效不更方，继服 2 剂。

胃溃疡（十二指肠溃疡，萎缩性胃炎）案

初诊：1999 年 11 月 2 日来诊。陈某某，男，54 岁，康庄人。

胃胀痛，痞满、纳呆、饮食则加重，乏力，时有烧心，舌淡红、苔白，已 1 年半。多医院检查为胃溃疡、十二指肠溃疡、萎缩性胃炎，治疗不愈。余诊方：党参 12g，白术、茯苓、陈皮、蒲黄各 10g，蒲公英 15g，厚朴、枳壳各 10g，竹茹 15g，黄芪 30g，白芍 15g，连翘 10g，甘草 3g，5 剂。

二诊：11 月 7 日，有时烧心。上方加乌贼骨 30g，5 剂。

三诊：症轻。加山药 30g，10 剂。

四诊：11 月 23 日，继服上方。

五诊：11 月 26 日，基本愈，继服上方。

六诊：11 月 29 日，去连翘，加砂仁 5g，5 剂。

胃寒呃逆案

初诊：1966 年 8 月 9 日来诊。阚某某，男，18 岁，樊堡人。

半月前不明原因呃逆，呃逆连声、响亮，饮则加重，食则轻，今因伤暑腹痛，头昏，恶心，目痛。经针刺三里、内关、天枢、合谷穴，症轻，缓解 1～2 个小时，卧则轻，动则加重，呃逆时间长即胃痛，二便正常，口不干渴，苔薄白微黄，脉弦无力，已 6 天。处方：丁香 3g，代赭石 15g，清半夏、陈皮、旋覆花各 10g，甘草 3g，2 剂。

二诊：8 月 11 日，呃逆，脉缓，苔薄黄。上方加芦根、竹茹各 6g，2 剂。痊愈。

胃病诸症案

初诊：1984 年 5 月 6 日来诊。刘某某，女，42 岁，广平县平谷店西王风村人。

胃隐痛，嘈杂，烧心，呕吐酸水，太息，呃逆，咽中不利，纳呆，食则呕吐不消化食物，舌质红、苔薄黄，病已 2 年余。处方：大黄 10g，甘草 12g，竹茹 15g，代赭石 30g，半夏 10g，生姜 5 片，大枣 5g，伏龙肝 1 块，5 剂。

二诊： 5 月 25 日，呕吐止，胃有不适，烧心吐酸水，纳差，太息，舌红、苔薄白，脉沉。处方：党参 12g，苍术 15g，厚朴、茯苓各 10g，半夏、砂仁各 6g，大腹皮 15g，槟榔 3g，香附、甘松各 10g，草蔻、乌药各 6g，橘红 5g，天花粉 6g，甘草 3g，12 剂。

三诊： 6 月 6 日，诉已愈。

胃痛（兼喘）案

初诊： 1963 年 11 月 10 日来诊。崔某，女，52 岁，后徐街人。

哮喘咳嗽十余年，屡发不愈，轻重兼作，今喘略轻而胃脘痛较重，腹胀、嗳气、按之则舒，小腹鼓胀不舒，得矢气而感快，且有鸡胸，气短而喘，不得一息，手足心时热，舌质红、苔薄，脉弦滑。处方：砂仁 3g，厚朴 6g，陈皮 10g，半夏、茯苓各 6g，杏仁 10g，香附 6g，乌药 10g，木香 3g，白术、瓜蒌各 10g，2 剂。

二诊： 11 月 12 日，服药症大减，关脉弱。处方：党参、白术各 10g，黄芪 15g，茯苓、陈皮、瓜蒌、香附各 10g，厚朴 6g，枳壳 10g，甘草 3g，1 剂。

三诊： 11 月 13 日，症减，小腹感松快。上方加乌药、川楝子各 10g，2 剂。

四诊： 11 月 15 日，胃痛止，小腹爽，饮食香，喘息轻，脉细弱，健中之法。处方：党参 15g，白术 10g，木香 3g，枳壳 6g，神曲、茯苓各 10g，甘草 3g，4 剂。诸症皆除，仍喘，患者不愿治喘。

胃痛（虚寒证）案

初诊： 1965 年 5 月 22 日来诊。霍某某，女，41 岁，卫东区燕寨人。

胃痛 10 余年，每因生气重或发作，近几年发作频繁，不分时间，甚则两胁窜痛，胃中嘈杂、不饥，气逆肠鸣。产后 6 个月又患腰痛，不能坐，卧不宁，休息痛不减，早晨起床痛重，月经前后无定期，心悸气短、乏力、面色暗黄无华，舌淡、苔白薄、有齿龈，脉沉细无力。处方：干姜、良姜各 6g，厚朴 4g，神曲、当归各 10g，白术 15g，党参、茯苓各 10g，黄芪 15g，肉桂、木香各 3g，丹参 12g，2 剂。

二诊： 5 月 24 日，服药胃痛止，饮食增，知饥，唯有腰痛一症。处方：白术 15g，附子 3g，杜仲、秦艽、干姜、菟丝子、茯苓各 10g，肉桂 3g，当归、红花、党参、狗脊各 10g，甘草 3g，3 剂。痊愈。

血瘀寒凝胃痛案

初诊： 1968 年 10 月诊。刘某某，女，55 岁，山东栖霞县八田村人。

胃痛 30 余年，经常腹满痛，近半年服诸药不效。昼轻夜重，白天能干活，晚不能睡，舌淡红有裂纹，此寒凝血滞，手拈散主之。处方：草果、延胡索各 15g，五灵脂 20g，没药 15g，干良姜 5g，木香、丹参各 15g，2 剂。

二诊： 痛较轻，4 剂，痛止。

胃痛（服感冒药引发）案

初诊： 1964 年 4 月 10 日来诊。王某某，女，72 岁，北王庄人。

胃痛月余，因感冒服复方大黄合剂。咳嗽服糖浆而引发胃痛复发，胃脘按之剧痛，连及两胁及背部，咳嗽吐涎沫、纳呆，舌淡、苔薄，脉小弦，因患者煎药不便，服丸药，木香顺气丸 3 包，舒肝健胃丸 1 盒。

二诊： 胁胀痛止，胃痛减，但有嘈杂不饥，纳呆，舌淡、苔白厚，脉弱，此寒也。处方：山药 30g，白术 25g，半夏 10g，陈皮 6g，茯苓 10g，木香 4g，白豆蔻 6g，干姜 10g，神曲 6g，桂枝、甘草各 3g，2 剂，并服健胃丸 1 盒，病愈。

胃痛（湿热）案

初诊：1964 年 1 月 24 日来诊。张某某，女，30 岁，东苏村人。

胃痛月余，阵发性加重，夜间较剧，每 10 分钟发作 1 次，甚则恶心、呕吐、纳呆或吐酸水。曾遵医嘱服用中药、西药氢氧化铝颠茄合剂。诉其病前曾有恶寒，发热，口干、口无味，3 个月前曾有胃痛史，苔黄厚而腻，其体貌外形如囚犯，痛状如死，诊时痛之吟呻不及，脉细数，腹诊心下，按之硬痛，诊为湿热型胃痛。处方：旋覆花 10g，代赭石、石斛各 15g，半夏 10g，陈皮 6g，枳实 15g，竹茹、鸡内金各 6g，焦三仙各 10g，黄连 6g，白术 10g，黄芩 4g，栀子 6g，1 剂。

二诊：1 月 25 日，胃痛减轻，呕吐已止，仍有心下按痛，纳呆，口干，溲黄，苔黄厚而腻，脉弦数，实热蕴于胃肠。上方去旋覆花，加茯苓 12g，1 剂。

三诊：1 月 26 日来诊，胃痛止，心下按之濡软，饮食增，精神爽，声音响亮，小便转白，苔舌同上，脉沉细。上方加萆薢 10g，1 剂。

四诊：1 月 27 日，诸症消除，唯有纳差，脉弱。处方：焦三仙各 10g，砂仁 6g，陈皮 10g，木香 3g，白术 15g，枳实、党参各 12g，茯苓 10g，半夏 6g，薏苡仁 12g，2 剂。

五诊：1 月 29 日，食后腹胀，此寒凉药伤肠胃。处方：党参、白术各 15g，茯苓、陈皮、半夏、干姜、神曲各 10g，吴茱萸 6g，肉蔻 3g，5 剂，理中丸 3 丸。

六诊：2 月 3 日，痊愈。脉弱，舌苔薄白、质淡红，恐其复发，上方加山药 30g，砂仁 3g，5 剂，以扶正。

胃痛（水饮停胃）案

初诊：1964 年 5 月 24 日来诊。温某某之妻，50 岁，县木业社工人。

患胃痛五六年未发作。今年四月感胃部满闷不舒，日渐隐痛，近 10 余天加重，嘈杂，纳呆、时有清水从胃部反出，以手按胃部摇之有水声，舌淡红、苔薄白，脉沉小滑，面少华，此为中焦阳气不足，运化失职，故水饮停留胃脘故也。处方：茯苓、白术各 25g，桂枝 10g，干姜、甘草各 3g，2 剂。

二诊：5 月 26 日，水声已去，隐痛大减，有时还上反清水或酸水。处方：干姜 5g，党参 15g，枳实 6g，木香、砂仁各 3g，白术 10g，2 剂。

三诊：5 月 28 日，痊愈。以理中丸，10 丸，日 2 次，每次 1 丸。

慢性胃炎案

初诊：1999 年 1 月 28 日来诊。于某某，女，20 岁。

胃痛三四个月，痛在晚饭前后较多，痛时干哕，痛前后噫气、脘胀，有时头痛，大便日行 3～4 次。经石家庄市医院检查：贲门炎、胃黏膜增厚，反流性胃炎，服药效差。余诊舌深红、苔白。处方：大黄 5g，甘草 15g，蒲黄 12g，槟榔、陈皮各 5g，茯苓 10g，竹茹 15g，枳壳、半夏各 5g，代赭石、蒲公英各 15g，6 剂。

二诊：2 月 2 日，药后症状明显减轻。按上继服 6 剂，诸症消失。

按：大黄、甘草、蒲黄、蒲公英、代赭石、槟榔、枳实、白芍、陈皮、竹茹、乌贼骨、丹参治慢性胃炎有效，药量根据病程而定，痛重者加甘松。

胃炎（十二指肠溃疡）案

初诊：1999 年 5 月 31 日来诊。张某某，男，50 岁，工行工作。

胃刺痛，放射至食道，气短，饮酒加重。经西医查：十二指肠溃疡，其他正常，舌质红、苔白少，脉弦，已 1 个多月。处方：陈皮 10g，薄黄 12g，白芍 12g，枳壳、草果、五灵脂、延胡索各 10g，瓜蒌 20g，甘草 3g，3 剂。

二诊：6 月 3 日，上午 11 点至晚 8 点有热感，胃部嘈杂、气短、吐酸、能食不烧心。处方：生地黄 15g，赤芍 12g，当归、川芎、枳壳、桔梗、川牛膝各 10g，桃仁 12g，红花 10g，柴胡 6g，旋覆花 10g，代赭石 20g，厚朴 10g，百合 30g，丹参 10g，3 剂。

三诊：6月9日，痛止，继服上方3剂。

胃痛（隐痛）案

初诊：1969年11月8日。陈某某，男，成人。

胃隐痛二三年，每年犯四五次，每次持续一二个月，遇冷重，背沉，得食则轻，食后则加重，发无定时，脉细，苔少。处方：乌药15g，木香10g，枳壳、陈皮、神曲各15g，白术25g，延胡索10g，丹参30g，生蒲黄、甘松各15g，干、良姜各3g，代赭石20g。守方服27天而愈。

胃胀心下满案（浅表性胃炎伴糜烂）案

初诊：2012年9月28日来诊。曹某某，女，37岁，大名龙华人。

胃胀，食后胀重，心下满，善太息，头晕，舌质淡、苔白，脉弦细，已2年，多方治疗不愈来诊。余处方：陈皮10g，白术20g，茯苓、厚朴、苏梗、枳壳各10g，大腹皮30g，槟榔5g，神曲、麦芽、砂仁各10g，白豆蔻5g，甘草3g，5剂。

二诊：10月4日，症减，心下满，此虚中夹实。上方加瓜蒌10g，6剂。另服人参健脾丸10丸，日2丸，保和丸10丸，日2丸。

三诊：唯有左侧胁胀。处方：青皮、乌药、柴胡各10g，白芍15g，枳壳10g，甘草3g，蒲公英30g，乌贼骨15g，5剂。香砂六君丸10丸，日2丸。

四诊：胃镜，浅表性胃炎伴糜烂，心下胀满。处方：白术15g，香附10g，白芍15g，柴胡5g，丹参15g，陈皮10g，干姜、草蔻各5g，甘草3g，乌贼骨、蒲公英各15g，姜、枣（引），5剂。

五诊：1月20日，处方：蒲公英20g，乌贼骨25g，白术30g，香附、柴胡、陈皮各10g，草蔻、干姜各5g，白芍15g，党参、大腹皮、厚朴、半夏、茯苓、甘草各10g，10剂。后5剂为末，装胶囊，日3次，每次5粒。病愈。

胃留饮案

初诊：1990 年 6 月 27 日来诊。张某某，女，15 岁，寿山寺乡人。

胃隐痛，中下脘按之较痛，按之胃脘部，摇摇胃明显有水响声，已两个月，恶心、干哕、大便干、溲后少腹痛，舌红、苔白，脉沉弦。自述因食槐花引起。处方：白术、桂枝各 10g，茯苓 25g，甘草 3g，党参 10g，防己 12g，大黄 6g，山药 30g，3 剂。

二诊：6 月 30 日，胃痛减，还有水声。上方加葶苈子 15g，3 剂。

三诊：7 月 3 日，响声已无，一切正常。香砂六君丸 10 丸，日 2 丸。

胃痛呕吐案

初诊：1978 年 1 月 7 日来诊。薛某某，女，27 岁，冠县人。

初病烧心，吐酸水，胃隐痛，1 年余，经治疗好转，近 1 个月烧心吐酸水，胃痛加重，近 10 天，其上症更重，纳呆，食即反出，头晕，脉弦数，舌红、苔白。处方：大黄、甘草各 15g，代赭石 20g，竹茹 15g，2 剂。

二诊：1 月 9 日，呕吐，胃痛均止，唯有腹胀纳呆，舌脉同上。处方：神曲、麦芽、白术、代赭石、大腹皮、乌药、柿蒂各 20g，3 剂。

三诊：1 月 12 日，腹胀病情大为好转，进食中等，继服上方 2 剂。

嗳气烧心案

初诊：2012 年 9 月 9 日来诊。刘某某，女，61 岁，大名县龙华人。

嗳气、嗳气频作，伴有心下烧心、恶心、矢气稍轻，已二三个月，多方治疗后症状未有好转，四肢酸软无力。处方：丹参、乌贼骨、蒲公英各 15g，陈皮、旋覆花各 10g，代赭石 20g，半夏、枳壳各 10g，柿蒂 20g，厚朴、苏梗、天花粉各 10g，3 剂。

二诊：9 月 12 日，嗳气轻，纳呆。上方加茯苓 10g，白术 15g，甘草 3g，

4剂。水煎，每日1剂，分2次温服。

三诊：9月16日，纳差，其他病情大为好转。处方：党参12g，白术20g，茯苓、陈皮、厚朴各10g，丹参、乌贼骨各15g，蒲公英、旋覆花各10g，代赭石、牡蛎各20g，半夏、枳壳各10g，柿蒂30g，苏梗、荷叶、神曲、麦芽各10g，甘草3g，5剂。

心下痞满案

初诊：2012年10月10日。张某某，女，45岁，本院职工。

胃镜检查提示，反流性胃炎。心下痞满、胸闷、嗳气，时作气上冲，咽中如炙脔。曾服吗丁啉、奥美拉唑等西药半年，舌质红、苔少，脉沉细。余诊梅核气，以旋覆花代赭石汤、二陈汤、四君子汤加味治之。处方：旋覆花10g，代赭石30g，厚朴、陈皮、半夏、茯苓各10g，党参12g，白术15g，砂仁6g，麦芽、神曲各10g，甘草3g，6剂。

二诊：10月14日，诸症皆减，心窝下稍有不适。继服上方3剂。

三诊：10月17日，稍有不适。上方加枳实10g，瓜蒌30g，黄药子、白豆蔻、丹参各10g，去茯苓、厚朴、砂仁，3剂。

四诊：10月20日，仍消化不良，服香砂六君丸、人参健脾丸，按说明服10日。

小儿腹泻（消化不良，脱水酸中毒）案

初诊：1979年11月26日来诊。王某某，男，1.5岁，王桥王桥人。

患儿呕吐、腹泻3天，水样便伴有不消化，乳奶呈黄绿色，舌红、苔白，日泻7～8次，呕吐物为新进食物之乳瓣，无味，精神欠佳，时哭闹，食乳很少。西药用黄连素、庆大霉素，病情无好转。延中医诊：两目凹陷，给复方新诺明等，泄泻不止，日数十次，苔薄微黄，此脾虚内有热。处方：茯苓12g，罂粟壳3g，白术10g，干姜1片，黄连1g，陈皮2g，鸡内金3g，车前子10g，甘草2g，滑石10g，麦芽6g，1剂。

二诊：11月27日，服药后半夜，精神好转，大便成形，次数减少。处方：党参3g，白术、茯苓各10g，罂粟壳2g，车前子（包）10g，干姜1片，黄连1g，麦芽、鸡内金各3g，陈皮、甘草各1g，1剂。

三诊：11月28日，一切正常，腹泻止，出院，带药1剂。

伤寒大汗伤阳案

初诊：1980年1月10日来诊。崔某某，男，74岁，柴堡人。

患者发热恶寒，口渴3日，体温39.0℃，经某医投大剂，无效。又白虎汤加荆芥、防风，1剂。

二诊：1月11日，大汗出，热势轻。体温35.8℃，胸闷、心悸、气短，汗出不止，动则气欲断，精神萎靡不振，继服上方2剂。

三诊：1月13日，急余诊。面色少华，舌淡，脉沉弱无力、有结代，心动过缓，40次/分，气短，喘促，汗出不止，心悸，精神不振，脉欲微，急以回阳益气。处方：黄芪30g，人参5g，白芍、桂枝各10g，瓜蒌20g，薤白10g，生姜3片，大枣3个，1剂。

四诊：1月14日，症轻，继服上方2剂。

五诊：1月16日，汗出止，继服上方3剂。

六诊：1月19日，诸症平，脉搏72次/分，继服上方6剂。痊愈。

中风后呃逆案

初诊：1964年9月28日来诊。韩某某，男，35岁，纸厂工人。

今发病前遗精5天，晨起右半身微痛，活动即轻。起床突然头晕、头痛，右边麻木，继则昏迷入院，入院3～4小时苏醒，右边手足麻木不用，二便闭塞，饮食尚可，口干而渴，呃逆连声不绝，但下水谷稍止，住院10余天疗效差，面赤如醉，大便闭、小便黄、呃逆昼夜不停，面光亮如油，舌淡红、苔厚腻，脉大而无力，中风见呃逆为败症，此瘀血阻塞气道，胃气不降，而成呃逆，不可用丁香、柿蒂。现用旋覆代赭汤、血府逐瘀汤，方能转危之急。处方：当归、生地黄各 15g，桃仁、红花各 10g，枳壳 7.5g，赤芍 10g，柴胡 5g，桔梗、川芎各 3g，牛膝 10g，旋覆花 15g，代赭石 30g，甘草 5g，2 剂。

二诊：9 月 30 日，呃逆稍轻，右半边痛轻，腹中矢气，呃逆止，汗出，大便仍未下，此呃伤胃气，津不足。处方：高丽参 7.5g，黄芪 40g，当归、赤芍、桃仁、红花各 10g，川芎 3g，地龙 10g，代赭石 25g，2 剂，另加针刺。

三诊：10 月 2 日，面赤退，汗出止，足微动。上方去代赭石加火麻仁 15g，2 剂。

四诊：10 月 4 日，大便未下，无痛苦，苔白厚。上方去火麻仁加麦冬 15g，青皮 10g，2 剂，另加针刺。

五诊：10 月 6 日，胃口发凉，脉、苔同前。上方加附子 3g，干姜 10g，3 剂。

六诊：10 月 9 日，病大有好转，胃不感冷，右肩臂能抬举，手能握，但无力，大便六七日未行。处方：黄芪 10g，人参 3g，桃仁、红花、地龙各 10g，麦冬 20g，火麻仁 10g，白术 15g，1 剂。

七诊：10 月 10 日，大便已下，干燥色黑，脉沉细。处方：黄芪 30g，白术 25g，大力参 3g，茯苓、当归各 10g，红花 5g，地龙 10g，山药 20g，山茱萸 10g，甘草 5g，2 剂。

八诊：10 月 12 日，右侧活动自如，继服上方 6 剂。

失眠、多梦、头晕且痛
（肝阳上亢，神经衰弱）案

初诊：1964 年 8 月 5 日来诊。段某某，男，33 岁，邮电局工作。

失眠、多梦、头痛且晕七八年，忧思用脑过度加重，近 10 天因工作繁忙劳累、胸怀不畅，病情加重，头痛两侧尤甚，头胀不能起床，心烦不欲言，恶心纳呆，西医查无阳性体征，诊为神经衰弱。给予五味子糖浆、冬眠灵、封闭疗法，不效。舌淡红、苔薄白，脉弦，宜育阴潜阳舒肝之法。处方：钩藤 15g，石决明 20g，黄芩 10g，栀子 5g，桑寄生 20g，牛膝、茯苓各 15g，何首乌 20g，白芍、代赭石各 25g，玄参 15g，白芷 3g，酸枣仁 24g（炒），2 剂。

二诊：8月7日，头痛轻、头胀重，右胁痛气上冲，脉小弦。上方加乌药、川楝子各15g，柴胡10g，2剂。

三诊：8月9日，头胀、胁痛大有好转，精神较好，欲言语，能起床，食欲增加，睡眠差。上方加远志、石菖蒲各10g，竹茹15g，2剂。

四诊：8月11日，诸症去之八九，头略痛。上方加藁本15g，3剂，另服朱砂安神丸、柴胡舒肝丸各10丸而愈。

阳明腑实案

初诊：1964年11月10日来诊。刘某某，男，50岁，后刘街人。

初起因饮食过饱致胃痛嗳气，医用消食、化滞、止痛药治之，但仍腹胀满纳呆，苔黄厚。先后治疗两个月，病情转重，大便五六日未行，脐腹痛，按之加剧，口干不欲饮，纳呆，体瘦如柴，颧骨突显，太阳穴凹陷，肋骨条条显露，面色晦暗，舌黄厚而腻、苔有芒刺、舌尖干而红。治法拟攻下，以去滞。前贤有曰：大实有羸状，至虚有胜候。内有积当下之，以大承气汤泻实，今因夹湿热之邪、单攻下，恐湿热留滞故佐黄芩，以助去湿热之功，双管齐下，而实随湿热去。处方：大黄25g，芒硝、黄芩各10g，滑石25g，薏苡仁、泽泻、知母、枳实各15g，厚朴10g，1剂。

二诊：11月11日，服药后大便如羊矢，一碗余，腹痛轻，苔去一半，口得味，能进食。上方改为大黄10g，重在清利湿热，继服2剂。

三诊：11月13日，服药肠鸣，大便未下，腹仍有略痛，舌苔有津、白薄，知饥饿不敢食。上方改为大黄20g，1剂。

四诊：11月14日，大便溏，身无力，腹微满，舌苔退去三分之二，脘还满，此中虚，急服香砂六君汤加利湿之品。处方：党参12g，白术、陈皮、茯苓各15g，甘草5g，砂仁10g，木香3g，藿香5g，荷梗10g，神曲15g，3剂。

五诊：11月17日，舌苔退，能进食，唯有乏力，服香砂六君丸10丸。

水肿（肝硬化）案

初诊： 1965 年 6 月 19 日来诊。张某某，男，32 岁，冠县北陶西沟村人。

右胁胀痛 10 余年，每因生气加重。今又因情志不遂，气郁在胸，胁痛加重，日渐腹大如鼓，纳呆，饥则舒，腹胀无休止，气逆时呃逆已 20 余天，大便时干时溏，溲少，四肢乏力，下肢肿胀，按之没指，体瘦，面苍黄，腹大不能弯腰，青筋已露，舌质淡红、苔白厚微黄，脉沉，肝大肋下 4 指，脾下 2 指，化验Ⅱ 6 CFT（++）TTT（9）TFT（++）。处方：大腹皮、厚朴各 20g，香附 15g，三棱、莪术各 10g，桃仁、红花、郁金、泽泻、枳实、黄芩各 15g，苓皮 25g，白术 20g，防己、知母各 10g，竹叶 1.5g，当归 20g，白芍 15g，柴胡 3g，3 剂。

二诊： 6 月 22 日，病情大为好转，腹感轻松，气从下行，下肢肿轻，继服上方。

三诊： 舌苔转白，诸症大减，继服上方。

四诊： 水肿去三分之二，腹大明显减小，下肢略肿，饮食增，日吃 1 斤半，大便正常，小便略黄。上方加牛膝 15g，3 剂。

五诊： 右胁胀痛。上方去大腹皮加青皮 10g，柴胡 3g，3 剂。

六诊： 仍有胁痛胀。上方加郁金 15g，3 剂。

七诊： 腹水消失，下肢肿消，唯有肝区痛胀大。处方：当归、白芍、茯苓皮各 15g，大腹皮 25g，青皮 10g，丹参 25g，柴胡 10g，川楝子 15g，木香 10g，郁金、泽泻各 15g，防己 10g，白术 25g，三棱 15g，鳖甲 20g，甘草 5g，10 剂，出院恢复。

阴虚肝阳上亢案

初诊： 1966 年 3 月 5 日来诊。郭某某，男，24 岁，樊堡村人。

因生气心情不舒，心情急躁，引起头昏，头晕且痛，失眠健忘，口苦，巅顶按之如棉，肉不痛，心烦，心悸，心跳动连脑也震动，耳鸣，背沉，脑后重，急躁，经医诊为神经衰弱，服五味子糖浆不减，舌质红、苔薄黄，脉弦，面赤润。给天麻钩藤饮结合镇肝息风汤2剂，无效。余改方：竹茹、代赭石各15g，钩藤10g，杏仁15g炒、石决明12g，丹参30g，香附5g，栀子10g，清半夏6g，枳实、枳壳各30g，白芍、生地黄、玄参各15g，菊花10g，朱砂（冲服）0.5g，3剂。

二诊： 3月8日，头晕轻，症去半，睡眠很好。上方加知母10g，全蝎2条，3剂。

三诊： 3月11日，痊愈，继服上方2剂。

肝风（全身肌肉跳动）案

初诊： 1974年1月5日来诊。张某某，女，25岁，土产部工作。

右侧面神经麻痹，经服祛风药及针刺、膏药等痊愈。但愈后头痛且晕，肌肉跳动，右侧为重，两目痛几天后两目红赤，经治疗后目赤痛轻，但有目干、头痛、四肢及全身肌肉跳动，四肢有时麻木，有时失眠，健忘心烦，舌质红，脉弦，此为肝风，服祛风药过伤阴血所致。处方：白蒺藜子20g，生地黄、枸杞子各25g，当归、何首乌、牛膝各20g，钩藤40g，白芍30g，菊花20g，牡蛎、龙骨各25g，玄参20g，小麦25g，甘草10g，3剂。

二诊： 1月8日，全身肌肉跳动。处方：熟地黄25g，枸杞子、何首乌、钩藤各20g，紫贝齿、白芍、龙骨、牡蛎各25g，菊花15g，2剂。

三诊： 1月10日，肌肉跳动，减轻，夜眠流涎。上方加代赭石40g，牛膝30g，玄参25g，川楝子15g，2剂。

四诊： 1月12日，流涎止，有时感觉头跳动，苔薄黄，脉缓。上方去何首乌、熟地黄，加龙胆草15g，钩藤20g，2剂。

五诊： 1月14日，症同上，舌微动。处方：钩藤30g，决明子30g，黄芩20g，桑寄生、益母草各25g，牛膝40g，何首乌15g，白芍30g，龙骨、牡蛎各21g，代赭石25g，玄参、枸杞子各20g，全蝎15g，2剂。

六诊： 1月16日，舌微动。处方：黄芪25g，当归、阿胶、何首乌各20g，枸杞子25g，旱莲草40g，女贞子25g，白芍30g，天南星、全蝎各10g，菊花 15g，生地黄、钩藤各 20g，3 剂。

七诊：1 月 19 日，症同上，上方加蒺藜子 20g，3 剂。

八诊：1 月 22 日，舌两侧后端起小米粒微痛，舌红、苔薄白，此肝火。处方：羚羊角 3g，钩藤 20g，菊花 40g，石斛、玄参各 20g，胡黄连 3g，茯苓 15g，白芍 25g，生地黄 50g，1 剂。

九诊：1 月 23 日，症如前。处方：羚羊角 3g，钩藤、菊花、生地黄各 25g，龙胆草、黄芩各 10g，甘草 5g，2 剂。

十诊：1 月 25 日，症基本愈，但舌上米粒未去。上方加牡丹皮 15g，3 剂。

湿热腹胀案

初诊：1978 年 8 月 15 日来诊。李某某，男，26 岁，南童庄人。

腹胀 10 余天，晚上较重，纳差纳呆，腹泻，全身无力，舌质红、苔黄腻，脉浮弦。处方：大腹皮 30g，陈皮、紫苏各 15g，苍术 30g，半夏 10g，厚朴花、神曲各 15g，木香 10g，茵陈、滑石各 20g，通草 10g，黄芩 15g，4 剂。

二诊：8 月 27 日，腹胀轻，下肢酸沉。处方：苍术 30g，黄柏 20g，陈皮 15g，大腹皮 25g，神曲 15g，木香 10g，滑石 20g，薏苡仁 30g，干姜、甘草各 3g，3 剂。

三诊：服完药 3 日，腹不胀，大便正常，食量增加，舌苔转白薄。继服上方 2 剂。第 2 剂，隔日 1 剂。

恶 心 案

初诊：1980 年 2 月 10 日来诊。石某，男，13 岁，潘庄人。

恶心 2 年，进食物即胀，现恶心不停、加重，影响饮食，大便日 3 次，屡治疗后，症状无缓解，舌红、苔白。先服旋覆代赭汤不减轻，后改为二陈汤加味。处方：半夏、陈皮、茯苓各 10g，甘草 3g。砂仁 6g，白术、党参各 10g，藿香 6g，厚朴、黄连各 5g，5 剂。

二诊：2 月 15 日，症减。上方去厚朴，5 剂。

三诊：2月20日，不恶心，服香附六君丸10天以善后。

口 渴 案

初诊：1986年1月23日来诊。王某某，男，8岁，王桥乡人。

口渴欲饮，日喝水四五暖瓶仍不解渴，纳呆，日进食很少，溲频，时遗尿，全身无力，体瘦，病已半年，化验血糖、尿糖正常，曾服薏苡仁丸不效，此胃热。处方：生地黄16g，玄参15g，苍术、麦冬、天冬、枸杞子、天花粉、葛根各10g，党参5g，石膏15g，3剂。

二诊：1月26日，服药口渴轻，日进水1瓶左右，病情大为好转，上方5剂。

淋 证 案

初诊：1974年3月15日来诊。林某某，男，45岁，冠县林庄人。

尿痛、尿急、尿频，几分钟才能滴出点滴尿，1个月。余曾嘱服西药、中草药不愈，舌红、苔少，脉弦数。处方：甘草、大黄各20g，3剂。

二诊：3月18日，诸症减轻，舌红、苔薄黄、中无苔，上方3剂。

三诊：3月21日，又因生气，小便微痛。大黄、甘草各20g，木通5g，4剂。

四诊：3月25日，小便微痛，上方3剂。

五诊：3月28日，夜间小便前痛，甘草、大黄、琥珀各15g，3剂。痊愈。

初诊：1974年5月30日来诊。张某某，女，成人，东王才人。

尿频、尿急、尿痛已两个月。西药及针刺治疗症状稍轻，已婚5个月，苔白微黄，脉弦数，少腹痛。处方：瞿麦40g，萹蓄25g，木通15g，生地黄25g，海金沙20g，琥珀、黄柏各10g，滑石20g，川楝子、乌药、大黄、甘草、竹叶各15g，3剂。

二诊：服药后，病情大为好转，上方量减半，继服3剂。痊愈。

初诊：2001 年 1 月 16 日来诊。程某某，男，40 岁，馆陶镇人。

尿急、尿痛、尿频 1 年，苔黄，久治不愈。处方：瞿麦、萹蓄各 15g，大黄、甘草、琥珀各 10g，黄柏 12g，知母、桃仁、红花、滑石各 10g，竹叶 5g，3 剂。

二诊：1 月 19 日，症减。上方加金银花 20g，蒲公英 15g，皂角刺 10g，甲珠 5g，3 剂。

三诊：1 月 22 日，症减。上方服 10 剂。另加黄芪 20g，10 剂。痊愈。

初诊：1975 年 3 月 25 日来诊。王某某，女，23 岁，车町大队人。

结婚 1 年余，结婚 1 个月即患小便淋漓作痛，尿急、尿频、尿痛已四五个月，常治常发。今发作口干苦，微恶寒，月经后期白带多，舌红、苔白，脉沉数。处方：大黄、甘草各 20g，3 剂。

二诊：3 月 28 日，恶寒，食冷物不化，腹下坠，苔白、口苦干。嘱健脾丸 10 丸，日 2 丸。

三诊：4 月 2 日，阴道不舒。处方：大黄、甘草各 15g，竹叶 10g，2 剂。

滑　精　案

初诊：1973 年 3 月 28 日来诊。杜某某，男，40 岁，广平县甲庄村人。

白天尿道时流精液，但夜间不流，小便不带粉浊物，小便流血，少腹及尿道时隐痛，已 50 余天，肾虚不纳，以补肾阴阳，舌苔薄黄，今以流者止之，热者清之。处方：龙骨、牡蛎各 21g，乌梅 15g，桑螵蛸 20g，萆薢 25g，竹叶 3g，黄柏 20g，泽泻 15g，4 剂。

二诊：4 月 1 日，小便微痛，自流精。处方：龙骨、牡蛎各 25g，乌梅 15g，桑螵蛸 20g，萆薢 25g，竹叶 3g，瞿麦、黄柏各 15g，乌药 10g，泽泻 15g，海金沙 10g，2 剂。

三诊：4 月 3 日，唯有小便微痛，舌淡红、苔薄白，脉沉。处方：龙骨、牡蛎、生地黄各 25g，陈皮 15g，桑螵蛸 20g，瞿麦 15g，海金砂 10g，竹叶 3g，甘草 5g，刘寄奴 20g，2 剂。

四诊：4月5日，唯有小便隐痛，舌脉同上。处方：萆薢25g，黄柏15g，竹叶3g，生地黄25g，木通10g，滑石、桑螵蛸各20g，玄参15g，甘草5g，2剂。

五诊：4月7日，滑精1次，溲不痛。处方：熟地黄、桑螵蛸、芡实各30g，五味子15g，枸杞子20g，龙骨、牡蛎各25g，莲子20g，山药25g，益智仁20g，2剂。

六诊：4月9日，症基本消除，以丸善其后。处方：熟地黄6g，双蛸、芡实各30g，五味子25g，枸杞子30g，龙骨、牡蛎各25g，莲子、山药各30g，益智仁20g，山茱萸、茯苓各25g。为丸，10g1丸，日2丸。

初诊：1977年4月21日来诊。李某某，男，27岁，冠县人。

体壮未婚，精液自流1个月余，夜间不流，在半阳举时，自流较甚，曾服知柏地黄丸、龙胆泻肝丸，舌质红、苔薄黄，脉弦。处方：生地黄、山药各25g，茯苓、泽泻各15g，何首乌、黄柏各20g，知母15g，牡蛎20g，龙骨25g，桑螵蛸30g，五味子20g，3剂。

二诊：4月27日，服药二天未流，上方3剂。

三诊：5月1日，流精病止，舌淡红、苔薄黄，继服上方2剂。

四诊：5月6日，时阳举、不流精。上方去何首乌，加玄参30g，肉桂0.9g，3剂。服知柏地黄丸10丸善后。

初诊：1970年10月2日来诊。宋某某，男，36岁，邢张屯人。

滑精三四个月，阳痿，乏力。服六味地黄丸、固精丸等不效。处方：菟丝子20g，五味子25g，覆盆子15g，附子3g，金樱子20g，赤石脂10g，龙骨、牡蛎各21g，熟地黄25g，山药20g，8剂。

二诊：10月10日，病情大为好转，加鹿角霜10g，5剂。1年半后来诊，未发作。

初诊：1973年5月13日来诊。武某某，男，42岁，张高庄人。

1959年在东北当工人时患梦遗，甚则滑精，经服固精丸两个月愈。今年因外伤阴茎部出血后阳痿，又发梦遗、滑精，白天也自流，已3个多月。处方：益智仁、覆盆子、菟丝子、桑螵蛸、故子、淫羊藿、甘草以及六味地黄汤加龙骨、牡蛎、金樱子、莲须、槟榔、故子、黄精、知母等不效。延余诊治，症同前述：此肾虚而摄纳功能失司，气虚下脱。处方：芡实、莲须各30g，五味子、龙骨、牡蛎各25g，枸杞子15g，熟地黄25g，升麻、柴胡各5g，黄芪25g，3剂。

二诊：服药后二天夜间未发病，白天仍如故，四肢乏力，脉大而虚，舌红、苔白。上方加远志15g，3剂。

三诊：服药后，白天也止，舌红、苔白，脉弱，仍有心悸。上方加柏子仁、龙眼肉各20g，3剂。

四诊：7天未发病，心悸轻。上方5剂。加服归脾丸、六味地黄丸各10丸。

大便频数案

初诊：1999年1月5日来诊。刘某某，男，55岁，北董固村人。

大便次数多，日10余次，大便不干不稀，小便难微痛，舌淡红、苔白、舌质有齿龈，脉数，病1年。处方：人参10g，山药30g，柴胡、升麻、陈皮各5g，葛根15g，黄芩5g，石脂30g，甘草3g，3剂。

二诊：1月8日，大小便正常，痛止，上方量减半，3剂，服补中益气丸10丸。

大便次数少案

初诊：2001年10月24日来诊。闫某某，女，37岁，粮库工作。

大便四五天1次，便前腹胀满，面色萎黄，面有褐色斑，血色沉着，脉沉弦。处方：枳实15g，厚朴、大黄、番泻叶各10g，当归15g，肉苁蓉10g，3剂。

二诊：10月27日，大便一日1次，食欲增加。上方3剂，改丸剂，9克一丸，日 1 丸或 2 丸服之。

大便黏滞（五更泻）案

初诊：2011 年 10 月 20 日来诊。王某某，男，63 岁，人大工作。

每天晨起大便溏，黏滞大便不利（顺），便后马桶冲不净，肛门手纸擦不净，其他正常。曾在邯郸医院做全面检查，治疗无效，曾服四神丸、健脾丸、补脾益肠丸，服半年病如故。延余诊：脉沉弦，舌红、苔白，此湿热积滞下焦，白头翁汤治之。处方：白头翁 30g，黄连、黄柏、秦皮各 10g，甘草 5g，3 剂。

二诊：10 月 23 日，大便顺利，基本正常，但有纳差，胃脘满。上方加神曲、麦芽、荷叶各 10g，3 剂。嘱少吃肉、辣物，马齿苋烧水代茶饮，1 个月。而愈。

大便难案

初诊：2017 年 10 月 6 日来诊。李某某，女，50 岁，武张屯村人。

大便每次要一二小时，大便不干、不稀，大便细，少腹下坠不适，里急后重，遇冷病重，夏季腹凉，食肉类也重，经市中心医院检查无异常。舌淡红、苔白。处方：附子理中丸、补中益气丸各 10 丸，早晚各 1 丸。

二诊：10 月 15 日，症轻，大便次数增多，继服上方。

三诊：11 月 7 日，解大便还有点下坠，阴道干涩，此气血不足。十全大补丸，以补气血。

四诊：12 月 10 日，诉病愈，继服，10 天，加归脾丸 10 丸。

初诊：2001 年 10 月 10 日来诊。闫某某，女，28 岁，刘街人。

述因生孩子引起大便难，逐渐加重，日大便 5～7 次，每次 15～20 分钟。服用补中益气丸、补脾益肠丸各 3 盒而愈。

初诊：2001 年 8 月 5 日来诊。何某某，男，30 岁，法寺村人。

大便 1 日 1 次，难下，每次约 15～20 分钟，便后腹仍坠，做结肠镜、钡餐造影检查均正常，右下腹胀满，下坠不排气。服逍遥丸，15 天而愈。

初诊：2001 年 8 月 13 日来诊。罗某，女，19 岁，陶西人。

大便难解二三天 1 次，不干不稀，解便时间长，每次半个小时左右，腹不痛，月经正常。服麻子润肠丸，大便日 1 次，但不服如故。服芦荟胶囊、补中益气丸各 1 盒。病愈。

初诊：1986 年 3 月 27 日来诊。马某某，女，43 岁，宋二庄村人。

有便在肛门排不出，肛门下坠，每次大便半个小时之多，每次排便憋气不呼吸，气向下压排出一点，排出后肛门仍下坠，便不干，伴有右胁下痛，乳胀痛，咽中如炙脔，胃脘胀满，颈项背痛，呃逆太息，心悸头晕，失眠、脑鸣。并因生气而致，舌淡红、苔白、口干苦，脉弦，面色萎黄，月经先期漏下不断。处方：柴胡 10g，白芍 15g，茯苓、当归各 10g，薄荷 3g，青皮、郁李仁、川楝子、香附、麦冬各 10g，蒺藜子 15g，厚朴、枳壳、乌药各 10g，甘草 3g，10 剂。

五官出火（内热炽盛）案

初诊：1973 年 1 月 1 日来诊。李某某，女，18 岁，山东冠县魏村人。

患者自感面、耳、目、头、五官出火，但体温不高，四肢发凉，呼吸气粗，病已半年，经用消炎药、调神经药均不减轻。舌质红、苔黄，脉弦数。余认为内热炽盛。处方：石膏、生地黄、菊花、地骨皮、玄参各 30g，黄柏、黄芩、胡连各 15g，牡丹皮 40g，牛膝 20g，3 剂。

二诊：1 月 4 日，自感证病情大为好转。继服上方 6 剂，症状消失，停药。

胸 痛 案

初诊：1999 年 4 月 5 日来诊。刘某某，男，47 岁，广平张庄村人。

阵发性心区刺痛，心悸、怔忡，自感心恍恍然，楚楚状，心脏跳动欲停，全身出汗后心悸怔忡，头昏。CT 查：脑梗死。彩超查：①室壁运动节性减低；②左室舒张压功能低下；③三尖瓣反流少量。时有胸闷、嗳气后轻，舌质红、苔白、脉沉。处方：太子参 30g，五味子 10g，麦冬、黄精各 15g，远志 5g，柏子仁 15g，竹茹、陈皮、枳壳各 10g，百合 15g，甘松 10g，甘草 3g，3 剂。

二诊：4 月 8 日，胸闷，阵发性心区刺痛，心悸、眼酸、咽干、气短、心烦、胆小善叹息，嗳气。处方：瓜蒌、丹参各 30g，桃仁 15g，红花、延胡索、薤白、陈皮、枳壳、香附各 10g，代赭石 15g，旋覆花、川楝子各 10g，白芍 5g，柴胡 10g，甘草 3g，3 剂。

三诊：4 月 11 日，心区痛减。上方加补气药，处方：太子参 30g，麦冬、五味子各 10g，黄精 15g，瓜蒌、丹参各 30g，柏子仁 15g，红花、枳壳、旋覆花各 10g，代赭石 15g，厚朴、延胡索各 10g，3 剂。

四诊：4 月 14 日，服见轻，舌质红、有齿龈。上方加沙参 15g，5 剂。

五诊：4 月 19 日，症见轻，上方（二诊方）5 剂。

六诊：4 月 24 日，基本不痛。上方 5 剂。

按：治心绞痛，活血药必加温阳、理气药，因气行血才行，阳气通，人体各脏器，才能运行，故薤白 10 ～ 20g。

初诊：1966 年 4 月 11 日来诊。张某某，男，35 岁，柴堡村人。

胸痛已八年，始于 1958 年 7 月，因饥饿，又食生冷，复加风雨之夜淋湿，致突然全身变黑，神志清晰，耳无所闻，目不能视，口不能言，四肢不能动，经中西急救病愈，但发现臂骨至胸正中有一杏大肿块，且痛，如刀割，汗出，经常发作，一个月痛十几天，其他时间隐痛，手足冷至膝，饥而不敢食，不能劳动，至 1960 年以后痛更剧，一个月严重时痛二十六七天，在馆陶医院住院三次，治疗未见好转，经钡餐透视无发现病变，无明确诊断转聊城地区医院治疗，按胃病治疗十几天无效果，动员出院。回乡后经多医治疗也无效，患者因痛苦而寻死多次未果，现在家中看管。请余诊：问发病前因后果，心悸即是剧痛的先兆，发作即痛二十余天，按之则痛轻，一个月只有两三天隐痛时间，无烧心、吐酸等症状，饮食不多，食半碗稀粥，自感说话不灵敏，又述，上下牙痛，牙出血则胸痛减，不流则痛剧，如刀割。曾按溃疡病治疗效不佳。患者平素有恶寒感，面色萎黄，舌质红、苔薄白，脉沉紧，此瘀血所致，以血府逐瘀汤加减治之。处方：桃仁 15g，红花 12g，当归 15g，川芎、枳壳、桔梗各 10g，牛膝、生蒲黄各 12g，赤芍 5g，乳香 15g，肉桂 3g，丹参 30g，三棱 10g，甘草 3g。8 剂。

二诊：4 月 19 日，症减。8 剂，痊愈，如常人。

初诊：2000 年 3 月 22 日来诊。孙某某，男，12 岁，平村人。

胸痛、胁痛、背痛、全身痛，呈阵发性发作，其状如死，号叫如疯如狂，重则日夜不停，轻则阵发性抽风，不发作时正常，发作时心慌、心烦，舌淡、苔薄黄，脉数。处方：半夏、陈皮各 10g，茯苓 12g，甘草 3g。龙骨、牡蛎、丹参各 20g，胆南星 5g，枳壳 10g，白芥子 3g，五灵脂 6g，桃仁、红花各 10g，生地黄 12g，3 剂。

二诊：不减轻住本院内科，不减轻转邯郸市一院，住院 7 天稍轻，4 月 12 日又加重，返回家乡来门诊治疗状如前，注射杜冷丁以缓解。余诊舌红、苔薄黄，上次活血去痰不减轻，今用通阳止痛。处方：瓜蒌 50g，薤白 10g，旋覆花 12g，陈皮 10g，丹参 30g，罂粟壳、甘草各 5g，4 剂。

三诊：4 月 15 日痛止，心慌，头痛，舌淡红、有齿龈。上方加朱砂 1g，薄荷 2g，2 剂。

四诊：4 月 17 日，仍有头痛，心慌、心烦。处方：柴胡、黄芩各 10g，龙骨、牡蛎、珍珠母各 20g，瓜蒌、旋覆花、川芎、远志各 10g，甘草 3g，丹参 15g，2 剂。

五诊：4 月 19 日，面色萎黄，舌淡红、苔少，心悸心烦。处方：大枣 5 个，甘草、柴胡各 10g，白芍 15g，龙骨、牡蛎各 20g，旋覆花 10g，白术 12g，太子参 10g，朱砂 1g，麦子 50g，3 剂。

六诊：4月24日，巅顶痛，心烦。上方加藁本10g，竹茹15g，7剂。

七诊：5月1日，病症大为好转，有时感热，起床心惊。上方加栀子、牡丹皮各10g，3剂。

八诊：5月4日，心悸。上方竹茹改为30g，3剂。

九诊：5月11日，有时心悸。继服上方，5剂。

十诊：5月16日，有时胸不适。上方加瓜蒌20g，3剂。

十一诊：5月20日，龙骨、牡蛎各20g，朱砂1g（冲服），珍珠母、丹参、紫石英各15g，旋覆花、陈皮各10g，太子参15g，3剂。

十二诊：6月1日，来院诉：一切正常。

初诊：1974年5月27日来诊。吴某某，女，42岁，冠县年庄人。

胸痛如针刺状，且连及全胸背已两个月。脉弦，苔中黄。处方：瓜蒌6g，薤白、三棱、莪术各10g，香附、乳香、桔梗各15g，3剂。痛止。又服3剂以善后。

初诊：1974年1月5日来诊。金某某，男，48岁，西留庄村人。

正胸痛、闷，无休止1个月余且加重，发病已五六年，咳嗽、痰多、太息、恶心，苔中白厚，脉弦。处方：瓜蒌6g，薤白20g，枳壳15g，丹参30g，桃仁、红花、赤芍各15g，桔梗3g，竹茹20g，2剂。

二诊：1月7日，药后症减，苔白微黄。上方瓜蒌加至20g，4剂。

三诊：1月11日，胸痛大减，但胃部仍有不舒。上方瓜蒌加至30g，木香15g，白术20g，甘草5g，2剂。

四诊：1月13日，胸痛、胃不舒均除，继服上方2剂。痊愈。

初诊：1974年12月13日来诊。孙某某，男，42岁，县革委工作。

胸痛昼轻夜重，不能寐，已1个月，痛连胃部、腰部不舒，苔薄黄，脉弦。处方：瓜蒌30g，桃仁20g，当归、郁金、桔梗各15g，红花30g，赤芍20g，甘松、枳壳各15g，柴胡3g，5剂。

二诊：12月18日，服药痛轻，继服上方5剂。痛止。

阳 痿 案

初诊：1983 年 4 月 18 日来诊。霍某某，男，23 岁，林北村人。

1982 年 11 月结婚，婚后无其他病，只是今年正月因家务操劳，心情不舒，心烦，导致阳痿。初病轻，逐渐加重，医用知柏地黄汤加味，治以填精补髓养阴降火，服药 40 余天不效，延余。处方：柴胡 10g，白芍 20g，牡丹皮、栀子各 10g，生地黄 20g，茯苓 10g，竹茹 20g，香附 10g，薄荷 5g，白术 15g，甘草 3g，3 剂。

二诊：4 月 21 日，无变化。上方加夏枯草 15g，合欢花 20g，龙胆草、泽泻各 10g，3 剂。

三诊：4 月 24 日，症状减轻。上方加巴戟天 10g，肉桂 3g，3 剂。

四诊：4 月 27 日，阳痿大有好转，但还不坚硬。上方去枯草，加淫羊藿、仙茅、枸杞子各 10g，5 剂。

五诊：5 月 2 日，基本痊愈，加服味逍遥丸 10 天以善后。

血淋（石疝）案

初诊：1963 年 10 月 2 日来诊。胡某某，男，29 岁，古城人。

小便淋漓溲痛、时带血块、白浊已两个多月，少腹时痛，腰酸腿软，四肢乏力，饮食、大便均正常，结婚七年无子，睾丸冰冷，房事减退，曾经中西医治疗无效，去邯郸住院治疗七天，因经济困难未做手术出院。余诊：舌淡红、尖赤、苔白腻，脉沉数，左睾丸坚硬如石，手触之冰冷已七八年。处方：草薢 15g，石菖蒲 10g，小蓟、黄柏各 15g，萹蓄、瞿麦各 10g，生地黄 25g，牡丹皮、泽泻各 10g，滑石 15g，沉香 3g，琥珀 1.5g（冲），3 剂。

二诊：10 月 6 日来诊，尿血已止，但痛不止，身感轻便，小便数欲下不爽，睾丸冰冷如石，舌淡，脉沉紧而数，此为标病，本病已显，寒气客于下，膀胱气化失职，心火移于小肠，治宜化气通便，化瘀之法，升降并用，寒热兼施，以调阴阳平衡。处方：小茴香 15g，赤芍 10g，桂枝、茯苓各 15g，猪苓、泽泻、石菖蒲各 10g，生地黄 25g，橘核 15g，升麻 5g，沉香 2.5g，牡丹皮 15g，乌药 10g，琥珀 1.5g（冲），甘草 5g，2 剂。

三诊：10 月 10 日，诸症大减轻，小便仍有频数，睾丸冰冷，舌淡，脉沉，此下焦阴寒过胜，肾阳不足，治宜温暖下元，以散寒结。处方：小茴香、桂枝各 15g，茯苓 10g，泽泻 15g，生地黄 25g，橘核 15g，升麻 10g，乌药 15g，干姜、陈皮各 10g，补骨脂 15g，附子 3g，川楝子、杜仲、肉桂、川椒各 10g，甘草 5g，3 剂。

四诊：10 月 18 日，诸症已退，唯有阴冷，但自感小腹有胀感，上方又服 3 剂。

五诊：10 月 21 日，睾丸冷轻，变软，因经济困难上药为细末，日 2 次，每服 10g，服两个月病愈。

按：《黄帝内经》曰：诸转反戾，水液浑浊，皆属于热。心火亢盛移于小肠，渗入膀胱与瘀精相搏，滞于尿道而致，清热利湿，佐以化瘀，虽有寒疝也舍症从脉。

血 淋 案

初诊：1966 年 5 月 10 日来诊。吴某某，男，46 岁，齐堡村人。

不明原因，尿痛半月余，痛轻还能干活及饮食，自用竹叶烧水喝不减轻，逐渐加重，小便淋漓，日 30～40 次，尿频、尿急、尿痛，少腹也坠痛，尿完后小便有粉红色血液，其痛更甚，口干不欲饮，纳呆，大便正常，脉弦数，舌苔黄，以八正散治之。处方：生地黄 15g，木通、瞿麦、萹蓄、大黄各 10g，滑石 12g，栀子 6g，代赭石、路路通各 10g，甘草 3g，2 剂。

二诊：5 月 12 日，症脉同前，症不变，法不换，上方加凉血之药。处方：生地黄 15g，滑石 12g，木通、当归各 10g，甘草 3g，栀子 12g，竹叶 3g，瞿麦、萹蓄各 10g，大黄 5g，黄柏 10g，鲜小蓟 20g，3 剂。

三诊：5 月 15 日，症轻，日五六次，痛轻，化验血尿（－），尿转清白。继服上方 2 剂。另鲜小蓟、麦秸秆、白茅根煎汤常服。

四诊：5 月 17 日，基本愈。上方加黄柏 12g，知母、地榆各 10g，3 剂。

痊愈。

臀部冰冷症（真寒假热）案

初诊：1984 年 4 月 10 日来诊。薛某某，男，45 岁，邯郸市南李庄人。

不明原因，初病小便前自觉阴茎内发热，小便后又觉阴茎寒冷，而且整个臀部前后阴感觉冰冷，如坐冰上，同时前后阴有进冷风感，整个腰以下，如坐冰水中，得热则舒，身潮湿则自汗出，上半身热，时有蒸笼之气感，夜盗汗，下半身出冷汗，便溏，日行三四次，黎明则便，小便正常，饮食正常，患病已两个月，治疗 1 个多月。先后服八味地黄丸、六味丸、硫黄类药物及祛寒之剂，不效；又服祛痰清热祛寒之品不效。舌质淡红、苔白少，脉关大无力尺沉，面赤，其他正常。此真寒假热，阴阳格拒，寒胜逼阳于外，寒胜于下格阳于上，故身热面赤，口渴汗出，脉大假热也，阴下部冰冷，欲得热，便溏、苔白，尿清，真寒也。《黄帝内经》曰：阴胜则寒，阳虚则生寒，治寒者热之，虚则补之。处方：附子 30g，肉桂、干姜各 10g，大力参 5g，党参 50g，白芍、龙骨各 15g，补骨脂 6g，甘草 5g，2 剂。

二诊：4 月 12 日，服药半小时后肛门即不冷，大便色黑，阴茎现不冷，阴茎有时稍痛，头有时晕。上方加阿胶 6g（冲服），2 剂。

三诊：4 月 14 日，阴茎发烧微痛，诸症减轻，舌淡红、苔白，脉微数。上方去龙骨，加熟地黄 15g，2 剂。

四诊：4 月 16 日，舌淡红、苔白，脉小弦。处方：附子 20g，肉桂、干姜各 10g，苍术、白芍各 15g，黄芪 30g，甘草 5g，细辛 4g，2 剂。

五诊：4 月 18 日，大便溏色黄，晚 8 点进冷气。处方：附子、肉桂、黄柏各 6g，熟地黄 15g，大力参 5g，防风 6g，白芍 15g，甘草 3g，官桂 5g，2 剂。

六诊：4 月 20 日，无其他变化。上方加鹿角霜 6g，3 剂。

七诊：4 月 23 日，舌质淡红、苔白，服药后进凉气两次，每次半小时。继服上药 2 剂。

八诊：4 月 25 日，仍有阵发性冷热感，舌淡红、苔白。处方：守上方服 1

剂，未发作，加服河车大造丸。

九诊：4 月 26 日，症同前。处方：附子 20g，肉桂 10g，党参、苍术各 15g，干姜、白芍各 10g，黄柏 2g，2 剂。

十诊：4 月 28 日，昨天下部冷 40 分钟左右，在晚 7 点发作。处方：附子、干姜各 20g，甘草 10g，党参 15g，黄连 1g，2 剂。

十一诊：4 月 30 日，上午 10 点半服第 1 煎，11 点半至 12 点半阴部冷，下午 7 点左右冷一阵，服第 2 煎。

十二诊：5 月 2 日，症同前。上方为官桂 10g，附子 30g，干姜 15g，黄连 1g，甘草 10g，继服 2 剂。

十三诊：5 月 4 日，症同前。上方加大力参 10g，细辛 4g，3 剂。

十四诊：5 月 6 日，症同前。处方：黄芪 50g，党参、附子各 30g，官桂 10g，柴胡 3g，牛膝 15g，蒺藜子 12g，甘草 6g，2 剂。

十五诊：5 月 8 日，二阴有时进冷气。处方：甘草、当归各 10g，附子 40g，官桂、干姜各 20g，1 剂。

十六诊：5 月 9 日，不烧心，自汗出，但未冷，脉沉小弦，舌质红、苔白。上方加白芍、黄芪各 30g，桂枝 10g，1 剂。

十七诊：5 月 10 日，服药不出汗，也未进冷气，继服上方 3 剂。

十八诊：5 月 13 日，未发作。上方减半服 5 剂而愈。

昏迷（伴抽风、肢瘫）案

初诊：1969 年 9 月 10 日入院内科。刘某某，男，5 岁，西陶公社后刘街村人。

入院内科记录：发烧 2 天，抽风 1 小时，其原因为 8 号上午不慎掉入坑内，感凉，于当晚发烧 39.5℃，无头痛、呕吐。今日上午突然抽风，约 1 小时来院。化验：脑脊液无色清透，潘氏微量，白细胞 2 计数，51 个 N32 个 V19 个，糖 50mg；WBC（11300）DCN（82）C（18%）；大便脓细胞（+++），红细胞少许，肠滴虫少许。经内科治疗，体温下降，能进流食，大便可，但仍昏迷，有时抽风，眼球向左斜视轻，呼吸平稳，大小便正常，但不会语言，左侧上下肢活动受限。

二诊：9月29日，中医会诊：神志清，精神萎靡，急性病容，查体合作，全身无出血点，全身淋巴无肿大，颈略抵抗，五官、心、肺正常，肝、脾未及，病理反射布氏征（＋）、克氏征（＋）、巴氏征（＋－）。处方：麦冬、天冬各15g，玄参25g，沙参15g，鸡血藤20g，党参15g，赤芍10g，当归20g，全蝎4.5g，3剂。

三诊：10月2日，舌少津，热性病伤阴。处方：麦冬、天冬、沙参、石斛各15g，生地黄20g，鸡血藤15g，全蝎3g，玄参、山药各20g，当归、枸杞子各15g，甘草5g，5剂。

三诊：10月7日，病情好转，神志清，饮食可，左侧上下肢可活动，仍不会语言。上方加贝母5g、赤芍10g，桔梗7.5g，10剂。

四诊：10月17日，病情稳定，神志清，会说话已3天，但欠清晰，左手能握，但推力较小，右手欠佳，能自己活动，推力弱，哭时口微斜。处方：石斛30g，生地黄25g，沙参、钩藤、麦冬、天冬各20g，桂枝、赤芍、秦艽、贝母各10g，3剂。

五诊：10月20日，今日出院，带药回家康复，继服上方5剂。

昏迷（湿热阻碍中焦上蒙清窍）案

初诊：1973年12月6日入院。郝某某，女，7岁，陶南村人。

中医会诊：鼻塞10日，昏迷半天，神志不清，皮肤未见出血点，浅淋巴结不肿大，角膜反射存在，瞳孔对光反射迟钝，颈部有抵抗感，心肺（－）腹软，诊为结核性脑膜炎，化验结果：中性78%，淋巴22%。给药：链霉素、VB、异菸井、泼尼松、VB_6、氢化可的松、VC等。

二诊：12月21日，病情无明显好转，昨日化验脑脊液潘氏（＋＋＋）、镜检白细胞（＋＋）、计数431、LN59%、L41%、糖40～30mg，颈仍有抵抗，神志清，精神不振，纳差，给对半500，链霉素0.5，VC1000 ivgtt。

三诊：12月22日，精神萎靡，嗜睡，纳差，加卡那霉素100mg。

四诊：12月23日，病情无变化，请中医会诊。病例已悉，现症为，神志恍惚，二便失禁，脉弦无力，舌苔中白厚。处方：代赭石 15g，竹茹 12g，陈皮、石膏各 10g，知母、藿香各 6g，扁豆、神曲各 10g，郁金、水、石菖蒲各 6g，甘草 3g，2 剂。

五诊：12 月 27 日，神志清晰，大便已下，小便不利，舌苔黄，脉弦无力，呕吐已止，饮食增加。处方：石膏 15g，知母、黄芩各 6g，陈皮 10g，木通 6g，瞿麦 4g，水、石菖蒲各 6g，菊花、藿香各 5g，甘草 3g，2 剂。

六诊：12 月 29 日，现住院 25 天，一般情况好转，可进饮食，但仍有精神抑郁，语言不流利，颈部软，心肺（－），肤无特殊，脑脊液检查潘氏（＋＋＋），细胞数 431，用异烟肼、链霉素、氢化可的松等治疗。

七诊：12 月 31 日，呕吐，纳差，舌苔减少。处方：陈皮 10g，代赭石、竹茹各 12g，藿香 6g，葛根、焦三仙、石菖蒲各 10g，钩藤 6g，桂枝 3g，2 剂。

八诊：1994 年 1 月 4 日，神清，纳可，无呕吐，今日大便干，服硫酸镁 5g，1 次服。

九诊：1 月 6 日，症状好转，能食饼干，稀饭，干便日 1 次。

十诊：1 月 12 日，双上肢伴有颤动，西医常规治疗。

十一诊：1 月 16 日，近日，上肢不自主的颤动，神志恍惚，无呕吐。处方：①全蝎 5g，钩藤、白芍各 12g，生地黄 15g，阿胶 10g，牡蛎 20g，龙骨 10g，2 剂。②针刺：合谷、肩髃、肩髎、曲池、手三里，日 1 次。

十二诊：1 月 20 日震颤减轻，继服上方 2 剂。

十三诊：2 月 2 日，震颤止。处方：竹茹、牡蛎、龙骨各 10g，阿胶 6g，生地黄、白芍各 10g，神曲 5g，玉竹 10g，甘草 3g，3 剂。

十四诊：2 月 9 日，略有呕吐。处方：竹茹 12g，代赭石 10g，藿香 6g，神曲 10g，郁金 3g，白术 6g，茯苓、山药各 10g，白豆蔻、甘草各 3g，3 剂。今日出院，带中药回家调养。

昏迷待查（神明失主）案

初诊：1973 年 3 月 27 日来诊。申某某，男，21 岁，史庄村人。

30 天前由于惊吓、害怕引起精神发呆，渐至昏迷，在镇医院入院治疗症状加重，整日昏睡，唤之不醒，不能进食，二便失禁，不头痛，不呕吐，查体温38.2℃，痛觉存在，皮肤未见瘀点，瞳孔等大等圆，对光反射迟钝，颈软，心肺（－），腹平软，肝脾未触及，四肢张力高，病理反射未引出，腰穿无阳性发现，眼球后视神经炎（双），血象正常，血沉正常。科室主任查房，又做腰穿、化验结果均正常，仍不能明确，并向家属交代转上级医院明确诊断。

4月8日中医会诊：患者半昏迷，二便失禁，体温不高，舌质淡、苔中黄，脉沉迟。此脏腑失调，法当温通开窍，苏合香丸服之，因无此药，开处方：木香、白术、香附、朱砂、檀香、沉香、丁香、荜茇各3g，龙脑、乳香各10g，细末，日3次，每次服3克。

二诊：4月16日，来诊。4月11日上午又以通关散取嚏十几个，俗说："得嚏者可生无嚏者不治"，取嚏两天，鼻局部及周围红润而再未用通关散，苏合香散（自配制）用3天即用完，停药1天，经输液舌苔好转。家属告知，今日神志略有好转，有时能说话，舌见黑苔、干而少津，脉沉细微数。处方：玄参、生地黄、麦冬、石菖蒲各12g，郁金、远志各10g，2剂。

三诊：4月17日，症状明显好转，问话能回答，但反应迟钝、牙关不禁，喂食咀嚼，吞咽均可，双下肢能伸屈，补液1500mL50%葡萄糖溶液，VB$_1$100mg，VB$_{12}$250mg。

四诊：4月19日，继服上方2剂。

五诊：神志清晰，已能答话，坐立，舌苔中有黄豆大黄苔，脉沉体瘦，四肢能伸、动，今日微有咳嗽，上方加沙参12g，去石菖蒲6g，玄参、生地黄、麦冬各12g，郁金、石菖蒲、远志各6g，沙参12g，2剂。

五诊：4月23日，神志清晰，问答能回话，知二便。

六诊：4月26日，内科做腰穿。

七诊：4月30日，化验结果：排除结脑，继续观察。

八诊：5月1日，诸症皆除，停服中药，自行出院。

中虚痰饮案

初诊：1973年4月13日入院。尚某某，男，80岁，尚沿村人。

发热、腹胀、吐泻1天入院。夜间开始先有大便感，呕吐，吐为黄色水样物，体温40℃，日腹泻5次，后3次泻为水样便，泻为不消化之食物，腹胀、气短、胸闷、咳嗽，诊时呻吟不已，右肺中小叶见水泡音，肠鸣音亢进，叩鼓音，诊为后肺炎感染性休克，肠梗阻待查。4月15日烦躁不安，给氧，用药：青链霉素、VC、酵母片、扑尔敏、泼尼松、麻黄素、氢化可的松、去甲肾上腺素、葡萄糖、四环素等，病情好转，但仍呕吐不能进食、唇绀、神差、右肺呼吸音低、休克仍存在，请中医会诊。

二诊： 4月23日，精神可，体胖，主要症状：纳呆，时吐涎沫，四肢酸软，不能起床，舌淡、苔薄，脉小滑，胸闷，此为痰饮。处方：陈皮12g，半夏10g，茯苓12g，甘草3g，苍术12g，枳壳10g，2剂。

三诊： 4月25日，痰涎已去，纳呆，此乃中虚不能运化。处方：大力参5g，白术15g，茯苓10g，甘草3g，陈皮、焦三仙、山药、鸡内金各10g，2剂。

四诊： 4月27日，饮食大增，能起床，每天能食一斤左右食物，继服上方2剂。

五诊： 4月29日，一切正常。嘱以四君子丸，以调养身体。

头晕（脑血管痉挛）案

初诊： 1977年3月29日来诊。郭某某，男，58岁，大堡村人。

平素头晕，有高血压病史，近五六日，头晕加重，阵发性右侧口斜，肢无力，血压190/110mmHg，舌淡红，脉弦，诊为脑血管痉挛。处方：桑寄生25g，钩藤20g，龙骨、牡蛎各21g，白芍20g，当归15g，磁石25g，地龙15g，黄芪25g，川牛膝20g，甘草5g，2剂。

二诊： 3月31日，阵发性痉挛。上方加代赭石30g，丹参18g，钩藤50g，2剂。

三诊： 4月2日，痉挛止，血压正常。上方加生地黄25g，3剂。

气 肿 案

初诊：1966 年 4 月 7 日来诊。吴某某，男，57 岁，齐堡村人。

平素健康，前一年腊月 28 日感冒、恶寒、发热，经治疗寒热退，但有胸腹胀满，左上腹及心窝不适，不误劳动饮食，故未治疗。近三四天因情志不畅，心下满转为阵阵从心窝向上冲则喘，呻吟则轻，两胁胀满，坐卧不安，夜不能寐 6 天，饮食减退，溲黄，心悸，口腻，微咳，痰稠，脉数，苔黄微腻，全身浮肿按之随手而起。处方：旋覆花 6g，百合 15g，乌药、王不留行、厚朴各 10g，代赭石 15g，酸枣仁 15（炒），路路通、栀子各 10g，枳实、青皮各 6g，朱砂 1g（冲服），3 剂。

二诊：4 月 10 日，心窝感松，呻吟亦减，食欲增加，睡眠 4～5 小时，水肿。上方加泽泻 12g，大腹皮 15g，车前子 12g，苍术 15g，甘草 3g，3 剂。

三诊：4 月 13 日，气肿大减，时有咳嗽，气肿仍有，脉弱，苔薄黄。处方：连翘、泽泻、牛膝、防己、车前子、王不留行、路路通各 10g，茵陈 12g，滑石 15g，陈皮 10g，白术 15g，甘草 3g，木通 10g，竹叶 3g，木香 5g，乌药 10g，3 剂。

四诊：4 月 16 日，症略减，舌质淡红、苔薄白。上方去茵陈，加代赭石、青皮、厚朴各 10g，3 剂。

五诊：4 月 20 日，症同上，上方加栀子 10g，5 剂。

六诊：4 月 26 日，症轻，上方加党参 15g，5 剂。

七诊：5 月 8 日来诊。肿胀全消，诸症皆除，脉略弦。处方：党参、白术各 15g，山药 30g，当归 10g，益母草 12g，牛膝、滑石各 10g，薏苡仁 15g，陈皮、王不留行、厚朴、旋覆花各 10g，车前子 12g，乌药 3g，神曲 10g，3 剂。

八诊：5 月 17 日，胀肿全消，身体康复有力。上方去牛膝、滑石、车前子、益母草，加木香 3g，石菖蒲 5g，3 剂。停药。

癃闭（膀胱积热兼虚）案

初诊： 1966 年 8 月 25 日来诊。耿某某，男，70 岁，后曹堡人。

初病小便急迫，少腹隆起，尿点滴不通，用导尿管导尿，只管一时，又服西药无效。又经某医用甘遂、蝼蛄，为细末冲服，大便泻下，腹内轻松，但小便还不下，又用指压法，压脐下 2 寸半处，法显灵，压之有尿出，不压即没有，只缓一时，已 15 天，初压尿色为赤，近几天压之尿为黄色，压之小便不痛，小腹也不痛，苔中黄，脉弦无力，诊前曾服木通、灯心草、通草、竹叶之类不效，但吃饭后感身体松快，面色暗黑，此为病久气虚，膀胱积热。处方：黄柏、知母各 10g，肉桂 3g，牛膝 15g，王不留行 12g，路路通 10g，桔梗 3g，黄芪 12g，通草 10g，2 剂。小便能自己下、量小，继服上方 4 剂。

二诊： 小便正常。服知柏地黄丸、补中益气丸，日各 2 丸而愈。

癃　闭　案

初诊： 1978 年 8 月 15 日来诊。于某某，男，74 岁，路町人。

四天前患菌痢经卫生所治疗，近二天又发冷发烧，呕吐，尿急、尿频、尿痛，进食甚少，大便干，体温 36.5℃，脉搏 70 次 / 分钟，血压 170/98mmHg。化验尿蛋白（+-），糖（-），脓细胞 0 ～ 2/HP，诊断为泌尿系感染、前列腺肥大。

二诊： 8 月 16 日，下午小腹隆起，导引尿 1000mL，用乌洛托品、霉素等。

三诊： 8 月 19 日，痛频症状好转，但尿闭不减轻，每天导尿。请中医会诊：尿闭，少腹隆起，舌红、苔根中白黄，脉弦，此虚实并存。处方：黄柏 30g，生地黄 25g，肉桂 5g，木通 20g，黄芪 30g，桔梗 10g，瞿麦 15g，4 剂。

四诊： 8 月 23 日，症好转，继服上方 3 剂。

五诊： 8 月 26 日，小便能解，但还尿痛。处方：黄柏、生地黄、黄芪各 30g，知母、木通各 15g，桔梗 10g，5 剂，一切正常出院。

初诊：1975 年 7 月 30 日来诊。孙某某，男，77 岁，冠县张岔村人。

初病似感冒，恶寒发热，经卫生所治疗，寒热轻，但小便频、少痛、色黄，小腹胀坠痛，口苦而干渴，胸闷，腰酸痛，大便灼热。经服西药呋喃西林、乌洛托品等不愈。余诊其症同上，少腹部癃起如碗，舌淡红、苔黄、根腻，脉沉弦无力，体格较壮，饮食尚可，此为下焦湿热。处方：甘草、大黄各20g，3 剂。

二诊：症未减轻，八正散加减。处方：木通 15g，滑石 20g，黄柏 10g，瞿麦、萹蓄各 15g，车前子 20g，茯苓、知母、大黄各 15g，甘草 5g，刘寄奴50g，4 剂。

三诊：症同前。处方：泽泻 15g，滑石 20g，木通 15g，车前子 40g，萹蓄15g，大黄 10g，黄柏 20g，甘草 5g，王不留行 15g，海金沙 20g，琥珀 10g，黄芪 25g，3 剂。

四诊：服药症状未减轻。上方加生地黄 20g，金钱草 25g，2 剂。

五诊：病不减轻，少腹隆起，小便痛重，脉沉弦无力，化验尿常规、血常规无变化。今清热利湿药不减轻，是辨证失误，此肾阳、中气俱虚。《黄帝内经》曰："膀胱者，州都之官，津液藏焉，气化则能出矣。"中气虚则升降失调，清不升浊气不降，岂能中病，通关散加味。处方：黄柏、知母各 20g，肉桂 7.5g，黄芪 30g，升麻 5g，木通、车前子各 20g，甘草 5g，3 剂。

六诊：病去八九，癃闭消，小便通，痛去。继服上方 3 剂。痊愈。

按：大黄、甘草各半汤，八正散治尿痛急频（淋证）；通关散、补中益气汤为治癃闭方剂。故要辨清，施治方效。

初诊：1966 年 4 月 5 日来诊。赵某某，男，51 岁，邱县榆林村人。

阳痿七八年，伴腰痛、脱肛，去年又癃闭，经卫生所用导尿管，又服中药痊愈。今又癃闭，不能小便，不尿时间长自溢微痛。今延余诊治，尿色白、舌质淡、苔薄白，脉缓数无力。处方：山药 15g，党参 12g，小茴香 5g，肉桂3g，乌药 10g，当归、黄芪各 12g，柴胡 3g，瞿麦、萹蓄各 10g，竹叶 3g，龙骨、牡蛎各 10g，1 剂。

二诊：小便通后继服上方 2 剂。恢复正常后，服人参归脾丸 10 丸以善后。

尿频（椎管手术后遗症）案

初诊：1998 年 6 月 12 日来诊。吴某某，女，10 岁，齐堡村人。

1996 年 10 月腰第 3～5 椎管瘤，省三院手术，术后小便频数，日 30～40 次，大便时溏，饮冷病加重，面色萎黄，向内勾形走路，足外趾突出，盗汗，舌质淡红，脉细，此气血两虚，肾阳不固，补中补肾。处方：黄芪 30g，党参 10g，白术 15g，升麻 5g，山药 15g，柴胡 3g，桑螵蛸 15g，肉桂 3g，狗脊 10g，补骨脂 6g，鳖甲、益智仁各 15g，地骨皮 10g，2 剂。

二诊：6 月 14 日，溲频轻，盗汗止。继服上方 6 剂，加十全大补丸 10 丸，日 2 次，每次半丸；金匮肾气丸 10 丸，日 2 次，每次半丸。

三诊：6 月 20 日，诸症皆除。上方去地骨皮，加细辛 3g，3 剂。

右肾结石案

初诊：1997 年 6 月 20 日来诊。靳某某，男，29 岁，西刘庄人。

右腹及腰剧痛。注射杜冷丁后可缓解一阵，做 B 超检查，右肾结石，0.5cm。中药方如下：金钱草、海金沙各 30g，鸡内金 10g，栀子 12g，益母草 15g，怀牛膝 10g，蒲公英 15g，滑石 30g，大黄 10g，通草 15g，赤芍、泽泻各 10g，琥珀 5g，石韦 10g，夏枯草 20g，3 剂。

二诊：6 月 23 日，服药痛轻，舌质红、苔黄，脉弦数，继服上方 3 剂。

三诊：6 月 26 日，诸症皆除，B 超检查，无结石，停服中药。

肾积水（输尿管结石）案

初诊：2017 年 6 月 5 日来诊。贾某某，男，43 岁，大名北贾庄人。

阵发性左侧腹部剧痛，腰痛急诊到天津市中心医院就诊。经 CT 检查：左肾积水，诊为左肾输尿管结石，给止痛针注射暂缓解，但还不断发作，医又给治肾结石药不减轻，回家治疗已半月不减轻。余处方：金钱草 50g，海金沙

20g，石韦、车前子各 30g，益母草 15g，琥珀 10g，萹蓄、山楂各 15g，通草 10g，3 剂。

二诊：6 月 15 日，来电：尿出一个如麦粒大的结石。

三诊：6 月 27 日，电诉：在邯郸市中心医院检查一切正常。

输尿管结石案

初诊：1998 年 7 月 15 日入院内科。解某某，男，68 岁，柴堡镇后罗头村人。

右腰痛 4 个小时入院，右肾区叩击痛，向腹股沟放射。B 超：右肾积水、输尿管结石、尿验出红细胞。处方：鸡内金 40g，金钱草 80g，茯苓 30g，防己 15g，冬葵子 30g，滑石、川牛膝各 20g，蒲黄 15g，陈皮、瞿麦各 10g，3 剂。

二诊：7 月 18 日，腹部平片未见结石。

三诊：7 月 20 日，B 超，右肾可见 3 个强光团，最大的 0.7cm，其他未见异常。处方：金钱草 50g，海金沙 15g，石韦 20g，木通、乌药、滑石、琥珀各 10g，甘草 5g，2 剂。

四诊：B 超右肾及输尿管一切正常，出院，带上方 3 剂。

灯笼病（膻中难受症）案

初诊：2012 年 1 月 26 日来诊。董某某，男，10 岁，留庄乡南潘村人。

膻中穴部位、胸内睡前不适，不痒不痛不胀，似火烤之状，说不出什么滋味，只觉难受，翻来覆去睡不着，发病 1 年余，每天都是这样痛苦。经邯郸中心医院做全面检查，无发现阳性体征，多方治疗后症状未有好转。延余诊：舌红、苔白少，其他正常，今无表里证，当属于瘀血。血府逐瘀汤主之。处方：桃仁 10g，红花 8g，当归、川芎、赤芍各 6g，熟地黄 10g，枳壳 6g，桔梗、柴胡、川牛膝各 5g，甘草 3g，3 剂。另血府逐瘀丸 10 丸，日 2 丸。

二诊：1 月 30 日，诸症除，防复发继服血府逐瘀丸 6 丸，日 1 丸。

经常感冒案

初诊：2017 年 10 月 22 日来诊。冯某某，男，33 岁，肥乡县屯张营人。

发热，恶寒，喷嚏，流涕黄清混杂，经常发作，鼻塞声重，常年感冒食药不断。他医诊为身体免疫力差。服用玉屏风散，注射人血白蛋白，及增加免疫力药物多种，不效。延余诊，CT 显示：两侧上颌窦炎。处方：菊花 30g，川芎 20g，金银花 30g，连翘 10g，蒲公英、紫花地丁各 15g，防风、荆芥、蔓荆子、白芷、辛夷、苍耳子各 10g，僵蚕 6g，甘草 3g，3 剂。

二诊：10 月 22 日，诸症皆除。嘱继服上方 5 剂后停药。

三诊：12 月 12 日，至今未感冒。

气短目涩胸痛案

初诊：2017 年 10 月 25 日来诊。吴某某，女，74 岁，东陶街人。

有高血压、脑梗死病史，目紧眼涩，喘气短，甚则右胸痛，开始右胸一块痛，后痛重呈一片痛，上午重下午轻，冠县医院按心绞痛治疗后，症状未有好转。脉弦滑，舌红、苔中白薄，已二三个月，时噫气。余处方：瓜蒌 50g，薤白 10g，代赭石 20g，旋覆花、枳壳各 10g，丹参 30g，川芎 10g，甘草 3g，2 剂。

二诊：10 月 27 日，心电图检查大致正常，头部 CT 检查正常，X 光、CT 显示为双侧上颌窦炎。处方：金银花 20g，连翘 10g，蒲公英、菊花各 30g，川芎 15g，白芷 20g，苍耳子 10g，辛夷、防风各 10g，皂角刺 12g，僵蚕 5g，蝉蜕、黄芩、荆芥各 10g，甘草 3g，3 剂。

三诊：11 月 1 日，目紧不减轻。上方加全蝎（冲服）3g，3 剂。

四诊：12 月 11 日，电话随访，痊愈。

季节性左后背寒热往来案

初诊： 2017 年 4 月 3 日来诊。闫某某，女，78 岁，泽庄村人。

每年春、冬换季时发病，胸椎 6、7、8、9 椎左旁开 4 寸周围，寒热往来，体温不高，发冷时如电扇吹一样凉，发热时如火烤一样热，服小柴胡冲剂，5 剂。发冷去独发热，压之则舒，经多医院，检查一切正常，不知何病，舌质暗、淡红、苔薄白，脉弦滑。无表证、无里证，此瘀血之疾。血府逐瘀丸 20 丸，每日 2 丸。

二诊： 服药 5 日，热已去，未复发，背部热处出小汗，但不热。

三诊： 4 月 9 日，基本不热，背时有不畅，脉弦数。处方：①继服血府逐瘀丸；②桃仁 12g，红花 10g，生地黄 15g，川芎、当归、赤芍、枳壳各 10g，桔梗 6g，川牛膝 10g，柴胡 5g，甘草 3g，3 剂，4 月 23 日电告病愈。

夜间小便痛案

初诊： 2017 年 7 月 7 日来诊。郎某某，男，73 岁，东古城村人。

夜间小便痛难忍，白天小便不痛，两个睾丸全天痛，痛无休止，睾丸不凉、不肿、不红、不大，口干欲饮。中西医治疗效差。在聊城医院、冠县医院 B 超检查为前列腺增生、胆结石、胃炎、糖尿病、脑梗死。有胃出血病史，住院用药、PPA、头孢类、安卡类、前列康等，小便痛不去，舌淡红、苔白微黄，脉沉细，口干欲饮，二便正常。处方：大黄、甘草各 10g，龙葵 15g，肉桂 2g，3 剂。

二诊： 7 月 19 日，白天痛轻，夜痛重，口干欲饮，病已半年，无表证、里证，无寒无热，化验无阳性体征。服药虽轻，但疗效不大。上方加活血药：桃仁 12g，红花、没药、路路通各 10g，3 剂。

三诊： 7 月 24 日，症轻后，自行服药 3 剂。睾丸不痛，小便不痛。嘱继服上方 4 剂痊愈。

痞满（糜烂性胃炎）案

初诊： 2017 年 8 月 1 日来诊。韩某某，男，48 岁，韩范庄人。

心下痞满，按之濡软，微隐痛，饮食正常，已 1 年余，曾服奥美拉唑等药。糜烂性胃炎，曾服四君子之类。余诊舌质红、苔白，脉小弦。处方：陈皮、半夏、茯苓各 10g，甘草 3g，竹茹 15g，蒲公英 12g，代赭石 10g，大腹皮 20g，槟榔 3g，枳壳 10g，3 剂。

二诊： 诸症消退，恐其复发。继服上方 5 剂。电告，一切正常，停药。

痞满噫气案

初诊： 2017 年 4 月 10 日来诊。古某某，男，62 岁，古高庄人。

心下胀满，按之濡，能食不敢食，食则胀满，不痛，噫气则轻，二便正常，舌中后白一块。因去南方打工，吃大米不服，大米硬不消而致。胃镜：①慢性非萎缩性胃炎；②胃息肉；③十二指肠球炎。曾服健胃消化口服液、莫沙必利、奥美拉唑、雷贝拉唑钠肠溶片。余处方：党参 10g，白术 12g，陈皮、茯苓、旋覆花各 10g，代赭石 20g，厚朴、神曲、麦芽各 10g，砂仁、白豆蔻各 6g，半夏 10g，槟榔 5g，荷叶 10g，甘草 3g，5 剂。

二诊： 4 月 15 日，泻下 2 次，症略轻。上方去槟榔，加紫苏叶 6g，5 剂。另服香砂六君丸 1 瓶。

三诊： 4 月 20 日，病症大为好转。继服上方 5 剂。痊愈。

痞 满 案

初诊： 2017 年 4 月 16 日来诊。张某某，男，47 岁，南郑村人。

胃胀满不痛，胃脘不舒，昼轻夜重，全身乏力，已 3 年。经查为非萎缩性胃炎伴糜烂，多方治疗，曾服奥美拉唑不减轻。肠镜显示直肠糜烂。问病因：食肉、食生冷所致，脉沉细，舌红、苔薄。处方：陈皮、半夏、茯苓、厚朴、枳壳、焦三仙、乌药、砂仁各 10g，白术 15g，莱菔子 10g，白豆蔻 5g，甘草 3g，5 剂。另服舒肝和胃丸，日 2 丸。

二诊：4 月 24 日，症轻，口渴，矢气，舌红、苔薄白。上方加大腹皮、川芎各 10g，连翘 6g，5 剂。

三诊：4 月 30 日，咽干口渴轻，时肠鸣、噫气。上方去莱菔子，加旋覆花 6g，苏梗、天花粉各 10g，5 剂。

四诊：5 月 13 日，症轻，苔中微黄。上方去苏梗，加茵陈、荷叶各 10g，5 剂。

五诊：5 月 18 日，噫气等症大为好转，唯有消化慢。处方：党参 10g，白术 12g，陈皮、厚朴、天花粉、茯苓、枳壳、焦三仙各 10g，砂仁 6g，谷芽 10g，白豆蔻 6g，川芎、连翘、荷叶各 10g，5 剂。

六诊：5 月 24 日，诸症好转，舌薄黄。上方加藿香、萹蓄、莱菔子各 10g，10 剂。

七诊：6 月 4 日，诸症除。为巩固疗效，服香砂六君丸，半个月。

初诊：2017 年 9 月 15 日来诊。井某某，男，62 岁，社里堡村人。

心下胀满，痞濡软，纳差，口干，咳嗽有痰咳之不出，咽之不下，时噫气，便干，化验大便正常，县医院检查诊断：①反流性食管炎；②贲门炎（增生）；③胆汁反流性胃炎；④胃底肿物（黏膜下）；⑤十二指肠球部息肉。嘱做肿物检查，排除肿瘤，息肉摘除，舌质红、苔中白微黄。余处方：旋覆花 10g，代赭石 20g，陈皮 10g，厚朴 20g，枳壳、茯苓、半夏各 10g，瓜蒌 20g，3 剂。

二诊：9 月 22 日，上方加黄药子、天花粉各 20g，3 剂。

三诊：9 月 27 日，症均轻，饮食增。上方加荷叶 10g，大腹皮 15g，槟榔 5g，3 剂。

四诊：10 月 7 日，治咽中如炙脔。处方：旋覆花 10g，代赭石 20g，天花粉 20g，麦冬、厚朴、半夏、连翘、栀子各 10g，蒲公英 15g，枳壳、知母各 10g，甘草 3g，6 剂。痊愈。

初诊：1998 年 12 月 21 日来诊。陈某某，男，64 岁，柴堡村人。

胃脘大部、脐及周围两侧胀满不适，弯腰则胃脘堵塞不适，时有噫气，此气滞。处方：旋覆花 10g，代赭石、瓜蒌各 20g，陈皮、枳壳、厚朴、半夏、百合、乌药各 10g，甘草 3g，3 剂。

二诊：12 月 24 日，症轻，继服上方 3 剂。

三诊：12 月 28 日，近愈。上方加白术 12g，白豆蔻 10g，5 剂。

焦 虑 案

初诊：2017 年 7 月 21 日来诊。闫某某，女，30 岁，肥乡屯张营人。

头晕、头痛、恶心、腹胀、腰膝酸软无力、失眠、多梦，经常感冒，四肢凉，口臭，心烦，焦虑，见油腻食物则吐，常发生尿频、尿急、尿痛，强迫症，重复做事，自汗，已四五年。曾在北京安定医院住院，治疗焦虑症、强迫症、抑郁症，多医不愈，舌淡红、苔薄白，脉沉弦细。处方：竹茹 30g，陈皮、半夏、茯苓各 10g，甘草 3g，炒酸枣仁 30g，天麻 10g，珍珠母 30g，代赭石 20g，香附、柴胡各 10g，白芍 15g，枳壳、川芎各 10g，3 剂。

二诊：7 月 24 日，闻异味即恶心、呕吐、头晕、做梦、重复做事。上方去天麻，加胆南星 5g，乌梅 15g，远志 10g，牡蛎 20g，3 剂。

三诊：8 月 4 日，能眠，梦少，重复做事，心神不宁，疑神疑鬼，心烦头不晕，不呕吐，继服上方 7 剂。

四诊：8 月 27 日，重复做事，间断性焦虑，其他症状消失。舌红、苔白微黄。处方：陈皮、半夏、茯苓各 10g，竹茹 30g，柴胡 10g，白芍 12g，川芎、香附各 10g，珍珠母 30g，酸枣仁 20g，远志、龙胆草、栀子、胆南星各 10g，7 剂。

五诊：9 月 3 日，重复做事。上方去龙胆草，加龙骨、牡蛎各 20g，继服 7 剂。

六诊：9 月 10 日，症轻，继继服之。

七诊：10 月 8 日，重复做事。上方去栀子，加白矾 2g，天竹黄 10g，7 剂。加服血府逐瘀丸，日 2 丸。

八诊：11 月 1 日，有时候还重复做事。服血府逐瘀丸，日 2 丸。

九诊：12 月 11 日，重复做事。处方：甘草 5g，大枣 5 个，百合、酸枣仁、苦参、丹参各 15g，乌药 10g，合欢花 20g，茯苓 15g，珍珠母 30g，胆南星、远志各 10g，浮小麦 30g。为末，日 2 次，每次 6g，服 1 个月，病愈。

噫 气 案

初诊：1973 年 11 月 12 日来诊。李某某，女，23 岁，卫东陈庄村人。

嗳气 1 年，经常复发，今又因生气，噫气连声，胸闷胁痛，纳呆，口苦吐酸，头痛，少寐，舌淡红、苔白厚，脉滑。处方：旋覆花 15g，代赭石 40g，瓜蒌 25g，薤白 15g，木香、沉香各 10g，柿蒂 25g，丁香、紫苏子各 5g，厚朴 15g，半夏、藿香各 10g，川楝子 15g，3 剂。

二诊：11 月 15 日，噫气轻，继服上方 3 剂。

三诊：11 月 18 日，噫气已除，恐其复发，服柴胡舒肝丸半月。

初诊：1975 年 3 月 3 日来诊。郭某某，女，47 岁，芦里公社路庄人。

因生气而致恶心、噫气频作，已半月，纳呆、胸闷、腹中有气串走、满胀，需不时噫气，胸部才感舒，善太息，头晕耳鸣，舌质淡、苔白中厚、微黄，脉小弦。处方：旋覆花 20g，代赭石 30g，竹茹 40g，茯苓、茵陈各 15g，柿蒂 25g，甘草 5g，4 剂。

二诊：3 月 7 日，噫气减轻，饮食增加，腹部仍不适，脉小弦。上方加路路通、乌药、大腹皮各 15g，3 剂。

三诊：3 月 10 日，噫气止，神爽，继服上方 3 剂以防复发。

噫气（多发性胃溃疡）案

初诊：2014 年 8 月 8 日来诊。郭某某，男，38 岁，东苏部村人。

气短、气逆上冲、噫气频作、胸内气上撑，痰多黏稠微黄，两上肢皮麻，溲黄，患病十几年。初病轻，现加重，舌质红、苔微黄。北京宣武医院诊为心脏病，治疗 3 个月不愈来诊。处方：旋覆花 10g，代赭石 20g，柿蒂 30g，陈皮、半夏、茯苓、厚朴、紫苏子、栀子各 10g，瓜蒌 20g，甘草 3g，4 剂。

二诊： 8 月 12 日，诸症减轻。上方加竹茹 20g，前胡 10g，胆南星 6g，4 剂。

三诊： 8 月 16 日，诸症减轻，继服上方 4 剂。

四诊： 8 月 20 日，噫气轻，但仍有痰多，胸闷，太息，皮麻，头晕，乏力，舌质红、苔白。处方：半夏、陈皮、茯苓、胆南星各 10g，竹茹 30g，枳壳 12g，厚朴 10g，瓜蒌 30g，降香、香附各 10g，甘草 3g，4 剂。

五诊： 8 月 31 日，噫气，叹息，乏力，时流涎，头晕，腰酸痛，苔白厚。上方去香附、降香，加柿蒂 30g，草蔻 10g，白术 15g，4 剂。

六诊： 10 月 1 日，烧心吐酸水。上方加乌贼骨 30g，黄连 6g，吴茱萸 3g，瓦楞子 30g，4 剂。

七诊： 10 月 11 日，病情大为好转，噫气未作，烧心止，小便有味。上方加竹叶 3g，5 剂。

八诊： 10 月 19 日，诸症止，胃部仍不如常人。继服上方 2 剂，1 剂水煎服；另 1 剂研末装胶囊，日 2 次，每次 5 粒。痊愈。

噫气频作（神经官能症）案

初诊： 1985 年 5 月 18 日来诊。王某某，女，40 岁，张井寨村人。

体胖、面赤、性急之貌，初病右脚拇趾毳毛处痛，状如生疮，以手抚之即呃逆，不抚不呃逆，后又膝关节痛，以手抚之即呃逆，经多家卫生院诊治，不效。近几天呃逆加重，噫气即昏厥，不识人，针刺后苏醒仍噫气连声，以手掐肩及颈部更甚，以手按压身体任何一个部位，即噫气，纳呆、卧床已 10 天。服中西药不效，来院。口干不欲饮，噫气连声，大便二天未行，溲黄，失眠心烦，舌质红、苔薄黄腻，脉弦滑。处方：旋覆花 10g，代赭石 30g，白芍 15g，乌药、川楝子、知母各 10g，牡蛎 20g，青皮 10g，龙骨 20g，厚朴 10g，柿蒂 20g，钩藤 10g，3 剂。

二诊： 5 月 21 日，神清，精神爽，噫气止，唯掐颈部有噫气。继服上方

3 剂。

　　三诊：5 月 24 日，病去大半，唯手掐身体有噫气，失眠，脘满，胁胀。处方：柴胡、白芍、川楝子、龙骨、牡蛎各 20g，厚朴 10g，柿蒂 30g，青皮 10g，竹茹 30g，陈皮 10g，白芥子 3g，钩藤、枳壳、茯苓各 10g，代赭石 30g，旋覆花 10g，甘草 3g，3 剂。

　　四诊：5 月 27 日，诸症皆愈。恐复发，上方加半夏 10g，酸枣仁 20g，远志 5g，继服 4 剂。

睾丸痛案

　　初诊：2002 年 1 月 15 日来诊。闫某某，男，37 岁，前许庄人。

　　不明原因睾丸痛，不排精痛甚，大便后痛甚，排后如常人，此为下焦内热。处方：柴胡 10g，黄芩 12g，龙胆草 20g，栀子 10g，生地黄 15g，车前子、泽泻各 12g，黄柏、当归、知母、川楝子、青皮、枯草各 10g，甘草 3g，3 剂。另服知柏地黄丸、龙胆泻肝丸各 10 丸，早晚各 1 丸。

　　二诊：1 月 23 日，痛减。继服上方。

　　三诊：基本不痛。继服上方 10 日而愈。

自汗盗汗案

　　初诊：1972 年 12 月 25 日来诊。张某某，女，45 岁，北馆陶街人。

　　体质肥胖，全身虚胀，自汗身如洗，夜醒汗淋漓，疲乏无力，饮食不佳，一年余。处方：黄芪 30g，白术 25g，山药、党参各 20g，柴胡、升麻、桂枝各 10g，知母 15g，龙骨、牡蛎各 25g，甘草 5g，6 剂。

　　二诊：12 月 31 日，自汗、盗汗止，仍有阵发性发热感。上方 3 剂，愈。

头 汗 案

　　初诊：2017 年 9 月 20 日来诊。石某某，男，45 岁，南徐村人。

出头汗 20 年，不分冬夏食辣汗出更甚，记忆中结婚后患此病，头出汗，又有五更泻，出汗与五更泻同时发病。五更泻 5 年后自愈，只有头出汗不愈，口不干，二便正常，饮食正常，夜前出汗，现在晚上不出汗，白天出汗如水洗，喝开水出的更多，经治疗后，症状无缓解，舌质红、苔白微黄，脉沉滑。处方：茵陈 12g，石膏 30g，知母 10g，党参 12g，金樱子、浮小麦各 30g，3 剂。

二诊：9 月 25 日，胃脘满，发烧，舌中白微黄，脉细。处方：白芍 15g，麻黄根、山茱萸各 30g，黄芪 15g，陈皮 10g，浮小麦 30g，白术 10g，甘草 3g，桂枝 5g，2 剂。

三诊：9 月 27 日，晨起眼皮浮肿，下午轻，尿常规、心电图检查正常，烧心，吃饭头出汗。上方去白芍、桂枝，加茵陈 10g，乌贼骨、牡蛎各 20g，继服 3 剂。

四诊：10 月 1 日，吃辣椒、喝热水烧心，头出汗，口不干，口臭。处方：石膏 30g，知母 10g，山药 30g，茵陈 12g，金樱子、山茱萸各 30g，五味子、栀子各 10g，防风 6g，藿香 10g，甘草 3g，2 剂。

五诊：10 月 15 日，汗少，烧心，舌白质红，脉弦。上方加乌贼骨 30g，瓦楞子 20g，浮小麦 30g，3 剂。

六诊：10 月 20 日，便溏，脉数。上方去五味子，加白术 12g，3 剂。

七诊：10 月 23 日，舌红、苔薄，脉沉，继服上方 4 剂。

八诊：11 月 7 日，电话随访，现一切正常。

初诊：2017 年 6 月 16 日来诊。古某某，男，43 岁，古高庄村人。

头痛，全身酸软，四肢乏力，吃饭饮水、活动后头大汗淋漓，休息后汗自消，血压 150/100mmHg，口干不欲饮，腰痛，二便正常，失眠，舌红、苔薄白。处方：黄芪 30g，浮小麦、麻黄根各 15g，酸枣仁 20g，远志、益智仁各 10g，龙骨、牡蛎、山茱萸各 20g，麦冬 10g，2 剂。

二诊：6 月 18 日，能眠，其他同前。上方去龙骨、牡蛎、酸枣仁、远志、益智仁，加人参 5g，五味子、白芍、桂枝、金樱子各 10g，2 剂。

三诊：6 月 27 日，头汗出如水洗，活动、饮水、吃饭均头出汗，左侧上下肢无力，肢乏力与汗出同时出现，大汗约半小时即止，渴欲饮水，头热即出汗，有时盗汗，舌苔白厚。处方：石膏100g，知母15g，麦冬10g，天花粉15g，大黄10g，忍冬藤15g，2剂。

四诊：6月30日，出汗量少，大便溏。上方去大黄，加党参、鳖甲各20g，地骨皮、当归、川芎各10g，桂枝5g，3剂。

五诊：7月3日，汗出减少一半，左上下肢未酸，盗汗轻，大便正常，口干，苔薄白。上方加人参5g，扁豆、佩兰各10g，3剂。

六诊：7月16日，活动即出汗，舌淡、苔白。处方：石膏30g，知母10g，麦冬12g，党参15g，山药30g，当归、川芎各10g，浮小麦30g，山茱萸15g，熟地黄12g，白芍10g，肉桂3g，2剂。

七诊：7月20日，汗止，能下地劳动，继服上方3剂。

初诊：2017年9月20日来诊。冀某某，女，60岁，武张屯人。

头出汗，四肢发凉，已10余年。夏天发作，哮喘夏发，冬天自愈，平素活动气短，口干不欲饮，舌淡红、苔薄黄，脉沉滑。患者愿先治头汗，哮喘明年发作时再治。治头汗处方：浮小麦、山茱萸各30g，石膏40g，知母10g，牡蛎、乌梅、茵陈各20g，甘草3g，7剂。

二诊：9月29日，出汗好转大半，腰痛，口苦，苔薄黄、舌淡红。上方加麻黄根30g，茵陈15g，7剂。

三诊：10月16日，来电出汗已愈，等明年治哮喘。

自 汗 案

初诊：1975年2月22日来诊。马某某，女，33岁，南董固村人。

自汗2年多，不分春夏秋冬头发如水洗，出汗后，每天头痛，昼重夜止，稍进食即加重，大汗淋漓，头重身轻，近几日因家事自汗加重，体质肥胖，舌淡红、苔薄黄，脉弦细。处方：茵陈25g，苍术15g，滑石20g，茯苓、泽泻、桑叶、菊花各15g，桂枝2.5g，黄芪20g，煅龙骨35g，2剂。

二诊：2月24日，症轻，停药如故，纳差。上方加麦芽25g，5剂。

三诊：3月5日，汗止，乏力，苔薄白。上方加五味子20g，5剂。

四诊：3月11日，食则汗出，胃热加石膏25g，5剂，诸症皆除。

阵发性左腹痛（便干）案

初诊：2017年3月27日来诊。吕某某，男，11岁，吕庄村人。

患者从小大便干，大便头如羊矢（如算盘珠），今又发左腹痛，阵发性加重。聊城住院治疗，经B超、钡餐造影、CT检查：均正常，灌肠、输液、大便暂下，但仍干，左腹痛不止，无奈医生叫出院。经查不是胰腺炎，腹软，无积块，舌淡红、苔薄白，体温正常，化验各项正常，余认为虫痛。处方：服肠虫清2片、麻子润汤丸日2丸。

二诊：4月6日，左腹又痛，无休止，阵发性加重，左腹痛，已1个月余，多方治疗无效。余认为瘀血痛，膈下逐瘀汤加减。处方：牡丹皮、桃红、赤芍、乌药、延胡索各6g，香附5g，百合20g，薄荷、五灵脂各6g，红花、枳壳各5g，1剂。

四诊：4月7日，痛未止，恶凉食，阵发性加重，仍是蛔虫所致，因服肠虫清未见虫，虫在肠内复活而致痛，仍当去虫。处方：乌梅30g，苦楝皮15g，川椒、槟榔各6g，使君子10g，干姜6g，1剂。

五诊：4月8日，未痛，能食，继服上1剂。

六诊：4月10日，今只有点痛，恶凉、食物不消化。处方：百合20g，乌药6g，良姜、干姜、白术、丹参各10g，甘草3g，1剂。嘱未痛，继服2剂。嘱未痛，继服3剂。嘱未痛，大便正常，继服良附丸3天，观察。

七诊：4月30日，来电一直未痛，停药。

腹痛待查（肠梗阻、胆道蛔虫）案

初诊：1977年8月30日来诊。张某某，男，42岁，向阳北队人。

腹痛1天，开始持续性痛，难以忍受，后呈阵发性痛，大便二次，小便少，在家应用阿托品、杜冷丁，后来院。体温36℃，血压100/80mmHg，患者痛苦貌，神志清，腹部压痛，无反跳痛。外科诊为胃肠功能失调、肠梗阻。内科会诊：同意外科诊断及处理，再做1次腹透。

二诊：9月1日，腹痛加重，给杜冷丁一日二次，动员转院诊疗，X光检查：大量肠胀气右下腹呈一个液平面。

三诊：9月4日下午，右上腹持续、阵发性痛，坐卧不安，体温36.9℃，脉搏62次/分，腹软无肠形，给杜冷丁1支。

四诊：9月5日，中医会诊：症前述，胃阵发性痛，痛时连胸剧痛，得热稍轻，用杜冷丁多支，暂缓。脉弦，舌红、苔白。治当宽胸理气，温阳止痛。处方：瓜蒌45g，薤白20g，丹参30g，乌药20g，百合40g，沉香10g，发作前服。

五诊：9月6日，稍轻，但阵发痛反复发作，此蛔虫所致。处方：乌梅、苦楝皮各30g，槟榔25g，川椒15g，茵陈25g，丹参30g，木香、枳壳各15g，2剂。

六诊：9月8日，痛轻，次数减少。处方：乌梅30g，川椒15g，槟榔25g，丹参30g，木香15g，苦楝皮50g，2剂。9月10日痊愈出院。

按：本例为不典型的胆道蛔虫痛，故外科诊胃肠功能失调、肠梗阻，中医诊蛔虫痛而愈。

白　浊　案

初诊：1970年10月12日来诊。徐某某，男，32岁。

白浊四五年，或溲时先见白物或溲后见白黏物，或随小便流出白物，腰酸、四肢乏力，脉大而空。西医曰：前列腺炎及肥大而致。余处方：萆薢30g，猪苓、泽泻各20g，山药25g，益智仁15g，乌药10g，麦冬15g，甘草、龙骨各21g，牡蛎35g，7剂。

二诊：10月19日，服上方见轻。上方加生地黄25g，服14剂痊愈。

胃下垂案

初诊：1986 年 1 月 12 日来诊。王某某，男，32 岁，水利局工作。

纳呆、胃脘嘈杂，腹胀满遇冷加重，肠鸣，大便溏，口渴不欲饮，背沉，困倦乏力，烧心、吐酸水。在邯郸地区医院检查：胃长钩型，充盈扩张度差，蠕动不规则，位于额骨嵴下 7～8cm，十二指肠球部充盈呈三角型，胃下垂中度，苔白，脉弦。服方如下：草蔻 10g，党参、白术各 15g，茯苓 10g，砂仁、枳实各 5g，槟榔、乌药、神曲、苏梗各 10g，木香 6g，陈皮 10g，甘草 3g，莪术 5g，干姜 5g，20 剂。

按：此成方可试之。

前列腺炎案

初诊：2000 年 1 月 14 日来诊。杜某某，男，30 岁，冠县城里人。

睾丸痛、少腹痛、阴茎痛、阳痿、腰痛，1 年余，中西医药治疗不效。余处方：小茴香、柴胡、黄芩各 10g，龙胆草 15g，败酱草、薏苡仁各 30g，栀子 10g，金钱草 20g，蒲公英 15g，附子 5g，青皮、乌药各 10g，草薢 30g，延胡索 10g，2 剂。

二诊：1 月 18 日，阳痿好转，腰酸，睾丸痛轻。上方加黄芪 30g，4 剂。

三诊：1 月 22 日，腰酸。上方加杜仲、川续断各 10g，4 剂。

四诊：1 月 26 日，诸痛轻。继服上方 4 剂。

五诊：2 月 18 日，胃不适。上方加白术 12g，乌药 10g，7 剂。

六诊：2 月 28 日，时有白浊。处方：益智仁 12g，草薢 40g，茯苓 10g，败酱草 30g，附子 5g，青皮 6g，蒲公英 15g，车前子 30g，桃仁 12g，红花、赤芍各 10g，甘草 3g，7 剂。

七诊：3 月 7 日，诸症消除，上方加淫羊藿 10g，3 剂。可为细末装胶囊，日 2 次，每次 8 粒。

毛囊炎（阴毛疮）案

初诊： 1999 年 4 月 20 日来诊。张某某，男，30 岁，冠县吕庄人。

不明原因，阴毛处、腋窝、后发际起疮疖流脓，此起彼伏渐渐成片，硬脓破又起，硬变软，流脓，痛难忍。经外科住院用抗生素不减轻，反复起落，又经北京专家治疗症减但不愈。延余处方：柴胡 10g，龙胆草 20g，栀子 10g，黄芩 12g，生地黄 20g，泽泻、木通、白芷各 10g，苦参 12g，白鲜皮 20g，赤芍 12g，蒲公英 15g，金银花 30g，牡丹皮、防风、蝉蜕各 10g，甘草 3g，8 剂。

二诊： 4 月 28 日，病情大为好转。加败酱草、紫花地丁各 20g，4 剂。痊愈。

肾　炎　案

初诊： 1999 年 7 月 15 日来诊。代某某，男，45 岁，本院职工。

感冒后并发肾炎，乏力，纳呆，舌红、苔薄黄，化验尿蛋白（++++）潜血（++），经用抗生素治疗症状不改善。余诊用药：黄芪 30g，当归 10g，白术、泽兰各 15g，益母草 30g，丹参 15g，薏苡仁 30g，徐长卿 20g，甘草 5g，40 剂。玉米须、白茅根、小蓟、车前子煎水常饮，两个月后化验一切正常。

初诊： 2017 年 5 月 30 日来诊。王某某，女，35 岁，古城镇人。

初病患阑尾炎，经用青霉素，阑尾炎已愈，但从此全身乏力，腰酸，已半月。小便起泡沫，经尿常规化验：蛋白（+++）、潜血（++）、糖（++），镇医院诊：肾炎。舌红、苔白厚。处方：徐长卿 30g，蒲公英 15g，黄柏 10g，金银花 20g，连翘 10g，赤小豆、白茅根、玉米须各 30g，泽泻、车前子各 10g，小蓟 15g，10 剂。

二诊： 6 月 9 日，尿常规化验：蛋白（－）、潜血（－）、糖（－），继服上方 10 剂。

三诊： 6 月 19 日，口干、口苦，有时乏力。上方加天花粉 10g，黄芪

30g，益母草 12g，10 剂。

四诊：患者诉拿药的把细辛当成徐长卿，服 1 剂。头晕、恶心、纳呆。嘱喝绿豆水解药，仍服上方 10 剂。

五诊：一切正常，服白茅根、玉米须、红小豆 3 个月。

紫 斑 案

初诊：2000 年 8 月 6 日来诊。郝某某，女，9 岁，齐堡人。

全身紫斑，3 月份鼻衄，又患肋膜炎，5 月份病情加重，住院，舌质红、苔黄。处方：生地黄 30g，牡丹皮 20g，赤芍 12g，水牛角、旱莲草各 15g，当归 6g，玄参 15g，紫草 5g，连翘、茜草各 10g，金银花 5g，甘草 3g，3 剂。

二诊：8 月 12 日，不起红点，仍碰撞后起紫斑，舌质红、苔薄黄。上方加青黛 5g，3 剂。

三诊：8 月 22 日，症轻。上方加三七 5g，阿胶 3g（冲服），3 剂。

四诊：9 月 1 日，有散在斑点，较浅，上方去阿胶加连翘、大黄各 3g，继服 3 剂。

五诊：9 月 12 日，未起新紫斑，上方加玄参 12g，3 剂。

六诊：10 月 8 日，未起紫斑。继服上方 3 剂为散剂，日 3 次，每次 5 粒。痊愈。

初诊：2004 年 6 月 15 日来诊。王某，女，20 岁，柴堡人。

全身紫斑、咽痛、气短、头晕，六七天未便，血小板化验正常，此过敏性紫癜，内热而致。处方：石膏 30g，知母 12g，栀子 10g，板蓝根 30g，连翘、麦冬、桔梗各 10g，甘草 3g，大黄 15g，枳实、火麻仁各 10g，3 剂。

二诊：6 月 18 日，大便下，未起新斑，上方去大黄，4 剂。

三诊：6 月 22 日，大便日 1 次，未起新斑。继服上方 6 剂，紫斑褪。

咯 血 案

初诊：1999 年 6 月 1 日来诊。董某某，男，21 岁，西元村人。

咯血，不咳嗽，不喘，咽喉部不自主吐出鲜血，心慌，胸闷，阵发性头晕，脉数，舌红、苔少。处方：麻黄 6g，白果 10g，仙鹤草 30g，花蕊石 15g，小蓟 10g，白茅根 15g，3 剂。

二诊：血止，继服上方 3 剂。

初诊：1977 年 10 月 16 日来诊。么某某，男，43 岁，后郑村人。

咯血 19 年，初起因感冒而致咯血，久治不愈后住吉林省医院。咯血轻，但停药仍咯血。余诊：舌质红、苔薄白黄。处方：麻黄 15g，白果 25g，大黄（炒）10g，甘草 10g，2 剂。

二诊：10 月 18 日，症轻。守方 14 剂。血止后，以利肺片服之以善后。

初诊：1973 年 6 月 18 日来诊。闫某某，女，28 岁，大名冯庄村人。

咯血、吐血、大口吐血、色紫黑、频吐则色鲜红，注射安络血及止血剂，并调治半年余，每天吐血不止，经大名县医院峰峰矿区总医院诊断原因不明，舌淡红、苔薄黄，脉细。处方：①麻黄、白果各 10g，3 剂。②侧柏叶（炒）、百草霜、小蓟、藕节、血余炭各等分，水煎频服。

二诊：6 月 21 日，吐咯血止，左胁下痛，此有瘀。处方：①麻黄 3g，白果 5g，乳香、没药各 10g，2 剂。②归脾丸 1 瓶。

三诊：6 月 23 日，血止，左胁痛去，有时气短、恶心。处方：桃仁、红花各 10g，当归 15g，三七 1.5g（冲服），川芎、赤芍各 15g，乳香、没药各 10g，麻黄 3g，白果 5g，2 剂。

四诊：7 月 4 日，诸症愈，唯有起立目黑。处方：桑叶 10g，玄参、生地黄各 25g，桃仁 15g，当归 10g，三七 2.5g，赤芍、乳香、没药各 10g，牡丹皮、菊花各 15g，2 剂，诸症愈。

按：急则治标止血，缓则治本活血，使血归经。

黄斑症案

初诊： 2000 年 1 月 10 日来诊。郭某，女，16 岁，梁二庄村人。

全身各处凡弯曲、凹陷处即有黄色斑块，两目内外斑块高出皮肤边缘：清楚，环唇一周色黄，但不高出皮肤，状如黄疸，目珠不黄，溲不黄、大便干，皮肤其他处不黄，舌质红、舌根苔薄黄，脉弦数。处方：柴胡 10g，黄芩 12g，茵陈、薏苡仁各 30g，生地黄、牡丹皮、栀子、大黄、赤芍各 10g，甘草 3g，5 剂。另服保和丸 10 丸，日 2 丸。

二诊： 1 月 15 日，全身皮肤浅黄，上方加苍术 10g，5 剂。

三诊： 1 月 20 日，仍黄，上方加石膏 30g，连翘、黄柏各 10g，5 剂。

四诊： 1 月 25 日，症轻，继服上方 5 剂。

五诊： 1 月 30 日，改服血府逐瘀汤加味。处方：桃仁、红花各 10g，生地黄 20g，当归、川芎、赤芍、枳壳、桔梗、川牛膝、柴胡各 10g，茵陈 30g，5 剂。

六诊： 2 月 15 日，黄褪色浅。继服上方加丹参 12g，5 剂。

七诊： 2 月 24 日，诸症愈，继服上方 3 剂。

积聚（脾大）案

初诊： 1984 年 7 月 20 日来诊。张某某，男，8 个月，大名龙华人。

不明原因左胁下，肋骨沿下有直径 7cm 圆形肿块且边缘软，面色萎黄，舌淡红、苔白，体瘦，发现 4 天。此积聚。处方：陈皮、焦三仙各 6g，莪术 2g，枳实 5g，青皮 2g，槟榔、莱菔子各 3g，丹参、当归各 6g，桃仁、牡丹皮、赤芍各 5g，五灵脂 3g，黄芪 10g，红花 3g，3 剂。头剂如常服，后 2 剂隔天 1 剂，频服蝉蛹，日 4 个。

二诊： 7 月 28 日，癖块全消，日食蝉蛹 4 个，服 1 个月。

按： 蝉蛹含高蛋白，含多种氨基酸，经南京药学院化验，营养丰富，但中药书没有记载。吾试多例，用于治小儿脾大，效显著。

呼吸衰竭案

初诊： 1970 年 12 月 3 日入院。张某某，男，78 岁，陶南街人。

急诊： 哮喘 20 余年，每年冬天加重，夏天稍轻。今年喘重 1 个多月，今晚突然喘促气急，呼吸时停，大汗出，张口抬肩，面色苍黄，昏不知人，二便失禁，四肢、口唇发紫发凉，脉结代数。急以可拉明 1 支，氨茶碱 1 支，并嘱家属做好丧事准备。处方：人参 15g，代赭石、山药各 20g，麦冬 25g，五味子 15g，附子 3g，甘草 5g，2 剂。

二诊： 12 月 4 日，病情好转，神志清，喘止，进食 30g，但动则心悸、恶心。上方加远志 15g，枸杞子 20g，竹茹 15g，白术 20g，1 剂。

三诊： 12 月 5 日，喘止不出汗，口干有痰，心悸，舌苔少。处方：沙参、麦冬、生地黄各 25g，酸枣仁 20g，远志、天花粉各 15g，山药 20g，天冬 15g，大力参 3g，贝母 10g，橘红 15g，磁石 25g，甘草 5g，3 剂。

上热下凉全身痛案

初诊： 1984 年 8 月 29 日来诊。邱某某，女，29 岁，东堡村人。

上半身发热，下半身发凉，手足冰冷不能离火烤，全身痛如虫咬，腹胀，少腹胀满，纳呆，舌质红、苔白，脉数，已 20 天，体温 37.7℃，曾以为体虚服药更剧，此为寒热错杂证。处方：麻黄、秦艽各 10g，金银花 25g，连翘、蒲公英、柴胡、黄芩各 10g，葛根 15g，石膏 20g，桂枝、威灵仙、当归、川芎各 10g，生地黄 15g，2 剂。

二诊： 9 月 3 日，病情大为好转，继服上方 4 剂。痊愈。

热痹（心肌炎、变应性亚败血症）案

初诊： 1991 年 2 月 8 日住院。李某，女，16 岁，山东冠县人。

发热 4 个月余，两上肢、背部有沉重感，自汗，手掌及手指尖、关节都发热，并伴有疼痛，双下肢酸软，疲乏无力，舌淡红、苔黄厚，脉滑数。处方：葛根30g，生地黄20g，桂枝10g，石膏50g，知母10g，黄芪15g，忍冬藤30g，当归10g，柴胡12g，黄芩10g，青蒿15g，金银花30g，连翘15g，牡丹皮12g，赤芍10g，甘草5g，羚羊角2g（冲服），2剂。

二诊：2月10日，病情渐轻，体温36.3℃，上方继服2剂。

三诊：2月12日，诸症消除，固效。继服上方3剂，隔日1剂，愈。

尿 浊 案

初诊：2011年12月13日来诊。李某某，男，53岁，大名龙华人。

小便混浊，尿盆底下有白色物、上有一层油，如石灰水、如涕，伴阳痿，早泄，此湿热为患，患者不愿服汤剂。服知柏地黄丸，早晚各1丸，连服1个月再诊。

二诊：1个月后病情大为好转，并嘱继服两个月以根除。

初诊：1976年11月9日来诊。霍某某，男，26岁，林北村人。

初病似感冒复加房劳以致小便黄而混浊，小便后盆底有白色混浊沉淀物，上面飘一层油状物，身乏力，腰酸软，耳鸣、头晕、面色黧黑，皮肤如擦一层凡士林样，已8个月未参加劳动，经中西治疗日日加重，脉大而无力，舌质红、苔白微黄。《黄帝内经》曰："水液浑浊，皆属于热。"此下焦湿热久病肾亏，治清利湿热兼补肾阴。处方：萆薢25g，益智仁、石菖蒲、泽泻、茯苓各15g，黄柏20g，知母15g，山药、熟地黄各20g，5剂。

二诊：11月14日，诸症减轻。上方加枸杞子15g，5剂。

三诊：11月19日，尿转清，身感轻松，食欲增加，舌红、苔去。上方加五味子10g，金樱子20g，10剂。

四诊：11月29日，面黄、无油光，能参加轻体力劳动。上方加黄芪20g，6剂。

五诊：12月5日，尿正常，腰酸轻微。知柏地黄丸，30丸，日2丸，痊愈。

乏 力 案

初诊：2017 年 9 月 19 日来诊。李某某，女，30 岁，城镇人。

乏力，头痛、头沉，恶心，腰痛，气短，失眠，心烦，多梦，晨起背沉，月经后期量少，舌淡红、苔白，脉沉细，已三年余。处方：①人参归脾丸、逍遥丸各 20 丸，早晚各 1 丸。②党参 10g，白术 12g，竹茹 20g，酸枣仁 15g，龙骨、珍珠母各 20g，柴胡 10g，白芍 12g，香附 10g，远志 5g，甘草 3g，3 剂。

二诊：10 月 23 日，基本愈，嘱继继服上方①。

乏力（四肢酸软无力）案

初诊：1973 年 6 月 1 日来诊。黄某某，男，36 岁，大名县白庄人。

今突发四肢酸软乏力，不能劳动，站不住，但能食，去年有 1 次但很轻，未治疗休息几天即恢复，今发较重，已 10 余天，有胃病史。在家休息未能劳动，舌质红、苔白，脉濡软无力，此湿阻经络而致。处方：苍术 25g，羌活、独活、川芎各 15g，藁本 10g，防风、威灵仙各 15g，2 剂。

二诊：6 月 3 日，症减。上方加陈皮 20g，茯苓 15g，继服 2 剂。

三诊：6 月 5 日，恢复较慢，上方加黄芪 25g，桂枝 15g，5 剂，以通阳祛湿。

四诊：待半月来诉：上方又服 5 剂，痊愈。

多 梦 案

初诊：1973 年 6 月 1 日来诊。王某某，男，30 岁，冠县王马元村人。

忧思而致，白天疲倦无力，能睡、多梦，心悸，已 10 天。处方：酸枣仁 20g，远志 15g，竹茹 25g，陈皮 15g，龙骨 20g，胆南星 3g，朱砂 0.1g（冲），甘草 5g，2 剂，另服益智安神丸 1 瓶。

二诊：6月3日，仍头晕。上方加珍珠25g，茯苓15g，2剂。

三诊：6月5日，多梦已去，但有全身痛。上方加柴胡15g，白芍20g，3剂。

多 寐 案

初诊：1977年10月24日。岳某某，女，64岁，副食部工作。

健忘、语言前后记不清，颠三倒四，多寐日达18～20个小时，下午4～7点比较清醒，四肢乏力，饮食、二便正常，舌质红、苔薄白，脉弦。处方：半夏10g，陈皮、青冬各15g，甘草10g，竹茹25g，胆南星10g，白矾3g，附子5g，3剂。

二诊：10月29日，好转，效不大，以补气助阳，开窍之法。

处方：党参、白术各25g，陈皮15g，甘草5g，石菖蒲、远志各15g，郁金、附子各10g，玄参20g，10剂。痊愈。

饭 醉 案

初诊：1985年7月14日来诊。陈某某，男，59岁，县一中职工。

吃饭后困倦欲寐，睡1～2个小时即清爽，否则不分场合即睡，有时骑自行车也困睡，已2个多月。初病认为疲劳，但日久知其为病。大便溏，日2～3次，舌质红、苔中白，脉濡软。曾服三黄片、脉通、地巴唑、脑益嗪不效。处方：党参12g，苍术15g，白术、茯苓各10g，附子5g，肉桂、干姜、石菖蒲各6g，莲肉15g，甘草3g，5剂。痊愈。

痉 病 案

初诊：1980年5月1日来诊。高某，女，18岁，职工。

头痛、头晕，晨起恶心欲吐，汗出已五日，经治疗症状稍减。今日下午突然颈项强直，至面部下颌骨、甚至左肩部。头向左侧歪斜。急来院诊治，察：

舌苔白厚，脉浮。诊断为柔痉，治宜祛风除湿，舒筋和营。处方：羌活 12g，葛根 20g，桂枝 10g，川芎、钩藤各 15g，防风、僵蚕各 10g，甘草 3g，1 剂。服药后一小时许愈。

二诊： 上方继服 1 剂以巩固疗效，随访 1 年未再复发。

初诊： 1981 年 3 月 12 日来诊。古某，女，25 岁，农民。

十天前因感冒而恶寒、头痛、咳嗽、无汗。经治疗症状好转，今晨突然颈向后倾，脊背反张，卧不着席，颈项时向左、时向右歪斜，口噤，言语不利，舌苔白厚腻，脉浮紧。诊断为刚痉，治宜祛风散寒，除湿舒筋。处方：羌活 12g，葛根 20g，麻黄 10g，川芎、钩藤各 15g，防风、僵蚕各 10g，甘草 3g，1 剂。痉止，半年后追访未再复发。

按： 痉症是以项背强急、四肢抽搐、甚则角弓反张为主要特征的急性病。《黄帝内经》以外邪立论，《金匮要略》又分刚痉、柔痉。笔者吸取前辈之精华，结合临床实践，认为外感致痉，无论刚痉、柔痉，其病因、病机及病候特点大致相同，唯以有汗、无汗为其辨证要点。有汗为表虚受邪，故用桂枝解肌和营，无汗以表实受邪，故用麻黄发汗祛邪，临床只要紧守辨证要领，就会药到病除。

初诊： 1978 年 7 月 24 日来诊。王某，女，19 岁，后罗头村人。

四肢抽搐、头项强硬、角弓反张、口张气粗，每次发作约 2 个小时，可缓解，神志清晰，抽过如常人，已两天，发作时汗出，舌尖红、苔白，脉沉紧。处方：白芍、甘草、葛根各 30g，当归 15g，川芎 10g，桂枝、防风各 15g，独活 20g，3 剂。

二诊： 7 月 28 日，抽搐止，头痛、失眠。处方：白芍 15g，甘草 25g，桂枝、白芷、川芎各 15g，当归 10g，合欢花 25g，2 剂。

三诊： 7 月 30 日，仍有失眠。处方：菊花 20g，白芍 25g，甘草 10g，生地黄 25g，远志 10g，酸枣仁 25g，天花粉 20g，朱砂（冲服）0.1g、桂枝 10g，2 剂。

四诊： 8 月 1 日，头痛、失眠好转。继服上方 3 剂，另服酸枣仁安神丸

1瓶。

初诊： 1985年2月1日来诊。杜某某，女，40岁，山东省冠县营固村人。

四肢抽搐6年。初病胁痛，逐渐延至上肢，左半身痛，不能行走，在济南经中西医诊治症状减轻，但每年到6月加重，上肢痛时，发现手搐搦，如鸡爪风之状，四肢不能伸屈，强直，经医诊为癫痫、癔症性搐搦。服苯妥英钠、安定等药不减轻。从此生气即发作，近几天发作加重，日发六七次，轻则左手稍停抽搐，伴头晕，巅顶掐压舒服，腹胀、食后胃脘满，脉沉弦，舌红、苔中黄，发作时汗出。处方：白芍30g，甘草15g，桂枝10g，葛根50g，甘松10g，麻黄根5g，2剂。

二诊： 2月3日，服药未搐。上方去麻黄根，3剂。

三诊： 2月6日，未发作，停服中药。

初诊： 1975年1月25日来诊。张某，男，31岁，郭庄村人。

初病感冒恶寒头痛、恶心、咳嗽、吐白黏痰，曾服APC、安乃近、奋乃静，汗出淋漓，汗后颈、口、眉向右歪，牙关紧闭，时而又向左歪，神志清楚，经注射25g冬眠灵暂缓，过两三个小时又发作，舌质红、苔黄厚，脉沉紧，口干。处方：葛根25g，白芍30g，甘草25g，防风、秦艽、桂枝、黄芩各15g，1剂。

二诊： 1月26日，未搐，继服上方1剂。

三诊： 1月27日，未搐，前额头痛，舌深红、苔中黄，口干欲饮，吐黏痰，此阳明经热。处方：石膏40g，知母20g，白芷15g，菊花20g，生地黄25g，黄芩15g，1剂。

四诊： 1月28日，头痛轻，舌质、舌苔均好转，继服上方3剂。

五诊： 1月31日，口干。上方加天花粉20g，2剂。

初诊： 1981年3月12日来诊。古某，女，25岁，柴庄村人。

10天前曾感冒、头痛、咳嗽、恶寒，经治疗好转。今日晨起突然颈向后倾，有时向左右歪斜，口向左歪，苔白厚腻，脉弦紧，二便正常，因颈歪斜，行走不便，需人扶之可行。处方：羌活 10g，葛根 20g，麻黄、川芎各 10g，钩藤 15g，防风 10g，僵蚕 6g，白芍 15g，甘草 3g，2 剂。

二诊：3 月 14 日，服药后一切正常，停药。

初诊：1981 年 5 月 30 日来诊。王某，男，成人，文教局工作。

昨日外感头痛，经用药头痛轻，夜间开窗休息，但起床后，头向后抽搐，自汗出，经针刺当时已止，但起针后仍抽搐，舌淡红、苔白、脉紧。处方：羌活 10g，葛根 20g，防风、僵蚕、桂枝各 10g，钩藤 20g，川芎 15g，甘草 5g，2 剂。

二诊：服药 2 剂，抽搐止，头痛去，一切正常。

初诊：1980 年 5 月 7 日来诊。高某，女，18 岁，百货公司工作。

头痛、头晕、晨起恶心、汗出，经卫生所治疗后症状未有好转。今日下午突然颈向左侧歪斜，自觉转颈不灵敏，仍头痛、头晕、恶心、汗出、苔白厚、脉弦，此痉病也。处方：羌活 12g，葛根、桂枝各 20g，川芎、钩藤各 15g，防风、僵蚕各 10g，菊花 20g，甘草 5g，2 剂。

二诊：5 月 9 日，服药一小时抽搐即止，两服喝完未再抽，故停药。

六、妇科、儿科疾病案

子宫功能性出血（宫血、崩漏）案

初诊：2003 年 3 月 28 日来诊。王某某，女，51 岁，张寨人。

宫血有块无终止，1 年余，多医治疗，后经邯郸医院行刮宫术，血还是漏下不断，并动员切除子宫，患者不应。延余治，处方：乌梅汤原方加黄芪100g，阿胶 10g，10 剂。

二诊：4 月 7 日，血止，后服归脾丸，补血而壮体防复发。处方：乌梅炭30g，黄连 5g，党参 12g，川椒 5g，细辛 3g，干姜炭 6g，附子 3g，黄柏、当归各 10g，黄芪 100g，阿胶 10g，10 剂。

漏 症 案

初诊：1973 的 12 月 7 日来诊。张某某，女，46 岁，南孙店人。

阴道流血淋漓不断一个月，腹胀纳呆，少腹坠胀不舒微痛，胸胁满闷，急则治其标，止血：杜仲炭 15g，生地黄炭 40g，侧柏炭 30g，棕炭 15g，血余炭 5g、小蓟 30g，黄芪 40g，香附 3g，煅龙骨、牡蛎各 21g，柏子仁、当归各20g，2 剂。

二诊：12 月 9 日，血止，心悸、腹胀、纳呆。处方：党参 25g，白术30g，陈皮、砂仁、焦三仙各 15g，香附 10g，黄芪 20g，当归 15g，柏子仁20g，远志、龙骨各 15g，2 剂。

三诊：12 月 11 日，心悸轻，纳可，身有力，继服上方 2 剂。

初诊：1975 年 9 月 15 日来诊。郭某某，女，27 岁，李桥人。

结婚 4 年未孕，现月经已来 40 多天，月经淋漓不断，腹痛，有血块，舌质红，脉沉数。处方：桃仁、红花各 20g，赤芍、蒲黄（炒）各 15g，香附 10g，生地黄（炒）30g，牡丹皮 15g，桑寄生 20g，杜仲炭 15g，地榆炭 25g，侧柏叶炭 20g，血余炭 5g，3 剂。

二诊：9 月 18 日，血止，少腹隐痛，服少腹逐瘀汤加味以调经病愈。处方：小茴香 10g，炮姜 6g，延胡索、五灵脂各 10g，没药 6g，川芎、当归各 10g，蒲黄炭 3g，赤芍 10g，益母草 20g，香附 10g，3 剂。

初诊：1984 年 4 月 15 日来诊。王某某，女，46 岁，卫东镇高庄人。

月经 40 天淋漓不断，近 3 天加重，出血量多，色黑、伴有腰痛、腿酸痛、头晕、心悸、失眠、心烦、纳呆，舌质红、苔黄厚腻，脉弦细，热迫血妄行。处方：青蒿、黄柏、黄芩各 10g，地骨皮 15g，牡丹皮 10g，生地黄 30g，茯苓、杜仲炭、川续断、棕炭各 10g，龙骨 15g，茜草炭、桑寄生各 10g，阿胶冲 6g，3 剂。

二诊：4 月 18 日，血止，诸症减轻。上方止血药减半，加炒酸枣仁 15g，青蒿、黄芩、黄柏、地骨皮、牡丹皮各 10g，生地黄 15g，杜仲炭 5g，川续断 10g，棕皮炭、茜草炒各 5g，桑寄生 10g，阿胶冲 5g，炒酸枣仁 15g，香附 5g，3 剂。

崩 漏 案

初诊：1975 年 3 月 5 日来诊。李某某，女，28 岁，冠县乜村人。

结婚 5 年生育一胎，一年前患月经先期，经期为 7 ~ 8 天，量多，有血块，色淡红，经治疗基本痊愈。今因情志不遂，生气后月经又提前四五天，初来经即量多、色紫黑、有血块，渐量时多时少，淋漓不断月余，色淡红，伴有心烦口干，腹酸痛，纳呆，四肢乏力，面色黄，舌紫红、苔黄，脉滑数。患者性格刚强，今因七情过极，心火亢胜，热蒸于内，迫血妄行损伤冲任，郁怒肝旺乘脾。治宜急则治其标，清热固经汤加减。处方：生地黄 30g，牡丹皮 15g，地骨皮 25g，当归 20g，黄柏、益母草各 15g，茜草 25g，侧柏叶炒、地榆炭各 20g，阿胶、龙骨、牡蛎（煅）各 15g，2 剂。

二诊： 3 月 7 日，血量减少，口干，腰酸，纳差，脉细数，舌同上。上方佐以扶正，解郁之品。处方：生地黄 40g，牡丹皮 15g，地骨皮 25g，当归 20g，黄柏 15g，知母 20g，益母草、茜草炒各 15g，青蒿 40g，桑寄生、川续断、地榆、侧柏叶各 20g，香附、煅龙骨各 15g，2 剂。

三诊： 3 月 9 日，血止，病情大为好转，继服上方 2 剂。

四诊： 3 月 11 日，诸症皆退，防再复发。处方：生地黄 20g，当归 10g，白芍 15g，川芎 10g，4 剂。逍遥丸 1 袋，按说明服。

初诊： 1975 年 12 月 15 日来诊。赵某某，女，34 岁，南孙店人。

不明原因少腹不舒，酸楚难忍，月经量多，后突然血量倍增 5 ～ 6 天，经治疗血量少，但每天经量如来经，已 40 余天，其色鲜红，无血块，腰酸痛，少腹痛，不饥，脘满心悸，舌淡红、苔薄白微黄，脉弦数，此气郁化火。处方：茜草 20g，白芍 25g，生地黄 30g，棕皮炭 40g，侧柏炭、黄柏各 20g，乌贼骨 30g，白术 20g，龙骨 21g，牡蛎 25g，乌梅炭、柴胡、香附各 15g，地骨皮 50g，2 剂。

二诊： 12 月 8 日，血止，心悸，少腹酸脘满。处方：柴胡 5g，白芍炒 25g，香附炒、地骨皮各 15g，黄柏 10g，当归 15g，生地黄 30g，茜草 15g，白术 25g，2 剂。

三诊： 12 月 10 日，症减，继服上方 3 剂后痊愈。

初诊： 1975 年 3 月来诊。苏某某，女，42 岁，冠县孙町人。

刮宫后，月经时多，淋漓不断，色紫黑有血块，但腹不痛，已 20 天。经服止血药、归脾汤、胶艾四物汤、补中益气汤等，月经量稍少，但腹胀痛，面色萎黄，纳差，溲频，少血，舌质淡红、苔薄黄，脉细数无力，此气虚日久，固冲汤治之。处方：白术 30g，黄芪 20g，龙骨、牡蛎（煅）各 21g，海螵蛸 30g，茜草 25g，五倍子 5g，蒲黄炭 20g，桃仁 15g，三七粉（冲）5g，2 剂。

二诊： 血少八九，舌苔薄黄、舌质红。上方加地榆 20g，3 剂。而血止后服归脾丸，以善其后。

初诊：1975 年 5 月 18 日来诊。吝某某，女，18 岁，玉雕厂工作。

患者十二三岁经常鼻出血，2 个多月出 1 次，15 岁月经来潮，鼻出血止，初来月经第 1 年月经正常，第 2 年后月经先后无定期，月经淋漓不止，已两个月，色淡红、无血块，其他正常。经医开中药：枸杞子、地榆、龙骨、牡蛎、白芍、白术、党参、阿胶、山药、三七、远志、茯苓、麦冬、菟丝子，症不减轻；又经某医用党参、生地黄、黄肉、黄芪、五倍子、天花粉、竹茹 3 剂。月经反而增多，色鲜红、色黑紫，少腹痛，腰腿痛，全身痛，疲乏无力，头痛已 5 天。来院诊：舌质深红、舌尖有深色点，口干欲饮不多，溲热黄，面色尚可。处方：生地黄 6g，牡丹皮 20g，茜草炭 40g，栀子 10g，地榆炭 25g，黄芩 15g，侧柏炭、地骨皮各 25g，龙骨、牡蛎（煅）各 35g，3 剂。

二诊：5 月 21 日，服药稍轻，自感头身发热，舌红、苔花白，脉弦数。上方去栀子、茜草、地骨皮，加柴胡、川芎、当归各 15g，乌梅炭 20g，3 剂。

三诊：5 月 24 日，血止，有时轻微头痛，舌质红、苔稍退，脉弦而平和，因素有血热，故仍以生地黄四物汤以善其后。处方：生地黄 25g，当归 15g，白芍 20g，川芎 10g，柴胡 3g，3 剂。

初诊：1975 年 8 月 20 日来诊。白某某，女，44 岁，吝村人。

从今年 2 月开始经水淋漓不断，经治疗 20 余天经水暂止，1 个月后，经水又来，淋漓不断，治疗 1 个月又止。今又发作经水不断，时多时少，伴有血块，紫黑状如烂肉，治疗 1 个月不止，心悸气短，面色萎黄，不华，心烦易怒，时呃逆连声，时恶心，四肢乏力，纳呆，舌淡红、苔中白微黄，脉弦无力。处方：川芎、蒲黄炭、五灵脂各 15g，黄芪 30g，白术、旋覆花、代赭石各 15g，百草霜 30g，血余炭 5g，2 剂。

二诊：8 月 22 日，血块及血量均少，其他同上。上方加红花、桃仁各 10g，侧柏炭 20g，黄芪 25g，代赭石 15g，3 剂。

三诊：8 月 25 日，症轻，血止，心悸、头晕、四肢乏力，呃逆。上方去五灵脂，加党参、黄明胶各 15g，3 剂。

四诊：8月28日，痊愈。为善其后，处方：黄芪30g，党参25g，当归、黄明胶各15g，白术25g，陈皮10g，旋覆花15g，代赭石20g，厚朴15g，红花10g，白芍15g，3剂。

初诊：1976年5月19日来诊。霍某某，女，52岁，城镇人。

暴崩下血，用黄体酮等药及中药治疗7天，无效来诊。血鲜红，少有血块，面少华，口唇苍白、气短、心悸、无力、头晕，经妇科检查为功能性子宫出血。患者述去年曾犯过1次，1月余方才血止，今又发，舌淡红、苔白，脉大无力，此为中气虚而无力升提。处方：黄芪、白术、党参、龙骨、牡蛎、茜草各25g，乌梅（炒）15g，升麻5g，当归20g，阿胶15g，甘草5g，小蓟、侧柏叶炭各20g，3剂。

二诊：5月22日，经水止，唯有白带多。上方加乌贼骨25g，3剂。

三诊：5月25日，白带量少，贫血未愈。十全大补丸、人参归脾丸，服之而愈。

初诊：1974年1月23日来诊。魏某某，女，42岁，冠县南林庄人。

不明原因崩漏40天，时多时少，经多医治无效。延余诊：其血色黑有血块，伴心悸、气短、头晕、面色少华，舌淡红、苔薄白，脉细。此为日久气虚。处方：生地黄炭、黄芪各30g，牡丹皮20g，白术、龙骨、牡蛎各25g，茜草（炒）25g，茯苓、乌梅各15g，甘草5g，2剂。

二诊：1月25日，症轻。继服6剂。血止，继服归脾丸以善其后。

初诊：1975年12月17日来诊。陈某某，女，41岁。

月经来潮，流血不止，已1个月余，色紫黑有块，腰膝酸痛，舌质淡红、苔薄，脉沉细微数，此为血分有热，日久血虚。处方：黄芪、牡蛎、龙骨各30g，生地黄25g，地榆、蒲黄炭、川续断各15g，五倍子5g，白芍炒20g，柴胡5g，阿胶、牡丹皮各15g，甘草5g，茜草25g，3剂。

二诊：12月20日，血止后，服知柏地黄丸、益母丸以善其后。

初诊：1980 年 11 月 30 日来诊。杨某某，女，34 岁，造纸厂工人。

崩漏已半月余，1963 年曾发作 1 次，出血不止，经治疗 10 余天后愈。今又发作，经服中药、西药黄体酮、民间偏方不效。来诊：舌红、苔中薄白，脉大无力。处方：大力参 3g，当归 25g，川芎 3g，白芍 25g，阿胶 20g，生地黄炭 30g，龙骨、牡蛎各 21g，地骨皮、乌贼骨、玄参、芡实各 25g，五味子 10g，枸杞子 15g，柴胡 3g，5 剂。

二诊：12 月 5 日，血止，但有点感冒，服银翘丸 3 日，后服归脾丸 10 日。

初诊：1970 年 10 月 9 日来诊。闫某某，女，成人。

月经前后无定期，或几个月来 1 次月经，行经不停，今来经已半月余不止，量多，无血块，面色无华，舌淡、苔白。处方：黄芪 20g，党参、白术各 25g，乌梅、五味子各 15g，阿胶 20g，益母草 25g，陈皮、赤苓各 15g，棕皮炭 20g，甘草 5g，2 剂。

二诊：10 月 11 日，症减，继服上方 4 剂。血止，服人参归脾丸半月。

暴 崩 案

初诊：1976 年 6 月 26 日来诊。薛某某，女，47 岁，西河寨大队。

以往月经正常，因生气而致暴崩下血，色紫黑，有血块，已 8 天，面色萎黄，唇、眼睑均少血貌，心悸气短、头晕，经医用安络血及中药凉血、止血剂治疗不效。来诊：舌质淡、苔白，脉细弱，此气虚血少，治宜益气，补血收涩并进。处方：黄芪 30g，龙骨 50g（炒），牡蛎 30g，当归 15g，白术、百草霜、侧柏叶各 20g，阿胶 15g，蒲黄炭 15g，乌贼骨、乌梅炭各 20g，升麻 5g，2 剂。

二诊：6 月 28 日，崩血大减，继服上方 3 剂。

三诊：7 月 1 日，崩血止，继服上方 2 剂。继服十全大补丸、归脾丸，以善后。

行经期吐血案

初诊： 1979 年 5 月 4 日来诊。程某某，女，23 岁，药材公司工作。

月经先期，色鲜红，有小血块，初病来经，第一天吐一口血，认为有火未治，第二个月来经时，吐血三四口，色黑，诊为血热迫血上逆妄行。处方：熟地黄、白芍各 25g，当归 10g，川芎 15g，生地黄 25g，黄芩 15g，黄连 10g，黄柏、牡丹皮各 15g，牛膝 25g，玄参 20g，香附 10g，3 剂。

二诊： 5 月 7 日，经止，吐血止。上方去熟地黄 25g，加红花 15g，3 剂。

三诊： 5 月 10 日，月经未行。处方：陈皮 20g，茯苓、厚朴各 15g，红花 20g，生地黄 15g，牛膝 20g，赤芍 25g，枳壳 15g，瓜蒌 25g，甘草 5g，3 剂。

四诊： 6 月 1 日，诉月经来未吐血。

经后鼻衄案

初诊： 1985 年 2 月 8 日来诊。闫某某，女，48 岁，王徘头村人。

来月经后，经止而鼻衄，伴头晕、头痛，胸闷、心烦，咽中有物梗阻，眼睑肿胀，嗳气时作，舌质红、苔白，脉弦数，此非血热，亦非血虚，而气逆与血并走于上而致。处方：旋覆花 10g，代赭石 30g，厚朴、枳壳各 10g，白芍 15g，牛膝 30g，半夏 6g，茯苓 10g，栀子 5g，柿蒂 15g，甘草 5g，3 剂。

二诊： 2 月 14 日，诸症大减，白天口出臭气，上方加牡丹皮 10g，龙骨、牡蛎各 20g，大黄 5g，3 剂。

三诊： 2 月 20 日，衄止，臭气去，停药。

按： 此降气比降火效速。

倒　经　案

初诊： 1966 年 10 月 12 日来诊。张某某，女，21 岁，刘堡村人。

结婚半年，婚前身体健康，婚后来经心情不舒，啼哭几声后月经停闭，以后每月来经时鼻衄四五天，平时身感发热腹胀，胁胀痛，恶心纳呆，心悸，面色淡黄，舌红、苔薄黄，脉弦数，已4个月，口有腥味，乳房胀痛。处方：生地黄30g，黄芩、龙胆草、栀子各10g，泽兰、牛膝各15g，牡丹皮10g，荆芥3g，香附6g，降香、麦冬各10g，2剂。

二诊： 10月14日，鼻衄止，少腹、背部仍有微痛，月经未见，脉略缓。上方加延胡索10g，黄柏10g，2剂。

三诊： 10月16日，症同上，上方加川楝子、藿香、王不留行、路路通各10g，2剂。

四诊： 10月18日，腹痛及恶心均止，来经，脉弱，舌微红，以丸药缓治。处方：生地黄60g，当归30g，川芎10g，黄柏15g，栀子12g，川楝子15g，地骨皮30g，王不留行、路路通各10g，为蜜丸，5克重1丸，日2丸。

初诊： 1965年4月来诊。王某某，女，20岁，学生。

以往月经后期，色淡量少，质稀，来经前少腹胀，连及两胁及乳房，腰酸不适，近两个月正当来经之时，鼻衄2～3滴，月经闭止，头痛目晕，时有寒热口干，面色淡红，舌质红、苔薄黄，脉弦细。此为郁怒伤肝，肝气上逆而致，气逆则血逆，拟养血疏肝，解郁，引血归经。处方：当归12g，柴胡3g，白芍15g，枳壳10g，黄连3g，牛膝12g，甘草3g，3剂，经来鼻衄止。

经 闭 案

初诊： 1984年4月7日来诊。杨某某，女，30岁，卫东高庄人。

经闭1年半，无不适感觉，在1年多前月经正常，结婚4年未孕，为妇科检查为幼稚子宫，白带中量，质稀如蛋清样，舌质淡、苔白，脉滑，此肾虚。处方：熟地黄30g，当归10g，白芍12g，川芎、巴戟天各10g，淫羊藿15g，吴茱萸10g，肉桂5g，泽兰15g，苏木10g，甘草3g，3剂。

二诊： 4月10日，症同前。上方加山药、锁阳各10g，黄柏6g，3剂。

三诊： 4月13日，月经未来。上方加艾叶、菟丝子、王不留行各10g，益母草30g，3剂。另加乌鸡白凤丸，日2丸。

四诊：4 月 16 日，月经未来，白带量大，继上方 5 剂。

五诊：4 月 21 日，月经已来，量少，服乌鸡白凤丸、金匮肾气丸 20 天。

初诊：1984 年 7 月 14 日来诊。李某某，女，24 岁，武张屯村人。

经闭 7 个月，初病月经后期 3 ～ 12 个月 1 次。现结婚后 7 个月未行，白带多，腰痛、经前乳房痛，舌质红、苔白。处方：柴胡 10g，白芍 15g，香附、当归、川芎各 10g，熟地黄 15g，川续断、枳壳、王不留行各 10g，益母草 30g，泽兰 10g，3 剂。

二诊：7 月 18 日，继服上方 6 剂。月经已来量少，经期已过，仍乳痛。

三诊：8 月 24 日，月经量少；现经期已过，仍乳痛。处方：柴胡 10g，白芍、香附各 15g，青皮、川楝子、莪术、三棱、郁金、王不留行、路路通、枳壳各 10g，熟地黄 20g，牡丹皮 10g，3 剂。

四诊：8 月 10 日，乳痛轻。继服上方 3 剂。加服逍遥丸，日 2 包，服 15 天。

经闭（发热全身痛）案

初诊：1984 年 12 月 14 日来诊。申某某，女，27 岁，张官寨人。

已婚生一胎，经闭半年，近两个月口服黄体酮片月经已来，量少，来时左腿如抽筋样痛、发热。主诉，月经不来，全身不定处一片不等大发热，几秒钟或片刻痛，伴头晕，乏力，已半年，舌质红、苔白，脉弦数。处方：龙骨、牡蛎各 20g，赤芍 30g，桂枝、当归各 10g，甘草 3g，2 剂。

二诊：12 月 16 日，抽筋轻，其他症状不减轻。处方：桃仁、红花各 10g，赤芍 15g，当归、川芎各 10g，鸡血藤 30g，白芥子 3g，防风 10g，丹参 30g，甘草 3g，2 剂。

三诊：12 月 18 日，月经已来量稍多，发热痛如故。处方：秦艽 5g，川芎 10g，桃仁 12g，红花、羌活各 10g，没药 6g，当归、五灵脂各 10g，香附 6g，牛膝 10g，地龙 6g，3 剂。

四诊：12 月 21 日，痛发热大减，月经量多，继服上方 3 剂而诸症除。

按：此身痛适用逐瘀汤方药。

乳房痛案

初诊：2000 年 3 月 30 日来诊。田某某，女，44 岁，西浒演村人。

乳头痛，乳房胀痛，振动也痛，生气痛重，痛感热，按之乳房也痛，但不红，无肿块，舌淡红、苔白，白带多，腰痛，此气滞血瘀。处方：桃仁 12g，红花 10g，熟地黄 12g，当归、川芎各 10g，赤芍 12g，桔梗 5g，瓜蒌 20g，延胡索 10g，香附 15g，柴胡 10g，黄芪 30g，太子参、枳壳、牛膝各 10g，白术 15g，甘草 3g，9 剂。

二诊：4 月 8 日，其痛消除。加牡蛎、乌贼骨各 30g，5 剂。白带去，改柴胡舒肝丸 10 丸服之善后。

初诊：2000 年 3 月 20 日来诊。王某某，女，28 岁，南董固人。

来经前乳房胀痛，月经过后痛轻，经少、色黑，经期 40～50 天 1 次，已 2 年，黄带、味嗅，舌红、苔黄。处方：生地黄 25g，当归 10g，赤芍、桃仁各 12g，红花、川芎、桔梗各 10g，瓜蒌 30g，牡丹皮、延胡索各 10g，香附 15g，柴胡、枳壳、川牛膝、黄柏各 10g，5 剂。

二诊：3 月 25 日，月经已来，乳房未痛，下月继服上方 3 剂。

初诊：2000 年 3 月 16 日来诊。李某某，女，55 岁，社里堡村人。

两乳房胀痛，左牙、鼻痛，左项下动脉跳痛，经卫生所用药两乳房胀痛加重，痛难忍，连胸背腋下、皮肤都痛，舌红、苔白微黄，脉弦。处方：桃仁 12g，红花、牡丹皮各 10g，瓜蒌 30g，柴胡、枳壳、桔梗各 10g，川牛膝 12g，香附 15g，6 剂。另服柴胡舒肝丸 10 丸，日 2 丸，以善后。

经前乳胀案

初诊：1974 年 5 月 5 日来诊。王某某，女，27 岁，冠县苗甫人。

婚前经期正常，只是经前乳房胀稍痛。自结婚后，月经先后无定期，来经前乳房胀痛较重，且乳房有硬块，推之可动，少腹两侧痛重，舌质红、苔白，脉弦。处方：柴胡、赤芍各 15g，三棱、莪术各 10g，红花、当归、桃仁各 15g，乌药、木香各 10g，丹参 25g，青皮 15g，川芎 10g，香附 15g，2 剂。

二诊：5 月 7 日，少腹胀痛减轻，乳房仍胀痛。上方去乌药、木香，加川楝子、郁金、路路通各 15g，2 剂。

三诊：5 月 9 日，诸症大减，继服上方 2 剂。

四诊：5 月 11 日，乳房未痛，肿胀块软小，嘱下月经前来诊。

初诊：1966 年 6 月 20 日来诊。郭某某，女，31 岁，邱县连二庄公社程二寨村人。

月经先后无定期、色黑、量少，来经前七八天乳房胀痛，两胁及少腹胀坠而痛，生气更重，平常胸闷时叹息、呃逆、心悸，头晕且痛，口淡无味，纳呆，大便自觉有便而不下、便不干，全身不定处跳动痛，咽中如物梗阻、吐之不出、咽之不下，鼻梁两旁如妊娠色斑沉着，舌质红、苔薄黄，脉沉细。处方：旋覆花 10g，代赭石 12g，清半夏、陈皮、茯苓各 10g，甘草 3g，柴胡、白芍、厚朴各 10g，紫苏叶 3g，香附、路路通、王不留行各 10g，当归 12g，白术、栀子各 10g，3 剂。

二诊：6 月 23 日，病情大为好转，已去八九，继服上方 3 剂。

三诊：6 月 26 日，色斑未退，乳胀，经前服上药 5 剂，连服两个月色斑即消。

初诊：2001 年 9 月 28 日来诊。郭某某，女，42 岁，南徐村人。

来经前七八天乳房胀痛，触之乳房有硬块，月经过后仍有块，但缩小，经期正常，体瘦，病已 3 年。处方：柴胡 10g，白芍、橘核各 15g，枳壳 10g，荔枝核 15g，青皮 10g，牡蛎 20g，当归、桃仁各 10g，丹参 15g，陈皮 10g，白术 12g，王不留行、路路通、三棱、莪术、香附各 10g，甘草 5g，5 剂。

二诊：10 月 1 日，症减，继服上方 5 剂。

三诊：10 月 19 日，症状继续改善。继服上方 5 剂，另服乳房散结片。

四诊：10 月 24 日，上方加夏枯草 15g，4 剂。

五诊：12 月 17 日，左乳肿块消，右乳房肿块小、软，月经前不痛，继服上方 5 剂。

六诊：2002 年 1 月 23 日，右乳房肿块也消，继服上方 3 剂。后 2 剂，隔日 1 剂以巩固疗效。

月经过多案

初诊：1971 年 11 月 6 日来诊。路某某，女，41 岁，平堡大队人。

月经一月一行，每次来经 10 几天，且量多，色黑有血块，阵发性少腹痛，痛即下血块如鸡蛋大，已七八个月，面色萎黄，心悸，目花，全身窜痛、头痛，舌质红，脉沉，现在月经期来诊。诊为气滞血瘀。处方：香附丸 30 丸、益母膏 2 盒，混合服 1 个月。

二诊：服药半月经止，诸症愈，嘱继继服 1 个月。

月经头痛案

初诊：2001 年 8 月 7 日来诊。郭某某，女，20 岁。

半年来，头有时轻微痛，近两个月，经前头痛，需口服止痛片，月经过后微痛，失眠，需服脑宁止痛片，经做 CT，鼻窦片正常，脑电图正常，舌淡红、苔白少。处方：天舒胶囊、延胡索止痛片各 1 瓶，嘱连服 3 个月。

月经先期乳胀案

初诊：1966 年 7 月 3 日来诊。阴某某，女，32 岁，邱县大马堡人。

经期 24～25 天 1 次，来经前乳房胀痛、背痛、头痛，来经时大便少、腹痛，不大便小腹不痛，经色鲜红，8 年未孕，苔薄白，脉沉细。处方：生地黄 15g，当归 30g，川芎 6g，香附 12g，王不留行、路路通、白芍、益母草各 10g，3 剂，经前服。

二诊：继服 3 剂。

三诊：诸症皆除，经期 29 天，上方加白术、地骨皮各 10g，3 剂。

痛 经 案

初诊：1972 年 12 月 2 日来诊。王某某，女，24 岁，大名龙华村人。

结婚 4 年月经正常，但来经前七八天少腹两侧痛甚，乳房胀痛，身感冷，气上冲，心烦，来经色紫有血块如烂肉样，病 1 年，治后不愈，舌红有紫点。处方：生地黄 20g，黄芩 15g，牡丹皮 20g，五灵脂 25g，乳香、没药各 10g，桃仁 15g，红花 10g，赤芍、青皮各 15g，柴胡 10g，香附 25g，乌药 15g，2 剂。

二诊：12 月 4 日，症不减轻，改服清热破气活血方。处方：金银花 25g，蒲公英、紫花地丁各 15g，桃仁、红花、当归各 20g，赤芍、乳香、没药各 15g，生地黄 25g，三棱、莪术、青皮各 15g，益母草 25g，3 剂。

三诊：12 月 7 日，腹痛止，经将来。上方 3 剂。

四诊：12 月 12 日，月经已净，经期 4 天，无腹痛及血块，白带较多。处方：黄柏 20g，金银花 15g，苍术 20g，白果 15g，生地黄 20g，薏苡仁 25g，车前子、猪苓、茜草、茯苓各 20g，龙骨、牡蛎各 25g，3 剂。

五诊：12 月 15 日，白带止，饮食无味，身乏力。上方加山药 50g，3 剂。一切正常，后 2 剂隔日 1 剂。

初诊：1972 年 3 月 5 日来诊。赵某某，女，成人，已婚，古城人。

月经前及月经正来时，少腹阵发痛，痛时有大小血块，已 3 年，治疗不愈，此因血瘀为患。处方：生地黄、当归、白芍、川芎、桃仁各 15g，红花 20g，黄连 3g，香附 10g，6 剂。来经前服 3 剂，来经时服 3 剂。下月再按上方法服，不痛为止。

二诊：本月来经前未痛，嘱不痛也服 2 剂。

月经前后无定期案

初诊：1968 年 7 月 20 日来诊。李某某，女，31 岁，山东栖霞上庄头村人。

月经先后无定期，经前乳房胀硬，乳头作痛，月经量多，久治不愈，以为肝气之郁，谁知是肝肾之虚。处方：熟地黄 30g，白芍 20g，地骨皮 25g，当归 15g，阿胶 20g，神曲、山楂、生麦芽各 15g，2 剂。后服归脾丸 10 丸，10 月来诊，痊愈。

不 孕 症 案

初诊：1966 年 3 月 13 日来诊。张某某，女，30 岁，齐堡村人。

结婚 10 年未孕，以往身体健康，自 1958 年中暑而致头痛，月经色黑、月经后期，视物昏花，小便淋痛。近几年，来经腰痛、头痛、乳房胀痛，鼻塞不通，其状如感冒，自汗，心悸，月经后 14～17 天左右，全身酸，脉弦无力，舌淡红，面赤润，体胖。处方：钩藤 10g，柴胡 6g，白芍 12g，菊花 6g，当归、川芎、川楝子各 10g，牛膝 15g，王不留行、青皮、香附各 10g，丹参 30g，益母草 15g，4 剂。

二诊：3 月 18 日，汗出、心悸，其他症均轻。处方：当归 12g，党参、白术、三棱、黄芪各 10g，川芎 3g，酸枣仁 12g，乌药 10g，柴胡 3g，牛膝、香附各 10g，2 剂。

三诊：3 月 20 日，乳房不痛，鼻部诸症皆除，头痛止，晕昏及其他症都轻，脉同上。处方：柴胡 2g，当归 15g，党参 10g，黄芪 12g，川芎 10g，甘草 1g，远志 5g，龙眼肉、川楝子各 10g，木香 3g，香附 1g，生地黄、杜仲（炒）各 10g，枸杞子 6g，桑寄生 10g，4 剂。

四诊：4 月 16 日，诸症基本消退，上方加栀子 10g，3 剂，追孕。

初诊：1965 年 10 月 5 日来诊。石某某，女，22 岁，路桥村人。

结婚 3 年，去年因打针生一死胎，从此面色萎黄、心悸气短、乏力、饮食不振、头晕眼花，月经周期30～35天，色紫黑有块，腹坠痛，量少，舌淡、苔薄，脉虚弱无力。服八珍汤加丹参10g，红花、香附各6g，4剂。

二诊：10月9日，面色两颧红润，但来经少腹仍坠痛，又服桃仁四物汤加减，来经时服。处方：当归15g，川芎5g，乳香10g，丹参30g，益母草、乌药、木香、香附、青皮各10g，赤芍5g，红花6g，2剂。

三诊：月经3个月未来，少腹无不适，唯有时恶心，下午、晚上有时腹胀、纳差，小便频数，脉左见滑利，此已有孕。处方：党参10g，白术12g，陈皮10g，竹茹、木香、神曲各6g，清半夏3g，青皮5g，当归10g，2剂，5个月胎已动。

按：经期服中药，对不孕症孕率高。

癃闭症（气滞）案

初诊：1966年11月6日来诊。闫某某，女，35岁，匣子人。

本有心情不畅，经常脘腹胀满。今日下午5点左右与小孩生气后，饮食即感少腹下坠、急迫、欲小便，但便不下。到晚上八九点后，小腹渐大、急迫，到深夜2点欲小便且急迫、难忍，欲溲而不能，卧而不能卧，只有蹲着，少腹胀大，脐上二指，舌苔、薄白，脉沉，此为气滞下结于膀胱，气化不行，故尿闭。患者怕导尿，要插管，愿服汤药。以为气化行，则津液出也。处方：乌药10g，肉桂1.5g，通草12g，猪苓15g，泽泻12g，白术10g，香附15g，甘草3g，1剂。

二诊：家属早5点代诉，小便自下，唯饮食不振、头晕，上方加王不留行10g，栀子3g，1剂。痊愈。

来月经即发痫证案

初诊：2001年2月29日来诊。韩某某，女，17岁，韩范庄人。

每月经前1天发病，月经过后发病即止，约四五天。发作时眼困倦、睁不开，咽中有痰，自语，神志恍惚，几分钟即过，过后如常人。处方：半夏、陈皮、茯苓各 10g，甘草 3g。胆南星、枳实各 10g，青礞石 20g，天竹黄 10g，竹茹 20g，远志 5g，石菖蒲 10g，全蝎、甘草各 3g，1 剂。

二诊：2 月 30 日，头不减轻，睡眠好。上方加白矾 2g，4 剂。

三诊：3 月 12 日，未有不适感觉，继服上方 4 剂。

四诊：3 月 16 日，经前发作 1 次，很轻。上方加白薇 3g，3 剂。

五诊：月经已过未发作。并嘱下月提前 10 天来诊，服药。

少腹痛（盆腔积液）案

初诊：2000 年 10 月 16 日来诊。武某某，女，26 岁，泽庄村人。

全少腹痛，月经周期正常（26 ～ 27 天），腹压痛，B 超提示腹腔水深度为 1.6cm，舌质红、苔中黄，脉数。处方：金银花、茯苓、泽泻各 15g，猪苓 30g，白术 20g，桂枝 10g，石膏 15g，通草 6g，薏苡仁 30g，蒲公英 15g，三棱、小茴香各 10g，败酱草 30g，甘草 5g，3 剂。

二诊：10 月 20 日，症同前。上方去金银花、石膏、败酱草，加益母草 30g，延胡索 10g，3 剂。

三诊：11 月 4 日，苔薄白黄，半夜腹痛，俯卧则轻。处方：小茴香 6g，乌药、延胡索、五灵脂、没药、当归、蒲黄各 10g，赤芍 12g，红花、桂枝各 10g，薏苡仁 30g，茵陈、车前子各 15g，4 剂。

四诊：11 月 8 日，晚上不痛。守方 10 剂。B 超提示积液消除，少腹痛止。

按：血瘀于少腹故以少腹逐瘀汤加味，以中医理论按瘀治疗，非依 B 超查之液积论治，故取效。

结扎后少腹痛案

初诊：2000 年 1 月 23 日来诊。张某某，女，27 岁，田马眼村人。

结扎而致少腹痛 3 年，经多医治疗后症状未有好转，舌质红、苔白。处方：小茴香 10g，干姜 5g，延胡索、五灵脂、当归、白芍、乌药、三棱各 10g，肉桂 3g，厚朴、桃仁、红花、川芎各 10g，附子 5g，薏苡仁 30g，败酱草 15g，黄芪 30g，3 剂。

二诊：1 月 26 日，痛轻，以上方加减治之。处方：小茴香、干姜、延胡索各 10g，五灵脂 12g，当归 10g，赤芍 15g，蒲黄、红花、川芎各 10g，肉桂 5g，乌药 10g，甘草 3g，5 剂。

三诊：1 月 31 日，未痛。上方服 3 剂，另服少腹逐瘀丸 10 丸。

转 胞 案

初诊：1978 年 11 月 23 日来诊。刘某某，女，29 岁，南董庄村人。

妊娠三个半月余，突然夜间小便不通，急送医院导尿，经妇产科检查，其他正常。初服补中益气汤不效。晚上又来导尿，又服补肾药不效，已发作 7 天，每晚加重，需来院导尿，因导尿频繁，患者要求服中草药。诊时少腹硬痛，因晚上不能服中药，故导尿 500 毫升，苔薄白，脉滑数、尺弱，问病史曾生二胎后 7 天犯过此症，经住院治疗而愈，此肾气中气俱虚。处方：黄芪 30g，桔梗 10g，党参 15g，升麻、肉桂各 3g，黄柏 10g，熟地黄 15g，通草 10g，2 剂。

二诊：11 月 25 日，症见轻，略有少腹不适，不如往常一样，继服上方 2 剂。

三诊：11 月 29 日，服药未见尿闭，但活动少腹还有不适感觉，饮纳差，舌质淡红、苔白，脉弦滑。处方：黄芪 30g，白术 30g，茯苓 10g，大力参 3g，肉桂 1g、黄柏 10g，升麻 3g，熟地黄 15g，通草、桔梗、山药各 5g，甘草 4g，4 剂。一切正常，停药。

妊娠小便不通案

初诊：1984 年 6 月 15 日来诊。王某某，女，32 岁，柴堡小屯人。

怀孕 3 个月，初起小便不利，4 天后小便点滴不通，经急诊导尿，暂缓一时。余诊舌质红、苔微黄，此虚中有热。处方：黄芪 12g，党参、黄连、黄柏、黄芩各 10g，桔梗 5g，甘草 3g，3 剂。

二诊：6 月 18 日，继服上方 2 剂即小便通畅。

按：不用通药小便反通，此气升尿自下也。

妊娠二便闭案

初诊：1978 年 5 月 20 日急诊。郭某，女，25 岁，北留庄西队人。

妊娠 3 个月余，大小便不通 3 天，少腹痛，隆起，门诊行导尿稍缓解，但过后大小便不通。余诊：舌质红、苔根黄，脉弦滑。处方：大黄 15g，芒硝、厚朴、枳实各 10g，黄芩、黄柏各 15g，木通、桔梗各 10g，甘草 5g，1 剂。

二诊：3 月 21 日，大便下、小便通，但大便 1 次量少，小便量少，邪未去净，苔白，脉缓。处方：大黄 15g，芒硝 10g，黄芪 25g，大力参 10g，厚朴、枳实各 15g，木通、黄柏、黄芩各 10g，肉桂 3g，1 剂。

三诊：5 月 22 日，大便二次，小便量多，能喝水 1000mL 左右，饮食增，一切正常，故中病即止。

妊娠腹痛案

初诊：1966 年 7 月 26 日来诊。陈某某，女，22 岁，刘堡人。

1965 年怀孕后，全腹痛，其势为钝痛，经某医处方中药无效，一直到产后也不愈，每天思念去世小儿（第一胎产下后即没有呼吸而死）。今又怀孕 5 个月，腹痛如一胎，患者怕这一胎一样死亡，故来诊。诊脉滑利，苔黄、舌尖红。处方：白术 10g，黄芩 4g，陈皮 10g，栀子、木香各 4g，当归 10g，紫苏、甘草各 3g，3 剂。

二诊：7 月 29 日，腹痛止，舌苔转白，嘱不必服药，11 月生产一正常女婴。

妊娠寒热往来体温不高案

初诊：1970 年 10 月 17 日来诊。魏某某，女，成人。

妊娠 5 个月因生气而致寒热往来，甚则战栗，先寒后热，状如疟，每次约半小时左右，但不出汗，体温正常，过后如常人，伴头痛、胸闷、胀气、叹息、面色淡黄、少华。曾诊为感冒，服药无效，已发病半月。余诊为，肝气郁滞且有寒热往来之证，以疏肝解郁，药用逍遥散加味治之。处方：柴胡、白芍、当归、白术各20g，茯苓、香附、乌药、竹茹各15g，清半夏、枳壳各10g，甘草5g，4剂。诸症消退，服用逍遥丸20丸，以善其后。

妊娠咳嗽遗尿案

初诊：1985年4月17日来诊。宋某某，女，30岁，酒厂家属。

怀孕5个月患感冒咳嗽，伴有头痛、全身痛。因有孕未服药，已咳嗽两个月，近1个月加重，咳嗽，遗尿，腹胀满，咳嗽时胁痛，口干，吐白黏痰，脉弦滑，舌红、苔薄黄。处方：麻黄6g，白果10g，石膏、桑白皮各15g，黄芩10g，沙参15g，款冬花、紫菀、半夏、麦冬、桔梗、五味子各10g，甘草3g，熟地黄12g，3剂。

二诊：4月20日，咳嗽大为好转。自行服3剂，去其大半而止为宜。

初诊：1980年11月21日来诊。陈某某，女，26岁，陶西村人。

第一胎时有咳喘、吐黏痰涎沫病史，经治疗产后月余才愈。今又怀孕8个月，咳嗽3天，无发热，每晚饭前后即咳嗽一阵，吐黏痰（色白），咳嗽时小便自出，口不干渴，左膝关节麻痛，面色萎黄，纳差，舌质红、苔白，脉滑数。处方：麻黄6g，杏仁、麦冬、陈皮、桑白皮、白果、款冬花、紫菀、半夏各10g，黄芩12g，五味子10g，益智仁6g，3剂。

二诊：11月24日，症减，继服上方3剂，服后第5天告知病愈。

初诊：1980年10月17日来诊。张某某，女，25岁，食品公司工作。

妊娠7个月，妊娠3个月时即咳嗽、遗尿，纳呆、乏力、腹胀、体瘦，经服四君子汤后好转。今因感冒发冷发热，但体温不高，经服西药仍咳嗽、吐白黏痰，甚则呕吐，朝轻暮重，卧则更甚，咳嗽时小便自出，纳呆，口干欲饮，舌质红、苔薄，脉滑数，已10余天。处方：沙参12g，麦冬、五味子、杏仁、紫菀各 10g，金银花 15g，桑白皮 12g，黄芩、白果各 10g，桔梗 6g，甘草 10g，2 剂。

二诊：10 月 23 日，咳嗽遗尿大减，继服上方 3 剂。

三诊：10 月 30 日，继服 6 剂，诸症皆愈。

初诊：1999 年 4 月 2 日来诊。武某某，女，32 岁，常儿寨人。

怀孕 7 个月，初病感冒，后治愈，但只有咳嗽、吐白痰，失眠，四肢酸软、乏力，咳则遗尿，每天裤子全湿，已两个月余，多方治疗不愈。诊脉滑数。处方：麻黄 6g，桑白皮 12g，款冬花、紫菀、杏仁、半夏、百部、白果各 10g，黄芩 15g，桔梗、五味子各 10g，甘草 3g，3 剂。

二诊：服药 1 天后，诸症愈，但卧则微咳。上方加鱼腥草 30g，地龙 5g，3 剂而咳嗽愈。

妊娠口鼻衄血案

初诊：1973 年 12 月 6 日来诊。王某某，女，25 岁，李桥村人。

妊娠 9 个月不明原因突然鼻流血，鼻及口内都是血，出血两小碗余。余诊苔中黄，脉浮大无力。急以大蒜捣泥贴涌泉穴 20 分钟，血少，急煎中药。处方：生地黄 30g，牡丹皮 20g，茅根 25g，侧柏炭、黄芩各 15g，玄参 30g，犀角 5g（冲服），1 剂。

二诊：12 月 7 日，血止，上方去犀角，其余药量减半，2 剂。痊愈。

经行痢疾案

初诊：1989 年 10 月 19 日来诊。李某某，女，26 岁，古城乡后辛庄人。

结婚 5 年未孕，月经先后无定期（28～45 天），每次来经时腹痛，腰沉酸、腹痛即下痢，但不里急后重，大便黏液，白的多，红的少，或赤白兼杂而两天后赤多白少。平素白带多，月经过后白带甚多，舌质红、苔白，脉沉细，化验大便脓细胞（+++）、红细胞（++）。处方：赤芍、白芍、木香各 10g，白头翁 30g，当归、槟榔、干姜各 10g，红花 6g，桃仁 10g，黄连 5g，白术 10g，甘草 3g，2 剂。

二诊：10 月 21 日，痢止，月经停。处方：干姜 5g，桃仁、红花各 10g，小茴香 5g，白头翁 15g，黄连 5g，当归 10g，木香 5g，白芍 12g，甘草 3g，3 剂。

三诊：11 月 18 日，月经一切正常。

失 音 案

初诊：1974 年 4 月 29 日来诊。刘某某，女，40 岁，冠县郭庄人。

因生气而致失音，躺着声音如常人，立则语音全无，心烦，时呃逆，其他正常，已 20 余天。处方：①旋覆花 15g，代赭石 25g，香附、川芎各 10g，麦冬 20g，郁金、石菖蒲各 15g，酸枣仁 20g，远志 10g，丹参 20g，桃仁、半夏各 10g，茯苓 15g，甘草 5g，2 剂。②针刺：蠡沟、大钟、亚门、廉泉。

二诊：5 月 1 日，语言正常，腹胀、纳呆。上方加槟榔、焦三仙各 10g，2 剂。

三诊：5 月 3 日，音亮，胸闷背沉，纳差，上方加瓜蒌 50g，3 剂。

带脉痛案

初诊：1991 年 1 月 2 日来诊。赵某某，女，32 岁，南徐村人。

从脐下两指开始，隐痛至脐右侧环腰一半多，已半年，昼轻夜重，劳动则甚，立则腰痛。有医按肾炎、肾虚、气滞施治。余诊：已结扎，月经 25～30 天 1 次，白带多，舌红、苔薄白，脉弦。处方：芡实 20g，白术 15g，枳壳 5g，白芍 15g，茯苓 10g，柴胡、甘草各 3g，3 剂。

二诊：1 月 5 日，痛减。继服上方服 10 剂，未改方而愈。

初诊：1968 年 8 月 6 日来诊。林某某，女，17，山东栖霞县邱格庄人。

脐上两寸绕腹前后一圈，如带缚紧痛 1 年余，经多医治疗，诊为虫痛、胃炎、神经痛，治疗无效。脉微弦，苔薄白，面萎黄，饮食一般，别无病状。处方：芡实、白术各25g，白果20g，当归25g，白芍20g，枳壳5g，柴胡3g，2剂。痊愈。

初诊：2001年1月21日来诊。李某某，男，44岁，李井寨村人。

因外伤左腰部痛，曾服消炎药见轻，也未再治。近2年病重，晚上躺下腰酸，白天胁下一周如带缚紧之状、隐痛。查无阳性体征，化验、B超、CT检查均未见异常。处方：桃仁、红花、当归、川芎、牡丹皮、赤芍、延胡索、枳壳、桔梗、柴胡、芡实各10g，甘草3g，3剂。

二诊：1月24日，痛减。继服上方3剂。病愈，解除缚带之疾。

服打胎药致月经过多案

初诊：1973年4月30日来诊。潘某某，女，38岁，浒演村人。

怀孕4个月服打胎药而致流血1年不止，后经治疗血止，但月经1月来两次，每次量多，色紫黑有血块，心悸，头晕，失眠，胸闷，胁胀，手足心热，心烦，已1年余。舌质红、苔白，脉弦数。处方：生地黄30g，地骨皮20g，牡丹皮15g，柴胡5g，青蒿20g，白芍25g，茯苓15g，黄柏10g，地榆20g，3剂。

二诊：5月8日，月经已来，量减半，无血块，诸症减轻，身感轻松。上方加茜草15g，3剂。

三诊：来经5天止，诸症皆除，继服上方2剂。第2剂，隔日1剂。

假孕症案

初诊：1972年11月11日来诊。李某某，女，36岁，中马固村人。

患者以往无其他病，月经、饮食、二便正常，近四五个月，月经未行，少腹及全腹逐渐胖大，如妊娠七八个月，以为怀孕来就医，自感胎不动，按之腹硬。妇产科检查未怀孕，查无肿瘤。故延余诊：舌红、苔白，脉沉滞，此气滞，假孕症。处方：三棱、莪术、乌药、木香各 15g，青皮 20g，枳壳 15g，莱菔子 20g，白术 25g，茯苓 20g，五灵脂、当归各 15g，鳖甲 20g，丹参 25g，百合 50g，16 剂。腰带缩小 1 尺半，一切正常。

狐惑病（白塞氏病）案

初诊：1985 年 4 月 25 日来诊。牛某，女，28 岁，面粉厂工作。

去年 6 月右手中指（掌骨）第一节发痒、发热甚，微痛，咽部（咽喉部）发痒，舌根下、舌上痛烂，口服消炎药及感冒药好转。去年 9 月份又发作，其症状加重，全口腔发白，中指起紫泡，刺破后流白水，经服中药泻火药好转。今年又发作，中指起紫泡，口烂，眼痒，阴部痒，经服增效联磺片、扑尔敏、VC，外用 PP 粉等好转。现又发其症同前，舌质红、苔少，脉弦数，此心肝火盛。处方：金银花 15g，龙胆草 12g，黄芩、柴胡、连翘各 10g，苦参 12g，栀子 10g，生地黄 15g，牡丹皮 10g，黄连、赤芍各 6g，甘草 3g，2 剂。

二诊：8 月 5 日，经北京 301 医院诊为白塞氏病，经治疗症轻，但停药，病加重，又延余诊。处方：金银花、土茯苓各 30g，黄连 5g，生地黄 15g，黄柏、黄芩、苍术、连翘各 10g，山豆根 20g，龙胆草 10g，甘草 3g，5 剂。

三诊：8 月 10 日，其症大减，手紫色变浅。处方：苦参 15g，黄连 6g，土茯苓 20g，金银花 30g，连翘 10g，生地黄 15g，牡丹皮、栀子各 10g，蒲公英 15g，玄参 20g，杏仁、黄芩、桔梗各 10g，甘草 5g，10 剂。

四诊：8 月 26 日，病去大半。上方加苦参 15g，8 剂。

五诊：9 月 12 日，基本痊愈。继服上方 10 剂，隔日 1 剂。

小便刺痛、尿频、尿急案（大黄、甘草各半汤）案

初诊：1974 年 6 月 8 日来诊。刘某某，女，36 岁，马固村人。

小便后尿道刺痛，伴尿急、尿频，已 3 个月，曾先后用青霉素、链霉素 1 个月，尝服呋喃西林、氯霉素、呋喃旦啶等药不见好转，甚则尿自流，痛难忍如割，舌质红、苔薄黄，脉小弦。处方：大黄、甘草各 20g，7 剂。忌盐，服

药第 1 剂。大便微溏，以后无改变。

二诊：尿痛已愈，继服 5 剂以善后。

按：本方大黄、甘草各半为汤（自制）；大黄 10g，甘草 2g 汤（《金匮》方）；甘草 40g，大黄 10g 为汤（自制方）三方做比较。

淋　证　案

初诊：1975 年 8 月 12 日来诊。王某某，女，78 岁，车町村人。

不明原因突然尿急、尿频、尿痛、色黄，舌质红、苔白。用大黄、甘草各半汤主之。处方：甘草、大黄各 15g，3 剂。

二诊：5 月 15 日，病略轻。上方加瞿麦 15g，3 剂，告诉病愈。

初诊：1975 年 3 月 13 日来诊。黄某某，女，25 岁，苟材村人。

尿痛、尿急、尿频，腰痛，头痛，口干、口苦，经服西药不愈，已 20 余天。余诊。处方：大黄、甘草各 20g，3 剂。

二诊：3 月 16 日，症减。继服上方加黄柏 15g，白芷 10g，6 剂。痊愈。

尿　浊　案

初诊：1990 年 1 月 11 日来诊。胡某某，女，46 岁，徐村乡东刘庄人。

双下肢浮肿七八年，按之没印，生气则加重，身浮肿，近 3 年小便混浊，尿沉淀如豆腐渣，看像马尿色，重则尿盆里飘一层油，少腹坠痛，白带不多，月期正常、量少，伴头晕，血压 120/110mmHg，舌红、苔薄白。处方：车前子 30g，茯苓 15g，泽泻 12g，益智仁 6g，龙骨、牡蛎各 20g，黄柏 12g，知母、乌药、青皮各 10g，通草 6g，延胡索 10g，肉桂 3g，3 剂。另服知柏地黄丸，日 2 丸。

二诊：1 月 14 日，症轻，尿浊量少，继服上方 2 剂。

三诊：1 月 16 日，尿浊去，少腹未痛，尿见清，继服上方 3 剂。另服济生肾气丸、知柏地黄丸，早晚各 1 丸，服药 20 天。痊愈。

席汉氏综合征案

初诊: 1984年4月2日来诊。吴某某,女,31岁,前刘堡村人。

产后大出血而致贫血,已5年。初病血红蛋白3g,不能动、休克、昏迷,住院抢救后好转。出院未治经食疗能轻微活动,现头痛、头晕,乏力,小便黄,大便如羊矢,七八天1次,纳呆、厌油腻,现血红蛋白5g,其他正常,头发、阴毛、腋毛均脱光,舌淡红、苔薄黄,脉大无力、稍数。处方:黄芪30g,当归5g,阿胶(冲服)6g,党参12g,竹茹10g,陈皮6g,代赭石、火麻仁各10g,甘草3g,1剂。

二诊: 5月2日,服药1个月症轻,面有红润,血红蛋白7g。处方:①人参归脾丸、八味地黄丸;②服上方加山药10g,7剂。半月后,毛发始生出。

尿 频 案

初诊: 1969年5月10日来诊。刘某某,女,20岁,潘庄南街人。

因有尿未尿,而成尿频,日达30～40次,不痛,夜间正常,白天不定时而尿,已2年,久治不愈,十分痛苦,少有腰痛,别无不适之处,溲色黄,此伤水胞,久而肾气不固。处方:熟地黄25g,桑螵蛸30g,覆盆子40g,五味子25g,白术20g,柴胡、升麻各2.5g,益智仁15g,山药10g,肉桂2.5g,乌药3g,2剂。

二诊: 5月12日,症减,继服上方4剂。

三诊: 5月16日,上方减半,8剂。痊愈,未再复发。

少 腹 痛 案

初诊: 1968年9月来诊。柳某某,女,24岁,山东省栖霞县辛家夼大队人。

少腹痛3年,初病因放环,10余天后即感少腹隐痛,每天痛数次,一年后将环取下,但少腹仍然痛。服抗生素后症状稍轻,取下环后两个月怀孕,怀孕直到产后少腹还是隐痛，现产后已 8 个月，少腹还痛。处方：炮姜 15g，延胡索 10g，当归 20g，川芎 15g，生蒲黄、五灵脂、桃仁、艾叶各 10g，2 剂。痊愈。

按：少腹痛者寒邪兼瘀血为最多，此种隐痛如刺状，按之重，亦有气郁痛者，逍遥百合乌药散加减治之。

复 视 案

初诊：1968 年 8 月诊。张某某，女，41 岁，山东栖霞县窑西山人。

体胖、目眩、头昏、数年，今因生气而致目痛、头痛，但不甚，视物为双，经桃村人中心医院诊疗，嘱非一定失明，久治不愈。延余诊治以疏肝、清头目（用枝芩、四物、茺蔚子、决明子等药），3 剂，不效。又细诊为肝肾虚之故，方用陈士铎助肝益脑汤：白芍 6g，当归 30g，川芎 15g，生地黄、太子参各 25g，甘草 5g，天冬 15g，天花粉 10g，郁李仁 5g，菊花 25g，柴胡、细辛各 2.5g，白芷 0.9g，薄荷 4g，2 剂。

二诊：病去三分之二，继服上方 4 剂。痊愈。

性交少腹痛案

初诊：1973 年 8 月 5 日来诊。王某某，女，25 岁，陶南人。

结婚六七个月，月经后期量多，腹痛，本月经期已过 17 天，性交突然少腹剧烈作痛，据病家嘱，性交后其痛甚，翻滚如死，现已 4 天。按其少腹硬痛，此为性交不慎瘀血内阻，当以活血祛瘀。处方：小茴香、炮姜各 10g，桃仁 20g，红花、川芎各 15g，当归 30g，青皮 10g，白术 25g，赤芍、水蛭各 10g，4 剂。痊愈。

按：血非得温而不能散，非得气而不能行，故加茴、姜、青皮之类以助药力。

子 肿 案

初诊：1965 年 8 月 27 日来诊。武某某，女，25 岁，塔头村人。

妊娠 8 个月，夜间突发巅顶跳痛，晨起呕吐苦水，面目、四肢均肿，口苦、脘胁胀满，叹息、恶心、纳呆、溲少、便干、头痛已 5 天。现夜间巅顶痛较重，不能卧，白天轻。腰痛身乏力，面目浮肿，手掌背皆肿，下肢肿胀，按之没指，不能穿鞋。面萎黄，舌淡、苔薄白，脉沉细弱。处方：党参 15g，白术 25g，茯苓 20g，山药 30g，白芍 10g，甘草 5g，桂枝 10g，干姜 5g，木香 3g，钩藤、藁本各 10g，车前子 15g，3 剂。

二诊：8 月 30 日，头痛减，夜间还发生 1 次轻微跳痛，恶心止，水肿如前。处方：柴胡 5g，白芍（炒）20g，乌药 10g，陈皮 3g，白术 15g，香附 3g，茯苓 15g，紫苏叶 2.5g，钩藤 10g，全蝎 0.9g，3 剂。

三诊：9 月 2 日，巅顶痛止，左上下肢浮肿消退明显，不恶心、饮食增。处方：党参 15g，白术 25g，白芍、当归各 10g，枸杞子、何首乌、茯苓各 15g，泽泻 20g，王不留行 5g，钩藤、藁本、蔓荆子各 10g，全蝎 1g，3 剂。

四诊：9 月 5 日，头痛止，水肿去八九，因妊娠不继服药。

阴道异物治验案

初诊：1965 年 4 月诊。李某某，女，41 岁，馆陶县房寨区安庄村人。

阴道坠出一异物，长约 5.5cm，粗约 5cm，其色白而红，皮薄嫩，不痛不痒不碍走路，但挤压少腹或用手向下推异物即出血，病发已 5 个月余，逐渐增大，近 3 个月少腹时有酸痛，月经 25～28 天 1 次，色微黑，有少量血块，白带量多而稠。曾在当地卫生所及大名县医院服中药数剂，效果不大，今来本院求治。诊形体壮实，精神如常人，舌质红、苔中黄，面赤润。其异物如严冬雪化后房檐下凝固冰尖坠出阴户之外，色白微红，摸之不痛，两尺脉沉滑数，少腹下按之痛，白带味臭，此为血分湿热下注凝结而成。处方：当归 30g，白芍（炒）15g，川芎 4g，生地黄 15g，黄柏 4g，益母草 10g，柴胡 4g，泽泻 12g，白术 10g，车前子 6g，6 剂。

二诊：其异物变短一寸，变软变细，白带量大为减少。上方加牡蛎 12g，香附 3g，2 剂。

三诊：阴道时流血，色淡红，上方又服 2 剂。

四诊：异物掉出，状如蛇皮，软而中空，长约 6 寸，且有弹性，自此血止，腹痛愈，诸症消退，6 月告知未发作。

初诊：1966 年 2 月 5 日来诊。李某某，女，35 岁，冠县北童庄人。

素有情志郁闷，胸怀不畅，结婚 10 年余只生一胎，其子已 9 岁，自此月经先后无定期，白带量多，臭气极大，身乏力，困倦。1963 年春发现阴道内有两条白状物，直出阴户之外，长约 10cm，粗如麦秆，痛且痒，每因情志变化而增减，纳差、胁胀、胸闷、溲微黄，已 3 年余，因受封建家庭影响，有病而不能诉，因而加重。今余诊：体疲，面色少华，舌淡、苔薄白，善太息，脉沉弦。此郁怒伤肝，肝气郁结，下克脾土，运化失司，脾湿下注，气滞痰凝，搏结而成，当溯本求源，逍遥散加减。处方：柴胡 6g，白芍（炒）12g，川芎 1.5g，当归、茯苓各 10g，白术、泽泻各 12g，牡蛎 15g，香附 3g，王不留行 10g，甘草 3g，8 剂。

二诊：2 月 13 日，异物自消，白带也无，身感轻松。服归脾丸 2 盒，每日 2 丸，早晚服，随访两年未发作。

白 带 案

初诊：1973 年 4 月 28 日来诊。张某某，女，42 岁，向阳东大队人。

白带质稠，上午重、下午轻，阴道痒已月余，脉沉滑，舌质红、苔白厚，四肢酸，纳呆，腰酸痛，延余诊治。处方：苦参 20g，牡蛎、龙骨各 21g，白术 30g，木香 3g，山药、车前子、茯苓各 20g，白果 15g，2 剂。

二诊：5 月 3 日，症状未减轻，如前。处方：小茴香 3g，白术 25g，茯苓、薏苡仁各 30g，生地黄、苦参各 25g，柴胡 10g，升麻 5g，龙胆草 15g，木通 10g，泽泻 20g，3 剂。

三诊：5月7日，病去十之七八，食欲增加，腰酸痛止，脉弦，苔薄白。继服上方2剂。

四诊：5月20日，月经已来，量、色正常，时有心悸。继服上方3剂。

五诊：5月28日，月经已过，白带略多。服龙胆泻肝片、白带片而愈。

初诊：1971年5月9日来诊。金某某，女，25岁，未婚，山东田庄人。

白带如粉水，甚多如小便量，腰酸，四肢乏力，少腹痛，纳呆，恶心时有呕吐，气短，阴痒，已40余天。诊面色萎黄，舌淡红、苔白，脉沉滑。处方：牡蛎、龙骨各21g，白术30g，蛇床子15g，茯苓25g，黄柏15g，车前子20g，泽泻25g，白果10g，甘草5g，2剂，另服龙胆泻肝片10管。

二诊：5月9日，腹痛止，腰痛轻，身感轻松，白带量少，阴痒也轻。上方加柴胡、升麻各5g，香附10g，3剂。

三诊：5月12日，白带去十之七八，有时胸闷，苔白。上方去蛇床子，加远志10g，5剂。

四诊：5月17日，患者因服别的药而引起阴又痒，白带量略多，纳呆。处方：白术25g，蛇床子15g，瞿麦10g，车前子20g，泽泻、柴胡各15g，生地黄25g，蒲公英、香附各15g，白芍25g，神曲、茯苓各15g，乌贼骨25g，甘草5g，5剂。痊愈。

初诊：1973年5月9日来诊。斑某之妻，成人，冠县斑庄村人。

白带多、质稀，腰痛，头晕，四肢乏力，纳呆，舌淡，脉沉细，此为肾阳虚。处方：川续断、桑寄生、狗脊、黄芪各20g，补骨脂、肉桂各15g，当归20g，牛膝、鹿角霜各15g，防风10g，3剂。

二诊：5月12日，病症大为好转，白带量少，上方加减：川续断15g，桑寄生20g，菟丝子15g，白术25g，茯苓、狗脊各15g，熟地黄、山药各25g，独活10g，干姜5g、肉桂10g，3剂。

三诊：5月15日，白带去八九。改为八味丸、健脾丸服之。

初诊：1968年4月5日来诊。孙某某，女，成人，山东栖霞县城镇人。

白带量多、色淡、质稀，腰痛、右侧转身时腰痛，头昏乏力，此为脾肾之虚。处方：菟丝子15g，白术30g，白芍25g，桂枝15g，海螵蛸、山药、芡实各30g，防风、车前子各10g，2剂。痊愈。

初诊：1969年3月29日来诊。李某某，女，38岁，临清县潘庄区陈然村人。

生2胎，生第2胎已11年，月经不调，1～2年行经1次，或1年1次，平素白带量多、质稀，如来经之状，腰酸背沉，肩重，四肢发胀，软弱无力，胸闷胁胀，纳差，时有心悸，舌淡红、苔薄白，脉小弦尺弱，此为脾肾阳虚，兼肝气郁。处方：白术、山药各30g，车前子20g，菟丝子、川续断各15g，香附10g，牡蛎、龙骨各25g，柴胡1.5g，2剂。

二诊：3月31日，白带去大半，胸闷、四肢胀木、背沉症去较慢。处方：太子参25g，白术30g，茯苓25g，山药40g，香附15g，半夏、柴胡各5g，白芍20g，车前子15g，防风10g，甘草5g，2剂。

三诊：4月2日，神爽身轻，唯动剧稍有心悸。上方去防风，加酸枣仁（炒）20g，远志10g，当归15g，2剂。痊愈，恐复发服逍遥丸10包。

白　浊　案

初诊：1969年8月21日来诊。栾某某，女，37岁，谭庄村人。

小便白如粉水之状2～3个月，腰酸，四肢乏力，咽中如物梗阻，下床则肘、膝以下凉，脉沉微弦，医投龙胆泻肝、知柏地黄之类不效。余诊为肝郁伤脾，脾湿下注所致。处方：柴胡15g，白芍25g，茯苓20g，白术、山药各30g，龙骨、牡蛎各40g，车前子15g，香附10g，甘草5g，2剂。

二诊：8月23日，症减。继服上方4剂。

三诊：8月27日，病情大为好转，继服上方6剂，尿白转清。

黄　带　案

初诊：1984 年 8 月 4 日来诊。吴某某，女，37 岁，韩高庄人。

白带多三四年未治，后转黄带 1 年，阴痒、黄带、黏稠、量多，少腹胀痛，腰痛，背痛，大便频，舌质红、苔黄，经服易黄汤稍轻。又转为赤、白、黄兼杂带，应用凉血之剂。处方：太子参、苍术各 15g，山药 30g，白芍 15g，黄芪、薏苡仁各 30g，车前子、扁豆各 15g，陈皮、柴胡、荆芥各 3g，艾叶 5g，甘草 2g，3 剂。

二诊：8 月 5 日，病不减轻。舌质红、苔白少，改服完带汤 3 剂。

三诊：8 月 9 日，病情好转。上方加小茴香 5g，茯苓 10g，继服 6 剂。

四诊：8 月 13 日，病去大半。上方加香附 2g，继服 6 剂。

五诊：8 月 26 日，仍不根除。处方：党参、苍术各 12g，白芍 15g，山药 30g，黄芪 15g，薏苡仁 30g，陈皮 6g，柴胡 5g，车前子 15g，乌药 5g，升麻 3g，乌贼骨 15g，龙骨 30g，3 剂。

六诊：8 月 29 日，带下基本干净，时腰痛。继服上方 3 剂。加服金匮肾气丸 10 丸，日 2 丸。

产后四肢麻木关节痛案

初诊：1968 年 5 月来诊。牟某之妻，26 岁，栖霞县下苇城村人。

因产后下床、入冷水过早以致腰痛、腿痛、脚跟痛、少腹痛，四肢及全身麻木，纳差，面色少华，脉细，此产后体虚夹寒之证，当以活血温经之法。处方：桃仁、红花各 15g，当归 20g，延胡索 15g，小茴香、炮姜、川续断各 10g，木香 3g，桂枝 15g，白术 10g，太子参 25g，2 剂。

二诊：症减，继服 4 剂。痊愈。

产后全身骨节痛案

初诊：1968 年 3 月诊。路某某，女，23 岁，栖霞县路庄村人。

产后头痛、身痛、四肢骨节痛、腰痛、胁痛已 5 个月，久治不愈，苔薄白，脉数。处方：桃仁 15g，红花 20g，川芎、当归各 15g，益母草 20g，延胡索 5g，小茴香 3g，乳香 15g，木香、乌药各 3g，2 剂。

二诊：诸痛轻，但效不速。处方：桃仁 15g，红花、川芎各 10g，当归、丹参各 20g，延胡索、木香各 10g，生地黄 20g，清夏 5g，桂枝、赤芍、防风各 10g，甘草 5g，2 剂。痊愈。

产后少腹及全身痛麻案

初诊：1968 年 4 月来诊。李某某，女，32 岁，栖霞县城镇人。

产后下床及入冷水过早以致，少腹痛有块，四肢关节麻木、痛楚，头痛、腰痛，纳差，苔薄黄，脉细。诊为本寒标热，当先治本，勿被苔黄之假象所迷，但纳差之症，必有木郁之由也当顾之。处方：小茴香、炮姜各 10g，延胡索、五灵脂、川芎各 15g，当归 20g，桃仁 10g，乌药 3g，香附炒 20g，3 剂。痊愈。

产后高热案

初诊：1966 年 2 月 14 日来诊。王某某，女，22 岁，前刘堡村人。

产后 3 天，因情志不舒，复加外感，突然耳鸣，恶寒战栗，上下叩齿作响，发热，神志清晰。急请某医治疗服中药不效，后增添咳嗽、喘急、腹泻、体温 40℃，又用土方乌鸦翅烧存性送服，又用高粱烧水、熏蒸出汗不效。又注射青、链霉素，口服合霉素、四环素两天一夜，症状仍不减轻，其症高热、神志昏迷、谵语、大汗出，喘急时咳嗽、咳痰不出，面颊潮红，体温 40℃，脉虚数，危在旦夕，急以养阴清热之品。处方：玄参 60g，党参 15g，牛蒡子

12g，当归 10g，柴胡 6g，薄荷 3g，知母 6g，川芎 3g，荆芥 6g，金银花 12g，黄芩 5g，山药 10g，陈皮 5g，甘草 6g，1 剂。

二诊：2 月 15 日，服药至半夜，神志转清。又服 2 剂。喘缓和，泻泄止，但仍有咳嗽、耳鸣，热势已下。处方：当归 12g，川芎 3g，玄参、山药各 30g，牛蒡子、天冬、沙参各 10g，党参 15g，陈皮 5g，茯苓 10g，甘草 3g，1 剂。

三诊：2 月 16 日，症状继续减轻，能进稀粥半碗，但痰黏稠而多。处方：当归 12g，川芎 3g，白芍 5g，玄参 30g，橘红 6g，天冬、沙参各 10g，党参 15g，知母 5g，牛蒡子 6g，菊花、薄荷、甘草各 3g，1 剂。

四诊：2 月 17 日，诸症减轻，上方加减 6 剂。痊愈。

产后气逆而喘咳血案

初诊：1966 年 8 月 24 日来诊。赵某某，女，38 岁，韩马堡人。

产后 6 天，因心情不畅，气滞于中，以致心窝气逆上冲，吸气困难，呼气稍舒，坐则轻，卧则加重，日夜不能卧，已两天，呼吸困难，恶露量少，纳呆，舌质紫、苔白，脉弦有力。处方：柴胡 3g，白芍 10g，厚朴 6g，乌药 5g，青皮 6g，当归 12g，木香、沉香（冲）各 3g，枳壳 6g，路路通 10g，香附 6g，栀子 4g，1 剂。

二诊：8 月 25 日，病症略轻，夜重。上方加红花 10g，1 剂。

三诊：8 月 26 日，症状未减反重，咳嗽吐血，日夜不能眠（不能卧），舌质淡、苔薄白，脉弦数。处方：川楝子 6g，枸杞子 10g，阿胶 12g，赤芍 6g，厚朴 10g，枳壳 6g，当归 12g，焦栀子 4g，代赭石、麦冬各 10g，瓜蒌 12g，青皮、旋覆花各 6g，五味子、甘草各 3g，2 剂。

四诊：8 月 29 日，症状减轻，伏卧入眠，咳血量少，食欲少，心下松软，脉弦无力，舌淡红、苔薄白微黄，上方加紫苏子 3g，茯苓 10g，7 剂。

五诊：9 月 3 日，症状继续减轻，继服上方 2 剂。痊愈。

产后全身痛案

初诊：1973 年 3 月 6 日来诊。魏某某，女，成人。

产后全身痛，遇冷则加重已 1 月余，舌淡红、苔白，脉细沉。处方：黄芪 30g，白术 25g，当归、桑寄生、菟丝子各 20g，熟地黄 6g，桂枝、木瓜各 20g，羌活、防风各 15g，川芎 10g，细辛 5g，附子 10g，甘草 5g，3 剂。

二诊：3 月 9 日，服药后，病情大为好转。继服上方 3 剂。痊愈。

产后气滞乳汁减少症案

初诊：1966 年 5 月 11 日来诊。李某某，女，21 岁，柴堡村人。

因生气而致乳汁减少，胃中嘈杂，其他正常，舌淡、苔薄。处方：桔梗 10g，香附 5g，党参 12g，白术、当归各 10g，青皮 5g，王不留行 10g，枳壳 5g，路路通 10g，甘草 3g，3 剂，乳汁正常。

产后少腹痛（瘀血）案

初诊：1966 年 7 月 14 日来诊。郭某某，26 岁，东苏堡村人。

产后 1 天即发现少腹沟处有一硬块，按之痛，恶露增多，其块消，但恶露不止，服一偏方：黄豆、干桃后恶露大减，但白带增多，时流白粉、红血水，少腹时痛，经医治无效。又因骑自行车，少腹痛加重，发热 40℃，腹泻，少腹按之痛甚，经邱县某医给药，发热、少腹痛止，但留症状：大小便将便完时和便完后少腹痛甚，矢气以前少腹也痛，矢气后痛渐减轻，现产后 70 天，舌淡红，脉弦无力，此为瘀血，生化汤主之。处方：川芎 3g，当归 10g，甘草 3g，炮姜 1.5g，桃仁 6g，红花 10g，烧酒 3 滴，童便一小杯为引，1 剂。

二诊：7 月 15 日，大便痛轻。继服上方 1 剂。

三诊：7 月 16 日，左少腹微痛，服药泻下三次。处方：杜仲、川续断各 6g，当归 10g，延胡索 6g，木香、甘草各 3g，2 剂。

四诊：7 月 24 日，今食马齿苋菜又复发。处方：桃仁、红花各 10g，小茴香 3g，炮姜 1.5g，当归 15g，川芎 10g，五灵脂 6g，2 剂。

五诊：7 月 26 日，腹痛去七八，无其他不适，继服上方 2 剂。

六诊：7 月 28 日，小便尿道痛，牵少腹及腹股沟痛，脉弦数。处方：瞿麦 10g，海金沙 6g，木通 10g，竹叶 3g，车前子 6g，乌药 3g，艾叶 1.5g，当归 10g，桃仁、红花各 6g，柴胡 3g，2 剂。

七诊：7 月 31 日，尿道痛轻，尿完少腹左侧如前，今右侧也痛，腹部按之微痛，舌少苔，脉弦。处方：小茴香 1.5g，五灵脂、生蒲黄各 6g，桃仁、红花、延胡索、川芎各 10g，当归 12g，2 剂。

八诊：8 月 2 日，少腹右侧痛且酸，舌质红、苔白，脉沉。处方：继服上方 2 剂。

九诊：8 月 5 日，下血块中量，少腹痛止。上方减半，2 剂。愈。

恶露不下症案

初诊：1966 年 5 月 10 日来诊。张某某，女，20，市庄西家庄人。

产后 2 天恶露绝，少腹痛拒按，经用偏方，黑豆水配白酒喝，症状减轻 1 天又如故，其他正常，此瘀血所致。处方：桃仁、红花各 10g，川芎 2g，当归 10g，炮姜 1 片，甘草 2g，1 剂。

二诊：5 月 11 日，腹痛止，恶露行，但有腹泻此为气虚。处方：川芎 3g，桃仁、红花各 5g，当归 10g，炮姜 1 片，党参、黄芪各 10g，甘草 3g，1 剂。

三诊：5 月 12 日，腹痛、腹泻均止，有时少腹痛。处方：桃仁、红花各 6g，川芎 3g，当归 6g，炮姜 1g，党参 10g，甘草 3g，2 剂，停药。

产后大便难案

初诊：2000 年 8 月 12 日来诊。任某某，女，24 岁，国税局工作。

产后大便难已 5 个多月，伴有头昏。医用当归、芦荟、肉苁蓉、麻仁，润肠通便药，通便过后如故，舌质淡红、苔白，脉细。处方：补中益气丸，早晚各 1 丸，连服 30 丸，大便正常。

产后头痛案

初诊：1969 年 2 月 27 日来诊。张某某，女，成人。

产后气郁受风，昼夜头痛，自感身热，体温不高，已七八个月，多医不效，余以活血、祛风、疏肝之品治之。处方：川芎、菊花各 40g，白芍、当归各 25g，柴胡 5g，荆芥、防风、藁本、羌活各 15g，甘草 5g，3 剂。

初诊：2001 年 2 月 21 日来诊。张某某，女，24 岁，本司寨人。

孕时患妊高症，产后头痛，血压 170/120mmHg，两侧及巅顶跳痛，晚上重，白天轻，鼻流血，牙痛，口干，视物不清，查眼底正常，时心慌，舌红、苔少，脉弦。处方：生地黄 20g，龙骨、牡蛎各 20g，决明子、川牛膝各 10g，菊花 20g，栀子 10g，石膏 20g，川芎 10g，龟板 12g，甘草 5g，3 剂。

二诊：2 月 24 日，头痛轻，血压 140/85mmHg。上方加玄参 30g，白芍 15g，3 剂。

三诊：2 月 28 日，头基本不痛，血压 130/80mmHg，上方 3 剂。后两剂，隔日 1 剂，停药。

产后发痉案

初诊：1966 年 10 月 11 日来诊。郭某某，女，23 岁，南徐村人。

产后 6 天，因生气，引起心情不畅，脘闷纳呆，全身颤动，筋惕肉瞤，抽搐，状如痫证，日夜不停，但神志清晰，不角弓反张，甚则口不能言语或汗出，但也不像破伤风样抽搐。多医认为产后破伤风，但产后已注射破伤风抗霉素。有医诊为产后气滞血瘀，生化汤加理气之品。有诊为产后气滞卫弱受风，生化汤加散风药治之，均不显效。后西医诊为歇斯底里症治之，给冬眠灵 50mg 注射即睡，睡时不搐，醒后如前一样抽搐。延余诊：苔薄黄，脉弦数，此肝郁化火，肝火两盛，盛极生风，肝风内动，治宜镇肝息风。处方：代赭石、钩藤各 12g，龙骨、牡蛎各 15g，荆芥 6g，木瓜、香附（醋炒）、当归各 10g，全蝎 3g，清半夏、陈皮各 10g，甘草 3g，1 剂。

二诊：10 月 12 日，家属代诉，胁部不舒，其他诸症消失。处方：柴胡、香附各 5g，钩藤 10g，清半夏 6g，陈皮、当归各 10g，白术 12g，茯苓 10g，栀子 4g，甘草 3g，1 剂。

三诊：10 月 13 日，颤动轻微，纳呆。仍以第一方加减：代赭石 12g，钩藤 10g，龙骨 20g，牡蛎 12g，木瓜、香附各 10g，当归 15g，龙胆草、黄芩、栀子各 10g，全蝎 3g，清半夏、陈皮各 10g，竹叶 3g，2 剂。

四诊：10 月 15 日，服药后泻下 3 次，腹畅搐止，继服 1 剂以善其后。20 天后随访，很健康。

产后尿闭案

初诊：1966 年 3 月 25 日来诊。郭某某之母，40 岁，东苏堡人。

产后 3 天，不明原因，小腹坠，小便欲下不得下，窘迫难忍，但不痛，已 1 天半。余诊：舌质淡红，脉细，体壮、形肥、神爽，饮食正常，恶露量少，此恶露未净，阻碍尿路所致。当以生化汤活血化瘀，童便引以开路，当归、川芎行血活血，桃仁化瘀，炮姜、烧酒（2 滴）以温经，此为寒阻血瘀，有热者小便必淋漓而痛。处方：当归 10g，川芎 3g，炮姜 1.5g，桃仁 4g，甘草 3g，童便 1 盅，烧酒 2 滴（为引），2 剂。

二诊：3 月 27 日，继服上方 2 剂，小便下，一切正常。

产后咳嗽（中虚肺不宣降）案

初诊：1964 年 10 月 31 日来诊。张某某之妻，34 岁，冠县辛庄人。

产后 3 个月，患咳嗽，吐黄白痰，鼻塞声重，流涕不闻香臭，口淡无味，恶心，纳呆，便溏 1 个月余。经数医诊治不效，曾服用麻黄、桂枝、柴芩、二陈、参术等方药，病日重，自汗、心悸、头痛、恶寒、声如室中出，舌淡、苔白腻，脉浮紧而弱。主以扶正达表，佐以化痰消食。处方：香附 15g，紫苏子、陈皮各 10g，半夏、茯苓、杏仁、莱菔子各 15g，防风 10g、白前 5g、枳壳 7.5g，荆芥 10g，川芎、大力参各 3g，黄芪 15g，甘草 5g，2 剂。

二诊：11 月 2 日，咳嗽大减，恶寒，苔白厚，纳呆。处方：附子 3g，干姜、香附各 10g，半夏、陈皮各 15g，木香 3g，茯苓、白术各 15g，砂仁 7.5g，薤白 10g，大力参 3g，黄芪 15g，厚朴 7.5g，枳壳 5g，麦芽 10g，2 剂。

三诊：11 月 4 日，咳嗽已止，仍有心悸、腹胀、腹泻，饥则加重，脉弱。处方：附子 3g，干姜 10g，党参 15g，黄芪 20g，陈皮 15g，木香 3g，白术 25g，砂仁 3g，山药 20g，茯苓、薏苡仁各 15g，鸡内金、莱菔子各 10g，香附 3g，厚朴 10g，2 剂。

四诊：11 月 6 日，诸症已退八九，继服上方 3 剂。痊愈。

产后全身凉，手足心热案

初诊：1971 年 10 月 2 日来诊。曾某某，女，42 岁。

产后体虚，又加生气，以致心悸，自感下肢皮肤内外有凉气，自下而上循胁下，至巅顶后布散，四肢、全身凉气，乏力，昼轻夜重，腹胀而泻，失眠，健忘，手足心热，时鼻酸，恶心，肌肉跳动，口渴不欲饮，舌质红、苔中薄黄，脉弦。此为肝郁化火，炼津为痰，痰阻经络，心血不足，治宜解郁实脾。处方：柴胡 15g，白术、白芍各 20g，山药 25g，当归、茯苓各 10g，竹茹 15g，百合 20g，生地黄 25g，酸枣仁 20g，远志 10g，3 剂。

二诊：10 月 5 日，病情好转，睡眠较少。上方加珍珠母 40g，香附 15g，3 剂。

三诊：10 月 8 日，失眠多梦。上方加龙齿 25g，党参 20g，3 剂。痊愈。

按：百病从气病。逍遥散加百合、生地黄、酸枣仁、远志有效，重者二陈温胆合用。

产后左下肢肿胀案

初诊：2001 年 5 月 31 日来诊。张某某，女，29 岁，营盘村人。

产后因受凉而致左下肢痛，后又不痛，反而肿胀，按之如泥，已半年，体胖、口干、欲饮、心悸、乏力，舌淡、苔白，脉细，此风寒血凝。处方：桃仁12g，红花、当归各10g，黄芪20g，川牛膝、白术、鸡血藤、天花粉各15g，川芎、防己各10g，附子5g，金银花15g，甘草5g，3剂。

二诊：症状减轻。处方：①桃仁、红花、赤芍各12g，当归、川芎各10g，黄芪100g，附子6g，鸡血藤30g，木瓜、独活各10g，川牛膝、苍术各15g，4剂。②川乌、草乌、桃仁、红花、赤芍、乳香、没药、川牛膝、麻黄各15g，2剂，外洗，痊愈。

三诊：2003年3月20日来诊。诉上次治愈今又复发，按上次方服之，外洗。

四诊：3月24日，上方加白术15g，2剂。

五诊：4月7日，上方加水蛭、地龙、黄柏各10g，4剂。

六诊：4月11日，下肢红、热、痛。上方加生地黄15g，忍冬藤30g，3剂。

七诊：5月20日，肿消。继服上方为散剂，冲服。

初诊：2011年1月6日来诊。董某某，女，25岁，邯郸市汽车东站工作。

产后3天，发现右下肢肿、硬、痛，股骨部肿痛轻，腘内外肿硬，但不红，腿抬高肿轻。经市中医院彩超诊：下肢静脉炎，疏血通静脉滴注，中药活血通络止痛不减轻，出院。余诊：临产去医院，产后又回家，天气很冷，从产后回家后即发此病，脉沉细，此为体虚寒袭。处方：①麻黄5g，川乌、草乌各10g，鸡血藤15g，牛膝12g，当归、川芎、防己、追地风各10g，黄芪15g，3剂。②花椒1把，蒜梗3把，辣椒颗1把，水煎外洗，5剂。洗5天，正月17日告诉病愈。

产后半身冷案

初诊：1988年6月3日来诊。陈某某，女，30岁，常儿寨人。

目前产后两个月余。自产后20余天即感右半身上下肢冷，见风更重，汗出后冷甚，太阳下暴晒，也不感到温暖。现已夏天，身穿冬天棉衣而方快，伴腰痛。医嘱用麦麸炒热加醋敷之更重，舌质红、苔薄黄，脉沉滑数。症从脉为内热，脉滑数，舌质红、苔薄黄，麸炒敷加重，舍脉从症为寒，半身全冷，喜穿棉衣、太阳晒。今半身冷，是气虚不足，阳气亏损，阳不达所致血不畅，腰痛是产后伤肾即阳不足，今以补肾阳壮筋骨，益气血，扶正祛邪。处方：熟地黄 20g，杜仲、川续断、菟丝子、川牛膝、巴戟天、淫羊藿各 10g，黄芪 30g，当归 10g，桃仁 6g，红花、羌活各 10g，防风 6g，桂枝 10g，3 剂。

二诊：6 月 6 日，下身感热，腰痛渐轻，身冷见好转。守方，10 剂。痊愈。

产后二便闭案

初诊：1986 年 6 月 7 日住院妇科。郝某某，女，26 岁，职工。

产后 14 个小时未行小便，少腹膨隆，胀痛难忍，口干欲饮，饮食正常，面赤润，身体肥胖，又五日未大便，导尿，灌肠之治只一时轻松，过后如故。余诊舌质红、苔黄厚，脉浮大，急投大承气汤：大黄、芒硝、枳实、厚朴各 10g，1 剂。

二诊：6 月 8 日，二便未通，细问煎药不得法，嘱先煎枳实、厚朴 20 分钟，再煎大黄 10 分钟，后下芒硝 0.9g，1 剂，大便通、小便下。

三诊：又服 1 剂。大便日 2 次，小便通畅，病愈。

产后全身痛，大便难，脚跟痛案

初诊：2017 年 11 月 15 日来诊。武某，女，25 岁，东王才人。

产后 50 天，全身痛 20 天，脚跟痛 40 天，少腹隐痛，他医诊为肾虚，治疗后，症状无缓解，又用大量风湿药仍不减轻，余诊产后虚邪贼风侵袭肌体。处方：黄芪 20g，当归、川芎各 10g，白芍 12g，生地黄、益母草各 20g，桂枝、川牛膝、羌活、独活各 10g，2 剂。另服补中益气丸，10 丸，每日 2 丸。

二诊：12 月 10 日，随访，服上药病情好转，按方服 8 剂而愈。

产后目流泪案

初诊：1973 年 11 月 28 日来诊。王某某之妻，28 岁，陶西村人。

产后曾患流泪症，已四年，经常复发，每遇风则鼻塞流涕，继则而目泪出不及，继则耳鸣。今产后 20 天又发病。处方：菊花、荆芥、防风各 15g，桑叶 10g，苍术、羌活各 15g，半夏、茯苓各 10g，木贼 2.5g，甘草 5g，4 剂。

二诊：12 月 2 日，症去一半。上方加白芷、蝉蜕各 10g，黄芪 20g，4 剂而痊愈。

产后心衰案

初诊：1976 年 4 月 14 日住院。张某，女，26 岁，尚沿村人。

门诊记录（产后一小时）：今日 11 点，足月产下女婴（已死），产时出血不多，产后即喘剧、气短、心慌、烦躁，呼吸困难，口唇紫甜，意识尚清，心律 100 次 / 分钟，两肺呼吸音粗，可闻湿啰音，肝大，血压 120/90mmHg，心力衰竭，子宫收缩良好，四肢三级浮肿。用麻黄素治疗未好转，心音低弱，无杂音，舒张期奔马律，两肺水泡音，右侧为甚。印象：①中毒性心肌炎；②心力衰竭，肺水肿；③肺炎；④肺动脉羊水栓塞。处理：①病重一级护理；②抗药素、强心剂。③激素吸氧；④中药。患者系产后，有妊娠毒血症，全身高度浮肿，抵抗力差，预后不良。中医会诊：患者今日上午生一女婴，产后呼吸喘促、气短、紫绀，下肢浮肿，舌绛，脉数，坐而不得卧恶露未见，病情危重，此为气上冲心，恶露随气上逆，气血壅遏所致，急以生脉饮以救急，继服生化汤加味，以活血。人参 25g，麦冬 40g，五味子 15g，1 剂。急煎先服。继服：煎桃仁 45g，红花、赤芍各 25g，川芎、蒲黄各 15g，1 剂。服上方晚 8 点未见好转，急改下方：桃仁、红花各 15g，紫苏子 25g，厚朴 10g，葶苈子 20g，桂枝 10g，代赭石 25g，白果 15g，大力参 10g，1 剂。

二诊：4 月 15 日，病大减，能平卧，晨起喝稀粥一碗，有精神，但面眼浮肿，继服上方 1 剂。

三诊：4月16日，精神好，有时小便时随之大便，有时气短，面黄，舌红，脉沉数。处方：桃仁、红花、川芎、当归、连翘各15g，大力参10g，山药20g，枸杞子、菟丝子各15g，2剂。

四诊：4月18日，脉结代、沉细。上方加黄芪25g，2剂。

五诊：4月19日，出院，上方3剂，回家服。

更年期综合征案

初诊：1981年8月30日来诊。王某某，女，50岁，范庄公社武范庄人。

月经2～3个月行1次，舌质淡红、苔白，干哕恶心，纳呆，面色㿠白，咽中如炙脔，口苦口干、口出凉气，吃热饭则胃中口内也是凉的感觉，头晕，心悸，阵发自汗，健忘，浮肿时胀、时消，心烦，失眠，气短而喘夜重，耳鸣，目眩、眼花，胸闷，肩沉，腰酸腿软，四肢乏力，腹略胀，大便正常，小便不利，皮肤欲凉，口欲热饮，脉沉弦无力、时脉结代，心律不齐，血压190/120mmHg。处方：石决明、珍珠母各30g，白芍20g，当归10g，何首乌12g，龙眼肉10g，黄芪30g，党参12g，白术15g，淫羊藿10g，桂枝5g，远志10g，浮小麦15g，肉桂、附子各3g，甘草3g，3剂。

二诊：9月2日，诸症减轻，血压170/100mmHg。上方减黄芪，加胆南星6g，牡蛎、龙骨各20g，3剂。

三诊：9月5日，诸症减轻。上方去龙眼肉，加酸枣仁30g，竹茹20g，15剂。

头汗（更年期综合征）案

初诊：2017年11月11日来诊。智某，女，53岁，邯郸市医院职工。

阵发性头、汗出，日发10余次，阵发性发热，即头出汗，甚则如水洗，月经已断1年余，患病3年。多方治疗，曾服更年康、左归丸、右归丸、六味丸、逍遥丸，又服草药不愈。延余诊处方：山茱萸、浮小麦、麻黄根各30g，龙骨、牡蛎各20g，麦冬10g，白芍15g，甘草3g，6剂。

二诊：11 月 17 日，出汗量少，发作次数减，舌苔白，喝热水及饭后也发病。上方加茵陈 10g，石膏 15g，6 剂。

三诊：12 月 15 日，基本不发作，无其他不适，嘱可服脑乐静 2 瓶，六味丸 10 丸，以善后。

阵发性头汗出（更年期综合征）案

初诊：2017 年 5 月 19 日来诊。王某某，女，56 岁，大药房工作。

阵发性头汗，出如水洗，身汗出轻，日发五六次，各医院均诊为更年期综合征，曾服更年康、六味丸等已两年，断经七八年，舌红、苔白。处方：山茱萸、浮小麦各 30g，麻黄根 10g，煅牡蛎、炒龙骨各 20g，麦冬 10g，白芍 15g，甘草 3g，3 剂，另服脑乐静 1 瓶。

二诊：5 月 22 日，汗去一半余，次数减少，时间缩短，上方 6 剂。

三诊：5 月 28 日，基本好转。3 天发作 1 次。上方 3 剂。痊愈。

服避孕药引起下肢肿胀案

初诊：2017 年 4 月 21 日来诊。侯某某，女，45 岁，赵庄村人。

双下肢肿胀，按之没指，活动肿甚，卧则轻，已 15 个月，月经不断，时多时少。经卫生院给服一种避孕药片月经已止。产生双下肢肿胀，经县医院介入，手术治疗，左侧无法手术，故服中药治疗，舌红、有齿龈、苔白、微厚，脉沉细，伴有腰痛。处方：川牛膝 15g，防己 10g，薏苡仁 30g，泽泻 15g，苍术 10g，茯苓 30g，桂枝 10g，益母草 15g，黄芪 20g，甘草 5g，7 剂。另服济生肾气丸，日 2 丸。

二诊：4 月 28 日，继服上方 1 剂。

三诊：服药腿痛半小时以后再未痛。上方加地龙 10g，黄芪 50g，车前子 20g，冬瓜皮 30g，桃仁 12g，红花、当归各 10g，2 剂。

三诊：5 月 1 日，肿胀轻，上方加水蛭、川续断各 10g，7 剂。

四诊：5 月 16 日，肿胀明显消退，左下肢比右下肢细 3cm，有时腿痛，继服上方 7 剂。

五诊： 5 月 25 日，病情继续减轻。上方为细末装胶囊，日 3 次，每次 5 粒。

六诊： 12 月 12 日，两腿基本一样，左腿微肿，彩超，双下肢静脉血栓，治疗后血栓激化，双下肢静脉血流缓慢。处方：川牛膝 15g，防己 10g，薏苡仁 30g，泽泻 10g，白术 15g，当归 12g，茯苓、桂枝各 10g，益母草 30g，黄芪 100g，桃仁 12g，红花 10g，鸡血藤 20g，水蛭 10g。共为细末，日 2 次，每次 6 克。

单头汗出案

初诊： 2017 年 7 月 21 日来诊。陈某某，女，52 岁，吴张屯村人。

阵发性烦躁，头汗如水洗，脸发热，四肢发热如火烤，冬天睡觉要把脚、手、放到被子外边，腰痛，不活动不痛，心烦，口臭，胃痛喜按，浅表性胃炎，口苦、口干、欲饮，月经期正常，舌质边紫，苔薄白，发病已 3 个月，经医院检查无阳性体征。处方：山茱萸、浮小麦、麻黄根各 30g，地骨皮 12g，生地黄 15g，茵陈 10g，石膏 30g，龙骨、牡蛎各 20g，3 剂。

二诊： 7 月 24 日，来电诉，出汗轻，乃有胃痛，继服上方 3 剂。

三诊： 7 月 26 日，头汗、腰痛、心烦、手足心烧轻，渴欲饮，晨起口苦、舌红、苔白，脉弦。上方加牡丹皮、天花粉、代赭石各 10g。

四诊： 8 月 2 日，出汗好转，口不臭，腰痛轻，能干活，上方 3 剂。

五诊： 8 月 6 日，手足心仍热，呃逆，舌红、苔白。上方去龙骨、牡蛎，加龟板、枸杞子各 12g，生地黄 30g，知母 10g，3 剂。

六诊： 8 月 9 日，病轻，继服上方 3 剂。

七诊： 8 月 14 日，山茱萸、浮小麦各 30g，地骨皮 15g，生地黄、石膏各 30g，知母 12g，茵陈 10g，龟板 12g，枸杞子、旋覆花各 10g，代赭石 15g，陈皮 10g，青蒿 30g，3 剂。

八诊： 8 月 19 日，病不根除，呃逆止。处方：青蒿 30g，鳖甲、龟板、地骨皮各 15g，牡丹皮 10g，生地黄 30g，知母 12g，山茱萸、浮小麦各 30g，枸杞子 10g，龙骨、牡蛎各 20g，3 剂。

九诊： 8 月 28 日，腰痛，汗出，手足心发烧，能食，舌质红、苔白。上方加杜仲 10g，3 剂。

十诊： 10 月 13 日，诸症去有八九。上方 10 剂，前 8 剂水煎服，随访痊愈。后 2 剂为细末，装胶囊，日 3 次，每次 5 粒。

小儿菌群失调泄泻案

初诊： 1983 年 4 月 5 日来诊。张某某，女，6 个月，本院职工家属。

患儿出生 20 天即患腹泻，日六七次稀便，色黄，伴有奶块，曾住院 2 次诊为菌群失调；后又经北京人民医院儿科诊为菌群失调，经治疗好转出院。出院后又复发，水泻如注，肛门鲜红，腹膨隆，停药，服之即吐，面色萎黄，舌淡、苔白。余诊治。处方：山药 100g，莲子肉 50g，鸡内金 20g，麦芽（炒）30g，共为细末，开水冲成糊状，加适量红糖，日 3 次，每次 5g，也可频服。服 3 天后大便次数减少，继服 20 天即愈，未再复发。

按： 此方也用于成人，也可加鸡子黄（半个熟的）。

小儿疝气案

初诊： 1984 年 5 月 31 日来诊。冀某某，男，8 个月，冀浅村人。

患儿已 8 个月，发现小儿右侧睾丸比左侧大 3 倍多，不红、肿大，摸之小儿不哭，此小儿疝气。处方：小茴香、神曲、丝瓜络各等分，水煎入红糖小许，烧酒 1 滴内服，汗出津津，2 天 1 剂。水煎，服之而愈。

肾病综合征（慢性肾炎）案

初诊： 1978 年 3 月 4 日来诊。王某某，男，9 岁，大名县王庄人。

2 年前患肾炎，2 年来时轻时重，10 天前因感冒全身浮肿加重，尿少，腹胀大，下肢肿没指痕，常规正常。血压 100/65mmHg，体温 36.8℃。尿常规：

蛋白（+++）、尿糖（-），脓细胞（+），颗粒管型（++）。

二诊：3月7日，中医会诊。全身浮肿，脐突出，背平，下肢肿甚，按之如泥，阴囊肿大，恶心，纳差，已反复加重四次。此为标实本虚，当治标为主，以洁净腑之法，舌红、苔白，脉滑。大橘皮汤加味处方：槟榔20g，茯苓皮30g，猪苓25g，大腹皮30g，赤小豆30g，木通15g，车前子25g，五加皮20g，甘草5g，2剂。

三诊：3月9日，症减轻，阴囊浮肿见消，继服上方2剂。

四诊：3月11日，肿去十之七八。上方加白术25g，党参20g，2剂。

五诊：3月15日，食欲增加。上方加黄芪20g，方量减半，2剂。

六诊：3月18日，肿基本消退。处方：党参、白术各25g，茯苓15g，甘草5g，黄芪20g，赤小豆25g，木通10g，苍术15g，槟榔10g，五加皮、白芍各15g，益母草15g，全蝎10g，5剂。

七诊：3月16日，尿常规化验结果：尿蛋白（-）、尿糖（-）、镜检（-），从3月11日至今尿化验正常。

婴儿瘫（痿证）案

初诊：1964年9月10日来诊。徐某某，男，8岁，后徐街人。

其母代诉，10天前患脑膜炎，高热，昏迷，四肢抽搐，经本院住院治疗，热退神清，但留下左手足痿软无力不用，失语、不治出院。出院后六七天不进饮食，大便干如羊失，溲淡黄，精神萎靡，面色苍黄，口不能张，语言不能，垂危之状，目合不语，左手足反射完全消失，四肢冰冷，此为热病伤津，气血被耗不能输布四肢，当先补气血以回阳。处方：黄芪15g，当归10g，川芎1.5g，白芍5g，大力参2.5g，白术、茯苓、甘草各5g，肉桂0.9g，麦冬5g，2剂。

二诊：10月16，精神略见好转，已能张口，其他同前，大便量少，小便溲黄，黑硬如石，腹有硬块，按之痛，舌淡、苔黄厚，脉沉迟而弱，当舍脉从症。处方：石斛10g，沙参、麦冬各15g，生地黄、当归各10g，大力参2.5g，甘草5g，大枣3个，1剂。

三诊：10月17日，大便未下，症同上。上方加知母5g，1剂。

四诊：10月18日，大便下，饮食进，目能睁，精神大好转，腰软无力，以滋阴清热。处方：①大力参3g，当归、石斛、沙参各10g，天冬、麦冬各3g，生地黄10g，陈皮3g，甘草5g，5剂。②针刺：亚门、廉泉，刺15分钟。

五诊：10月23日，已能说简单的话，手能活动，腿能动，能站立，饮食正常。①继服上方2剂。②针刺：上方加大椎、梁丘、环跳穴。

六诊：11月1日，说话如常人，腿能慢慢走路，肩能抬起。上穴加昆仑、手、足三里，愈。

七诊：1965年4月随访，下肢如常人，但手不能拿重物及小的东西，因家庭困难未治。

初诊：1964年3月26日来诊。李某某，男，2岁，西河寨人。

其母代诉，患病半年多，自去年8月开始发烧，经当地卫生所治疗发烧渐退，但左下肢痿软无力，不能动，饮食如常，请卫生所医生按摩不效，本医院内科诊为小儿麻痹转中医治疗。左下肢痿软不用，其他正常，大腿内侧、外侧反射消失，脚心触之无知觉。针刺灸位：环跳、风市、阳陵、足三里、三阴交、昆仑、悬钟、委中、肾俞，以上各穴轮流使用，隔日1次。自肾俞向下沿扣打，胃、胆、肾三经轮流扣打，隔日1次。

针刺、扣打：各5次后（10天）逐渐好转，以脚心脚趾手触之能屈，腿触微动；又以上法10天，患儿能立，但不能行走，告诉休息10天，10天后腿更有力，大腿肌肉结实；又以上法20天，患儿能自己立起，扶着墙能走路，左腿伸屈发育与右腿一样，嘱再针刺20天停针刺。

婴儿瘫（脑膜炎后遗症）案

初诊：1963年9月28日来诊。张某某，男，4岁，安静村人。

其母代诉：1个月前患脑膜炎，经冠县医院治疗，热退，神志清，饮食略增，但咳嗽痰多，喉中有痰鸣声，自发病不会说话，左上下肢不能动，迟缓，右下肢肌肉萎缩。延余诊治。处方：①陈皮3g，茯苓、甘草各5g，白术10g，麦冬 15g，大力参 3g，1 剂。②针刺：亚门、廉泉、丰隆、曲池、足三里穴。

二诊： 母代诉，针刺后曾叫一声妈妈，手足扎之有知觉。药同上，针刺穴同上。

三诊： 9 月 29 日，睡眠较前好，但发现有重舌。处方：①上方加灯心草、竹叶、黄连各 1.5g，1 剂。②针刺：上方加金津玉液（放血）阳陵泉。

四诊： 9 月 30 日，右下肢能动，重舌消，脉细数，效慢改为益气养阴。处方：①生地黄、沙参各 15g，麦冬 10g，怀牛膝 7.5g，白术、山药各 15g，大力参 3g，白芍 15g，茯苓、甘草各 5g，1 剂。②针刺上穴加亚门、廉泉穴，去金津玉液。

五诊： 10 月 1 日，饮食增加，上下肢动时有哭闹，脉数。处方：①白芍、石斛各 10g，大力参 3g，沙参 10g，山药 15g，白术 10g，天冬 15g，牛膝、玉竹各 10g，生地黄 15g，茯苓 5g，山茱萸 7.5g，枸杞子 10g，1 剂。②针刺穴不变。

六诊： 10 月 2 日，腿能立起，手能抬，能说简单话。①继服上方 3 剂。②针刺：上穴轮流刺，留针 10 分钟。

七诊： 10 月 30 日，基本痊愈，停针、药。1964 年 5 月随访患儿痊愈，能慢跑，说话通顺。

水 痘 案

初诊： 1999 年 2 月 18 日来诊。张某，男，7 岁，陶北人。

发热 1 天，认为感冒，服感冒药病症不减轻，发热，身起小水泡，透明，体温 39.8℃。延余诊。处方：金银花 30g，连翘、半夏、葛根各 10g，板蓝根 20g，栀子、蒲公英各 10g，菊花 15g，蝉蜕、白茅根各 10g，甘草 3g，2 剂。嘱家长，出痘越多越好。

二诊： 全身手脚心、眼、脸都出疹，体温 38℃，嘱家长此已好，不必服药，避风，不要把水痘挠破，否则会出现麻子脸。

初诊： 1965 年 6 月 5 日来诊。李某某，女，9 岁，南徐村人。

3 天前微热，目红目痛，全身散在起水泡疹，二天起黄痂，无不适，未治疗，今第 4 天，纳呆，发热，口干，溲黄。学校临家，正是水痘流行期，查疱疹，面部、四肢、胸腹散在出现，有的结黄痂，有的是明亮水泡，微咳，舌红、苔白、手、头皮、脸部灼热，脉数。处方：金银花 25g，连翘 10g，牛蒡子 15g，薄荷 3g，生地黄 20g，竹叶、荆芥各 3g，甘草 5g，2 剂。西河柳、芦根、香菜各 1 颗（为引）。嘱疹疱出齐，越多越好，无须担心。全身出齐，热退病愈。

喘咳（麻疹合并肺炎中毒性脑病）案

初诊： 1975 年 4 月 12 日入院。秦某，男，3 岁，柴堡北街人。

主诉 3 月 24 日高烧、咳喘 2 天，出疹 2 天、不多，体温不降，咳喘加重，于柴堡卫生院治疗不佳，今早失语，右侧肢瘫，门诊诊为麻疹合并肺炎，体温 38℃。病房记录，昏迷失语，右侧偏瘫半天，两侧瞳孔缩小，对光反射迟钝，双肺干湿性啰音，诊断①麻疹肺炎，②中毒性脑病。入院给予洛贝林、氨茶碱、四环素、乳酸纳、葡萄糖、盐水治疗。

二诊： 4 月 14 日，体温 38.4℃，病程较重，呼吸急促，右侧肢体瘫痪，精神不振，未进食，面目浮肿。下午 1 点 20 分请中医会诊：患者面赤，口眼向左侧歪斜，呼吸急促，鼻煽动，舌红、苔黄，脉滑数，触之身热。此为热于壅肺，耗津而咳喘，治当先治喘，以养阴、生津、清热为主，佐以定喘。处方：沙参、麦冬各 20g，玉竹、天花粉各 15g，生地黄 20g，玄参、杏仁、桑白皮各 15g，知母 10g，石膏 20g，麻黄 5g，2 剂。

三诊： 4 月 16 日，症减，能进食。舌淡红、苔中薄黄，脉微数。继服药 2 剂。

四诊： 4 月 18 日，服药恶心、呕吐。上方加半夏 3g，竹茹 15g，1 剂。

五诊： 4 月 19 日，基本不喘，但有舌謇偏瘫，体温 37℃，改方养血通络。处方：①麦冬 20g，秦艽 15g，地龙 10g，生地黄 15g，桂枝 10g，牛膝 20g，红花 5g，当归 10g，甘草 5g，2 剂。②针刺肩玉、曲池、合谷、手三里、尺泽、环跳、阴陵泉、风市、悬钟、承扶。

六诊：4月21日，咳嗽减轻，舌淡、舌无苔，脉同上。上方加天花粉20g，石斛25g，知母15g，1剂。

七诊：4月22日，吐痰量少，吐痰变白，胸痛轻，口渴欲饮，乏力，下肢酸软，活动则心悸，头晕，舌质淡、光面无苔，脉滑数无力。上方加玄参25g，白术20g，2剂。

八诊：4月24日，胸痛去之八九，吐痰少、白稀，热退，饮食增，脉缓和，苔薄白。上方加天花粉25g，蒲公英20g，2剂。

九诊：4月26日，基本痊愈。今日出院，带上方5剂。

小儿舞蹈病案

初诊：1988年1月2日来诊。刘某某，男，6个月，馆陶县刘街村人。

其母亲述，小孩摇头1个月，睡眠或白天较重，平时阵发性头摇、手足挥舞，哭极头摇、两手挥舞更极，其他无异常。此舞蹈病，治宜和营镇肝搜风。处方：桂枝5g，白芍、龙骨、牡蛎各10g，钩藤6g，全蝎2g，2剂。

二诊：1月4日，诸症消除。继服上方2剂。第2剂，隔日1剂。

按：本方治小儿舞蹈病，成人振掉症也效。振掉者手、足、身不自主上下打动，其与舞蹈病不自由蠕动不同。经曰：诸风掉眩，皆属于肝。掉者，振掉也，眩者，眩晕也，两病一个均因肝风内动，故治法一样，屡治有效。

附一：王书成医师对呃逆症的治疗经验

呃逆病究其病机，不外为胃气上逆，动膈而成。治疗大法：以和胃降逆平呃之品，旋覆代赭汤，参之以寒热虚实气血痰等辨证化裁，无不奏效，作者通过临床实践使用十种方法治疗呃逆，均取得满意效果，以抛砖引玉就正于同道。

一、温中散寒降逆法

初诊：1986 年 10 月 7 日来诊。刘某某，男，52 岁。

呃逆时连声，昼夜无休止，其 3 天前早餐后去田间作业，胃受冷风即发病，呃时满闷，纳差，苔薄白，关脉沉弦。此谓空气阻遏，胃气不降，浊气上逆所致，正如《素问·举痛论》所说，胃中寒冷，凝气滞于肠胃厥逆上窜，浊阴上逆所致，宜温通降逆，取方呃逆平。处方：代赭石 15g，旋覆花、半夏、丁香、茯苓、厚朴各 10g。甘草 3g，2 剂。

二、泻火降逆法

初诊：1987 年 4 月 25 日来诊。武某某，男，42 岁。

呃逆 5 天，呃声有力，烧心吐酸，有时吐白沫，如牛咀嚼时吐的白沫，沫中有时带血丝，口干口苦，舌质红、苔黄厚腻，脉数有力，大便正常，小便黄，此乃胃中积热，火气冲逆所致，当泻火降逆。处方：代赭石 20g，旋覆花 10g，竹茹 20g，黄连 10g，厚朴 15g，陈皮 10g，大黄 5g，甘草 3g，2 剂。

二诊：4 月 27 日，服药后，病情大为好转。上方连服 5 剂。痊愈。

三、补脾降逆法

初诊：1987 年 6 月 7 日来诊。辛某某，女，56 岁。

呃逆 12 天，呕吐、水食不能入，已 7 天，面色萎黄，呃声小，神疲，面目凹陷，体瘦，舌淡、苔薄白，脉沉细无力，初吐不消化食物，继而吐清水，言语低落，有气无力，此脾胃虚弱，运化无力，生化之源减少，升清降浊失常，胃中虚气上逆而作呃，法当健脾和胃降逆。处方：代赭石 20g，旋覆花、党参、白术、茯苓、陈皮各 10g，甘草 3g，1 剂。头剂呕吐止。二剂，呃逆平。

初诊：1989 年 8 月 3 日来诊。刘法任，女，61 岁，毛圈村人。

古历正月，阴道有时流血，经 B 超检查，无占位性病变，初病感冒经服中成药而愈。五月份感胃脘胸部胀满呃逆，烦躁，纳呆，心悸，乏力，失眠，纳差，全身难受无法形容，不痛不痒，大便稀，面色萎黄、少华，舌质淡红、无苔、少津，脉沉缓无力，胃钡餐显示为胃下垂 8cm，大便出血（－），其他检查为阴性。处方：党参、白术各 15g，茯苓 10g，代赭石 20g，旋覆花 10g，瓜蒌 15g，陈皮 10g，麦芽 15g，木香、砂仁各 5g，酸枣仁 15g，合欢花、厚朴各 10g，2 剂。

二诊：8 月 5 日，服药后诸症好转。上方党参、酸枣仁各 10g，3 剂。

三诊：上方效著继服 3 剂。痊愈。

四、消食降逆法

初诊：1984 年 9 月 10 日来诊。李某某，男，62 岁。

三天前食后感觉胃部不适，半日后呃逆打嗝，有食腥味，胃酸胀满，厌食及油腻，舌苔厚腻，脉沉缓，此为饮食不节，损伤脾胃，脾气郁遏，胃气上逆而作呃，治宜消逆降逆。处方：代赭石 20g，旋覆花、焦三仙、茯苓、陈皮各 10g，莱菔子 12g，槟榔 10g，枳实 10g，甘草 3g，3 剂，症去。

五、疏肝理气降逆法

常用方：旋覆花 10g，代赭石 20g，厚朴、枳壳、陈皮、川楝子、紫苏子、焦三仙各 10g，白豆蔻 6g，扁豆、半夏、茯苓各 10g，甘草 3g。

初诊：1989 年 7 月 29 日来诊。贾某某，男，45 岁，马头村人。

患者频发呃逆，伴胃脘隐痛，食则痛甚纳呆，吐酸口干，烧心，出长气，原因是饮酒后心情不舒，又食生冷食品。口黏，已两个多月，舌质红、苔黄厚，脉弦缓。处方：旋覆花 10g，代赭石 20g，扁豆 15g，茯苓、厚朴、苍术、白术、陈皮、竹茹、白豆蔻各 10g，甘松 17g，3 剂。

二诊：8 月 3 日，呃逆大减，其他同前。处方：扁豆 15g，苍术、厚朴、陈皮、延胡索、白术、枳实、白豆蔻、半夏、焦三仙各 10g，3 剂。

三诊：8 月 7 日，呃逆及腹胀除，胃痛止，唯有纳差，上方 3 剂。

初诊：1998 年 10 月 8 日来诊。冀某某，男，54 岁，冀浅村人。

本有呃逆，生气即发，今情志不遂又发呃逆，呃逆连声，伴呕吐，满腹胀满，口干苦，舌苔厚腻微黄，脉沉弦，大便二三天 1 次、不干，时有太息，哈欠，纳减，矢气则减，满腹痛，腹时大时小，时有全身痛。处方：旋覆花 10g，代赭石 20g，厚朴 12g，竹茹 15g，枳壳 10g，麦芽 15g，茯苓、陈皮、连翘各 10g，甘草 3g，3 剂。

二诊：10 月 12 日，呃逆去八九，其他症状基本消失，大便未下。处方：代赭石 20g，厚朴、枳实、大黄、槟榔、麦芽、青皮、川楝子各 10g，竹茹 15g，瓜蒌仁 12g，甘草 3g，3 剂。

三诊：10 月 15 日，大便通，诸症消。

初诊：1989 年 7 月 18 日来诊。宫某某，男，40 岁，临西人。

患者先患咳嗽，后因情志不舒，而患呃逆，呕吐腹满、吐酸、纳减、二便正常，曾服中药无效。舌质淡红、苔黄厚，脉浮滑、关脉弦滑，两眼红赤，面色萎黄。处方：代赭石 20g，旋覆花、杏仁各 10g，川楝子 3g，青皮、黄芩、茯苓各 10g，紫苏子 5g，竹茹 15g，枳壳 10g，甘草 3g，3 剂。

二诊：7 月 23 日，呃逆呕吐均除，咳嗽也减轻，上方加泻白散和桑杏汤化裁治之，加桑白皮 10g，沙参 12g，贝母 6g，栀子 10g，1 个梨皮，3 剂。

初诊：1989 年 9 月 3 日来诊。石某某，男，52 岁，市庄村人。

胃脘胀满年余，时作呃逆，口苦，烧心，反酸，纳差，不知饥饿，口黏，二便正常，舌质淡、苔薄黄，脉弦缓，面赤润。处方：代赭石 20g，旋覆花、茯苓、佩兰各 10g，白豆蔻、黄连各 5g，陈皮、苍术、厚朴、枳壳、焦三仙各 10g，甘草 3g，3 剂。

二诊：8 月 7 日，病情大为好转，仍有烧心。处方：代赭石 20g，旋覆花、茯苓、枳壳各 10g，黄连 5g，陈皮、厚朴、瓜蒌、麦芽、神曲各 10g，3 剂。病愈。

初诊：1989 年 8 月 3 日来诊。郜某某，女，20 岁，冠县宋庄村人。

1 个月前不明原因，胃痛经治疗效不佳，继而胸闷，时作呃逆，心悸 3 天，乏力，二便正常，饮食减退，纳呆，口食无味，食而腹胀，未做大小便检查，心电图、肝功能检查均正常，曾请多方中西医治疗无效，舌质淡红、苔白、厚微黄，脉沉缓。余处方：代赭石 20g，旋覆花、厚朴各 10g，瓜蒌、竹茹各 15g，苍术、枳壳、陈皮、焦三仙各 10g，莱菔子、茯苓、苏梗、佩兰、川楝子各 10g，甘草 3g，3 剂。

二诊：8 月 7 日，服药后，病情大为好转，诸症去大半，遵效不更方。上方再服 4 剂。痊愈。

按：呃逆病因不外　①饮食不节：饮食寒凉、饮食辛辣油腻；②情志不和：气郁痰浊、肝郁气滞；③正气亏虚：中气虚、胃阳虚、病情陈旧及肾，肾气失司，摄纳，引起冲气上乘、胃气动隔所致、肺气虚亏，失于宜通。

实证：①胃中寒冷，宜丁香柿蒂；②胃火上逆，宜大承气汤；③气逆痰阻，宜旋覆代赭石汤。

虚证：①脾胃阳虚，宜理中汤；②胃阴不足，宜益胃汤。

治疗

（1）消食降逆法　饮食不节，保和汤。

（2）补脾降逆法　脾胃虚弱，四君子汤。

（3）温中降逆法　胃虚，丁香柿蒂汤。

（4）舒脾降逆法　肝郁气积，柴胡疏肝散。

（5）清胃降逆法　胃内湿热，石膏竹茹汤。

（6）宣肺降逆法　肺气不通，泻白散。

（7）通腑降逆法　腑气不通，大承气汤。

（8）和中降逆法　理气和胃，舒肝和胃丸。

（9）祛痰降逆法　痰涎内阻，二陈汤。

（10）解表降逆法，外感束表，用解表药。

（11）通达理气降逆法　术后呃逆，四磨饮。

（12）益胃降逆法　胃阴虚，益胃汤。

（13）芳香化湿降逆法　水蕴内阻，半夏泻心汤、藿香正气散。

（14）温中化饮降逆法　阴虚水停，苓桂玉甘汤。

附二：常见妇科病临证情况简介

为掌握妇科最常见的疾病诊断、用药，今将常见妇科病临证情况简介如下，以做临证时的参考。

经　　闭

一、生殖器发育不全，或卵巢机能障碍而月经闭止，或月经数月一行，可用四物。

1. 四物汤：地黄 30g，当归 10g，白芍、川芎各 12g。

①原方加大黄 6g，芒硝、甘草各 10g（玉烛散能引导上部血液下行，使下部充血而达到通经的作用）。

②精神不振、饮食无味、疲倦无力，是为气虚，则可合用四君汤（十全大补汤、八珍汤）。

二、子宫或附属器官的慢性炎症，发生局部的血行障碍，以致经闭、身体虚弱，可用上方加桃仁、红花各 10g（即桃红四物汤加大黄、芒硝、甘草）。

若只有局部的血行障碍而经闭的，可用牛膝散处方：牛膝、归尾各 15g，桃仁、红花各 10g。

若身体虚弱可合用四物汤，若症重者可用大黄䗪虫丸，以散瘀通经，大黄䗪虫丸方药。处方：大黄、赤芍、生地黄、桃仁各 10g，杏仁 3g，三七、甘草各 10g，水蛭、蛴螬各 15g。共为细末，蜜为丸，黄豆大，每次 5 丸，酒送下，日 3 次，量可按体质增减。

三、月经闭止，大便秘结，小便赤涩，心烦口渴，饮食无味，宜用二和汤（四物汤、凉膈散）。处方：生地黄、当归、白芍各 15g，川芎 12g，连翘、大黄各 10g，芒硝 6g，栀子、黄芩各 10g，薄荷 5g，甘草 10g。

四、情绪激动或悲伤，或受惊恐而经闭，可用香苏散。处方：香附 10g，紫苏叶、陈皮各 12g，甘草、生姜各 10g，水煎服。

五、身体虚弱而气郁不畅，或有结核性疾患，微贫血，月经闭止者，宜用八味逍遥散（即加味逍遥丸）。处方：柴胡、当归、白术、茯苓各 25g，甘草 10g，栀子 15g，牡丹皮 5g，薄荷 10g。

六、结核疾患，月经闭止，身体虚弱，可服血府逐瘀丸（汤）。处方：地黄 15g，当归 12g，赤芍、川芎、桃仁、红花、枳壳、桔梗各 10g，牛膝 12g，柴胡 10g，甘草 5g。

月 经 先 期

一、频发性月经不调，全身症状比较轻，子宫及附属器官炎症，月经周期短缩，先期来潮血量多，宜用先期饮。处方：当归、白芍、生地黄各 25g，黄柏、知母各 12g，黄芩 10g，黄连 6g，川芎 10g，阿胶、艾叶各 15g，香附 12g，甘草 10g。

二、子宫内膜炎和附件炎，白带多，小便刺痛，脉有力，宜服龙胆泻肝汤。处方：龙胆草、柴胡、泽泻、车前子各 10g，木通 6g，生地黄 15g，当归 12g，栀子 6g，黄芩 10g，甘草 5g。

三、子宫内膜炎、附件炎，少腹痛，特别两侧有肿块，压痛、带下量多、脓性，或排尿痛，可服大黄牡丹汤。处方：大黄、牡丹皮各 12g，桃仁 10g，冬瓜子 15g，芒硝 10g。水煎冲芒硝服。

四、带下较多或为脓性，大便秘、小便不利而体质较弱者，宜服八味带下汤。处方：当归 15g，川芎 10g，茯苓 15g，木通 6g，陈皮 10g，金银花 12g，大黄 10g，黄芩 6g。

五、身体瘦弱，食饭不振，带下不止，宜服八味异功散。处方：①八味带下汤：人参 20g，白术、茯苓各 25g，扁豆 15g，陈皮、薏苡仁各 15g，山药 20g，甘草 10g。②完带汤：白术 25g，山药 30g，人参 10g，白芍 25g，车前子 15g，苍术、陈皮各 10g，荆芥 5g，柴胡 3g，水煎服。

六、子宫内膜炎、附件炎，呈慢性症状，或瘀血而带下，腹痛，月经困难，或月经过多，宜服桂枝茯苓汤。处方：桂枝 25g，茯苓、牡丹皮各 40g，桃仁 25g，白芍 24g。水煎服或为丸。

七、身体衰弱，精神不振，面色苍白，心悸、失眠而有带下，可服归脾汤。处方：人参 25g，白术、茯苓各 40g，炒酸枣仁、龙眼肉、黄芪各 25g，当归 20g，远志 10g，木香 3g，甘草、生姜各 10g，大枣 6 个。

八、带下为血性，日久不止，身体衰弱，面色苍白，呈贫血状，宜服艾胶四物汤。处方：熟地黄 40g，白芍 25g，当归 40g，川芎 25g，艾叶、阿胶各 20g，甘草 10g。

九、子宫内膜炎、附件炎，慢性症状而体虚发热，月经频发者，宜服清经汤。处方：青蒿 20g，地骨皮 25g，牡丹皮 20g，黄柏 15g，熟地黄 30g，当归、白芍各 20g，茯苓 15g。

十、反复出血，日久体虚，精神衰弱，全身无力，饮食无味，头昏目眩，动则心悸，宜服加减归脾汤。处方：黄芪 30g，人参 25g，白术 40g，当归 30g，茯苓 40g，龙眼肉、生地黄各 30g，木香 15g，贯众炭 40g，炒酸枣仁 25g，甘草 5g。

如果服药血不止，可加三七末 10g 冲服。

经 期 错 后

一、特发性月经不调，无显著其他症状，但月经过期而行，且血量较多，腹部寒凉感，宜服温经摄血汤。处方：熟地黄 30g，白芍、五味子各 25g，川续断 20g，川芎 15g，白术 25g，肉桂、柴胡各 10g。

二、若身体消瘦，血行障碍，腹部寒凉，月经过期不至，宜服过期饮。处方：熟地黄 30g，当归 25g，香附 40g，川芎、红花、桃仁各 15g，莪术、木通、肉桂、甘草各 10g。

三、体虚贫血，月经过期，宜服滋血汤。处方：人参 20g，山药、黄芪、黄芩各 40g，川芎 20g，当归、白芍 25g，熟地黄 50g。

月经过多

一、月经过多，无其他症状，宜服芎归艾胶汤。处方：熟地黄 40g，当归 25g，川芎 20g，艾叶 25g，阿胶 20g，甘草 10g。

二、子宫内膜炎、附件及子宫肌瘤等伴月经过多，可服桂枝茯苓丸。处方：桂枝、茯苓、牡丹皮各 20g，桃仁 10g，白芍 20g。

三、自觉发烧，脉搏频数，月经多，即谓血热妄行，宜用凉血固经汤。处方：生地黄 30g，血余炭 15g，阿胶、白芍各 25g，侧柏炭、黄芩、栀子各 15g，知母 25g。

四、子宫内膜炎无其他情况可以上方加地骨皮 25g，龟板 50g。

五、身体虚弱，月经过多，宜用加味四物汤。处方：熟地黄 30g，白芍 20g，当归 25g，川芎 20g，白术 40g，山茱萸 25g，荆芥炭 15g，川续断 20g，甘草 10g。

六、月经错后，月经不止，淋漓日久，贫血，面色苍白，四肢无力可用归脾汤加贯众炭 25g。

痛　经

一、子宫位置不正，过度前屈或后屈，或子宫痉挛，以致经血排出困难，而腹痛者，当归芍药散。处方：当归 25g，川芎、茯苓、白术、泽泻各 20g，白芍 10g。水煎服。

二、慢性炎症，子宫内膜炎、附件炎，行经腰腹作痛，宜服桂枝茯苓丸、折锐汤。处方：当归 25g，桃仁、桂枝、川芎各 15g，白芍、牛膝各 20g，延胡索、牡丹皮、红花各 15g。

三、子宫内膜炎、附件炎，经前剧烈腹痛，或有发热，经来时则腹痛缓，或经前服桃仁承气汤 2～3 剂，以通经在经后痛缓，可服当归芍药散、桃仁承气汤。处方：桂枝 25g，桃仁 21g，芒硝、大黄各 25g，甘草 15g。

本方又可用于上部炎症，口、鼻、耳、目、咽喉等部的炎症的充血，显著者，可使炎症而去。

四、身体虚弱，腹部觉寒凉，行经腰腹作痛，血量较多，宜服大温经汤。处方：吴茱萸 25g，当归 20g，牡丹皮 18g，白芍 40g，川芎 25g，阿胶 18g，人参、半夏各 25g，麦冬 18g，肉桂 20g，甘草 10g。用水 600mL 煎取 200mL，分 3 次服。

五、精神不快，气滞郁闷，行经腹痛，或身热血色紫黑，宜服逐瘀通经汤。处方：当归、白芍各 45g，牡丹皮 30g，山栀子 40g，白芥子、柴胡各 20g，郁金、香附各 40g，黄芩 18g，甘草 20g。用水 600mL 煎取 200mL，分 3 次服。

子宫脱垂

身体虚弱、倦怠无力，语言轻微，脉细弱，精神萎，寐无神，宜补中益气汤。处方：①黄芪 45g，人参 25g，白术 30g，陈皮 21g，当归 30g，升麻、柴胡各 15g，甘草 10g，生姜 15g，大枣 5 个。②枳壳 6g，浓汤分 3 次后服，连服 2～3 剂即愈。③针刺气海、关元、三阴交、提宫。

妊娠恶阻

一、常用方①胶泥 6g，生姜 25g，大枣 5 个。水煎澄清水频服。②川椒 10g，乌梅 3～5 粒。水煎服。③茯苓 25g，清夏、生姜各 15g。

用水一杯，煎半杯，连服 5 剂。即愈，如服药即吐者可徐徐服之。

二、妊娠呕吐轻症，身体痛未衰弱，晨起呕吐，胃内有停水，气逆而眩晕，宜服小半夏加茯苓汤。处方：半夏 30g，生姜 40g，茯苓 45g。用水 400mL 煎至 200mL，日 3 次服，如无效可用伏龙肝 150g 煎汤，取上清汤再与本药服之。本方加陈皮名为大半夏汤，健胃祛痰，若呕吐、烦热，可加黄连 15g，竹茹 25g，同煎服。

三、胃肠虚弱，妊娠呕吐，宜服保生汤。处方：人参 25g，白术、香附、乌药、橘红各 40g，砂仁、甘草各 20g，生姜 3 片。

四、若饮食不振，加鸡内金 18g，神曲 50g，水煎服。

五、若身体虚弱，恶闻食，疲倦无力，心烦、呕吐，橘皮茯苓汤。处方：橘皮 20g，茯苓 40g，苏梗 20g，当归、白芍各 18g，砂仁 10g，竹茹 20g，甘草 10g，生姜 5 片。

六、若呕吐日久，身体衰弱，脉细小、软弱、无力，口不渴，可用人参干姜半夏汤。处方：人参、干姜各 15g，半夏 30g，水煎服。

七、体虚弱，气逆上冲，饮食无味，时时呕吐，宜服顺肝益气汤。处方：人参 20g，当归 5g，紫苏叶、白术各 20g，茯苓 18g，熟地黄 6g，白芍 10g，麦冬 18g，陈皮 15g，神曲 20g。

八、妊娠食之即吐，渐累及身体衰弱。处方：党参、白术、茯苓各 15g，当归 20g，川芎 3g 半、法半夏 15g，陈皮 10g，砂仁 2.5g，黄芩 3g，香附 7.5g，甘草 5g，生姜 5 片，2 剂。精神清爽。处方：党参、白术、茯苓、姜半夏各 15g，陈皮、砂仁各 10g，当归 20g，甘草 5g，生姜 5 片，2 剂。

治不孕症之管见

不孕症，中医书籍记载较详，以我临床所见。

一、月经不调，应先调月经，月经正常按期而来，风调雨顺，温热相适，便无不生长之理。故月经迟、早、先后无定期，应辨证调经，治之经来正常。

二、有来经正常而来经腹痛，而不孕者，问其有否血块，有血块者应以少腹逐瘀汤治之。经前服 3 剂。经期服 3 剂，可加益母草 30g，胀痛加乌药 10g。

三、有经期正常而经前六七天，乳房胀痛者，甚则不可近手，走路骑车也痛者，经来乳胀即消，而不孕者宜逍遥散加减治之。处方：柴胡 10g，白芍 12g，当归、郁金各 10g，白术 12g，茯苓、青皮各 10g，香附 15g，川楝子、王不留行、路路通、三棱、莪术、牡丹皮、枳壳各 10g，甘草 3g。来经前 10 天服之，月经来继服 3 剂，加桃仁、红花各 10g。平时停药，下个月乳不胀不服，等孕。

四、有来经量少而不孕者，宜服河车大造丸、乌鸡白凤丸，服之即孕。

习惯性流产

一、常用方：当归散：当归、黄芩、白芍、川芎各 30g，白术 25g。以上五味药研细末，每服 2～3 钱，一日 3 次。

二、浮肿、湿气胜宜用当归芍药散：即本方加茯苓、泽泻去黄芩。

三、妊娠不论几个月，但觉胎气不安，腰、腹微痛，饮食不佳，安胎饮主之。处方：白术、白芍、熟地黄、当归各 40g，陈皮、人参、川芎、黄芩、砂仁、苏梗、甘草各 20g，生姜 3 片。

四、习惯性流产验方：①黄芪 30g，当归 25g，白芍、川芎各 15g，熟地黄 25g，桑寄生 15g，川续断 25g，鹿鞭 30g，菟丝子、杜仲、白术各 25g。共为细末为丸，15g。重一丸，日三丸。②熟地黄、当归各 10g，白芍 15g，川芎、鹿胶、补骨脂、菟丝子、杜仲、川续断各 10g。

五、先兆流产，小量流血，腰腹作痛，宜服阿胶汤。处方：阿胶 30g，栀子 10g，侧柏叶、黄芩各 15g，生地黄 10g，白芍 30g，川芎 15g，当归 30g。水煎 3 次温服。

六、过劳，少腹作痛，子宫出血，先兆流产者用处方：党参 25g，黄芪 40g，当归 25g，荆芥炭 15g，熟地黄 20g，小茴香 10g，艾叶炭、菟丝子、川续断、杜仲各 15g，何首乌 20g，白术炒 20g，贯众炭 15g。

上方中有贯众炭治子宫出血有效，此为先兆流产用之，恐引起子宫收缩而效果不佳，应避免使用。

习惯性流产刍议

一、习惯性流产不外四种原因

一是虚；二是寒；三是热；四是瘀。

虚：肾虚则无力载胎，气虚则无力提胎而下迫，血虚则胎无所养胎动或不长。寒：寒则胎不长，胎无生长，故胎枯干而自落。热：胎热，血妄行，胎不安，逼胎而下。瘀：日久瘀血占据胎位而胎无所居，应时自落。古曰：虚则胎无所依，寒则胎无所长，热则迫胎外出，瘀则胎无所居，寒热瘀均因虚而致。

治疗：3 个月以前坠胎宜养脾胃；4 个月以后坠胎，宜壮腰肾，益气血，香砂六君丸、健脾丸、左归右归丸、六味丸。胎已动而下血欲坠者，宜安胎饮。处方：当归 10g，白芍 12g，杜仲、桑寄生、川续断各 10g，阿胶（冲服）6g，熟地黄、党参各 12g，黄芪 15g，白术 10g，栀子、艾叶各 5g。加减：气虚加柴胡、升麻各 3g；腹胀加大腹皮 10g，厚朴 5g；下血多加棕炭 10g；内热加地榆炭 10g，侧柏炭 15g，黄芩炭 10g。

二、预防流产的治疗，一般以寿胎丸加减治疗

白术、人参、桑寄生、杜仲、菟丝子、阿胶各 150g，为蜜丸，日二丸。加减：气虚加黄芪 50g；寒者加破补骨脂 50g；热加黄芩、栀子各 50g。加减：血瘀者：四物汤加丹参 15g，红花 10g，连服 20 剂。后改 3 天 1 剂。服 1 个月后，改 4 天 1 剂，服到临产。

另还有一方当归散，凡习惯性流产每生死胎者，均可用之。处方：当归、川芎、白芍、白术各 300g，黄芩 100g。其为细末，日 2 次，每次每 3g，服至足月。加减：偏寒者加小茴香 50g，偏虚者加黄芪 300g，一般不做加减。

妊娠水肿、肾炎

一、妊娠期水肿、肾炎、腹满、足肿，或消化不良，宜服茯苓导水汤。处方：茯苓 30g，槟榔 20g，泽泻 30g，白术、猪苓各 40g，砂仁 15g，木香、陈皮各 25g，木瓜 18g，大腹皮、桑白皮各 40g，苏梗 18g，生姜 3 片。用水 600mL 煎取 200mL，每天分 3 次服。

二、腹胀甚者加枳壳 30g；腿脚肿甚，加防己 30g；肿甚呼吸困难者加葶苈子 20g，同前药煎服。

三、体虚乏力，气弱下陷，不能升举，宜服加减补中益气汤。处方：人参 40g，黄芪 30g，柴胡 20g，甘草、陈皮各 10g，当归、白术各 30g，茯苓 15g，升麻 10g。水煎 600mL，煎取 200mL，日分 3 次，温服。

四、水肿、肾炎，以水肿为主症，可用五皮饮。处方：陈皮 30g，苓皮 45g，姜皮 30g，桑白皮、大腹皮各 45g。

妊娠后期子宫收缩（7～8个月）预早产者

一、妊娠发生子宫收缩，子宫口开，少腹痛早产体征，宜服保胎无忧方。处方：当归 18g，川芎 20g，白芍 25g，菟丝子 18g，荆芥 15g，黄芪 25g，厚朴 15g，枳壳、艾叶各 10g，川贝 25g，川羌 10g，甘草 5g。水煎 600mL，煎取 200mL，日 3 次分服。

二、子宫收缩腹痛、下坠，宜服少产方。处方：黄芪、当归各 15g，白芍 20g，枳壳 10g，党参 15g，艾炭、菟丝子、白术各 10g，陈皮 7.5g。

产 后 疾 病

一、产后子宫收缩不良，恶露停积而腹痛，宜生化汤。处方：当归 20g，川芎 15g，桃仁、干姜、甘草各 10g。用黄酒送服，亦可用益母草 15g，煎汤送服。

二、若恶露不尽，少腹满作痛，生化汤加减。上方加延胡索 10g，红花 15g，牡丹皮、肉桂各 10g。

三、若消化不良上方加山楂（炒）25g，陈皮、砂仁各 15g。宜服生化汤加神曲 10g、麦芽 15g。

四、痛厥，宜服生化汤加减，气化汤加荆芥、防风各 15g。

五、脉虚、烦渴，宜服生化汤加减，加麦冬 20g，五味子 15g。

六、若多汗、失眠、加黄芪、茯神各 20g，若贫血者加人参 15g。

七、身体厥冷者加肉桂 10g，附子 3g。

八、产后子宫收缩作痛，按之则轻快，而体力轻弱者，宜当归芍药散，以行瘀止痛。处方：当归、川芎各 25g，茯苓、白术各 21g，泽泻 25g，白芍 15g。

附三：阳痿治肝临床一得

初诊： 1987 年 12 月 3 日来诊。刘某某，男，23 岁，农民。

患者结婚 1 个月，阳痿 1 个月，新婚之夜，阳痿举不坚，行而未成，近几日阴茎萎弱，不能勃起，经中西医治疗未见效果，来诊。询问病史，得知婚前双方因彩礼闹纠纷，新婚之夜女方哭闹不嫁，因此心情不畅、烦躁、头痛、头晕、胸闷、两胁胀痛，时而出长气则减，婚后阳痿 1 个月，女方又提出离婚，心情更加抑郁，难以申诉，纳差，失眠、乏力，时有心悸，口干、口苦，求治于余，查患者精神不振，形体消瘦，时有太息，满腹胀气，扣之鼓音，舌质红，苔中黄，脉沉弦数有力，证属肝郁气滞，导致肝经，经气不畅，冲任脉失调致阳痿，治宜疏肝解郁，方用丹栀逍遥散化裁。处方：柴胡、当归、白芍、白术各 10g，薄荷 3g，茯苓 10g，甘草 3g，牡丹皮、青皮、香附、枳壳各 10g，瓜蒌、牡蛎各 20g，为丸，日 2 次，每次 9g。后诸症减轻，阴茎时能勃起，按上方服 8 剂，水煎服。病愈，告知已孕 4 个月。

按： 肝之疏泄，为刚脏、喜条达而恶抑郁，其志为怒，人大怒后多易伤肝，而肝病又易现急躁。古人，认为肝具有刚强、躁急的特征，肝喜畅舒通达而恶抑郁，一旦肝气郁滞，就会诸病丛生。肝属下焦，主管阴血，情志不畅，七情内伤，血为气滞，冲任失调，导致肝经，经气不利，又因厥阴肝经，沿股内侧上行绕阴部过少腹，致使阴茎筋脉失养而弛纵，萎弱不起，软而不坚，此抑郁伤肝，肝不能疏达，导致阴茎不起。